Klinische Anatomie
der Halswirbelsäule

Johannes Lang

Klinische Anatomie der Halswirbelsäule

164 meist farbige Abbildungen
13 Tabellen

1991
Georg Thieme Verlag Stuttgart · New York

Lang, J., Prof. Dr. med.,
Vorstand des Anatomischen Instituts
der Universität,
Koellikerstraße 6
8700 Würzburg

CIP-Titelaufnahme der Deutschen Bibliothek

Lang, Johannes:
Klinische Anatomie der Halswirbelsäule / Johannes Lang. –
Stuttgart ; New York : Thieme, 1991

Geschützte Warennamen (Warenzeichen) werden *nicht* besonders kenntlich gemacht. Aus dem Fehlen eines solchen Hinweises kann also nicht geschlossen werden, daß es sich um einen freien Warennamen handele.

Das Werk, einschließlich aller seiner Teile, ist urheberrechtlich geschützt. Jede Verwertung außerhalb der engen Grenzen des Urheberrechtsgesetzes ist ohne Zustimmung des Verlages unzulässig und strafbar. Das gilt insbesondere für Vervielfältigungen, Übersetzungen, Mikroverfilmungen und die Einspeicherung und Verarbeitung in elektronischen Systemen.

© 1991 Georg Thieme Verlag, Rüdigerstraße 14,
D-7000 Stuttgart 30
Printed in Germany
Satz und Druck: Druckhaus Götz KG, D-7140 Ludwigsburg
(Linotype System 5 [202])

ISBN 3-13-754001-1   1 2 3 4 5 6

Wichtiger Hinweis:

Wie jede Wissenschaft ist die Medizin ständigen Entwicklungen unterworfen. Forschung und klinische Erfahrung erweitern unsere Erkenntnisse, insbesondere was Behandlung und medikamentöse Therapie anbelangt. Soweit in diesem Werk eine Dosierung oder eine Applikation erwähnt wird, darf der Leser zwar darauf vertrauen, daß Autoren, Herausgeber und Verlag große Sorgfalt darauf verwandt haben, daß diese Angabe dem Wissensstand bei Fertigstellung des Werkes entspricht.

Für Angaben über Dosierungsanweisungen und Applikationsformen kann vom Verlag jedoch keine Gewähr übernommen werden. Jeder Benutzer ist angehalten, durch sorgfältige Prüfung der Beipackzettel der verwendeten Präparate und gegebenenfalls nach Konsultation eines Spezialisten festzustellen, ob die dort gegebene Empfehlung für Dosierungen oder die Beachtung von Kontraindikationen gegenüber der Angabe in diesem Buch abweicht. Eine solche Prüfung ist besonders wichtig bei selten verwendeten Präparaten oder solchen, die neu auf den Markt gebracht worden sind. Jede Dosierung oder Applikation erfolgt auf eigene Gefahr des Benutzers. Autoren und Verlag appellieren an jeden Benutzer, ihm etwa auffallende Ungenauigkeiten dem Verlag mitzuteilen.

Vorwort

Dieser Band der klinischen Anatomie des Halses und des kraniozervikalen Übergangs soll Orthopäden, Neurochirurgen, Rhinootolaryngologen, Neuroradiologen und Röntgenologen sowie Gefäßchirurgen subtile anatomische Befunde liefern. Während der letzten Jahre haben sich die diagnostischen Methoden (CT-, NMR-Techniken) sowie auch das chirurgische Vorgehen (Lupen- und Operationsmikroskope) zunehmend verfeinert. Eine moderne klinische Anatomie muß deshalb dem diagnostizierenden und operierenden Arzt exakte Hinweise auf Strukturen liefern und insbesondere auch die Variabilität von Muskeln, Gefäßen, Nerven, Knochen und Rückenmark schildern. Besonders reizvoll wäre eine weitergehende Darstellung der Funktionen der Halsmuskeln sowie der feineren Anatomie und der Funktionen der Luft- und Speisewege gewesen. Strukturen und deren Aufgaben können nicht voneinander getrennt betrachtet werden. Eine derartige Darstellung hätte jedoch einen mehrbändigen Atlas erfordert. Deshalb liefert der vorliegende Band hauptsächlich Hinweise für die mit dem Halsgebiet, der Wirbelsäule und dem Rückenmark befaßten Ärzte.

Zahlreiche Anregungen für Untersuchungen und Abbildungen sind nach Diskussionen mit den Herren Professoren W. Draf, Chefarzt der HNO-Klinik Fulda, J. Harms, Chefarzt der Abteilung Orthopädie-Traumatologie des Rehabilitationskrankenhauses Karlsbad-Langensteinbach, J. Helms, Direktor der HNO-Klinik Würzburg, K.-A. Bushe, Direktor der Neurochirurgischen Klinik und Poliklinik Würzburg, D. Hohmann, Direktor der Orthopädischen Universitätsklinik Erlangen, W. Kley, emeritierter Direktor der HNO-Klinik Würzburg, H. Millesi, Leiter der Abteilung für Plastische Chirurgie der I. Chirurgischen Universitätsklinik Wien, A. Wackenheim, Direktor der Radiologischen Klinik Straßburg, M. Samii, Direktor der Neurochirurgischen Klinik der Stadt Hannover, K. Schürmann, emeritierter Direktor der Neurochirurgischen Klinik Mainz, M. E. Wigand, Direktor der HNO-Universitätsklinik Erlangen sowie deren Mitarbeitern entstanden. Außerdem sind Hinweise von zahlreichen anderen Orthopäden, HNO-Ärzten, Neurochirurgen, Neuroradiologen, Radiologen und Neurologen in die Darstellung aufgenommen worden.

Ohne die Mithilfe meiner ehemaligen und derzeitigen Assistenten, zahlreicher Doktorandinnen und Doktoranden hätten die statistischen Unterlagen von Messungen, Zählungen u.a. nicht erarbeitet werden können. Ihnen allen danke ich auch an dieser Stelle besonders herzlich.

Fast alle schematischen Abbildungen sind nach meinen Präparationen und Schnitten vom und durch den Hals von Diapositiven von Herrn M. Christof abgezeichnet und mit Meßdaten versehen worden.

Mein besonderer Dank gilt auch meiner langjährigen Sekretärin, Frau K. Maak, und meinen medizinisch-technischen Assistentinnen, Frau E. Engel und Frau I. Schatz sowie der Fotografin Frau E. Nenninger.

Dem Georg Thieme Verlag, insbesondere Herrn Dr. med. h. c. Günter Hauff, und seinen Mitarbeitern danke ich für die großzügige Ausgestaltung und die angenehme Zusammenarbeit bei der Fertigstellung des Buches. Möge es dazu beitragen, den diagnostizierenden und operierenden Ärzten die Diagnosen sicherer und die Eingriffe so schonend und erfolgreich wie möglich zu machen.

Würzburg, im Herbst 1990   Johannes Lang

Inhaltsverzeichnis

Definition 1

Sicht- und tastbare Strukturen am Hals 3

Stratigraphische Anatomie 4
   Platysma und Akzessoriozervikalissystem 4
   Lamina praetrachealis fasciae cervicalis (Fascia colli media) 4
   Lamina praevertebralis (Fascia cilli profunda) 7

Regionen und Dreiecke im Halsbereich ... 8
   Trigonum submandibulare 8
   Trigonum submentale 9
   Trigonum caroticum 10
      Überblick über die Struktur 10
      Eagle-Syndrom 12
      Möglichkeiten zur Unterbindung von Gefäßen .. 12
      Weitere Details zu Nerven und Gefäßen der Region 13
   Regio cervicalis lateralis (Trigonum cervicale posterius, Trigonum cervicale laterale) 18
      Muskeln 18
      Überblick über Gefäße und Leitungsbahnen 21
      Details zu verschiedenen Nerven 23
   Trigonum omoclaviculare 25
   Trigonum musculare 25
   Regiones laryngea, thyroidea und suprasternalis ... 25
   Trigonum caroticum inferius 25
   Spatium costoclaviculare 25
      Überblick über die Strukturen in der Region 25
      Prävenöser N. phrenicus 28
      V. jugularis interna und Zuströme 28
      Schilddrüsenvenen, Vv. brachiocephalicae und Vv. jugulares internae 28
      V. subclavia 29
      Thrombosen von Vv. axillaris und subclavia 29
      Cupula pleurae und Umgebung 30

Arterien des Halses 31
   Arterienabgänge am Arcus aortae 31
   Verengungen des Respirationstraktes und kongenitale Gefäßmißbildungen 31
   Ursprung der A. vertebralis 33
   A. thyroidea ima 33
   Dicht beieinanderliegende Ursprünge der großen Stämme 34
   A. thymica 34
   Truncus brachiocephalicus 34
   Zervikaler Aortenbogen 34
   Truncus thyrocervicalis 34
   A. transversa cervicis 35
   A. suprascapularis (A. transversa scapulae) 36
   Truncus costocervicalis 37
      Normalbefund 37
      Variationen 37
   A. carotis communis 38
   A. carotis interna 38
      Schleifenbildungen u. a. 38
      Ärztliche Bedeutung 39
      Entstehung der Tortuosity 39
   A. thyroidea superior 39
   A. laryngea superior 40
   A. pharyngea ascendens 40
   A. auricularis porterior 41
   A. lingualis 41
   A. occipitalis 41
   A. facialis 42

Kopf- und Halslymphe 43
   Lymphknoten 43
   Trunci lymphatici 44
   Höhenlage des Arcus ductus thoracici 44
   Einmündungszone des Ductus thoracicus 45

Skelett der Halswirbelsäule 46
   Maße 46
   Bauteile des Halswirbels 47
   Kraniozervikaler Übergang 49
      Normalbefund 49
      Variationen 52
      Atlas 55
      Axis 57
   Mißbildungen 60
      Os odontoideum 60
      Fehlen des Dens axis 60
      Kongenitales Fehlen der Pediculi und der Gelenkfortsätze im Zervikalbereich 60
      Arnold-Chiari-Mißbildung 60
   Articulationes zygapophysiales 60
      Einstellung der Gelenkflächen 60
      Knorpeldicke 61
      Gelenkkapseln 61
      Blutgefäße 61
      Nerven 61
      Meniskoide Falten 62
      Knöcherne Strukturen 62
      Vakuumphänomen 62
      Ärztliche Bedeutung 62

Bänder	63
Lig. longitudinale anterius	63
Lig. longitudinale posterius	63
Lig. flavum	63
Innvervation von Bändern und Dura mater	63
Bänder und Gelenkkapseln am kraniozervikalen Übergang	64
Symphyses intervertebrales	65
Stützfunktionen des Halswirbelsäulenskeletts	66
Bewegungen der Halswirbelsäule	66
Überblick über die Bewegungen der Articulationes atlantoaxiales	66
Umfang der Drehbewegungen	67
Begrenzung der Drehbewegungen	67
Flexion und Extension durch die Articulatio atlantoaxialis	67
Laterale Flexion durch die Articulatio atlantoaxialis	67
Halswirbelsäulenform und Bewegungen der (gesamten) Halswirbelsäule	67
Flexion und Extension der gesamten Halswirbelsäule	67
Ausmaß der Ventral-Dorsal-Flexion am Bänderapparat	67
Variation	67
Lordosis cervicis	68
Zervikogener Kopfschmerz	69

Canalis vertebralis und Inhalt ... 70

Übersicht	70
Durchmesser und Einengungen	70
Sagittaldurchmesser	70
Querdurchmesser	71
Einengungen	71
Seitliche Elevationen	71
Noduläre Protrusionen, Syringomyelien u. a.	72
Dura mater spinalis	72
Lig. denticulatum und benachbarte Strukturen	73
Lage und Entstehung des Lig. denticulatum	73
Aufbau des Lig. denticulatum	74
Denticulatumzacken	74
Rautenförmiges Halfter	75
Septum cervicale intermedium (posticum)	75
Besondere Halteeinrichtungen der Pia mater	75
Funktion des Lig. denticulatum und anderer Halteeinrichtungen	75
Arachnoidea	76
Rückenmark	76
Maße und Segmenthöhen	76
Zellen und Fasersysteme	77
Kerngebiete	77
Nucleus spinalis n. trigemini	79
Nucleus phrenicus	79
Renshaw-Zellen	79
Segmentale Reflexe	79
Zentrales Rückenmarkgrau als Basis für programmierte spinale Aktivität	79
Suprasegmentale Afferenzen	80
Efferenz je Bahn des Halsmarks	80
Synaptische Organisation	81
Eingriffe an der Substantia gelatinosa	81
Bahnen	81

Sympathicus	89
Übersicht	89
Synapsen	90
Blockade des Ganglion cervicothoracicum (stellatum)	90
Rr. communicantes	90
Halsganglien	91
Truncus sympathicus und N. laryngeus recurrens	91
Anastomosen zwischen N. phrenicus und Halssympathicus (Ganglion cervicothoracicum)	91
Fila radicularia und Radices der Spinalnerven	91
Fila radicularia dorsalia	91
Fila radicularia ventralia	96
Vaginae radiculares	97
Ostien	97
Ostiumstenose	97
Besonderheiten	98
Angulation der Radices und der Wurzeltaschen	98
Arachnoidalzysten	98

Gefäße ... 100

Arterien	100
A. vertebralis	100
Schädigungen der Rückenmarkarterien	101
Übrige Arterien	101
Innervation der Rückenmarkgefäße	102
Venen	102
Übersicht	102
Cavitas epiduralis und größere Abstromgefäße	102
Plexus venosus vertebralis internus anterior	102
Plexus venosus vertebralis internus posterior	102
Vv. basivertebrales	102
Vv. intervertebrales	102
Plexus venosus vertebralis externus posterior	104
Plexus venosus suboccipitalis	104
V. vertebralis	104
V. cervicalis profunda	104
Plexus venosus vertebralis externus anterior	104
Blutversorgung von Halswirbel, Dura mater und Cavitas epiduralis	104
Blutversorgung von Atlas und Axis	105
Blutversorgung des Dens axis	105

Canales intervertebrales ... 106

N. vertebralis ... 108

Anatomie	108
Beeinträchtigungen	108

Muskelmantel ... 109

Übersicht	109
Pars descendens des M. trapezius	109
Mittlere Muskelschicht	110
M. levator scapulae	110
Mm. splenii capitis und cervicis	111
M. iliocostalis cervicis	112
M. longissimus cervicis und M. longissimus capitis	112
M. semispinalis cervicis und M. semispinalis capitis	112
M. semispinalis capitis	113
M. multifidus	113

Mm. rotatores cervicis	114
Mm. interspinales cervicis	114
M. spinalis cervicis	114
Mm. intertransversarii posteriores cervicis	114
Mm. suboccipitales	115
Lig. nuchae	116
Mediale prävertebrale Muskeln (vordere Teile des Muskelmantels)	116
M. longus colli	117
M. longus capitis	117
Mm. intertransversarii anteriores cervicis	118
M. rectus capitis anterior	119
Laterale prävertebrale Muskeln	119
Pars lateralis der Mm. intertransversarii posteriores cervicis	119
M. rectus capitis lateralis	120
Lamina praevertebralis fasciae cervicalis	120
Pforten der Lamina profunda	120
Lamina superficialis	120
Mm. scaleni und Plexus brachialis	121

Hiatus scalenorum, Plexus brachialis und A. subclavia ... 123

Übersicht	123
M. scalenus minimus	123
Zervikalsyndrom	124
Scalenussyndrom	125
Thoracic-outlet-Syndrom	125

Costae cervicales, benachbarte Strukturen und Syndrome ... 126

Costae cervicales	126
Variationen der 1. Rippe	126
Membrana suprapleuralis (Sibson-Faszie)	127
Lig. transversocostale	127
A. subclavia und Hiatus scalenorum	127
Entwicklung von Plexus brachialis und A. subclavia	127
Sympathische Fasern im Hiatus scalenorum	128
Lage des Truncus inferior	129
Einzug von Rr. communicantes in die Rr. ventrales	129
Hiatus scalenorum und andere Arterien	129
Zugang von vorn zu A. subclavia und Plexus	129
Spatium costoclaviculare und kostoklavikuläres Syndrom	132
Zentraler Venenkatheter zur V. subclavia	132

Schultergürtel ... 133

Skeletteile	133
Clavicula	133
Scapula	134
Bänder und Gelenke	137
Lig. coracoacromiale	137
Lig. transversum scapulae superius	137
Lig. transversum scapulae inferius	138
Articulatio acromioclavicularis	138
Articulatio sternoclavicularis	138
Das Schultergelenk als funktionell-anatomischer Gelenkkomplex	139
Verletzungen und Erkrankungen des Schultergürtels	140
Periarthritis humeroscapularis	140
Traumata	140

Haut-Muskel-Lappen (myokutane Lappen) . 141

Pars descendens des M. trapezius	141
M. sternocleidomastoideus	141
M. latissimus dorsi	142
Platysma	142
M. pectoralis major	144
M. pectoralis quartus	144
Variation der Muskelursprünge und -ansätze am Processus coracoideus	144
Rekonstruktion des Hypopharynx	146
Hautlappen	146
Suraler fasziokutaner Lappen	147
Radialislappen	147
Freies Dünndarmtransplantat	147

Literatur ... 148

Sachverzeichnis ... 158

Definition

Der Hals ist der Kopf und Rumpf verbindende Körperteil. Seine Muskulatur dient der Beweglichkeit des Kopfes und der Halseingeweide. Er dient als Durchgangsstraße für Nerven, Gefäße, Schluck- und Atemweg. Sein Wirbelsäulenabschnitt besteht aus 7 Wirbeln, deren oberste 2 – mehr als die übrigen – auf Kopfbewegungen spezialisiert sind. Der Spinalkanal umfaßt das Rückenmark und entläßt 8 Halsnerven. Dem Luft- und Speiseweg angelagert sind die Schilddrüse und die Nebenschilddrüsen als inkretorische Organe. Die untere Halsgrenze ist die obere Thoraxapertur, der der Schultergürtel aufgelagert ist. Clavicula und Scapula sowie die von diesem Gürtelskelett entspringenden Muskeln tragen außer der Wirbelsäule und den Halseingeweiden wesentlich zur Form des Halses bei. Als obere Grenze des Halses gilt die Kopfbasis. Diese stellt in etwa eine Ebene zwischen Kinn und unterem Teil der Squama occipitalis dar. Entsprechend der Funktion des Halses als Durchgangsstraße für Gefäße, Nerven, Atem- und Verdauungswege sind die Grenzen nach oben und unten unscharf. Auch die Form des Schädels sowie der oberen Thoraxapertur und des Schultergürtels beeinflussen die Form des Halses.

Von alters her werden verschiedene Halsregionen und Trigona voneinander abgegrenzt. Diese sind durch Muskeln, die oft durch die Haut hindurch sicht- und tastbar sind, begrenzt. Derzeit werden voneinander eine Regio cervicalis anterior (Trigonum cervicale anterius), eine Regio sternocleidomastoidea, eine Regio cervicalis lateralis (Trigonum cervicale posterius) und eine Regio cervicalis posterior (Regio nuchalis) abgegrenzt (Abb. 1 und 2). Die Regio cervicalis anterior wird oben von der Mandibula und von dieser an abwärts von den medialen Rändern der Mm. sternocleidomastoidei begrenzt. Oberhalb des Zungenbeins liegt zwischen den Bäuchen des gleichseitigen M. digastricus das Trigonum submandibulare und zwischen den Ventres anteriores der gegenseitigen Mm. digastrici das Trigonum submentale. Infrahyoidal kann zwischen dem Venter posterior und dem M. stylohyoideus, dem Seitenrand des M. sternohyoideus sowie dem M. sternocleidomastoideus ein oberes Trigonum caroticum abgegrenzt werden. Die Regio sternocleidomastoidea befindet sich unter dem M. sternocleidomastoideus; in ihrem medialen unteren Gebiet kann ein unteres Carotisdreieck (wegen der darunter verlaufenden A. carotis communis) abgetrennt werden. Unterhalb des M. omohyoideus, des Venter posterior und des lateralen Rands des M. sternocleidomastoideus besteht das Trigonum omoclaviculare, das auch der Fossa supraclavicularis major entspricht. Die Fossa supraclavicularis minor befindet sich zwischen den meist auseinanderweichenden Köpfen des M. sternocleidomasto-

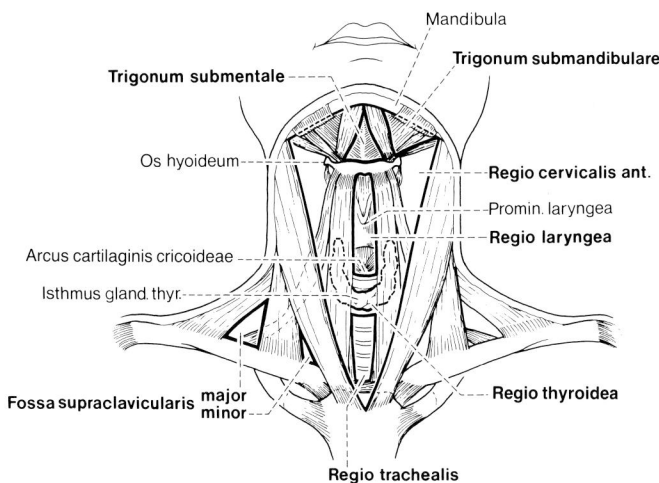

Abb. 1 Halsregionen und Trigona mit Muskelbegrenzungen von vorne. Kopf leicht dorsalflektiert.

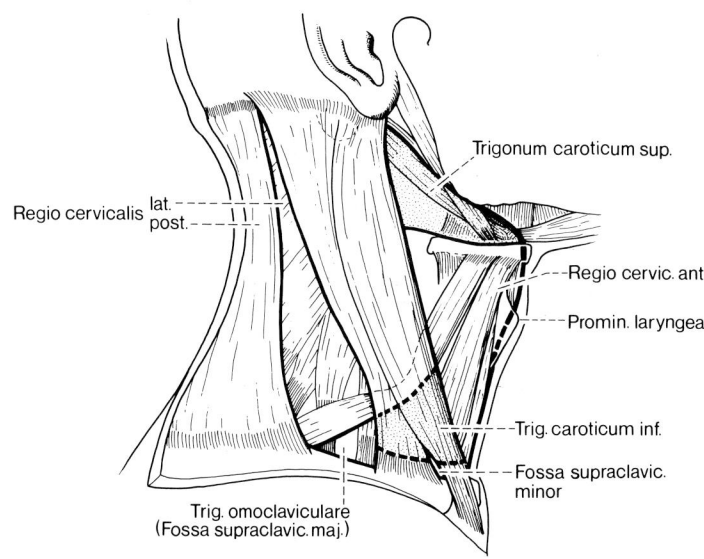

Abb. 2 Halsregionen und Trigona von seitlich mit Muskelbegrenzungen.

ideus (Caput sternale und Caput claviculare). Die Regio cervicalis lateralis befindet sich zwischen Hinterrand des M. sternocleidomastoideus und Vorderrand des M. trapezius sowie der Clavicula. Früher wurde diese Zone auch als Trigonum cervicale posterius oder laterale bezeichnet. Die dorsal vom M. trapezius abgedeckte Halszone wird derzeit nicht weiter unterteilt, sondern als Regio cervicalis posterior bezeichnet.

An der Regio cervicalis anterior (Trigonum cervicale anterius) können unterhalb des Zungenbeins noch eine Regio laryngea des Kehlkopfes, eine Regio thyroidea und unterhalb des Isthmus der Glandula thyroidea eine Regio trachealis voneinander abgetrennt werden.

Sicht- und tastbare Strukturen am Hals

Stets ist die obere Halsgrenze im vorderen Bereich tastbar, oft auch sichtbar: Unterrand des Corpus mandibulae. In der Seitenbetrachtung liegt bei regelhafter Entwicklung und geringem Fettpolster das Corpus ossis hyoidei am Übergang der horizontalen Kinn- in die vertikale Halslinie. Die Prominentia laryngea entwickelt sich beim männlichen Geschlecht während der Pubertät stärker und ist meist sichtbar. Durch Kopfneigen gegen Widerstand zur gleichen Seite läßt sich der M. sternocleidomastoideus in seinem Verlauf und in seinen Ansätzen feststellen. Dessen Hinterrand begrenzt von vorn her die Regio cervicalis lateralis. Der Vorderrand des M. trapezius läßt sich abtasten, insbesondere, wenn die Schulter gegen Widerstand angehoben wird. Er begrenzt die Regio cervicalis lateralis von dorsal. Bei regelhafter Ausbildung der oberflächlichen Muskulatur sind in der Regio cervicalis lateralis über dem Boden des Dreiecks (Mm. splenii capitis und cervicis, M. levator scapulae und Mm. scaleni) die oberflächlichen Lymphknoten und die V. jugularis externa sicht- und tastbar. Da der ventrale Bereich vom unterschiedlich großen Platysma überschichtet ist, sind die Strukturen in der Regio cervicalis anterior und unterhalb der Prominentia laryngea in den meisten Fällen zu fühlen. Oberhalb der Incisura jugularis sterni sinkt die Haut in der Regel zur Fossa jugularis ein. Durch Kopfwenden und -strecken lassen sich einige Regionen im Halsbereich für die Abtastung und für Operationen vergrößern. Auch die unterschiedlichen Spannungen der supra- und infrahyoidalen Muskulatur verändern die Lage des Zungenbeins und der Regio laryngea sowie verschiedener Merkpunkte.

Stratigraphische Anatomie

Platysma und Akzessoriozervikalissystem
(Abb. 3–7)

Lamina superficialis fasciae cervicalis

Dem Schichtenbau nach kann der Hals in eine oberflächliche, eine mittlere und eine tiefe Zone untergliedert werden. Die Haut des Halses ist ventral und ventrolateral (je nach Ausbildung) vom *Platysma* unterlagert. Dieser Hautmuskel gehört zum Fazialisblastem und ist auch vom 7. Hirnnerv versorgt. Durch zahlreiche kleine Pforten des Muskels treten Hautarterien, Hautvenen und Hautnerven hindurch. Die sensiblen Nerven dieser Zone entstammen dem Plexus cervicalis.

Das sogenannte *Akzessoriozervikalissystem* sind der M. sternocleidomastoideus und der M. trapezius. Beide Muskeln sind in die oberflächliche Halsfaszie = Lamina superficialis fasciae cervicalis eingescheidet. Das oberflächliche Faszienblatt ist besonders über dem oberen Abschnitt des M. trapezius sowie dem des M. sternocleidomastoideus und einer Zone zwischen diesem und dem Angulus mandibulae verdickt und straff an der Haut befestigt. Die Innervation beider Muskeln erfolgt vom N. accessorius und insbesondere vom 3. Halsnerven. Nach kranial reicht die oberflächliche Halsfaszie bis zur Linea nuchalis superior, zum Processus mastoideus, zum Unterkiefer, nach kaudal bis zur Clavicula und Vorderseite des Manubrium sterni. Dieses Faszienblatt ist streckenweise außerordentlich zart und besitzt Lücken für Hautgefäße und Nerven. Eine kräftige Faszienzone befindet sich auch zwischen Seitenrand des M. sternocleidomastoideus und Clavicula sowie zwischen Clavicula und vorderem Rand des M. trapezius.

Lamina praetrachealis fasciae cervicalis (Fascia colli media)

Die Unterzungenbeinmuskulatur (Mm. omohyoideus, sternohyoideus, sternothyroideus) sowie Teilstrecken ihrer Nerven sind in die Lamina praetrachealis eingescheidet. Diese erstreckt sich vom Zungenbein entlang des Seitenrandes des M. omohyoideus bis zu dessen Ansatzzone an der Scapula. Sie umfaßt von vorn und seitlich den Eingeweidetrakt des Halses und heftet sich kaudal an der Rückseite des Manubrium sterni sowie am Lig. interclaviculare an. In kranialen Gebieten hängt sie mit der Lamina superficialis fasciae cervicalis, oft schon in Höhe des Isthmus der Glandula thyroidea, selten oberhalb davon zusammen. Weitere Verbindungen mit der Lamina superficialis beste-

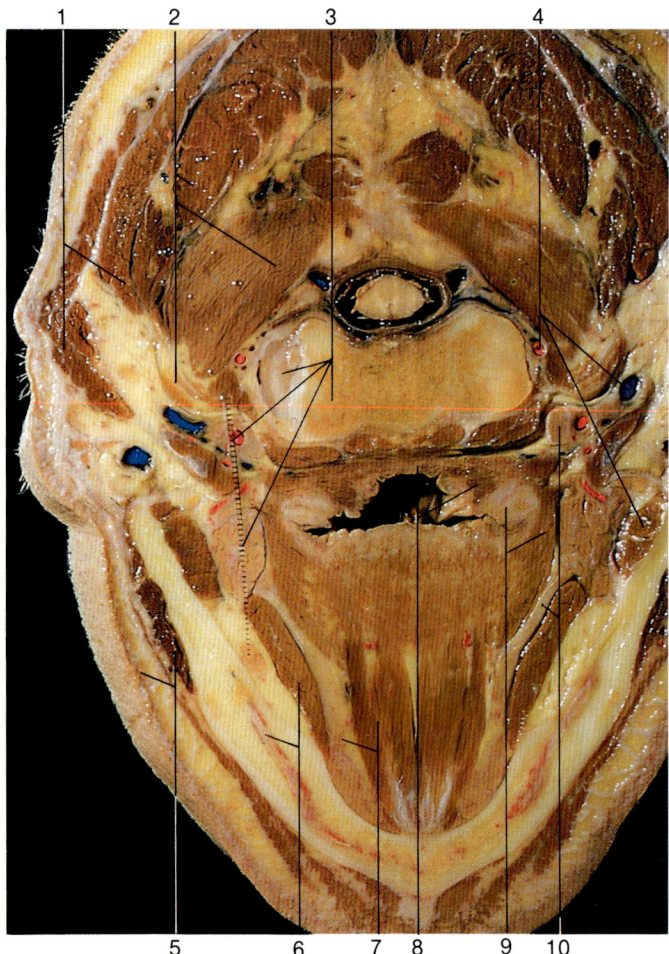

Abb. 3 Transversalschnitt durch C2 von unten.
1 M. sternocleidomastoideus und M. splenius capitis
2 M. semispinalis capitis und M. obliquus capitis inferior sowie Massa lateralis atlantis
3 Articulatio atlantoaxialis lateralis, Axis, A. carotis interna, Millimeterpapier und Glandula submandibularis
4 A. vertebralis, V. jugularis interna und M. pterygoideus medialis
5 Platysma und M. masseter
6 Mandibula (N. alveolaris inferior und M. mylohyoideus)
7 M. genioglossus und Glandula sublingualis
8 M. constrictor pharyngis superior und M. palatopharyngeus
9 Tonsilla palatina und Mm. palatoglossus und styloglossus
10 Ganglion superius trunci sympathici und Ductus submandibularis

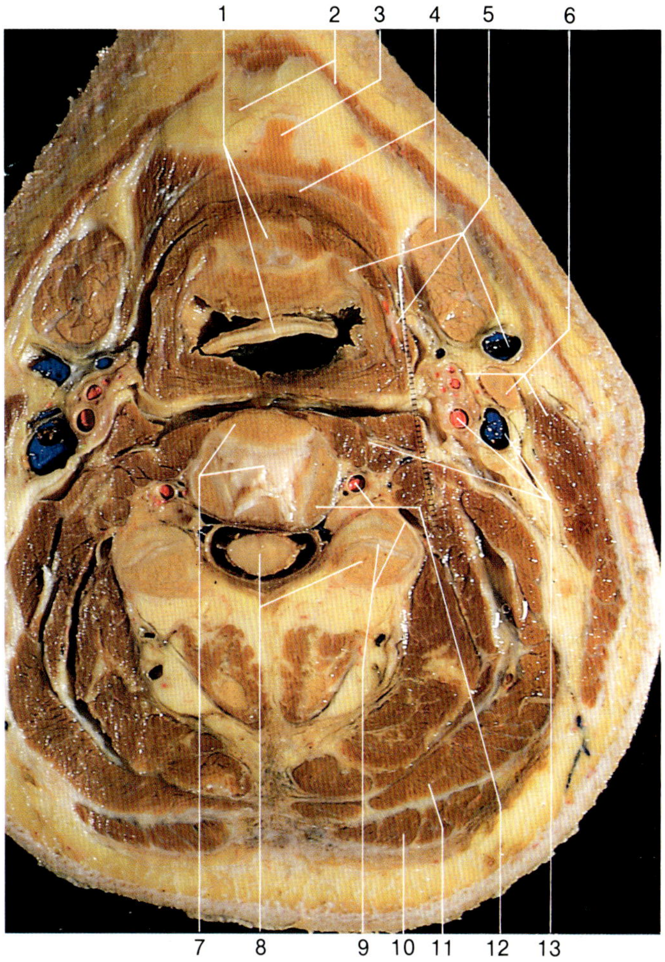

Lamina praetrachealis fasciae cervicalis (Fascia colli media)   5

Abb. 4   Transversalschnitt durch C2, C3 von oben.
1 Corpus ossis hyoidei, Anschnitt und Epiglottis
2 Platysma und Nodus lymphaticus submentalis
3 M. digastricus, Anschnitt
4 M. mylohyoideus und Glandula submandibularis
5 Cornu minus ossis hyoidei, Millimeterpapier und V. facialis
6 N. hypoglossus, Nodus lymphaticus cervicalis superficialis und M. sternocleidomastoideus
7 Vorderrand C2 und Symphysis intervertebralis C2/C3
8 Segment C3 und Processus articularis inferior C2
9 Articulatio zygapophysialis C2/C3 und R. dorsalis C3
10 M. trapezius
11 M. semispinalis capitis
12 Uncus corporis vertebrae C3 und A. vertebralis
13 prävertebrale Muskeln, A. carotis interna und V. jugularis interna

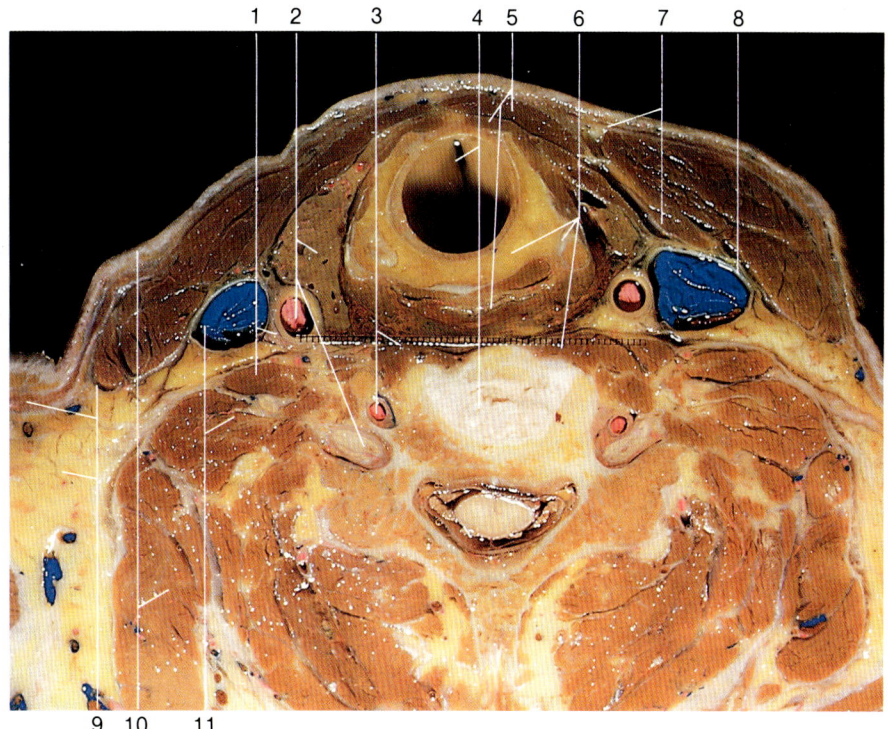

Abb. 5   Querschnitt in Höhe C5 von unten (54jähriger).
1 N. vagus und M. scalenus anterior
2 Glandula thyroidea, A. carotis communis und Truncus n. spinalis C5
3 A. vertebralis und Millimeterpapier
4 Rima glottidis und Symphysis intervertebralis C4/C5
5 Mm. sternohyoideus und sternothyreoideus von vorn nach hinten und Pharynx
6 Cartilago cricoidea, verknöchert, Articulatio cricothyroidea und M. longus colli
7 Lamina superficialis fasciae cervicalis und M. omohyoideus
8 seitlicher Auslauf der Lamina praetrachealis fasciae cervicalis
9 Platysma, Fett und Hinterrand des M. sternocleidomastoideus
10 Cutis und M. levator scapulae
11 V. jugularis interna und M. scalenus medius

6 Stratigraphische Anatomie

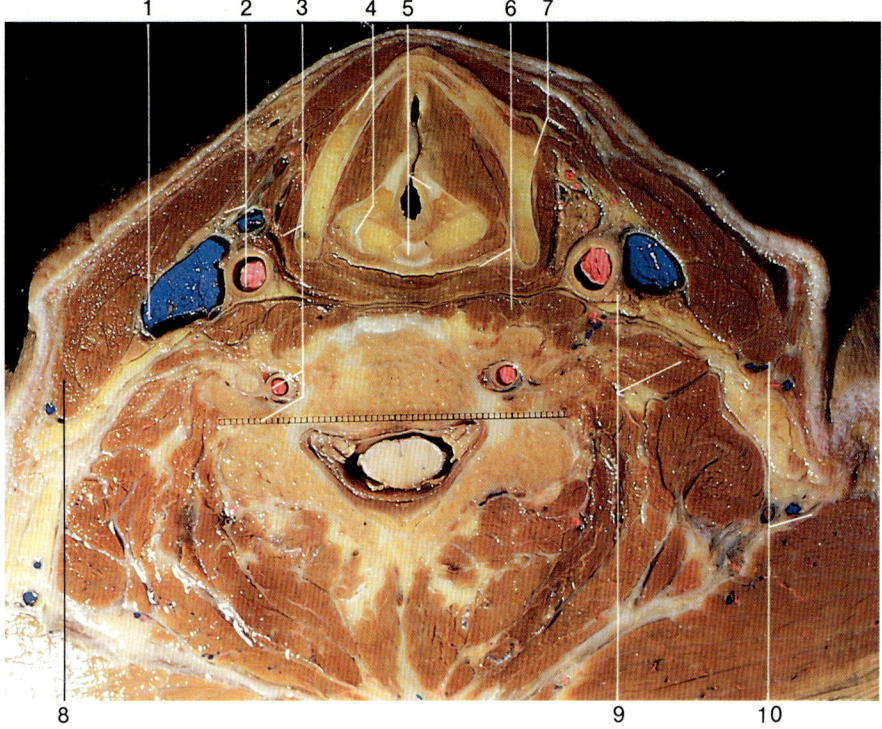

Abb. **6** Querschnitt in Höhe der Plica vocalis (C5).
1. V. jugularis interna
2. M. omohyoideus und A. carotis communis
3. M. constrictor pharyngis inferior und A. vertebralis, Millimeterpapier
4. Cartilago thyroidea (verknöchert) und Articulatio cricoarytaenoidea
5. Processus vocalis und Knorpelzone der Lamina cartilaginis cricoideae
6. Pharynx und prävertebrale Muskeln
7. Linea obliqua des „Schildknorpels" und infrahyale Muskulatur
8. M. sternocleidomastoideus
9. N. vagus und M. scalenus medius
10. M. sternocleidomastoideus, Hinterrand und M. trapezius, Vorderrand = Trigonum cervicale laterale

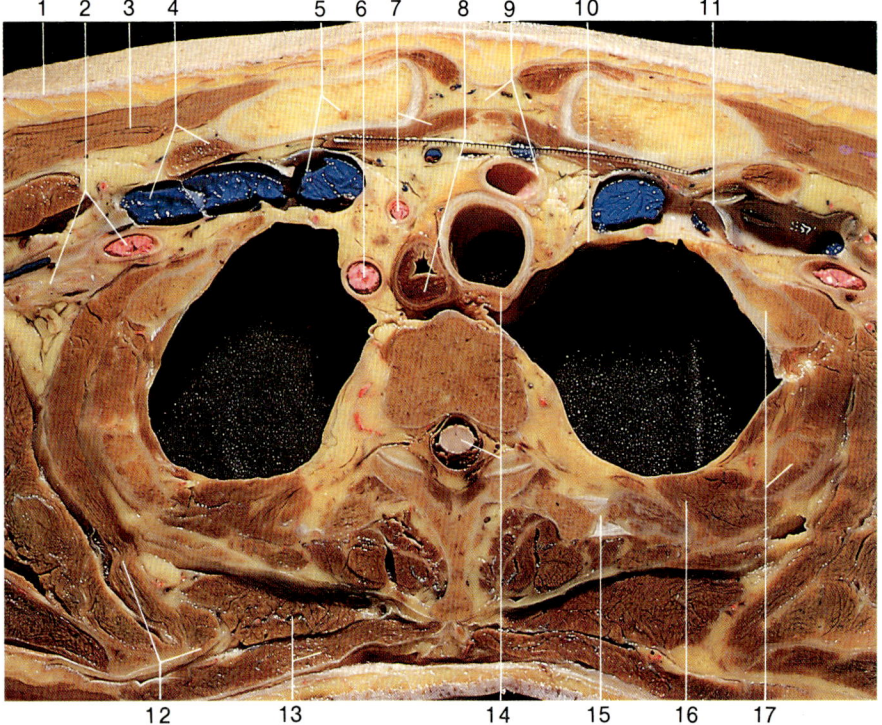

Abb. **7** Querschnitt durch das Spatium suprasternale.
1. Haut und Subcutis
2. Plexus brachialis und A. subclavia sinistra
3. M. pectoralis major
4. V. subclavia und M. subclavius
5. Clavicula und V. brachiocephalica, Anfangsstrecke
6. A. subclavia sinistra
7. M. sternothyroideus und A. carotis communis sinistra
8. Oesophagus, submuköses Hämatom
9. Spatium suprasternale und Truncus brachiocephalicus
10. Pleura parietalis
11. Venenklappe am Einzug der V. subclavia
12. Margo medialis scapulae und M. serratus anterior
13. Mm. rhomboideus und trapezius
14. Trachea und Rückenmark
15. Lig. costotransversarium
16. M. intercostalis internus
17. Costae I und II

hen am ventralen Rand des M. sternocleidomastoideus. Kaudal liegen zwischen Lamina praetrachealis und Lamina superficialis oberhalb des Manubrium sterni das Spatium suprasternale, das Fettgewebe und Venen enthält, und ein seitlicher Fortsatz, der als Recessus lateralis bezeichnet wird. Die Anheftung der Lamina praetrachealis unten und seitlich erfolgt an der Rückfläche der Clavicula und anschließend am Oberrand der Scapula. Es bestehen Verbindungen mit dem unterflächigen Abschnitt der Lamina superficialis unter dem M. trapezius. Weiterhin finden sich Faszienverbindungen im Verlauf des N. suprascapularis, des Nerven-Gefäß-Stranges des Halses. Die Faszie besitzt Durchtrittspforten für Nerven und Gefäße zur Haut sowie für die V. jugularis externa, den Arcus venosus jugularis und auch häufig eine Venenverbindung zwischen V. cephalica und V. jugularis interna über die Ventralseite des Schlüsselbeins hinweg. Insbesondere am unteren Anheftungsbereich finden sich Verstärkungszonen der Faszie. Nach oben steht die Lamina praetrachealis mit der Faszie des M. digastricus an dessen Sehnenabschnitt und der des M. stylohyoideus in Verbindung.

Lamina praevertebralis (Fascia colli profunda)

Die Lamina praevertebralis der Fascia cervicalis umscheidet die prävertebralen Muskeln, zu denen auch die Mm. scaleni gehören, den Plexus brachialis sowie die Eigenmuskulatur (autochthone Muskulatur) des Halses an der Dorsalseite. Zahlreiche Verbindungen heften sie zwischen den einzelnen Muskeln an Teilen der Wirbelsäule sowie am Lig. longitudinale anterius und am Lig. supraspinale an. Der laterale und der dorsale Abschnitt der Lamina praevertebralis können auch als Fascia nuchae bezeichnet werden. Diese umscheidet die Mm. splenii capitis und cervicis, levator scapulae sowie semispinalis capitis. Die Ansätze kaudal liegen dementsprechend an der Außenfläche der 1. und 2. Rippe. Es bestehen Verbindungen mit der Cupula pleurae und kräftige auch mit dem Processus transversus C6 sowie dem Collum costae T1 (Ligg. pleurovertebrale und pleurocostale). Im Bereich der Regio cervicalis lateralis bestehen zahlreiche Verbindungen mit der Lamina superficialis fasciae cervicalis. Auch diese wird von zahlreichen Nerven und Gefäßen (Aa. vertebrales, Vv. vertebrales u. a.) durchzogen.

Regionen und Dreiecke im Halsbereich

Die Regionen und Dreiecke, in die der Hals zergliedert werden kann, sind für den diagnostizierenden und nur sehr begrenzt für den operierenden Arzt von Bedeutung. Durch bestimmte Lagerungen des Kopf-Hals-Gebietes und Verlagerungen des Eingeweidetraktes sowie der Muskulatur und des Nerven-Gefäß-Stranges des Halses können sie zum Teil wesentlich erweitert werden. Fast ausnahmslos werden sie von Leitungsbahnen durchzogen, die andere Hals- oder Kopfregionen erreichen. Das Abtragen bestimmter Muskeln hebt die Begrenzungen in Dreiecke oder Regionen vollständig auf, um eine größere Übersicht über Lymphknotenketten, Gefäße und Nerven zu ermöglichen. Lediglich umgrenzte Eingriffe verlangen eine Kenntnis der Dreiecke und Regionen, insbesondere aber der in ihnen verlaufenden Nerven und Gefäße.

Trigonum submandibulare

(Abb. 8)

Das Dreieck und der von ihm umgrenzte Raum werden von der Basis mandibulae und im hinteren Abschnitt auch von der Innenfläche der Mandibula nach oben begrenzt. Der untere Winkel des Dreiecks entspricht dem Sehnenabschnitt des M. digastricus und seiner Anheftung in der Gegend des Cornu minus ossis hyoidei. Die hintere Seite des Dreiecks bildet der Venter posterior m. digastrici sowie der M. stylohyoideus, die vordere der Venter anterior m. digastrici. Der Boden dieses annähernd dreieckig umgrenzten Raumes ist im vorderen Abschnitt der M. mylohyoideus, im hinteren der M. hyoglossus. Hinter dem Dorsalrand dieses Muskels liegt der Übergang zur Regio sublingualis. Die Abdeckung nach der Oberfläche zu sind auf weite Strecken die Haut und das darunterliegende Platysma. Das Lig. stylohyoideum geht vom Processus styloideus ab und erreicht das Cornu minus ossis hyoidei. Gelegentlich sind Knochenstücke in den Bandapparat eingewoben, oder es besteht eine vollständige oder teilweise Verknöcherung des Bandapparates. Dieser Bandapparat ist verwoben mit den Faszien des M. stylohyoideus und des M. digastricus sowie des M. styloglossus, die häufig Ausstrahlungen zur Mandibula besitzen.

Zur *Abtastung* des Inhalts des Trigonum submandibulare wird, um die Muskulatur zu entspannen, der Kopf gebeugt.

Zur *Besichtigung* und für eventuelle *Operationen* wird das Trigonum submandibulare möglichst erweitert durch Strecken des Kopfes nach hinten und Drehen zur Gegenseite. In dieser Stellung können der Unterrand der Mandibula, das Os hyoideum, die Glandula submandibularis, die Nodi lymphatici mandibulares und die A. facialis abgeta-

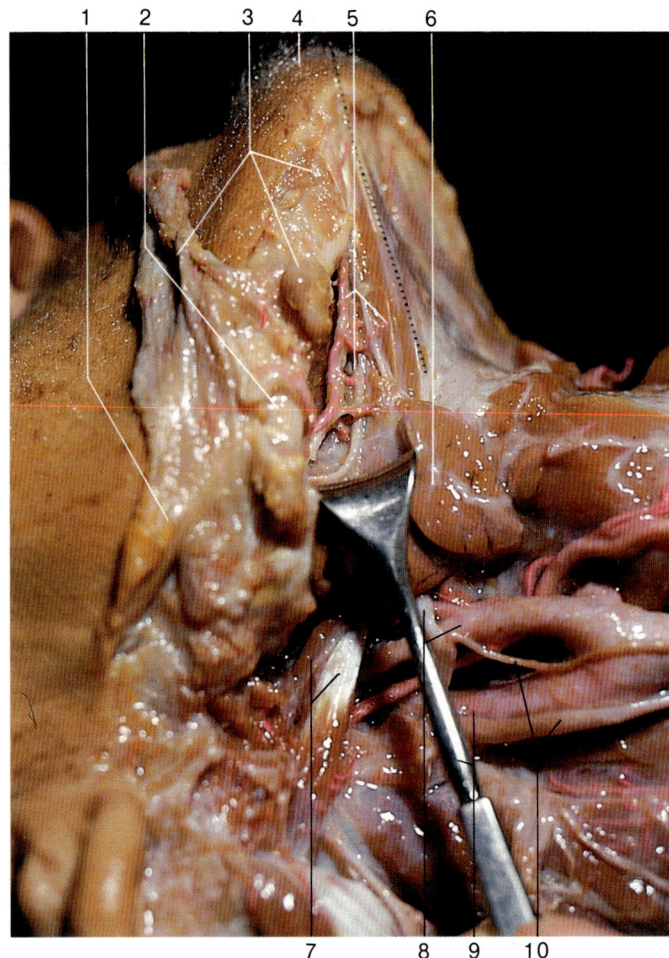

Abb. 8 Trigonum submandibulare von seitlich.
1 M. masseter
2 Nodus lymphaticus submandibularis
3 Nodi lymphatici submandibulares und Platysma, nach oben verlagert
4 Kinnregion
5 A. submentalis, N. mylohyoideus und Venter anterior m. digastrici
6 Glandula submandibularis, dorsal verlagert
7 Mm. digastricus und stylohyoideus
8 A. carotis externa und N. hypoglossus
9 A. carotis interna und Retraktor
10 Radix anterior ansae cervicalis (R. descendens n. hypoglossi) und N. vagus

stet werden. Vom mittleren Lebensalter an läßt sich auch häufig ein Sulcus submentalis der Haut im Bereich der Unterfläche der Mandibula sowie ein Sulcus hyoideus als Beugefurche der Haut vor dem Zungenbein parallel zum Unterkieferrand erkennen. Insbesondere bei Einflußstauungen der Halsvenen treten auch die V. facialis und selten die V. retromandibularis an ihrem Zusammenfluß deutlicher hervor.

Die Haut des Trigonum submandibulare läßt sich in der Regel samt Platysma gut verschieben. Sie wird im wesentlichen sensibel von Rr. superiores des N. transversus colli versorgt. Diese verbinden sich mit dem R. colli des N. facialis, der sich meist als ein Ast des R. marginalis mandibulae darstellen läßt. Rödel (1986) stellte an unserem Material fest, daß dieser Zweig 8 mm medial oder (selten) 12 mm lateral des Angulus mandibulae verlaufen kann. In 61,5% verlief der R. marginalis mandibulae unterhalb des Angulus und des dorsalen Basisgebietes der Mandibula, in 27% oberhalb davon und in 11,5% in Form einer Schlinge, die oberhalb sowie unterhalb der Basis mandibulae zog. Unterhalb der Mandibula verlief der Nerv in ca. 70% ventral des Übertritts der A. facialis zum Gesicht nach oben. Er versorgt dann im Gesichtsbereich den M. depressor labii inferioris und vielleicht auch den M. depressor anguli oris. In diesen Muskel treten in der Regel Rr. buccales inferiores ein. Der R. colli ist der Fazialisast für das Platysma. Während der Präparationen und Operationen empfiehlt sich das Anheben des R. marginalis mandibulae mit der Unterfläche des Platysmas. Unterhalb des Platysmas verläuft die gelegentlich gedoppelte V. facialis in der Regel hinter der A. facialis in die Gesichtsregion. Zuflüsse dieser Vene sind die V. submentalis und die V. retromandibularis. Von der V. retromandibularis oder direkt von der A. facialis kann die V. jugularis externa nach unten abgehen. Auch Verbindungen mit der V. jugularis anterior über einen sogenannten Arcus venosus submandibularis kommen vor. Die V. facialis und ihre Zuflüsse liegen gewöhnlich über der Glandula submandibularis.

Die *Glandula submandibularis* läßt sich in dem von Haut überlagerten Teil im Trigonum submandibulare abtasten und bei mageren Menschen sehen. Der andere Teil der Drüse liegt unter dem Unterkiefer und greift um den Hinterrand des M. mylohyoideus in das Spatium sublinguale über. Im Bereich des Unterkieferrandes liegen die Nodi lymphatici submandibulares (mandibulares). Vergrößerte Lymphknoten dieser Art sind sichtbar und lassen sich abtasten. Die Nodi lymphatici mandibulares anteriores sind zwischen ventralem Pol der Glandula submandibularis und Venter anterior m. digastrici plaziert und lassen sich gegebenenfalls tasten. Die Nodi lymphatici mandibulares dorsales liegen zwischen Angulus mandibulae und Glandula submandibularis; die Nodi lymphatici mandibulares medii liegen hinter der A. facialis und in der Regel vor der V. facialis. Die A. facialis unterkreuzt meist die Glandula submandibularis und zieht am Vorderrand des M. masseter sowie vor der V. facialis um den Unterkiefer herum in die Gesichtsregion ein. Im Trigonum submandibulare entläßt sie in der Regel die A. submentalis nach vorn mit Zweigen zur Gesichtsregion, zum M. mylohyoideus und zum vorderen Bauch des M. digastricus. Dieser Zweig wird begleitet von einem Ast des N. mylohyoideus, der auch den vorderen Digastricusbauch innerviert. In der Nachbarschaft verläuft die V. submentalis, die mit Zweigen der Glandula submandibularis in die V. facialis mündet. Ihre Ursprünge begleiten die Zweige der A. submentalis, die auch (gemeinsam mit der A. facialis) die Glandula submandibularis versorgt.

Zieht man die Glandula submandibularis nach kaudal, dann wird das unterschiedlich ausgebildete Ganglion submandibulare mit seinen Verbindungen zum N. lingualis und zur Glandula sublingualis sichtbar. Hinter dem N. lingualis verläuft in der Regel die A. palatina ascendens als Ast der A. facialis medial des Unterkiefers nach oben. In der Tiefe und auf dem M. hyoglossus zweigt von der A. facialis auch der R. sublingualis der A. facialis ab. Durch den M. mylohyoideus hindurch ziehen Zweige der A. submentalis zum R. sublingualis der A. facialis, oft begleitet von Fettgewebe und Drüsenteilen. Zahlreiche Variationen des Ursprungs und Verlaufs der A. facialis kommen vor (Weiteres s. S. 42). Betont sei, daß der N. hypoglossus in der Regel unterhalb des M. digastricus seinen Arcus bildet und die Zweige der A. carotis externa von außen umfaßt. Er dringt medial der Mm. digastricus und stylohyoideus sowie medial des M. mylohyoideus zur Zungenmuskulatur. Die V. lingualis verläuft streckenweise mit dem 12. Hirnnerven lateral des M. hyoglossus. Medial von diesem Muskel verläuft die A. lingualis zur Zunge. Um diese Verlaufsstrecke des 12. Hirnnerven aufzusuchen, muß die Glandula sublingualis nach oben verlagert werden. Sie ist dann vom M. stylohyoideus und vom Venter posterior m. digastrici bedeckt und wird zwischen den Mm. hyoglossus hinten und mylohyoideus vorn mit seinen Begleitvenen sichtbar.

Trigonum submentale
(Abb. **8**)

Das Trigonum submentale befindet sich zwischen den beiden vorderen Bäuchen der Mm. digastrici, die es seitlich begrenzen. Es erstreckt sich zwischen der Kinngegend der Mandibula und dem Oberrand des Corpus ossis hyoidei. Häufig ist es vorn von einigen Fasern des Platysmas in der subkutanen Schicht abgedeckt. Den Boden des Dreiecks bildet der M. mylohyoideus. Einige Venen und Endzweige der A. submentalis tragen zur Versorgung des Gebietes bei. Die dort befindlichen Lymphknoten werden als Nodi submentales bezeichnet. Eingriffe an dieser Zone erlauben den Zugang zur Unterzungen- und Zungengegend. Die Nodi lymphatici submentales erhalten Zustrom aus dem Kinngebiet, der Unterlippe, der Zungenspitze und den Dentes incisivi (Weiteres s. bei Lymphgefäßen). Hier sei betont, daß zahlreiche Variationen der vorderen Bäuche des M. digastricus vorkommen und durch Rechts-links-Verbindungen dieser Muskeln das Trigonum submentale völlig fehlen kann.

Trigonum caroticum
(Abb. 9)

Überblick über die Struktur

Die anatomischen Grenzen des Carotisdreiecks sind: der Vorderrand des M. sternocleidomastoideus, der Venter posterior m. digastrici und der obere Bauch des M. omohyoideus. Betont sei, daß der vordere Rand des M. sternocleidomastoideus während der Operationen nach dorsal verlagert werden kann und das Trigonum durch Lagerung des Patienten auch zu erweitern ist. Allgemein wird wegen der Anheftung des M. digastricus und des M. omohyoideus die Gegend des kleinen Zungenbeinhorns als Spitze, der M. sternocleidomastoideus als Hinterrand des Dreiecks betrachtet. Schon in normaler Haltung (Lanz u. Wachsmuth 1955) grenzt der Unterrand des Dreiecks an das Tuberculum anterius von C6 (Tuberculum caroticum). Nach unten und vorn kann der Raum durch Abtragung des M. omohyoideus zur Regio laryngea und zur Regio thyroidea erweitert werden, nach oben zur Fossa retromandibularis. Schon Lanz u. Wachsmuth bezogen die vom M. sternocleidomastoideus überlagerten Gebilde in das Trigonum caroticum ein und verlegten die dorsale Grenze des Trigonums an dessen Hinterrand.

Die ärztlich wichtigsten Strukturen des Trigonum caroticum sind: der Nerven- und Gefäßstrang (Aa. carotides interna, externa, Carotisbifurkation, Nn. vagus und hypoglossus sowie die V. jugularis interna und die sie begleitenden Nodi lymphatici). In der Tiefe und hinten wird die Region von den prävertebralen Muskeln, und zwar von dorsal nach ventral vom M. levator scapulae, vom M. scalenus medius, ventral oben vom M. longus capitis und ventral unten vom M. scalenus anterior begrenzt. Weiter vorn folgt die Rinne zwischen Eingeweidetrakt und prävertebralen Muskeln, dann Pharynx, Larynx und Glandula thyroidea. Verbindungen des Dreiecks bestehen nach oben mit der Fossa retromandibularis, nach oben und hinten mit dem Spatium parapharyngeum und oben vorn mit dem Trigonum submandibulare. Nach vorn gelangt man in Richtung Kehlkopf, nach vorn unten zur Schilddrüse, nach unten zur Regio sternocleidomastoidea und nach hinten unter dem M. sternocleidomastoideus zur Regio cervicalis lateralis (Trigonum cervicale posterius, Trigonum cervicale laterale). Es kommen zahlreiche Muskelvariationen dieses Raumes vor. Der M. sternocleidomastoideus kann mit dem M. trapezius zu einer Einheit ausgebildet vorliegen und die eben geschilderte dorsale Begrenzung aufheben. Der hintere Bauch des M. digastricus kann gedoppelt sein und die A. carotis interna innen und außen übergreifen (Flesch 1879), zum Pharynx ziehen und hinter den Ästen der A. carotis externa verlaufen. Es sind zahlreiche Variationen der prävertebralen Muskulatur bekannt. So kann z. B. der M. scalenus medius von 2 Wirbeln abgehen (wobei der Ursprung von C3 niemals zu fehlen scheint [Krause 1880]). Der M. levator scapulae kann auch vom Processus mastoideus einen Ursprungsteil erhalten. Der M. levator claviculae soll in 2% als Muskel zwischen Processus transversi einiger Halswirbel und der Extremitas acromialis claviculae (oder bis zur Mitte der Clavicula) verlaufen. Ein M. splenius accessorius wurde in 8% aufgefunden: Er zieht zwischen den Processus spinosi des untersten Hals- und oberen Brustwirbels und hinter dem M. serratus posterior superior zum Querfortsatz des Atlas. In 30% kommt ein M. atlantomastoideus vor, der vom Processus transversus atlantis abgeht und zum Processus mastoideus zieht. In unserem Material wurde ein derartiger Muskel medial des M. longissimus capitis und lateral der A. occipitalis aufgefunden (Abb. 10).

Von der Oberfläche zur Tiefe verlaufen im Carotisdreieck zunächst oberflächliche Halsvenen, die vom Platysma bedeckt sind. In der Regel wird die Region vom N. transversus colli und vom R. colli des N. facialis überkreuzt. Im oberen Abschnitt liegt die Glandula parotidea, oben vorn die Glandula submandibularis. Der vordere Ast des N. auricularis magnus verläuft ebenfalls oberflächennah. Die wichtigsten Gebilde sind dann der N. hypoglossus mit seinem R. descendens, die Aa. carotides, die V. jugularis interna und der N. vagus. Zwischen der A. carotis interna und der A. carotis externa ziehen zur Carotisgabel am Hals die Nn. carotici des 9. und 10. Hirnnervs und des Truncus sympathicus. Dort liegt das Glomus caroticum. Von vorn nach hinten folgen in aller Regel im oberen Abschnitt die A. carotis externa mit ihren Zweigen, die A. carotis interna und seitlich von dieser die V. jugularis interna mit Zuströmen aufeinander. Die Nodi lymphatici cervicales profundi liegen sowohl über als auch unter der Vene. Die A. carotis communis teilt sich in ca. 50% in Höhe C3 oder C3/C4 in die Aa. carotides externa und interna auf (Abb. 11). Die Bifurkation kann aber bei C2 oder auch bei C5/C6 oder noch tiefer liegen (Kantor 1905). Zahlreiche Variationen der Teilungshöhe liegen vor. Das Glomus caroticum ist etwa 7 mm lang, 4 mm breit und 2 mm dick, gelegentlich in mehrere Abteilungen zerlegt. Es ist gut vaskularisiert und gilt als Chemorezeptor. Aus ihm können Glomustumoren entstehen.

Über die an unserem Material ermittelten Außendurchmesser der Aa. carotides und des Bulbusgebietes

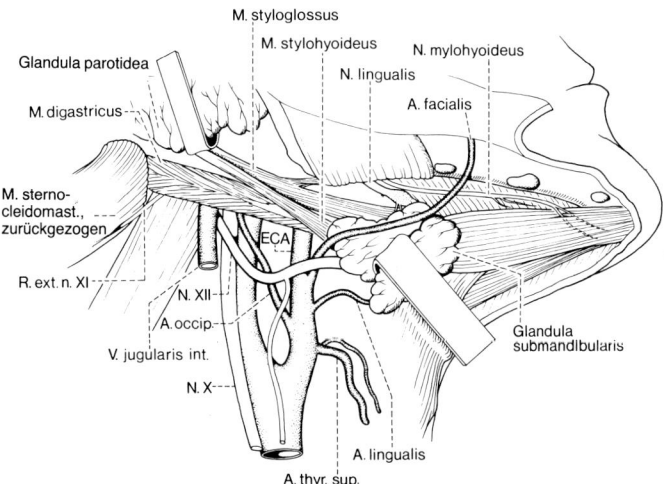

Abb. 9 Die wichtigsten Arterien im Trigonum caroticum superius (Abb. 2) sowie benachbarte Muskeln. Der M. sternocleidomastoideus ist an seinem unteren Ursprung abgetragen und nach dorsal verlagert, der M. digastricus (von Conley als „resident's friend" bezeichnet) in seiner Situation belassen worden. Die Glandula submandibularis ist mit der A. facialis nach vorne und unten verlagert. ECA = A. carotis externa.

Trigonum caroticum 11

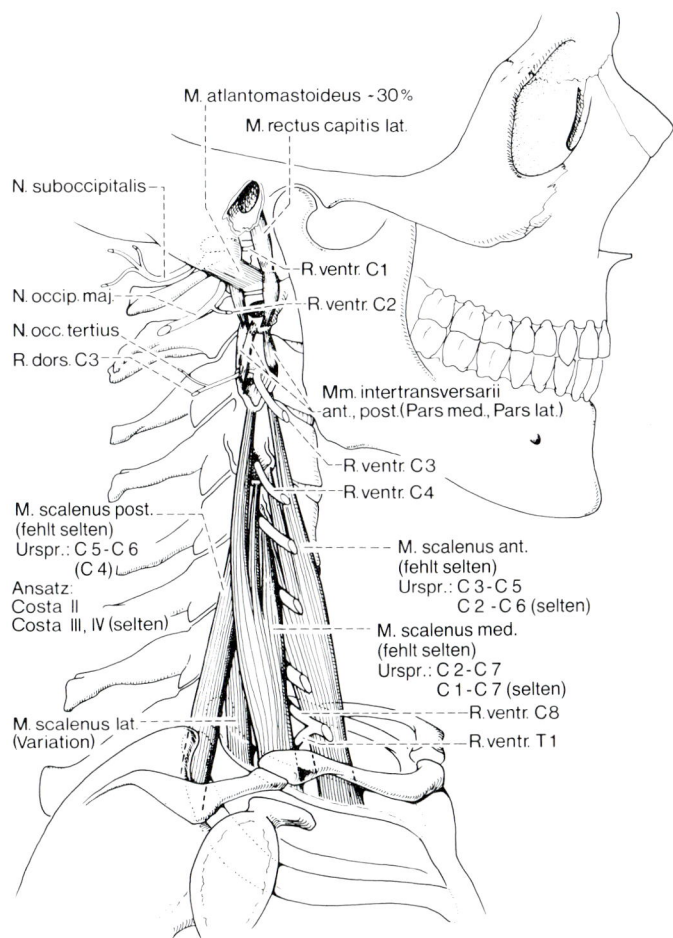

Abb. 10 Mm. scaleni in der Ansicht von seitlich. Angegeben sind auch deren Variationen sowie der in etwa 30% vorkommende M. atlantomastoideus und die Mm. intertransversarii.

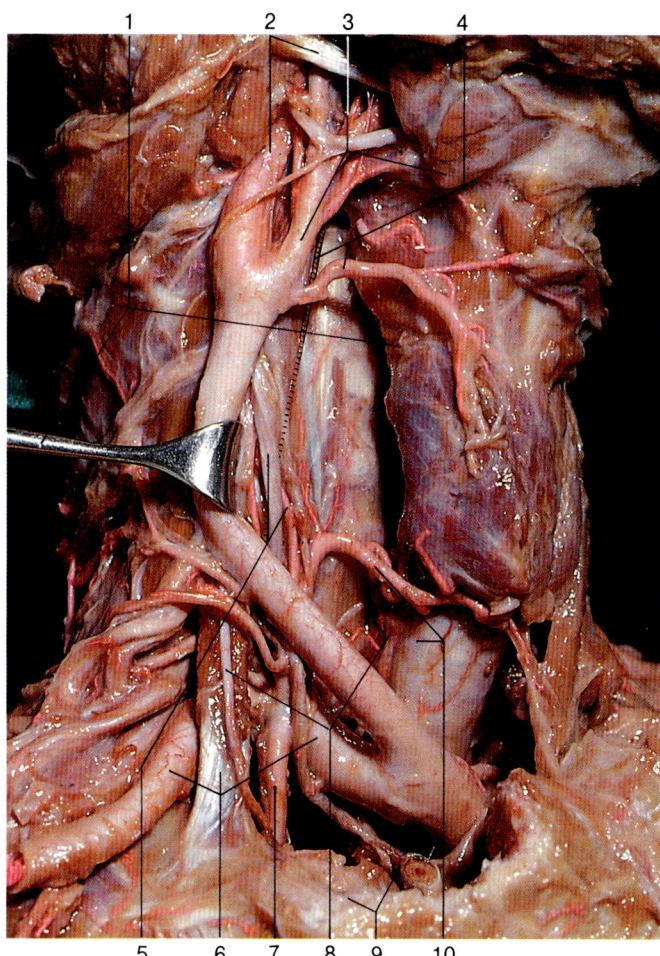

Abb. 11 A. carotis communis, Bifurkation und wichtigste Zweige der A. carotis externa von vorne.
1 Lobus dexter, glandulae thyroideae und Retraktor
2 A. carotis interna und M. digastricus
3 A. carotis externa und Glandula submandibularis
4 A. thyroidea superior, Millimeterpapier
5 N. vagus und A. vertebralis accessoria aus A. thyroidea inferior (Var.)
6 A. subclavia und M. scalenus anterior
7 A. thoracica interna
8 N. phrenicus und N. laryngeus recurrens
9 thrombosierte V. jugularis interna, abgeschnitten, und Costa I
10 A. thyroidea inferior und Trachea

sowie über Zweige der Aa. carotides externa und interna orientiert Abb. 12. Die A. carotis interna verläuft in der Regel ohne Astabgabe zur Schädelbasis. In ca. 5% wurde an unserem Material festgestellt, daß nahe ihrer Bildungszone eine A. pharyngea ascendens von ihr abzweigt. Von der A. carotis externa gehen im Trigonum meist die Aa. thyroidea superior, lingualis, facialis nach vorn und die A. occipitalis nach hinten ab. Czerwinski (1981) bestimmte den Winkel, mit dem die Aa. carotides auseinanderweichen, bei erwachsenen Männern mit einem Mittelwert von 40,7°, bei Frauen mit 38,2°. Im Trigonum caroticum superius gehen am häufigsten als erster Ast der A. thyroidea superior, als zweiter die A. lingualis und als dritter die A. facialis ab. Nicht selten gibt es Trunci, aus denen 2 oder gelegentlich alle 3 dieser Arterien entspringen. Die A. sternocleidomastoidea ist meist der vierte Ast dieses Gefäßes und wird vom N. hypoglossus umgriffen. Nächstfolgend entspringen die A. occipitalis aus der A. carotis externa mit dorsalem Verlauf sowie die A. pharyngea ascendens, die dann in Richtung Schädelbasis verläuft. Genaueres siehe bei Lang u. Heilek (1984).

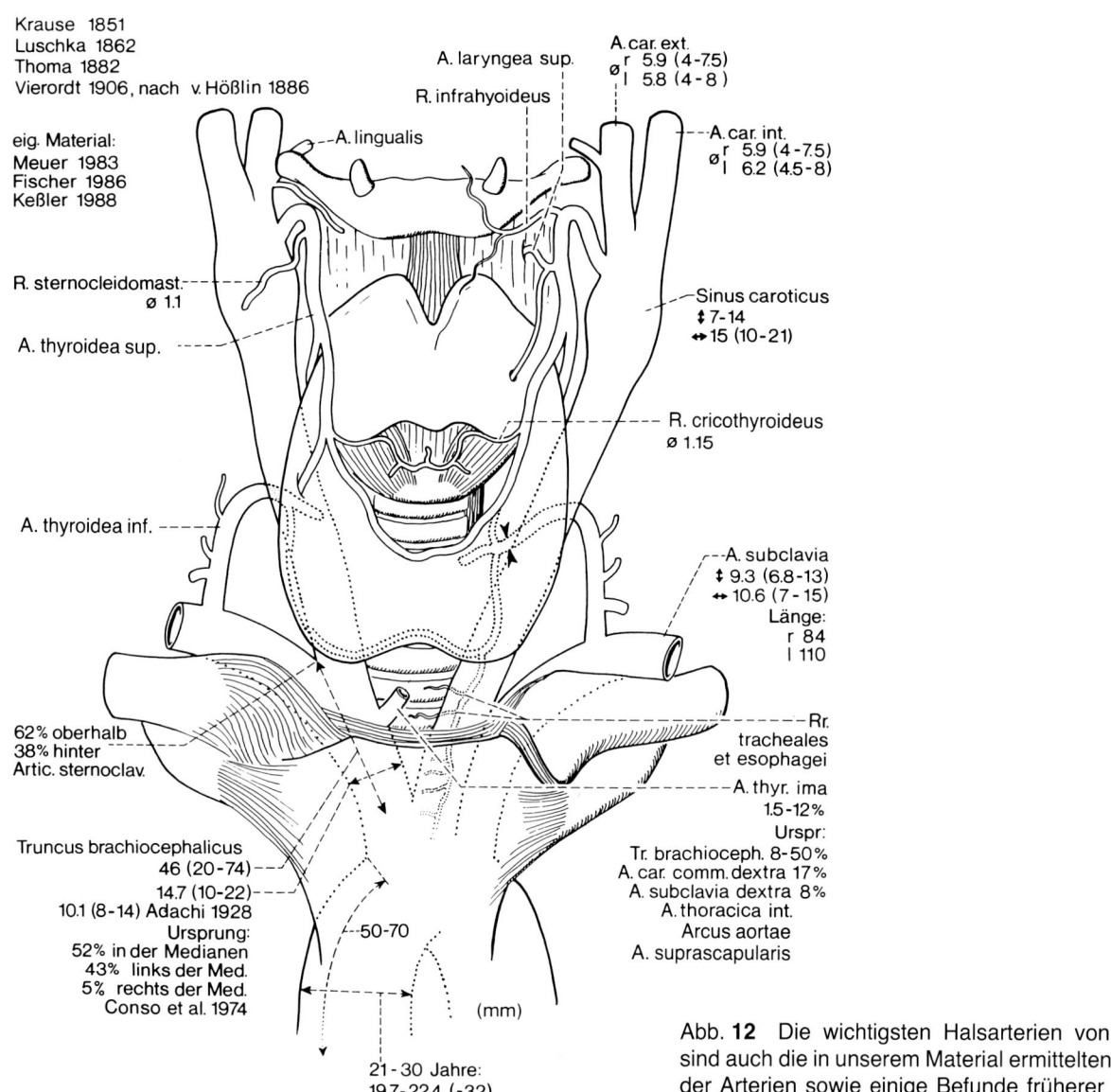

Abb. **12** Die wichtigsten Halsarterien von vorne. Angegeben sind auch die in unserem Material ermittelten Außendurchmesser der Arterien sowie einige Befunde früherer Forscher über Arterienvariationen.

Eagle-Syndrom

Beim Eagle-Syndrom wird die A. carotis externa von einem abnormen Processus styloideus komprimiert. Es entstehen Schmerzen, die an Migräne, Karotidodynie und Histaminneuralgie erinnern (Eagle 1958). Eagle sprach von einer Stylocarotidea und deutete die Möglichkeit an, daß das Syndrom durch eine Irritation des sympathischen Geflechts um die A. carotis externa entstehe. Auch Koebke (1976) fand an der Leiche eines 64jährigen einen abnorm gestalteten Griffelfortsatz. Die A. carotis externa war durch diesen Fortsatz und die Sehne des M. stylohyoideus komprimiert.

Möglichkeiten zur Unterbindung von Gefäßen

Die A. carotis externa kann wegen ihrer zahlreichen Anastomosen zur Gegenseite auch nahe ihrer Ursprungszone unterbunden werden. Die Unterbindung der A. carotis interna kann Hirndurchblutungsstörungen zur Folge haben. Sie setzt einen intakten Circulus arteriosus cerebri voraus. An ihr, dem Sinus caroticus und der A. carotis communis werden nicht selten Arteriektomien durchgeführt (seit Cooley u. Mitarb. 1956).

Die V. jugularis interna kann (bei Bedarf) unterbunden werden. In der Regel ist die Vene an der rechten Seite weiter als an der linken. Die Durchmesser der Venen sind an Abb. **13** und **35** abzulesen. Es liegen zahlreiche Variationen ihrer Zuströme im Halsgebiet vor. Im Trigonum caroticum zieht die Vene dorsolateral der A. carotis interna und im unteren Gebiet der A. carotis communis, weiter kaudal seitlich dieser Schlagader.

Im Niveau des Schildknorpeloberrandes verläuft die V. jugularis interna unmittelbar lateral der A. carotis communis mit starkem dorsalem Überhang. Die Vene ragt gleich weit nach vorn wie die begleitende Arterie. Auf die zentralen Gefäßachsen bezogen liegt die Vene unmittelbar lateral-posterior der Arterie. In der Transversalebene durch die Ringknorpelmitte befindet sich die innere Halsvene seitlich von der A. carotis communis. Sie ist geringfügig nach vorn verschoben. Ein deutlicher ventraler und leichter dorsaler Überhang ist festzustellen. In der Horizontalebene durch das Manubrium sterni zieht die V. jugularis interna im Abstand von mehreren Millimetern antero-

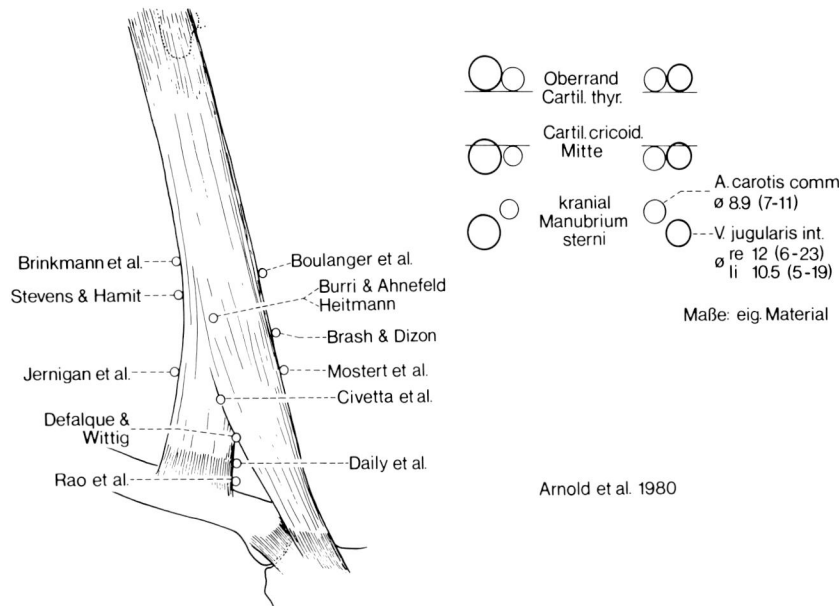

Abb. **13** Im Schema rechts ist die regelhafte Lage der V. jugularis interna in Beziehung zur A. carotis communis auf verschiedenen Höhen sowie die Weite der Gefäße angegeben. Links sind die häufigsten Zugangswege für Venenpunktionen nach Arnold u. Mitarb. (1980) dargestellt.

lateral der A. carotis communis. Die V. jugularis interna verläuft seitlich in der Tiefe der Fossa supraclavicularis minor und hinter dem medialen Randteil des Caput claviculare des M. sternocleidomastoideus. Sie liegt normalerweise nicht hinter dem Sternoklavikulargelenk. Im Bereich des Trigonum caroticum ragt sie gelegentlich unter dem M. sternocleidomastoideus nach medial hervor. Der äußere Durchmesser der V. jugularis interna betrug bei unseren Fällen im Durchschnitt rechts 17,3 und links 14,4 mm (Arnold u. Mitarb. 1980) (Abb. **13**). Der Verlauf der V. jugularis interna im Halsgebiet ist für die Anlage zentraler Venenkatheter bedeutsam. Stern u. Mitarb. (1990) z. B. stellten fest, daß bei medialen Zugängen zur V. jugularis interna in 31% die Schilddrüse, in 19% die A. carotis communis, in je 6% die V. vertebralis, die Pleura und der N. vagus sowie in je 3% die A. subclavia und der N. phrenicus punktiert wurden. Bei lateralen Zugängen wurde z. B. in 6% die A. carotis communis und in je 3% die A. subclavia, die Trachea, der N. vagus und die Ansa cervicalis getroffen.

Die Nodi lymphatici des Kopfbereiches liegen entlang und dorsal sowie ventral der V. jugularis interna. Besondere Lymphknoten (Gruppen) sind der Nodus (die Nodi) jugulodigastricus und der Nodus juguloomohyoideus (Weiteres s. Lymphe).

Weitere Details zu Nerven und Gefäßen der Region
(Abb.**14**)

Der N. hypoglossus versorgt die Eigenmuskulatur der Zunge. Er umfängt bogenförmig (Arcus n. hypoglossi) alle Äste der A. carotis externa und biegt in der Regel um deren R. sternocleidomastoideus nach vorn um. Dann verläuft er seitlich des M. hyoglossus und medial des M. mylohyoideus zur Zungengegend. Außerordentlich selten umfängt der 12. Hirnnerv auch die V. jugularis interna an ihrer lateralen Seite. Auch Verläufe weit kranial und weit kaudal wurden in unserem Material beobachtet. Vom 12.

Hirnnerven geht die Radix anterior ansae cervicalis (R. descendens n. hypoglossi) ab. Seine Fasern stammen aus den Rr. ventrales C1 und C2, versorgen die oberen Anteile der Unterzungenbeinmuskulatur, und zwar gemeinsam mit der Radix posterior (R. descendens plexus cervicalis), deren Fasern aus den Rr. ventrales C2, C3 und C4 stammen. Diese Fasern erreichen insbesondere die kaudalen

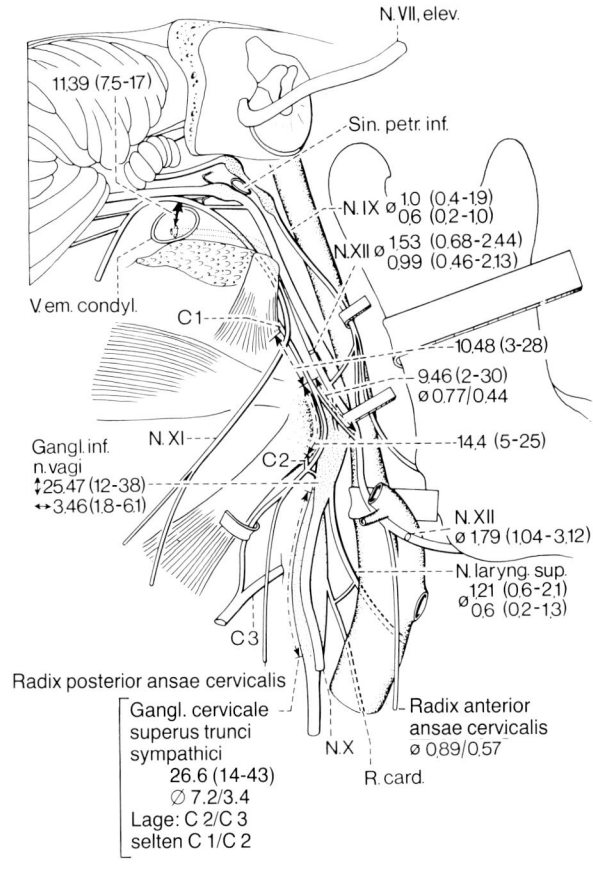

Abb. **14** Nerven im Trigonum caroticum (und im Spatium parapharyngeum) sowie deren Durchmesser an verschiedenen Höhen, Anastomosen, Ganglien und Zweigen.

Anteile der Mm. omohyoideus, sternothyroideus und sternohyoideus. Ein kleiner Teil der Fasern von C1 und C2 begleitet den N. hypoglossus etwas weiter distalwärts, versorgt als R. thyrohyoideus den gleichnamigen Muskel und innerviert den M. geniohyoideus. Zahlreiche Variationen der Ansa zwischen dem R. descendens n. hypoglossi und dem R. descendens des Plexus cervicalis sind bekannt. Diese Ansa (Verbindung beider Nerven) kann sich am Seitenumfang der V. jugularis interna mit dem R. descendens von C1 und C2 vereinigen (an unserem Material in 61% [Pahnke 1986]) oder hinter ihr (39%). Die dorsal der V. jugularis liegenden Vereinigungen zur Ansa liegen in der Regel etwas weiter kranial als die seitlich von ihr verlaufenden. Durchschneidung der Ansa hat eine Lähmung der Unterzungenbeinmuskulatur zur Folge (möglicherweise einen Hochstand oder Schrägstand des Kehlkopfes und des Zungenbeins) (Abb. 15).

Außer der verschiedenen Höhenlage der Bifurkation der A. carotis communis ist die Kenntnis der Verläufe der Aa. carotides interna und externa von ärztlicher Bedeutung. Am häufigsten verläuft die A. carotis externa vor der A. carotis interna.

Zahlreiche Überkreuzungen beider Arterien sind aus dem anatomischen (z. B. Jazuta 1928) und insbesondere aus dem angiographischen Schrifttum bekannt. Schon 1905 stellte z. B. Kantor einen Abgang der A. carotis interna am Beginn der A. carotis communis fest. Am Abgang aus dem Gebiet des Sinus caroticus beträgt der Außendurchmesser der A. carotis interna dextra 5,9 (4,0−2,5 mm), der der A. carotis interna sinistra 6,2 (4,5−8,5 mm). Lemmi u. Mitarb. (1968) bstimmten die Länge zwischen der Bifurkationszone, die ihren Angaben nach am häufigsten in der Mitte von C4 liegt, und der Linie von McGregor (= Linie zwischen Hinterrand des harten Gaumens und Unterrand des Occiput) bei Negern z. B. mit 62,1 (36−85) mm, bei Negerinnen mit 53,8 (34−102) mm. Bei Weißrassigen wurde eine Länge von 74,9 (36−112) mm bestimmt und bei weißen Frauen eine von 64,6 (41−93) mm. In diese radiologischen Messungen ist ein Vergrößerungsfaktor von 20% eingegangen (Abb. 16). S- oder C-förmige Elongationen und Schlängelungen, Schleifenbildungen und Abknickungen wurden schon bei Kleinkindern in 10% (Cairney 1924, Backmund 1970) nachgewiesen. Während der Alterung vermehren sie sich, meist etwa 3 cm oberhalb der Bifurkation. Tortuosity (= Schleifen- oder Schlingenbildung) wurde am häufigsten unilateral und an der linken Seite, seltener bilateral beobachtet. Kinkings (= Abknickungen) fanden sich z. B. in 16% des Materials von Metz u. Mitarb. (1961) angiographisch. Bei 51- bis über 70jährigen wurde eine Tortuosity in 25% nachgewiesen. Weiteres bei Lang u. Krauß (1987). Betont sei, daß Coiling allein nur selten eine zerebrovaskuläre Insuffizienz zur Folge hat. Am Material von Weibel u. Fields (1965a, b) lagen bei Coiling jedoch in 67% auch arteriosklerotische Wandveränderungen proximal, im Bereich oder distal des Coilings mit Durchblutungsstörungen vor. McMurtry u. Yahr (1966) wiesen z. B. darauf hin, daß ein Verschluß der A. carotis interna auch durch einen zusätzlichen okzipitalen Bauch des M. digastricus verursacht sein kann.

Conley (1975) bezeichnete den M. digastricus als „resident's friend" deshalb, weil er die wichtigsten Nerven und Gefäße am Übergang des Trigonum caroticum zum Spatium parapharyngeum von der Seite her schützend überlagert. Dieser Muskelbauch und der M. stylohyoideus (sowie der M. styloglossus) werden vom N. facialis versorgt (Abb. 17). Müssen die A. carotis interna, die V. jugularis interna, die Lymphknoten oder Tumoren weiter nach kranial verfolgt werden, kann der M. sternocleidomastoideus an seiner kranialen Ansatzzone abgelöst werden. Betont sei, daß dieser Muskel zwar hauptsächlich an der Seitenfläche des Planum mastoideum entspringt, aber vorn auch das Ursprungsgebiet des M. splenius capitis und seltener auch das des M. longissimus capitis umfaßt. Anschließend kann der hintere Bauch des M. digastricus abgetragen und der Processus styloideus oder sein Periost mit den Stylomuskeln ausgelöst und nach vorn verlagert werden. Vorverlagern der Glandula parotidea und des Unterkiefers (nach Sicherung des N. facialis) schafft einen größeren Zugang zu diesem Spatium. Soll der M. sternocleidomastoideus

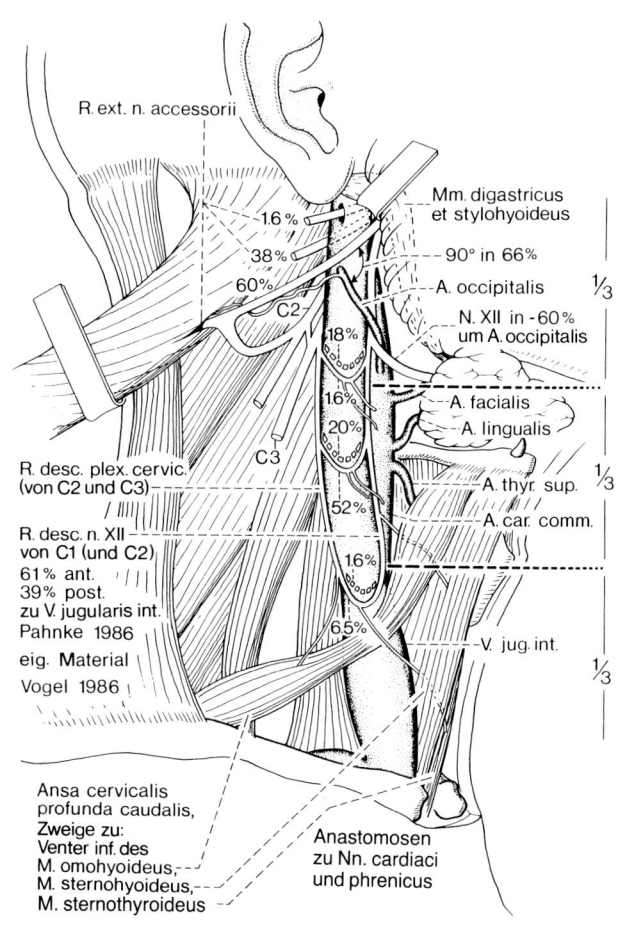

Abb. 15
1. Verlauf des R. externus n. accessorii zur V. jugularis interna (60% lateral der Vene, 38% medial der Vene und 1,6% durch die Vene oder eine tiefe Einmündung des Sinus petrosus inferior und der V. jugularis interna hindurch).
2. Angegeben ist der Verlauf der Ansa cervicalis profunda caudalis (61% vor der V. jugularis interna, 39% hinter ihr). Außerdem wurde die Höhenlage dieser Ansa (von der die Innervation der unteren Zungenbeinmuskulatur abgeht) in Dritteln der Gesamtlänge bestimmt.

Der M. sternocleidomastoideus ist nach rückwärts verlagert. Die häufigste Anastomose zwischen R. externus n. accessorii und Rr. anteriores plexus cervicalis ist dargestellt.

Trigonum caroticum

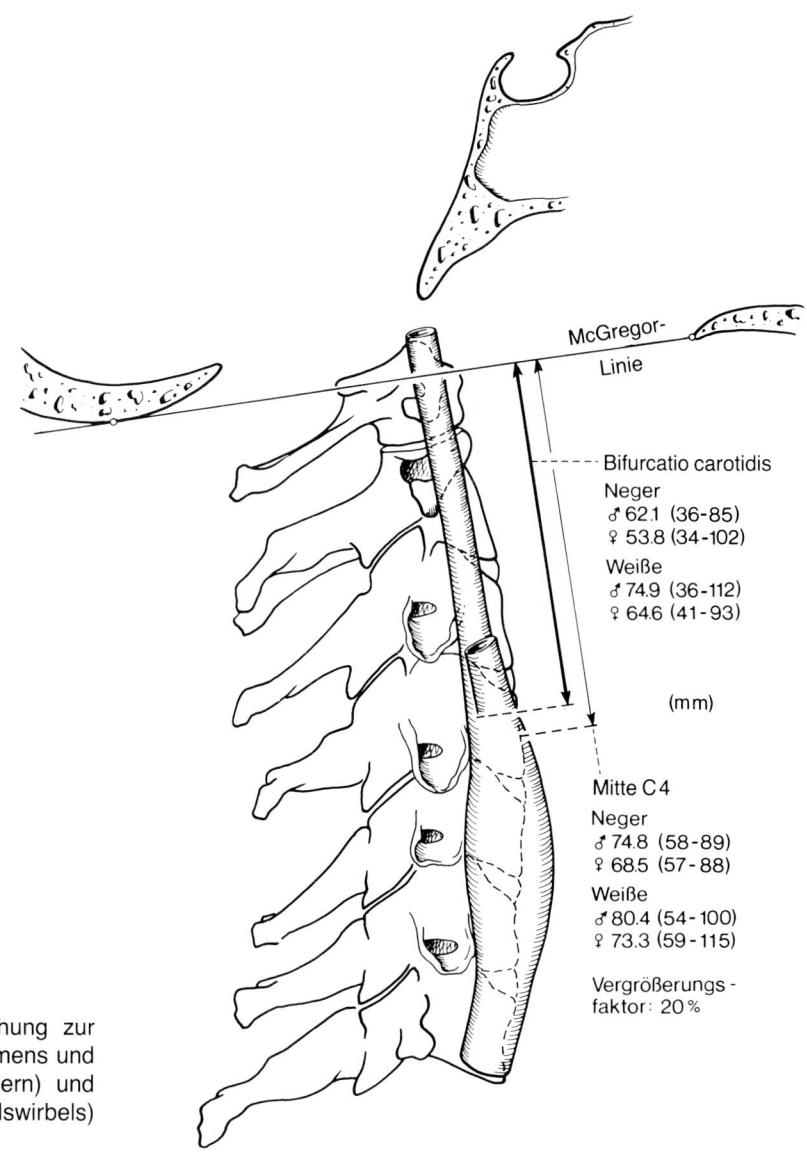

Abb. 16 Höhenlage der Karotisbifurkation in Beziehung zur McGregor-Linie (zwischen Hinterrand des harten Gaumens und Unterrand der Squama occipitalis nach Röntgenbildern) und häufigste Höhenlage der Bifurkation (Mitte des 4. Halswirbels) (nach Lemmi u. Mitarb. 1968).

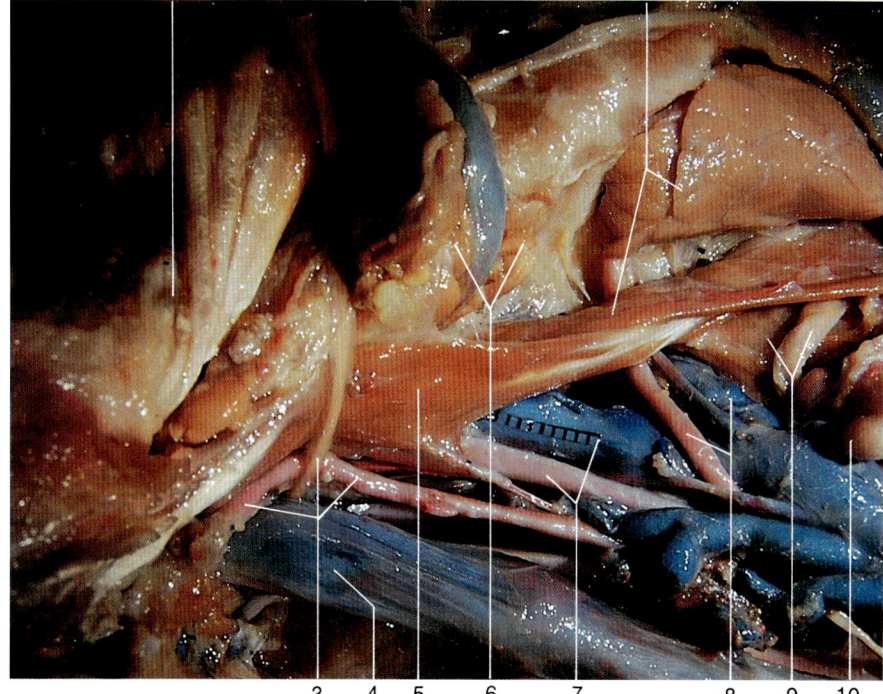

Abb. 17 Leitungsbahnen und Muskeln des Trigonum caroticum unten und dorsal. Der M. sternocleidomastoideus ist nach oben verlagert.
1 M. sternocleidomastoideus, aufwärts verlagert
2 M. stylohyoideus und Glandula submandibularis
3 A. occipitalis und N. accessorius
4 V. jugularis interna
5 M. digastricus
6 Glandula parotidea
7 A. maxillaris und V. retromandibularis, Millimeterpapier
8 A. und V. lingualis
9 M. hyoglossus und N. hypoglossus
10 Cornu majus ossis hyoidei

replantiert werden, muß auf den Verlauf des N. accessorius (R. externus) geachtet werden. Dieser Nerv versorgt den M. sternocleidomastoideus (gemeinsam mit C2 und C3) sowie den M. trapezius. Er zieht in unserem Material (Pahnke 1986, Vogel 1986) in 60% vor der V. jugularis interna nach lateral zum M. sternocleidomastoideus, in 38% hinter dieser Vene und in 1,6% durch die Vene oder deren Zuflüsse (Sinus petrosus inferior) hindurch (Abb. **15**).

Der N. hypoglossus zieht an der medialen Fläche der V. jugularis interna und in 92% lateral des N. vagus nach unten in Richtung Arcus n. hypoglossi. An unserem Material wurde die Breite des N. hypoglossus extrakraniell mit 1,53 (0,8−2,44) mm und die Dicke mit 0,9 (0,6−2,13) mm bestimmt. Der N. accessorius ist (samt Hüllgewebe) 1,28 (0,62−2,44) mm breit und 0,64 (0,18−1,52) mm dick (wichtig für Anastomosierungen mit dem N. facialis).

Das Ganglion superius n. vagi ist in die Duraduplikatur des Foramen jugulare eingelagert, das Ganglion inferius des 10. Hirnnervs liegt in Höhe des 1. und 2. Halswirbels und ist in unserem Material 25,5 (12−38,2) mm lang und 3,5 (1,8−6,1) mm dick. In 50% zogen die Venen durch die Ganglienzone hindurch. Unterhalb des Ganglions wurde am 10. Hirnnerv eine Dicke von 2,88 (1,8−5,3) mm und senkrecht dazu eine von 1,5 (0,4−2,44) mm bestimmt. In der Regel zieht vom Ganglion inferius n. vagi der 1. R. pharyngeus des Nervs ab. Der nächste Zweig ist dann der N. laryngeus superior, der auch direkt vom Ganglion abzweigen kann (Abb. **14**).

Der N. glossopharyngeus besitzt wie der N. vagus ein oberes und ein unteres Ganglion. Das obere liegt am Übergang zum Liquor cerebrospinalis und zum Aquaeductus perilymphaticus, das untere nur wenige Millimeter abwärts davon. Im Spatium parapharyngeum verläuft der Nerv an der Außenfläche der A. carotis interna und medial der V. jugularis interna nach unten und vorn. Er ist wie diese Gefäße und der N. vagus in die Vagina carotica eingebettet. Weiter abwärts verlaufen seine Äste nach vorn, unten und medial. Der Leitmuskel des Nervs ist der M. stylopharyngeus, der auch von ihm versorgt wird. In ca. 12% durchsetzt der Nerv den ganzen, beim Rest nur einen Teil des M. stylopharyngeus. Anastomosen des N. glossopharyngeus bestehen mit dem sympathischen Geflecht der A. carotis interna, mit dem N. facialis, mit dem N. vagus sowie mit dem N. hypoglossus. Die Rr. sinus carotici erreichen das Glomus caroticum und den Sinus caroticus (Abb. **18**). Im Mittel kommen in unserem Material (Th. Müller 1985) 3,77 (1−9) derartige Zweige mit Breiten von 0,43 (0,15−1,10) mm und Dicken von 0,23 (0,06−0,61) mm vor. Über das Carotissinussyndrom und den hyperaktiven Carotissinusreflex berichtete ausführlich Franke (1963), der betonte, daß Parry (1799) erstmals feststellte, daß ein Fingerdruck auf die Halsschlagader des hemiplegischen Admirals K. S. eine sofortige Verminderung der Pulsschläge um 15−20 pro Minute zur Folge hatte. Müller-Ruchholtz u. Mitarb. (1979) wiesen nach, daß eine Steigerung des Druckes im Carotissinusgebiet um 15−20 mm Hg eine Verminderung des Systemarteriendruckes um 10−57 mm Hg zur Folge hat. Das venöse Blutvolumen im großen Kreislauf nimmt hierbei zu. Muß im Spatium parapharyngeum weiter nach medial vorgedrungen werden, soll an (wenn auch selten vorkommenden) Aa. primitivae

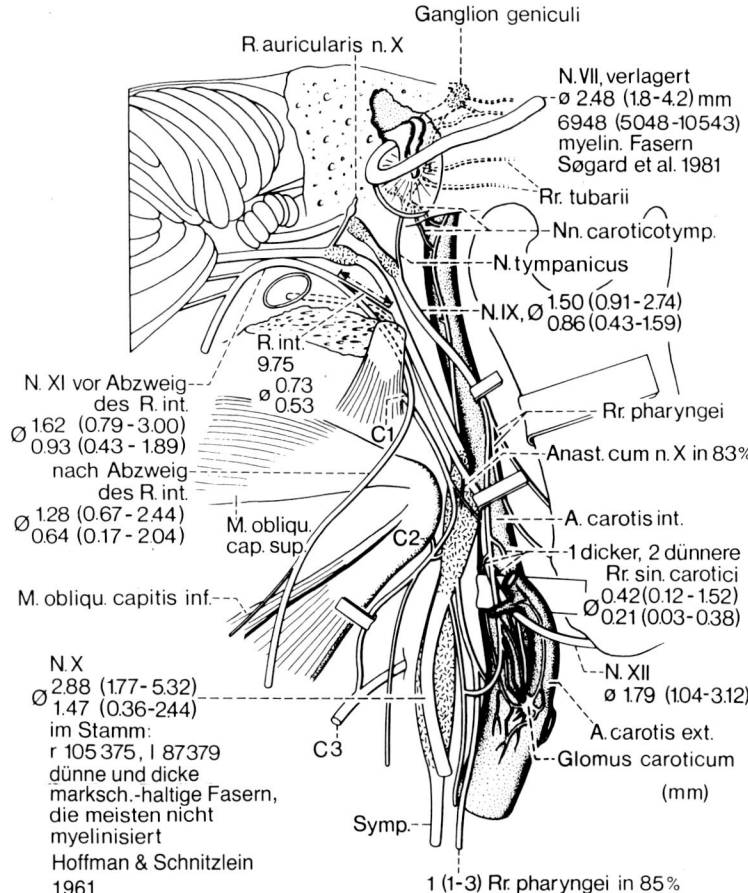

Abb. **18** Glomus caroticum und Rr. sinus carotici mit Maßen sowie benachbarten Nerven, auch am Spatium parapharyngeum. Der N. facialis ist aus seiner mastoidalen Verlaufsstrecke herauspräpariert und nach vorne oben verlagert.

hypoglossica und postoccipitalis gedacht werden. Die erste Beschreibung einer A. primitiva hypoglossica stammt wahrscheinlich von Batujeff (1889). Das von ihm beschriebene Gefäß ging von der A. carotis interna ab und zog in den Canalis hypoglossi und in den Schädel ein. Auch von der A. carotis externa können derartige, gelegentlich weitlumige Gefäße abgehen und einen großen Teil des Hirnkreislaufs übernehmen (Abb. 19).

Gerlach u. Mitarb. (1962) sprachen von einer A. postoccipitalis dann, wenn das primitive Gefäß nicht durch den Canalis hypoglossi, sondern zwischen Atlas und Hinterhaupt in den Subarachnoidalraum eindringt.

Die A. pharyngea ascendens hat insbesondere eine Bedeutung für Embolisationstechniken bei Glomustumoren. Sie ist ein wichtiges Gefäß für die Versorgung der Schädelbasis, das ursprüngliche Begleitgefäß für den N. tympanicus und den R. auricularis n. vagi (an diesen dünnen Nerven kommen Glomeri vor, aus denen sich Glomustumoren entwickeln können). In unserem Material (Lang u. Heilek 1984) entspringt die A. pharyngea ascendens in ca. 80% aus der A. carotis externa und hierbei in 11,1% aus einem Truncus, von dem nicht ein, sondern 2 oder 3 Kopfgefäße abgehen (Abb. 20). In 12,7% geht das Gefäß direkt oder in unmittelbarer Nachbarschaft von der Carotisbifurkation ab; sonst liegt die Abgangszone im Mittel 12,5 mm distal der Bifurkation an der A. carotis externa (in zwei Dritteln zwischen 6 und 20 mm). In etwa 17% geht von einem gemeinsamen Gefäßstamm auch die A. palatina ascendens ab. Ursprünge aus der A. occipitalis wurden in ca. 8% beobachtet. In ca. 5% ist das Gefäß ein Zweig der A. carotis interna und geht ca. 18 mm distal der Bifurkation von diesem Gefäß ab. In 1,6% war es an unserem Material ein Zweig der A. facialis.

Die V. jugularis interna ist nach Gabrielsen u. Bookstein (1968) rechts im oberen Abschnitt und an der rechten Seite im Mittel 9,5 mm weit. Arnold u. Mitarb. (1980) fanden in mehr kaudalen Abschnitten rechts eine mittlere Weite von 17,3 mm. In unserem Material wurde an der rechten Seite ein mittlerer Durchmesser im unteren Gebiet, jedoch außerhalb der Klappenregion von 12 (6–23) mm festgestellt. Beim männlichen Geschlecht ergab sich eine mittlere Weite von 12,9, beim weiblichen eine von 10,9 mm. Die V. jugularis interna sinistra war in unserem Material im unteren Halsgebiet 10,5 (5–19) mm weit, beim männlichen Geschlecht im Mittel 10,5 mm, beim weiblichen eigenartigerweise 10,7 mm. Arnold u. Mitarb. gaben für die linke Vene mittlere Durchmesser von 14,4 mm an, Gabrielsen und Bookstein (1968) Durchmesser von 8 (5–13) mm an (s. auch S. 28).

Bei chirurgischen Eingriffen in der Gegend des Collum mandibulae ist auf die A. carotis externa zu achten, die meist hinter dem R. mandibulae nach oben verläuft und sich ca. 25 (17–29) mm unterhalb des Caput mandibulae in ihre Endäste, Aa. temporalis superficialis und A. maxilla-

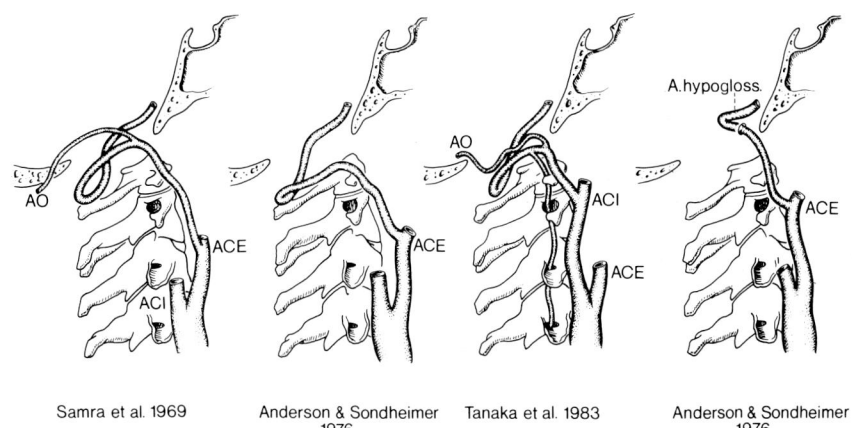

Abb. 19 Verschiedene Beispiele einer A. postoccipitalis (aus der A. carotis externa [ACE] oder der A. carotis interna [ACI]) – Verlauf durch das Foramen magnum. Anderson u. Sondheimer (1976) bildeten auch eine A. primitiva hypoglossica aus der A. carotis externa ab. Diese Arterie dringt durch den Canalis hypoglossi in den Schädel ein (AO = A. occipitalis).

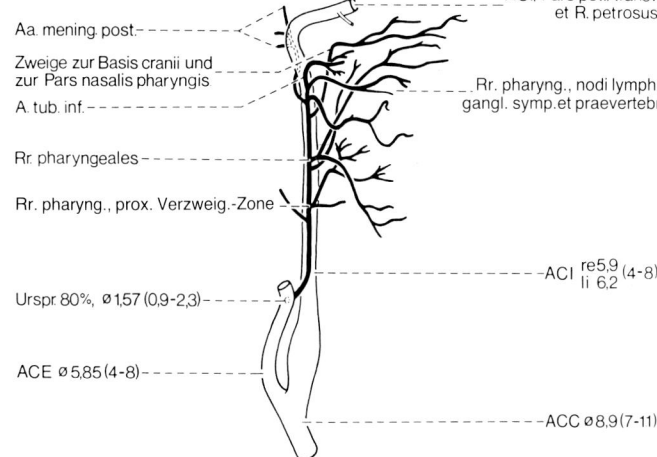

Abb. 20 Der häufigste Ursprung und die regelhaften Zweige der A. pharyngea ascendens in der Ansicht von der Seite (nach Lang u. Heilek 1984). Angegeben sind auch die Außendurchmesser der A. carotis interna (ACI), der A. carotis externa (ACE) sowie der A. pharyngea ascendens im Ursprungsbereich (ACC = A. carotis communis).

18 Regionen und Dreiecke im Halsbereich

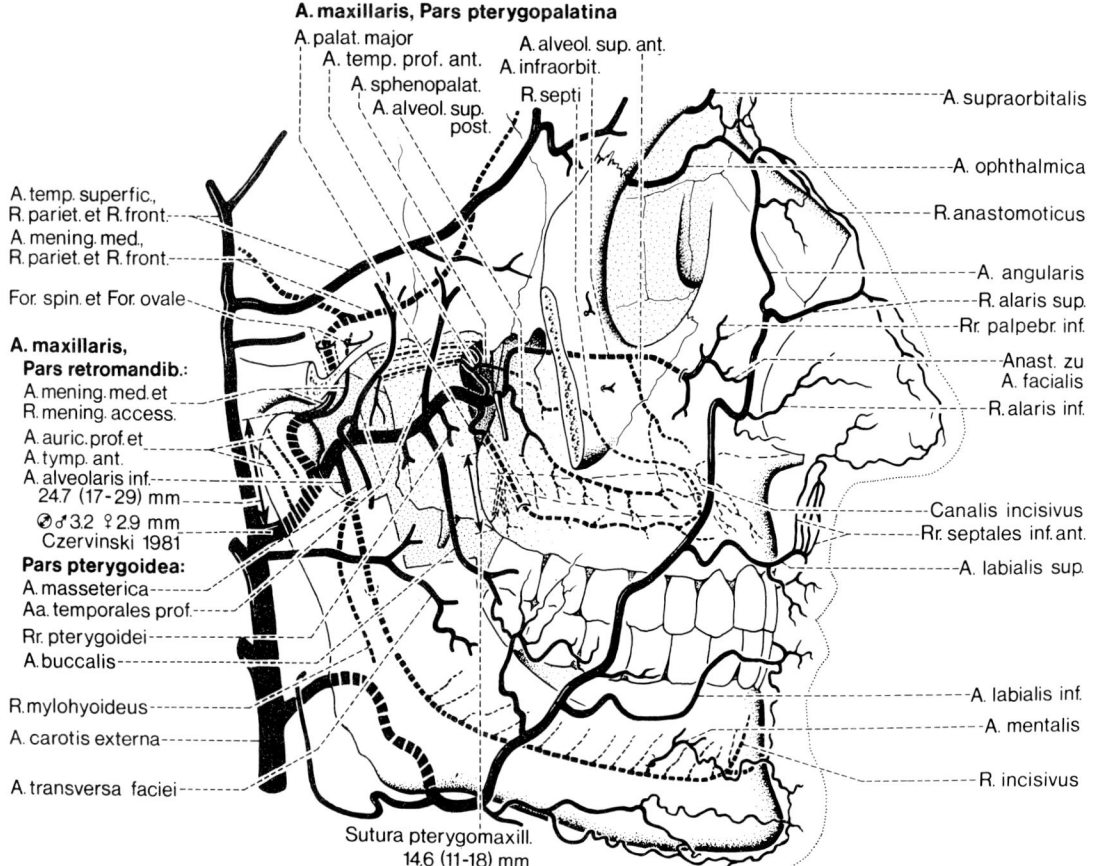

Abb. 21 Aa. facialis, maxillaris und temporalis superficialis sowie deren wichtigsten Zweige. An der A. maxillaris sind auch deren Teilstrecken angegeben.

ris, aufzweigt (Abb. 21). Die Pars retromandibularis der A. maxillaris entläßt in ihrer Verlaufsstrecke die Aa. meningea media, auricularis profunda, tympanica anterior und alveolaris inferior. Oberflächlich in Beziehung zur A. carotis externa verläuft die V. retromandibularis (früher als V. facialis posterior bezeichnet), die aus dem Zusammenfluß der V. temporalis superficialis und der V. maxillaris entsteht. Sie verläuft seitlich zur A. carotis externa in der Glandula parotidea und meist unter den Gesichtszweigen des N. facialis. Lehrbuchmäßig teilt sich die V. retromandibularis in 2 Äste, deren vorderer eine Verbindung mit der V. facialis aufnimmt und deren hinterer mit der V. auricularis posterior zur V. jugularis externa zusammenfließt. Die V. retromandibularis hat in unserem Material (Lang u. Heilmann 1983) einen Durchmesser von 4,74 (2,3–8,5) mm (Abb. 22). Zahlreiche Verbindungen der V. retromandibularis mit Nachbarvenen wurden zu 15 verschiedenen Verbindungsstücken zusammengefaßt. Schon früher wurde aufgezeigt, daß die Fortsetzung der V. retromandibularis und der in sie einfließenden V. facialis zur V. facialis communis zusammenfließen kann und in einem großen Prozentsatz in die V. jugularis interna einzieht. Ein wichtiges Abstromgefäß ist die V. jugularis externa, die lehrbuchmäßig über den M. sternocleidomastoideus nach unten und hinten zieht und in der Regio cervicalis lateralis (Trigonum cervicale posterius) meist durch die Fascia omoclavicularis hindurchzieht.

Regio cervicalis lateralis (Trigonum cervicale posterius, Trigonum cervicale laterale)

Muskeln

Das Dreieck ist begrenzt vom Hinterrand des M. sternocleidomastoideus, von der Clavicula und vom Vorderrand des M. trapezius. Kranial kann zwischen den Ursprüngen des M. trapezius und des M. sternocleidomastoideus eine Lücke bestehen. Der kaudale Rand des Dreiecks ist in unserem Material meist 5 cm breit. Der klavikuläre und akromiale Ursprung des M. trapezius wurde ebenfalls mit 49 (37–75) mm vermessen. Am Leichenmaterial erwies sich der Vorderrand des Trapezius im Mittel als 143 mm, der Hinterrand des M. sternocleidomastoideus als 149 mm lang. An Abb. 23 ist zu erkennen, wie lang die bogigen Verläufe beider Muskeln sowie die Dicke (wichtig für Muskel-Hautlappen-Bildungen) sich erwiesen (Heilmann 1983, Zillinger 1983). Selten besteht kein seitliches Halsdreieck, weil der M. trapezius vollständig in den M. sternocleidomastoideus übergeht: M. cleido-occipitalis totalis. Abspaltungen des M. trapezius kommen relativ häufig, Mm. cleidocervicales (von der Clavicula zu Halswirbelquerfortsätzen) nicht allzu selten vor. Der Muskelboden des Trigonum cervicale laterale wird von hinten und oben nach vorn und unten gebildet von den Mm. splenii, levator scapulae, scalenus medius und scalenus anterior (Abb. 24).

Der M. splenius (Pflasterstreifen) capitis entspringt sehnig von den Processus spinosi C3–T3 und umwindet als platter Muskel die übrigen autochthonen Rückenmuskeln,

Regio cervicalis lateralis

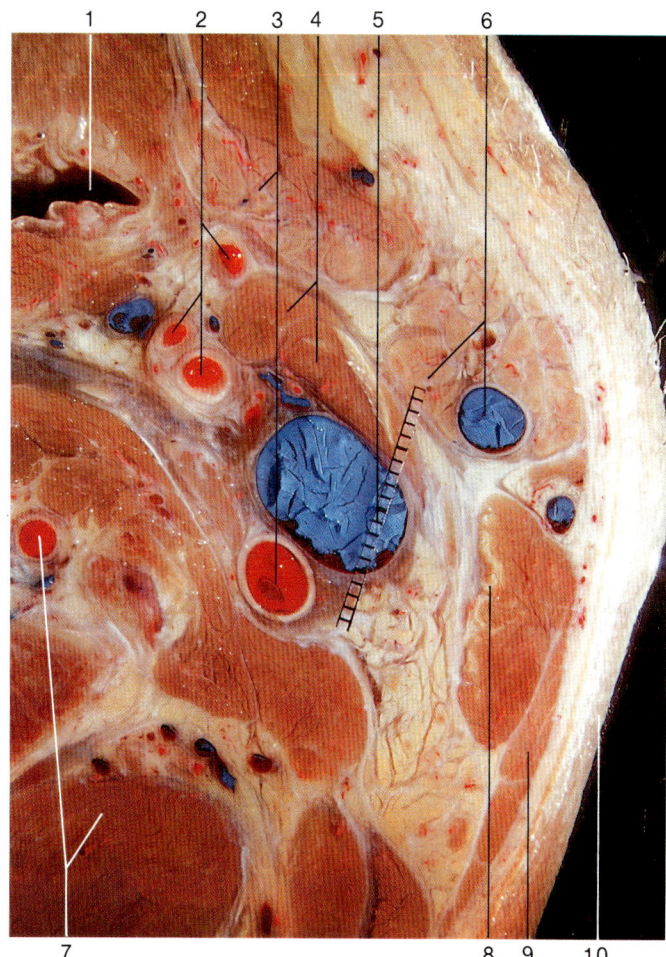

Abb. 22 Spatium parapharyngeum in Höhe von C2, von unten.
1 Oropharynx
2 A. carotis externa, Äste
3 Glandula submandibularis und A. carotis interna
4 Mm. stylohyoideus und digastricus
5 V. jugularis interna, Millimeterpapier
6 Glandula parotidea und V. retromandibularis
7 A. vertebralis und M. semispinalis cervicis
8 M. sternocleidomastoideus
9 M. splenius capitis
10 äußere Haut

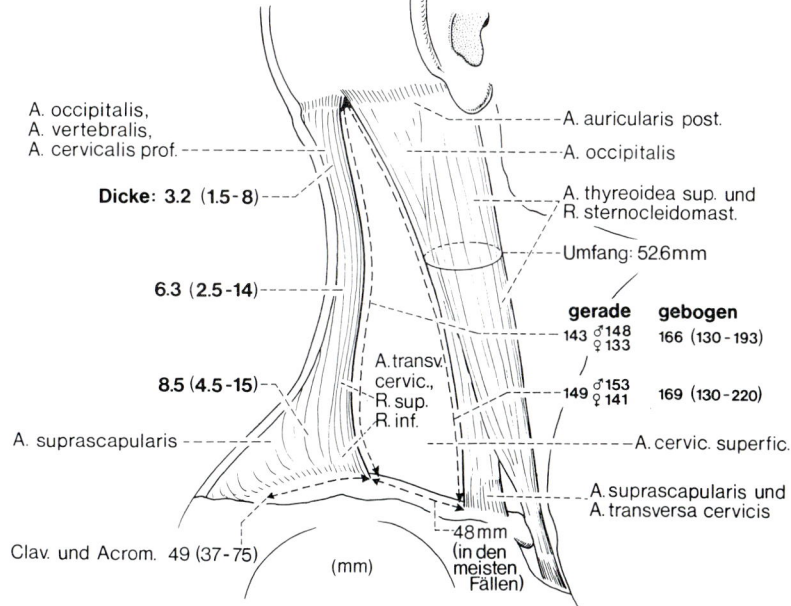

Abb. 23 Regio cervicalis lateralis, häufigstes Vorkommen und Maße der begrenzenden Muskeln sowie der Claviculastrecke. Außerdem ist der mittlere Umfang des M. sternocleidomastoideus sowie die Dicke des M. trapezius im oberen, mittleren und unteren Abschnitt des Halsgebietes angegeben (nach Heilmann 1983 und Zillinger 1983). Weiterhin ist die regelhafte Gefäßversorgung der Muskelabschnitte abzulesen. Sowohl die Muskeldicke als auch die Gefäßversorgung sind für die Planung verschiedener Lappenbildungen und Muskelverpflanzungen von Bedeutung.

Regionen und Dreiecke im Halsbereich

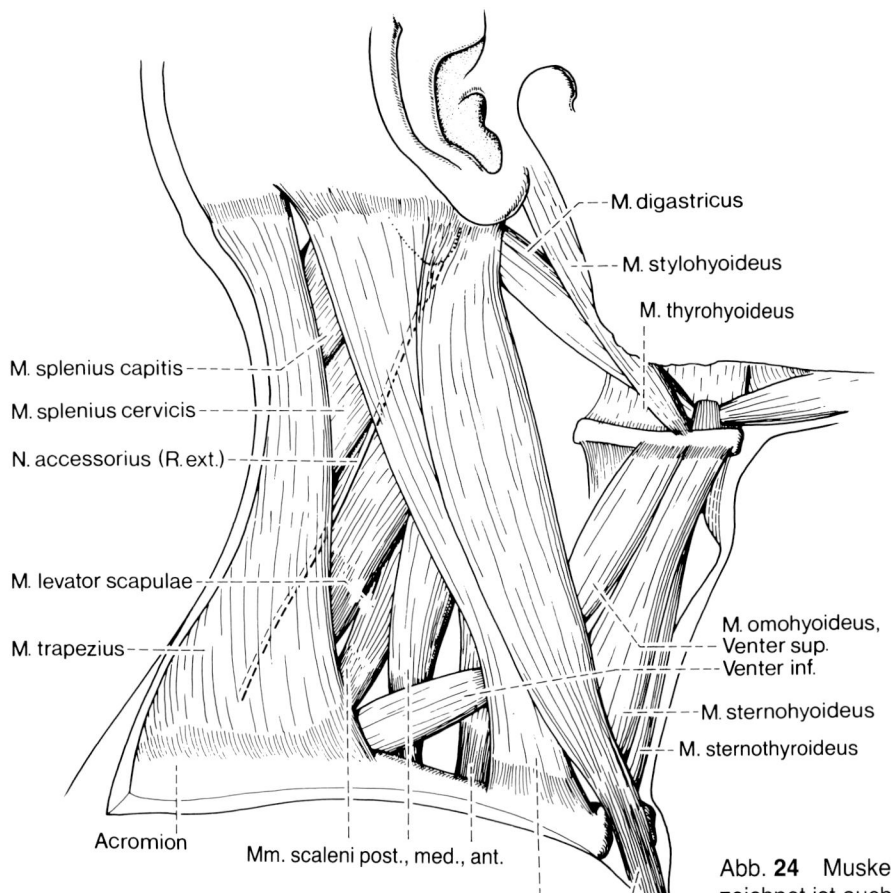

Abb. 24 Muskelboden der Regio cervicalis lateralis. Eingezeichnet ist auch der häufigste Verlauf des R. externus n. accessorii.

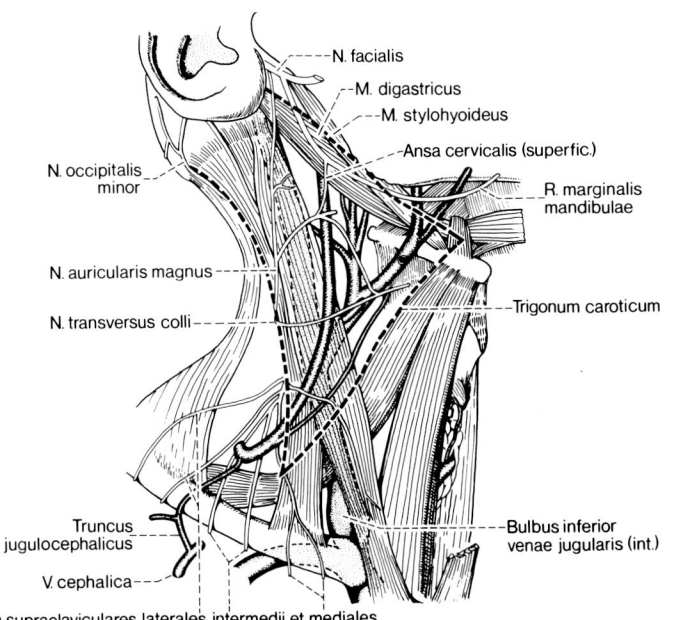

Abb. 25a Erweitertes Trigonum caroticum superius mit den wichtigsten Venen der Region und Hautnerven sowie unteren Zweigen des N. facialis.

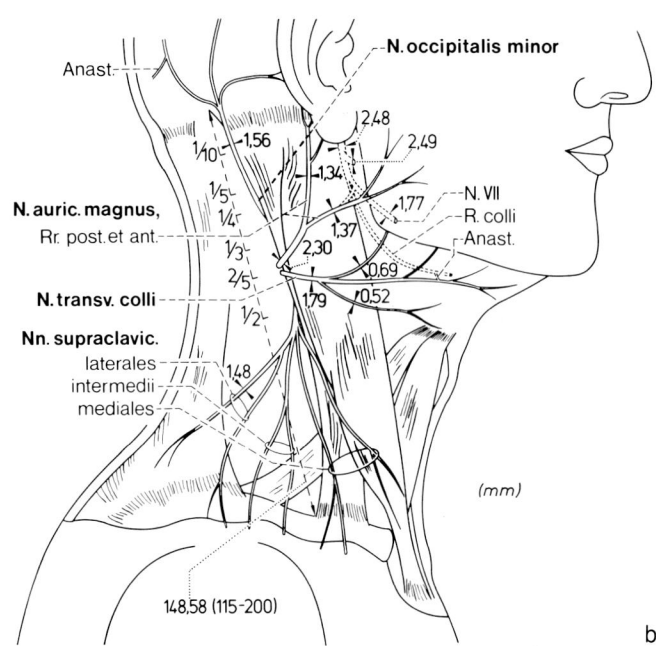

Abb. 25b Oberflächliche Äste des Plexus cervicalis, Bestimmung der Austrittszone und Breitenmessungen in mm. Angegeben ist auch jene Zone am Hinterrand des M. sternocleidomastoideus, an der die Nerven an die Oberfläche treten (Präparationen und Messungen von Heilmann 1983).

deren oberflächlichster er ist. Er setzt an der lateralen Fläche des Processus mastoideus an.

Der dünnere M. splenius cervicis erhält seine Ursprünge von den Processus spinosi (T3–T6, nimmt den Verlauf wie der M. splenius capitis und setzt an den Tubercula dorsalia der Querfortsätze des Atlas und Axis an. Beide Muskeln werden als Abkömmlinge der autochthonen Rückenmuskulatur von Rr. dorsales C2–C5 (C1–C6) versorgt.

Auch Variationen des Ursprungs und Ansatzes kommen vor; gelegentlich wurde ein M. splenius accessorius, der oberflächlich in Beziehung zu den vorigen zum Querfortsatz des Atlas zieht, beobachtet.

Der M. levator scapulae entspringt meist mit 4 Zacken von den Tubercula dorsalia der Querfortsätze C1–C4 und zieht zur Margo medialis scapulae vom Angulus superior bis zur Radix spinae. Seine Nerven stammen aus Rr. ventrales C2–C5 sowie vom N. dorsalis scapulae.

Das Levatorfeld am Boden des seitlichen Halsdreiecks ist bei Dünnhäutigen durch die Haut hindurch als Wulst zu erkennen, insbesondere bei Hochheben der Schulter gegen Widerstand. Oberhalb des M. trapezius bildet der Muskel die Kontur des Halses. Oberhalb des Levatorfeldes findet sich das Spleniusfeld, unterhalb von ihm das Scalenusfeld. Schon bei ruhiger Kopfhaltung, noch mehr bei Anheben des Schlüsselbeins vertieft sich über dem Scalenusfeld die Fossa supraclavicularis major.

Überblick über Gefäße und Leitungsbahnen
(Abb. 25)

Die V. jugularis externa überschreitet als einzelne Vene mit ihren Zuflüssen in der Regel den M. sternocleidomastoideus von vorn und oben nach hinten unten zum seitlichen Halsdreieck. In unserem Material ist die Vene 4,72 (1,0–9,0) mm weit. Bei Einflußstauungen ist sie vergrößert sichtbar, beim Valsalva-Versuch stets. Ihr Abstrom erfolgt in unserem Material (Lang u. Heilmann 1983) in 56% in den Winkel zwischen V. subclavia und V. jugularis interna, in 31% in die V. subclavia und in 13% in die V. jugularis interna. Eine für die Katheterisierung wichtige Anastomose ist der Truncus jugulocephalicus zwischen V. cephalica und V. jugularis externa, der ventral der Clavicula beide Venen miteinander verbindet und unterschiedlich weit ist (Abb. 25a).

Für die Anästhesierung des vorderen Halsgebietes ist die Kenntnis der *Area nervosa* am Hinterrand des M. sternocleidomastoideus von ärztlicher Bedeutung. Abb. 25b zeigt die Austrittszonen der Nn. occipitalis minor, auricularis magnus, transversus colli und supraclavicularis sowie deren Breitenmessungen an unserem Material. In der Region liegen die Nodi lymphatici cervicales laterales, die bei Anschwellung tast- und sichtbar sind. Im kaudalen Bereich liegen die Nodi lymphatici supraclaviculares und Zweige der A. transversa cervicis. Der ärztlich wichtigste Nerv der Region ist der *N. accessorius* (R. externus [Abb. 24]). Er versorgt den M. sternocleidomastoideus im oberen Abschnitt von unten her und durchsetzt dann das Corpus adiposum cervicis zwischen Lamina superficialis und Lamina praevertebralis der Fascia cervicalis. Der Fettkörper erstreckt sich unter dem M. trapezius und unter die Lamina praetrachealis, bedeckt bei guter Ausbildung auch den Plexus brachialis und reicht bis zum Rand des Schulterblattes. Der N. accessorius und die sich ihm anschließenden Teile der Rr. ventrales C2, evtl. C3 verlaufen an einer Linie zwischen Spitze des Warzenfortsatzes und Mitte des Acromion. Der M. trapezius kann auch vollständig von C3 und C4 versorgt werden (Bergman u. Mitarb. 1988). Schädigungen des Nervs oder des Nervengeflechtes in dieser Gegend haben eine Lähmung des M. trapezius zur Folge. Der Zuschuß vom R. ventralis C2 versorgt das Caput claviculae des M. sternocleidomastoideus. Der Austritt aus dem seitlichen Halsdreieck erfolgt unter dem Unterrand des M. trapezius. Im seitlichen Halsdreieck verlaufen auch als ventrale und kurze Äste des Plexus cervicalis und brachialis die Fasern des *N. subclavius* (aus C4, C5 und teilweise C6) zum gleichnamigen Muskel über den Plexus brachialis hinweg.

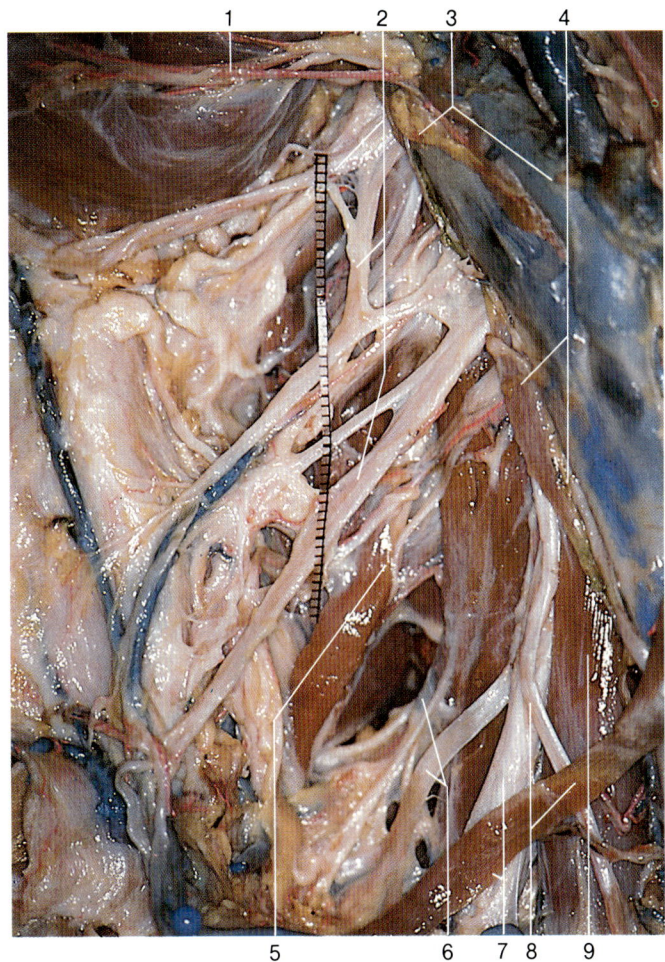

Abb. 26 Seitliches Halsdreieck, von vorn.
1 M. sternocleidomastoideus, nach oben verlagert
2 Plexus cervicalis und Millimeterpapier
3 Vv. jugularis interna und facialis communis
4 Nodus lymphaticus profundus und Radix posterior ansae cervicalis
5 M. levator scapulae, vordere Zacke mit Nerv
6 Nn. thoracicus longus (oben) und suprascapularis (unten)
7 Plexus brachialis
8 N. phrenicus, seitverlagert, und M. omohyoideus
9 M. scalenus anterior

Die *Nn. pectorales* medialis und lateralis werden derzeit der Pars infraclavicularis des Plexus brachialis zugeordnet, obwohl sie von C5, C6, C7, C8 und T1 abgehen können. Sie durchsetzen die Pars coracoclavicularis der Fascia pectoralis profunda und versorgen die Mm. pectorales major und minor, selten auch Teile des M. deltoideus.

Als dorsale und kurze Äste der Plexus cervicalis und brachialis gilt der *N. dorsalis scapulae*, der seine Fasern aus Rr. ventrales (C3, C4 und C5) erhält. Dieser Nerv durchsetzt in der Regel den M. scalenus medius, tritt dann an die Vorderfläche des M. levator scapulae, innerviert ihn und verläuft dann dorsolateralwärts zur Unterfläche der Mm. rhomboidei.

Der *N. suprascapularis* (Abb. 26) stammt aus den Rr. ventrales C5 und C6, selten nur aus C5 und geht damit vom Truncus superior des Plexus brachialis ab, und zwar nach Kato (1989) von dessen hinteren Zweigen. Er verläuft hinter dem M. omohyoideus bis zur Incisura scapulae und tritt in der Regel unter dem Lig. transversum scapulae in die Fossa supraspinata, versorgt den gleichnamigen Muskel, erreicht dann um das Collum scapulae die Fossa infraspinata und versorgt den M. infraspinatus. Zweige ziehen zur Kapsel des Schultergelenks. Gelegentlich kommt es an der Incisura scapulae zu Kompressionen des Nervs.

Der *N. thoracicus longus* geht ebenfalls von der Pars supraclavicularis des Plexus brachialis ab, verläuft dorsal des Plexus brachialis, durchzieht in der Regel den M. scalenus medius (oft in Form zweier Faserbündel) und gibt zunächst Zweige zum oberen Abschnitt des M. serratus anterior ab. Anschließend verläuft er an der Außenfläche des M. serratus anterior nach unten und zieht mit Zweigen in die Ursprungszacken des Muskels ein (Abb. 27).

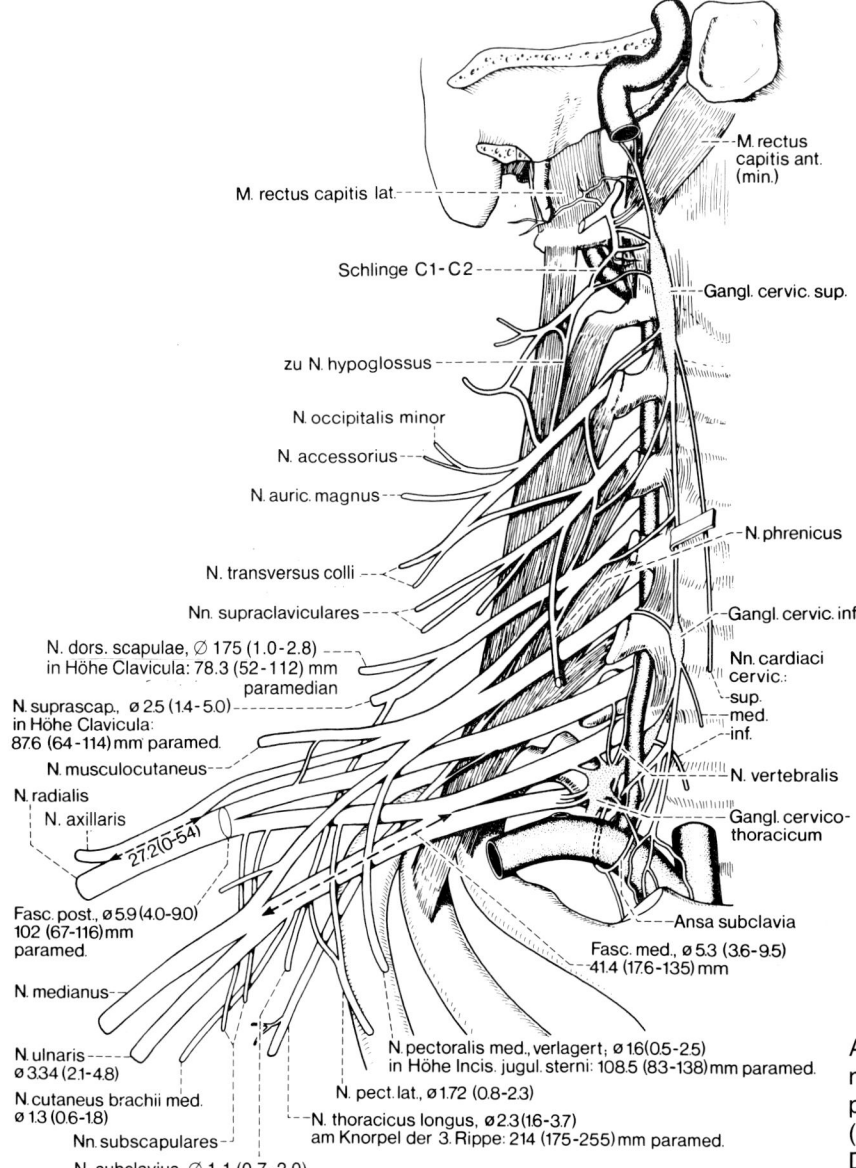

Abb. 27 Schematische Übersicht über die Halsnerven mit einigen Längenmessungen sowie den paramedianen Abständen in unserem Material (nach Margono 1980). Angegeben sind auch die Durchmesser einiger Nerven in Millimeter (Grenzwerte) (N. subclavius ist verlagert).

Details zu verschiedenen Nerven

N. phrenicus
(Abb. 28)

Im vorderen unteren Abschnitt der Regio cervicalis lateralis sind bei Kopfwendung zur Gegenseite der Hiatus scalenorum und der N. phrenicus sowie die A. cervicalis ascendens und deren Begleitvene sichtbar. Letztere wird derzeit als V. vertebralis anterior bezeichnet. Gelegentlich ist sie doppelt ausgebildet. (Weiteres bei Lang u. Heilmann 1983). Der N. phrenicus versorgt bekanntlich die Pleura mediastinalis, das Diaphragma und Teile der Unterfläche des Diaphragmas sowie Leberkapselgebiete. Zahlreiche Arten von Nebenphrenici sind bekannt. Lehrbuchmäßig stammt der N. phrenicus aus C4. Auch prä- oder postverlagerte Nn. phrenici kommen vor. Der Verlauf des N. phrenicus auf dem M. scalenus anterior (im oberen Teil mehr lateral, im unteren medial) gilt als Merkzone.

Auch Frank (1956) berichtete über 5 Sonderfälle des N. phrenicus (prävenöse Nn. phrenici, Verläufe durch die V. subclavia u. a.). Weitere Befunde stammen von Hjelmman (1931). Über Schädigungen des N. phrenicus und deren Folgen berichteten z. B. Schroeder u. Green (1902) sowie Banyai (1938). Bei einseitiger Lähmung des Nervs kommt es zu einer Reduktion der Lungenkapazität von 200–500 bzw. 400–600 ml. Das sind 37–48% bei ruhiger Respiration. Das Restvolumen der Lunge soll nicht deutlich beeinflußt sein. Verschiedene Autoren wiesen darauf hin, daß nach Phrenicusdurchschneidung die Exkursionen der Rippen deutlich vermehrt sind.

Lenz u. Rohr (1965) berichteten über die radikuläre Genese der Relaxatio diaphragmatica. Auch ihre Befunde (Wurzelausrisse u. a.) zeigen, daß die Hauptmenge der Phrenicusfasern aus C4, selten auch aus C3 stammt. Bei Wurzelausrissen von C5 an abwärts (insgesamt 27%) war keine Lähmung des Zwerchfells nachweisbar. Nach Malin (1979) sind einseitige Phrenicusläsionen mit Zwerchfellhochstand nicht selten. Es kommt zu einer verminderten, fehlenden oder paradoxen Atemverschieblichkeit des Zwerchfells, homolateraler Atelektasenbildung und Mediastinumverschiebungen zur gesunden Seite. Die betroffenen Patienten merken jedoch meist erst nach stärkerer körperlicher Anstrengung eine „gewisse Dyspnoe". Bekanntlich geht der N. phrenicus von C4 (C3–C5) ab und verläuft auf dem M. scalenus anterior und vor der A. subclavia, selten vor der V. subclavia nach unten. Der linke N. phrenicus ist länger und tritt weiter vorn ins Zwerchfell ein als der rechte Nerv. Am Zwerchfell spaltet sich der Nerv in 3 (2–5) Endäste auf (Thornton u. Schweisthal 1969). Im Halsmark kommt es offenbar zur Kreuzung des Tractus corticospinalis auch zum Phrenicuskerngebiet. Die Verbindungen zu respiratorischen Zentren des Pons und der Medulla oblongata verlaufen überwiegend ungekreuzt (Oberholzer u. Tofani 1960).

Phrenicusparesen kommen am häufigsten bei Tumoren, Tuberkulose, Schilddrüsenvergrößerung, Aortenaneurysma, Pneumonie, Lungeninfarkt u. a. sowie Ausrissen der Wurzel des Segmentes C4 oder C5 und selten auch geburtstraumatisch vor.

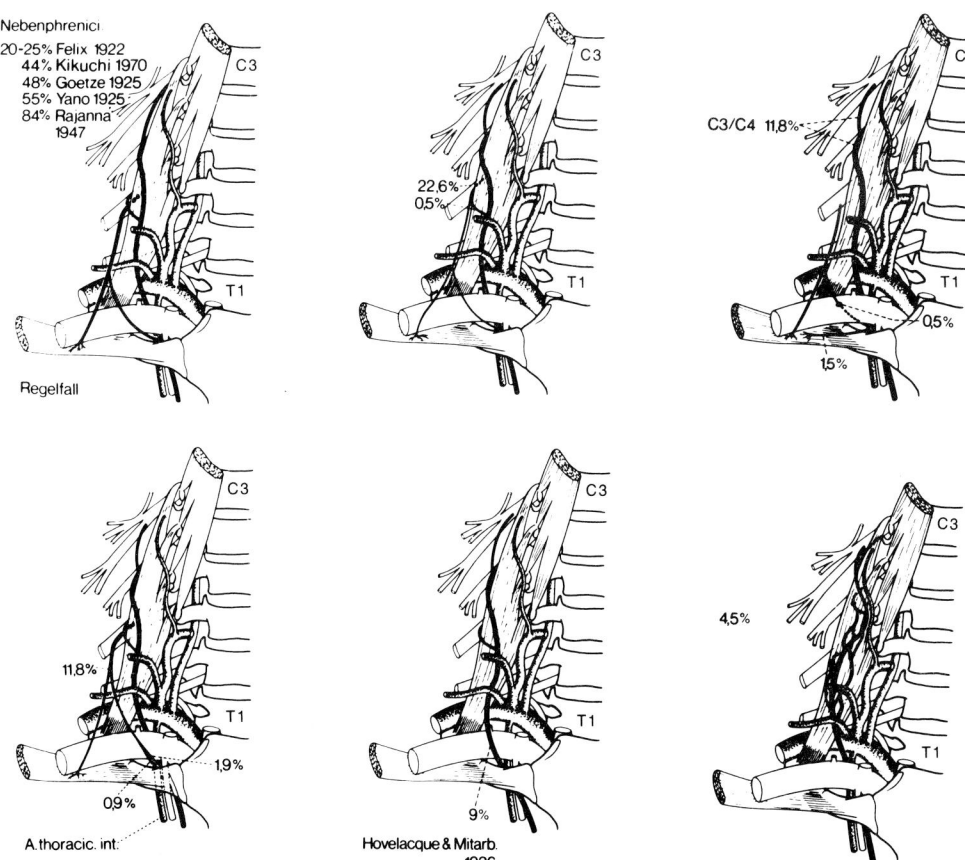

Abb. 28 Nebenphrenici, häufigstes Vorkommen und verschiedene Verläufe sowie Abzweigungen zum M. subclavius. Auch die Verläufe vor der V. subclavia (z. B. 9% nach Hovelacque u. Mitarb. 1936) sind angegeben.

Faserqualitäten des N. phrenicus. Bei der Ratte ist z. B. der N. phrenicus sinister knapp oberhalb des Zwerchfells zu 48% aus efferenten (α- und γ-Motoaxone) und zu 43% aus afferenten (I- bis IV-Fasern) aufgebaut. Der Anteil der marklosen Fasern liegt bei 42%. Von diesen bestimmte Langford (1986) zu 60% afferente, was insgesamt einen Anteil von 25% der marklosen Fasern ausmacht. Betont sei, daß Mitteregger (1979) im menschlichen N. phrenicus 1–2 cm oberhalb des Zwerchfells 86% der Fasern als motorische (meist 9–10 μm dick = A-Fasern) bestimmte. Eine kleine Gruppe von Fasern war 2–3 μm dick (Aγ-Fasern), 14% der Fasern wurden als sensible gedeutet (nicht dicker als 9 μm).

Landau u. Mitarb. (1962) untersuchten das Faserspektrum des N. phrenicus bei Hunden. Sie stellten in 55–60% efferente Fasern fest.

Plexus brachialis
(Abb. 29)

Zwischen den Mm. scalenus medius und anterior tritt in der Regel der Plexus brachialis durch die prävertebrale Muskulatur (Hiatus scalenorum) hindurch. Der Hiatus scalenorum wird wie folgt begrenzt: vorn durch einen langen Schenkel, der vom M. scalenus anterior gebildet wird, hinten vom Vorderrand des M. scalenus medius und unten (in sehr unterschiedlicher Weise) von der 1. Rippe. Von oben nach unten treten durch die Lücke meist die Rr. ventrales C5, C6, C7 und im untersten Abschnitt – teils aufsteigend – die Rr. ventrales C8 und T1 sowie im vorderen Gebiet die A. subclavia hindurch. Die A. transversa cervicis entspringt in der Regel medial der Mm. scaleni und zieht in 51% zwischen den Rr. ventrales C6 und C7 nach seitwärts, in 43% zwischen C8 und T1 und in ca. 5% unterhalb von T1 nach lateral (Weiteres s. Lang 1985a und Abb. 30). Bei Lang sind auch sogenannte präfixierte und postfixierte Plexus brachiales erläutert. Aus den Rr. ventrales C5 und C6 bildet sich lehrbuchmäßig der Truncus superior, der in unserem Material eine Breite von 6,7 (4,1–9,0) mm besitzt und im Mittel 70 (30–85) mm lang ist. Der R. ventralis C7 bildet den Truncus medius, dessen Länge wir mit 77 (52–108) mm ermittelten. Der Truncus inferior entsteht bei regelhafter Bildung aus den Rr. ventrales C8 und T1 und ist 6,58 (3,7–9,0) mm breit.

Bildung des N. ulnaris

Fuss (1989) untersuchte an 158 Plexus brachiales die sogenannte Radix lateralis des N. ulnaris. Er konnte in 56% eine laterale Wurzel des Nervs auffinden, die Fasern aus dem R. ventralis C7 führt. Dieser Zuschuß kann entweder gemeinsam mit Fasern des N. medianus oder isoliert verlaufen. Den Zuschuß bezeichnet er als Ulnarisgabel.

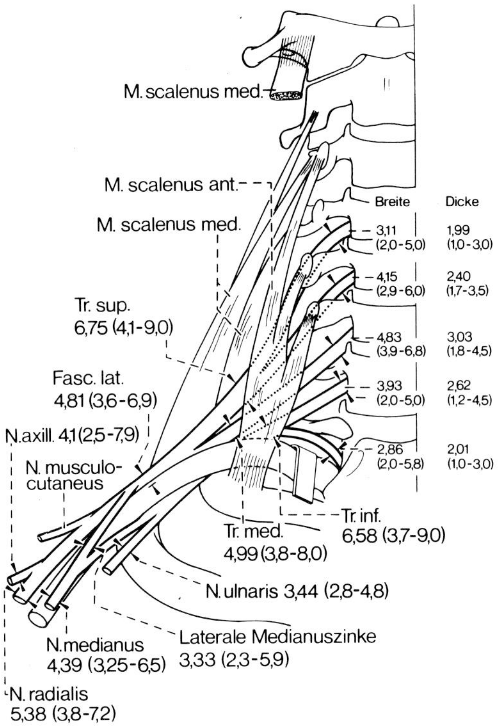

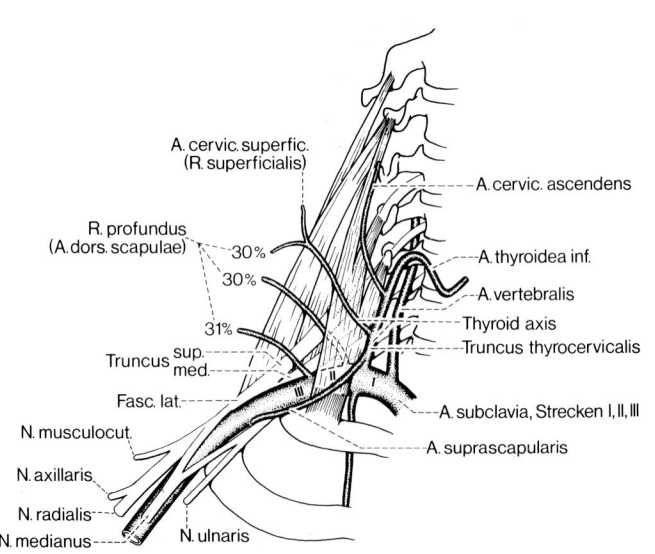

Abb. 29 Plexus brachialis, Breiten- und Dickenmaße der Rr. ventrales C5–T1, der Trunci superior, medius et inferior sowie einiger peripherer Nerven (Maße von Margono 1980 und Menzler 1983). Ansicht von vorne. Die A. subclavia ist, um den R. ventralis T₁ darstellen zu können, nach unten verlagert.

Abb. 30 A. cervicalis superficialis und deren R. profundus. Der R. profundus (A. dorsalis scapulae) geht in ca. 30% von einer aus dem Truncus thyrocervicalis entspringenden A. cervicalis superficialis ab. Der Truncus thyrocervicalis wird dann in der englischsprachigen Literatur als Thyroid axis bezeichnet. Beim Rest entspringt der R. profundus (A. dorsalis scapulae) aus den Strecken II+III der A. subclavia (nach Untersuchungen von Huelke [1958] bezüglich des Ursprungs dieser Gefäße sowie nach eigenen Befunden [Lang u. Mitarb. 1986]).

Trigonum omoclaviculare
(Abb. 2)

Als Trigonum omoclaviculare wird der zwischen unterem Omohyoideusbauch und Clavicula gelegene Raum bezeichnet. Er ist von der Lamina praetrachealis der Fascia cervicalis überdeckt. In der Regel wird das kleine Dreieck überlagert vom Platysma und vom N. supraclavicularis ventralis und die Fascia cervicalis durchzogen von der V. jugularis externa und ihren Zuflüssen. Durch Kontraktion der infrahyoidalen Muskeln, insbesondere des M. omohyoideus, kommt es zur Erweiterung der durchtretenden Venen (Gefahr der Luftembolie!).

Trigonum musculare
(Abb. 1 und 2)

Als Trigonum musculare (Trigonum omotracheale) wurde der ganze Raum unter dem Bereich des M. omohyoideus bis zur Medianen bezeichnet. Von dieser Zone trennten von Lanz u. Wachsmuth (1955) u. a. bereits eine Regio sternocleidomastoidea ab. Diese umfaßt das Gebiet der unteren Ansatzzone des M. sternocleidomastoideus bis zum M. omohyoideus (Oberrand) nach aufwärts. In der Regel finden sich ein Caput sternale und ein Caput claviculare des M. sternocleidomastoideus. In unserem Material entspringt das Caput sternale jedoch nicht wie lehrbuchmäßig nur vom Sternum, sondern auch von der Clavicula. In 61% wird das Caput claviculare zumindest von aponeurotischen Fasern des Caput sternale überdeckt. Die beiderseitigen Capita sternalia können bogenförmig miteinander zusammenhängen oder sich auch durchkreuzen.

Das Caput sternale ist im Mittel etwas über 5 (1–9) cm breit, die Breite des Caput claviculare wurde mit 2,8 (1,5–7) cm bestimmt (Heilmann 1983).

Zwischen Caput sternale und Caput claviculare sinkt am Lebenden die Haut in der Regel etwas ein. Diese Zone wird als Fossa supraclavicularis minor bezeichnet. Caput sternale und Caput claviculare sind in die Lamina superficialis der Fascia cervicalis eingewoben. Darunter befindet sich die Lamina praetrachealis der Fascia cervicalis. Oberflächlich in Beziehung zu dieser können der Arcus venosus jugularis und dessen variable Zuströme sowie Rr. sternocleidomastoidei der A. thyroidea superior sowie andere Halsgefäße verlaufen. Dorsal des Caput claviculare reicht die Cupula pleurae und die Membrana suprapleuralis (Sibson-Faszie), welche diese überdeckt, über die 1. Rippe und auch die Clavicula hinweg. Noch ventral davon verläuft im Bereich zwischen Mm. sternocleidomastoideus und scalenus anterior und medius die V. subclavia, hinter dem M. scalenus anterior die A. subclavia. Zwischen beiden Strukturen zieht in der Regel der N. vagus. Diese 3 Leitungsbahnen sowie die Nodi lymphatici cervicales profundi sind von der Lamina praetrachealis der Fascia cervicalis abgedeckt. In die Faszie eingewoben sind häufig die Zweige der Ansa cervicalis profunda caudalis zu den Unterzungenbeinmuskeln (Abb. 15). Erst unter diesem Nerven-Gefäß-Strang liegen Zweige des Truncus thyrocervicalis, der N. phrenicus und der M. scalenus anterior. Von der Clavicula bedeckt, ziehen die A. suprascapularis, die Zusammenflüsse der gleichnamigen und anderer Halsvenen sowie die Trunci lymphatici zum Angulus venosus.

Erst in der prävertebralen Schicht dieser Region verläuft der Truncus sympathicus mit den Ganglia cervicalia und vertebrale und den Ansae um Arterien und der N. cardiacus medius dieses Nervensystems.

Regiones laryngea, thyroidea und suprasternalis

Über die Grenzen dieser Regionen wurde oben berichtet. Die Abdeckung nach vorn erfolgt durch die Laminae superficialis und praetrachealis der Fascia cervicalis. Unter der Haut können Überkreuzungen des Platysmas verlaufen. Der Arcus venosus jugularis liegt unterschiedlich hoch. Das Spatium suprasternale ist in der Regel von Fett erfüllt. Gruber (1867) beschrieb erstmals den fetterfüllten Recessus lateralis des Spatium suprasternale. Oberflächlich liegen die Prominentia laryngea, der Mittelbezirk des Lig. cricothyroideum, der Arcus cartilaginis cricoideae (und ein Teil des M. cricothyroideus) sowie der arterielle R. cricothyroideus und seine Begleitvenen und die kraniale Trachea. Unterhalb des Isthmus glandulae thyroideae weichen die Lamina superficialis und die Lamina praetrachealis in der Regel auseinander und fassen den suprasternalen Fettkörper zwischen sich. Vor der Trachea verlaufen dann die Vv. thyroideae imae sowie die Trachea. An deren Seitenrand und teilweise vom Seitenrand überdeckt zieht der N. laryngeus recurrens mit Zweigen zur Trachea und zum Oesophagus nach oben zum Kehlkopf.

Trigonum caroticum inferius

Als unteres Carotisdreieck wurde die Region der A. carotis communis zwischen lateralem Rand des M. sternothyroideus, medialem Rand des M. sternocleidomastoideus und unterem Rand des oberen Bauches des M. omohyoideus beschrieben (Krmpotić-Nemanić u. Mitarb. 1985).

Spatium costoclaviculare
Überblick über die Strukturen in der Region

Auch Huu u. Mitarb. (1984) befaßten sich mit dem Spatium costoclaviculare. Sie betonen, daß die 1. Rippe eher tief als oberhalb in Beziehung zur 2. Rippe liegt und nach unten und vorn mit Winkeln von 42–50° gegenüber der Horizontalebene absteigt. Die 1. Rippe wird untergliedert in ein hinteres oder neurales Segment, das das Caput costae, das Collum costae und das Tuberculum costae umfaßt.

Das mittlere oder muskuläre Segment schließt sich dem hinteren an; das vordere wird als vaskuläres Segment der 1. Rippe bezeichnet. Das hintere Segment steht zu dem hinteren und dem vorderen Segment in Winkeln von annähernd 90°. Die Autoren beschreiben außerdem verschiedene Querschnittsflächen der 1. Rippe und betonen, daß ein Sulcus costae an der 1. Rippe fehlt. Die Abb. 31–33 orientieren über Ansatz- und Ursprungszonen von Muskeln und Bändern an der 1. Rippe.

Poitevin (1980) vermaß die Länge der Insertionszone des M. scalenus medius mit 36 mm und jene des M. scalenus anterior mit 14,9 mm. Huu u. Mitarb. (1984) betonen, daß der Ansatz des M. scalenus medius vom Sulcus a.

26 Regionen und Dreiecke im Halsbereich

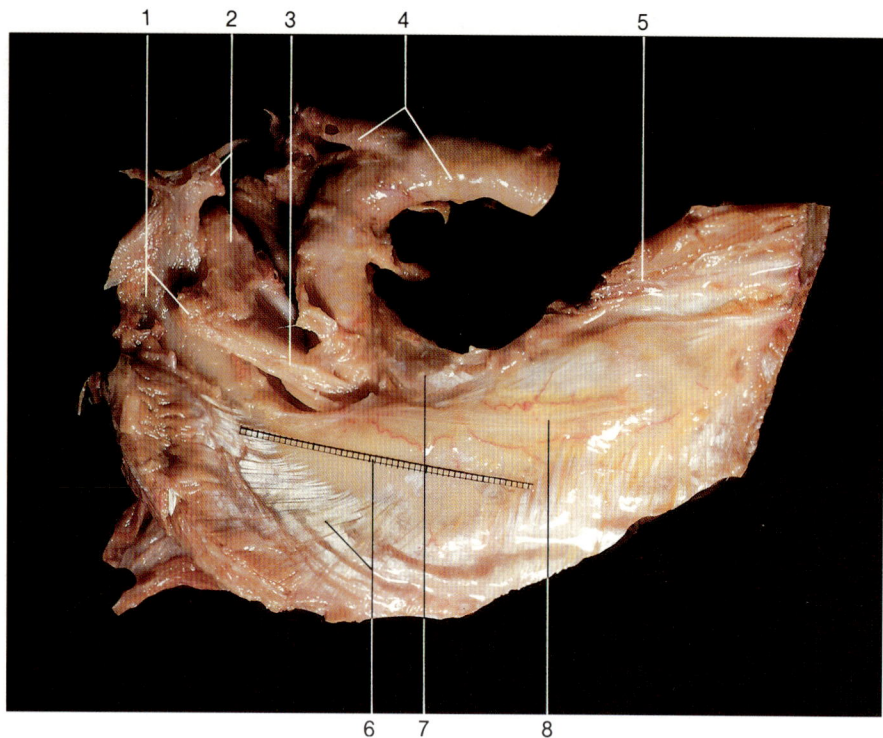

Abb. 31 1. Rippe eines Erwachsenen von unten.
1 Tuberculum costae und R. ventralis T1
2 Caput costae und R. ventralis C8
3 Truncus inferior plexus brachialis
4 extrem hoher Bogen der A. subclavia und Ursprung der A. thoracica interna
5 Ansatzzone des M. subclavius
6 Millimeterpapier an 1. Rippe und M. intercostalis intimus
7 M. scalenus anterior
8 Subperiostaler Zweig des R. ventralis T1

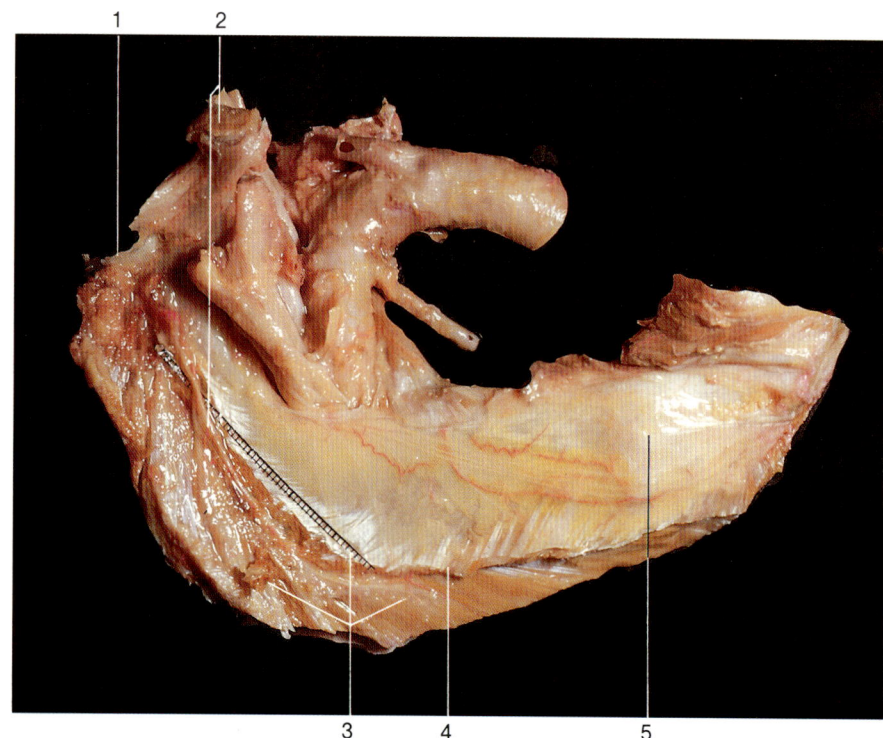

Abb. 32 1. Rippe eines Erwachsenen von unten (M. intercostalis intimus abgetragen).
1 Artikulationsfläche des Tuberculum costae
2 Caput costae und N. intercostalis I
3 Millimeterpapier und M. intercostalis externus
4 Schnittrand der Mm. intercostales intimus und internus
5 Knorpel-Knochen-Grenzgebiet

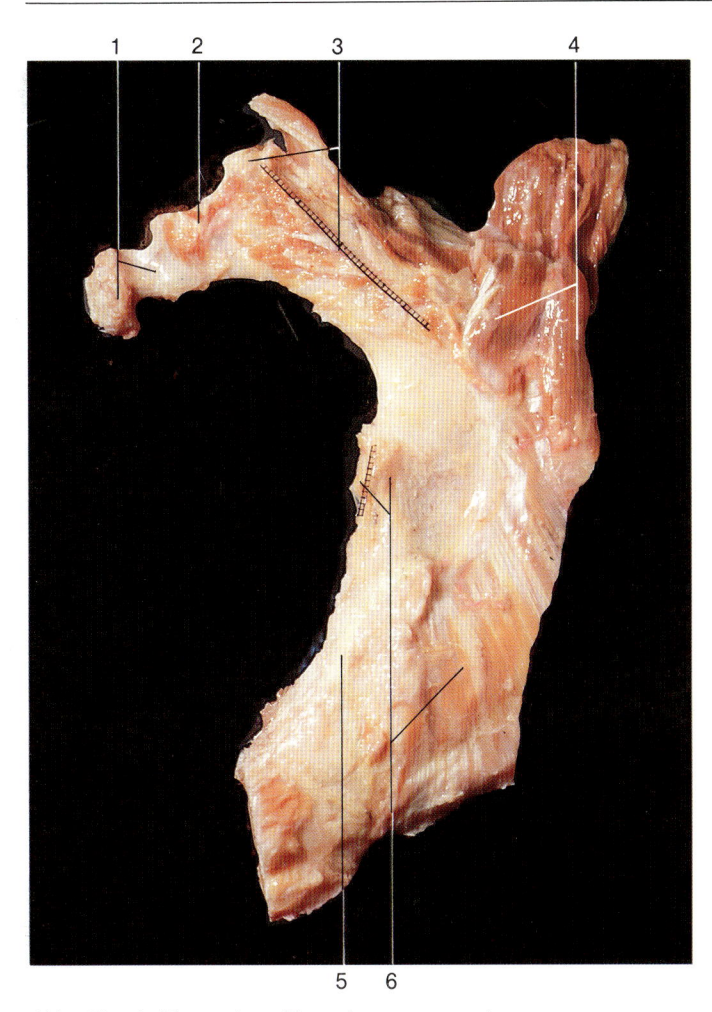

Abb. 33   1. Rippe eines Erwachsenen von oben.
1 Caput costae, Degenerationszeichen, und Collum costae
2 Ansatzzone des M. levator costae zwischen Processus transversus C₇ und Collum costae
3 Gelenkfläche am Tuberculum costae und Ansatzzone des M. scalenus medius, Millimeterpapier
4 M. serratus anterior, oberste Ursprungszacke
5 Ansatzzone des Lig. costoclaviculare
6 Ansatzzone des M. scalenus anterior, Millimeterpapier und M. intercostalis externus I

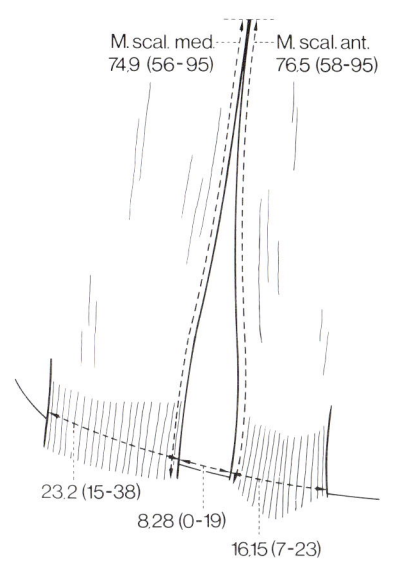

Abb. 34   Länge der vorderen und hinteren Begrenzung des Hiatus scalenorum sowie seines Bodenabschnittes an der 1. Rippe. Diese Distanz kann durch Überlagerung der Fasern des M. scalenus medius auf Nullwerte verkleinert sein (Messungen von Menzler 1983).

subclaviae bis zum Tuberculum costae reicht, ein Befund, den wir nicht bestätigen können (Abb. **34**). Es ist anzunehmen, daß diese Autoren die Mm. intercostales (zwischen Querfortsatz C7 und 1. Rippe) oder den M. semispinalis cervicis in die Zeichnung einbezogen.

Die Membrana costocoracoidea schließt vorn und hinten den M. subclavius ein, welcher sich auf dem M. pectoralis minor nach unten erstreckt und sich oben an der Unterfläche der Clavicula anheftet. Medial erfolgt die Anheftung an den 1. Rippenknorpel und den Oberrand der 1. Rippe, unmittelbar lateral des Lig. costoclaviculare. Nach lateral reicht die Membran bis zum Processus coracoideus und zum Lig. coracoclaviculare. Durch die Membran hindurch ziehen die V. cephalica, die A. thoracoacromialis und Nn. thoracici laterales anteriores. Cunningham (1923) bezeichnete den verdickten Teil zwischen 1. Rippenknorpel und Processus coracoideus als Lig. costocoracoideum. Dessen Unterrand ist scharf und besitzt eine Konkavität nach unten. Im lateralen Abschnitt ziehen Muskelfasern in das Band ein.

Die *V. axillaris* überkreuzt die Oberfläche der 1. Rippe hinter der Clavicula und besitzt in diesem Abschnitt eine Klappe. Etwas weiter lateral erreichen die Fasern des M. subclavius die Clavicula und grenzen den Knochen von der V. axillaris ab. Der Muskel überkreuzt die Vene etwa 35–45 mm lateral von jener Zone, an der die V. axillaris die höchsten Abschnitte der 1. Rippe übergreift. Die Vene wird andererseits schräg vom Lig. costocoracoideum überkreuzt, und zwar an der Eintrittszone der V. cephalica in die V. axillaris. Dort besitzt die V. cephalica in der Regel eine Klappe und wird ihrerseits von der A. thoracoacromialis überkreuzt. An der Kreuzungszone der V. axillaris mit der Membrana costocoracoidea sind beide aneinandergeheftet (Corning 1913). Løwenstein (1924) beobachtete außerdem in einigen Fällen, daß die V. cephalica, ehe sie in die V. axillaris eintritt, gelegentlich auf einer Strecke von 5–10 mm parallel und in Kontakt mit dieser verläuft.

Das Lig. costocoracoideum kreuzt die V. cephalica manchmal unmittelbar über deren Einmündung.

Bei Abduktion des Armes gelangen Lig. costocoracoideum und M. subclavius sowie Membrana costocoracoidea in Kontakt mit der oberen Fläche der Vene. An einer Leiche wurde durch dieses Manöver eine 3 mm tiefe Rinne in der Vene erzeugt; an 2 weiteren war die V. cephalica deutlich verengt. Insbesondere bei Außenrotation, Abduktion und Retroversion sowie Kontraktion des M. pectoralis minor kommt es zur Einengung der V. axillaris.

Bewegungen des Schultergürtels allein haben in der Regel keine deutliche Verengung des Gefäßes in irgendeiner Zone zur Folge (Abb. **25**).

An einer Leiche führte ein um 2 cm nach unten verlagertes Diaphragma eine komplette Obstruktion der Vene herbei. An dieser Leiche zog der N. phrenicus vor der V. subclavia. Normalerweise verläuft er aber an der Vorderfläche des M. scalenus anterior von dessen lateralem zum medialen Rand. Anschließend verläuft der Nerv in der Regel zwischen A. und V. subclavia von außen nach innen und vorn.

Prävenöser N. phrenicus
(Abb. 28)

Den prävenösen N. phrenicus (beschrieben von verschiedenen Anatomen) fanden Hovelacque u. Mitarb. (1936) 10mal an 138 Präparaten, 8mal verliefen alle Fasern des Nervs vor der Vene und in der Regel lateraler als der normale N. phrenicus. Schroeder u. Green (1902) fanden diese Verlaufsvariation in 4%, und zwar jeweils rechts. Einmal zog der Nerv durch die Wand der Vene hindurch. Auch ein N. phrenicus accessorius kann nach Rajanna (1947) diesen atypischen Verlauf nehmen. Dally (1908) zeigte, daß bei ruhiger Respiration die Bewegung beider Diaphragmahälften ähnlich ist. Bei tiefer Atmung jedoch wird die rechte Zwerchfellkuppel mehr als die linke verlagert, bei Männern mehr als bei Frauen. Der M. scalenus anterior kontrahiert sich während der Atmung und hebt die 1. Rippe, bei Menschen zwischen 15 und 35 Jahren an der rechten Seite mehr als an der linken. Kontraktion des Muskels bewirkt eine Verlagerung der V. subclavia nach vorn und eine vermehrte Angulation des prävenösen N. phrenicus, ebenso wie Rückbeugen des Halses. Hughes (1976) nimmt deshalb an, daß ein prävenöser N. phrenicus möglicherweise die Vene einengen und eine der seltenen sekundären Thrombosen erzeugen kann.

In den meisten Fällen genügte konservative Therapie, selten wurden Phlebotomie mit Entfernung des Thrombus oder Exzision des thrombosierten Venensegmentes mit oder ohne periarterielle Sympathektomie durchgeführt. Auch Skalenotomie, Sympathektomie u. a. waren erfolgreich.

V. jugularis interna und Zuströme

Die V. jugularis interna erstreckt sich vom Bulbus superior v. jugularis bis zur Einmündung in die V. subclavia. Der Bulbus superior v. jugularis ist in unserem Material in der Längsrichtung 9,1 (4,7–13,7) mm lang und 8,7 (3,0–16,7) mm breit (Lang u. Hack 1985). Kranial verläuft die Vene zunächst seitlich und hinter der A. carotis interna, im Mittelbezirk seitlich der A. carotis communis und im unteren Bereich vor der A. carotis communis. Die wichtigsten der in die V. jugularis interna einmündenden Venen sowie deren Weitenmaße sind an Abb. 35 angegeben. Im oberen Abschnitt ist die V. jugularis interna in der Regel klappenfrei. Vor ihrer Einmündungszone bestehen meist 2 Klappen, die den Blutrückstrom ins Kopfgebiet verhindern. Distal der Klappenursprungszone befindet sich ein Klappensinus (=Bulbus). Selten kann oberhalb des Bulbus inferior z. B. eine V. jugularis externa in die V. jugularis interna einmünden und ebenfalls mit Klappen und einem Sinus ausgestattet sein (Verwechslungsgefahr mit Tumoren). Auch Ektasien der Vene wurden beobachtet (Banfai 1960, Gosepath 1964 – Aneurysma). Vor einer Resektion der V. jugularis interna soll die zerebrale Abflußmöglichkeit der Gegenseite überprüft werden.

Schilddrüsenvenen, Vv. brachiocephalicae und Vv. jugulares internae

Die V. thyroidea superior (gelegentlich gedoppelt) mündet meist in die V. retromandibularis nach Aufnahme der V. facialis (communis), seltener in die V. jugularis interna. Meist erhält sie Zustrom von der V. laryngea superior.

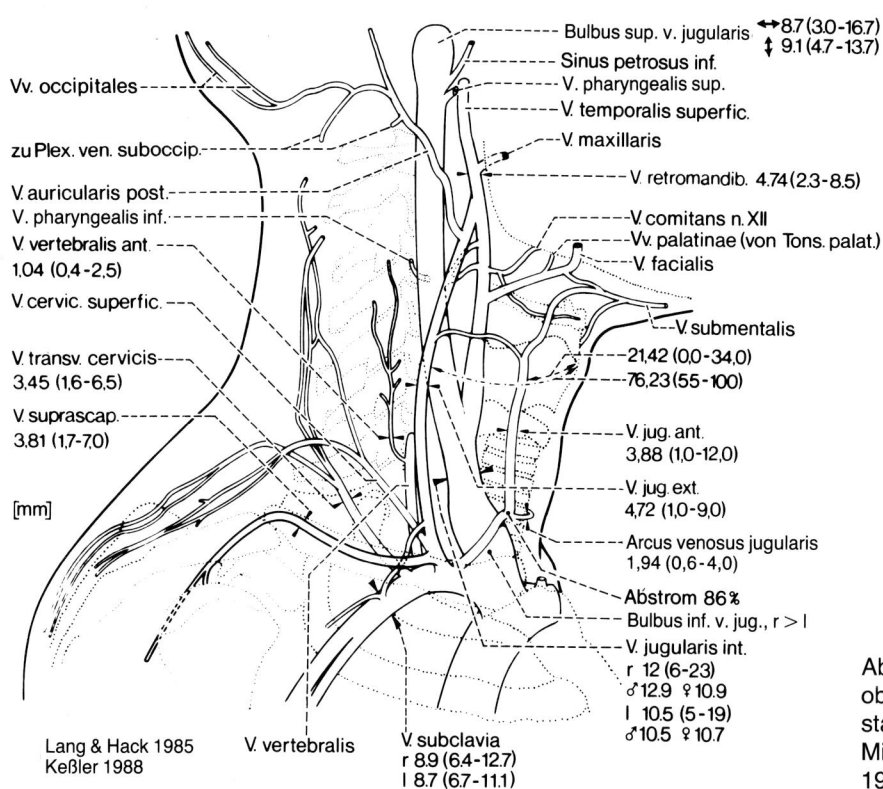

Abb. 35 V. jugularis interna und Zuströme sowie oberflächliche Halsvenen, Weitenmaße und Abstand der V. jugularis anterior zur Medianen in Millimetern (Grenzwerte) (nach Lang u. Heilmann 1983, Lang u. Hack 1985a, b, Keßler 1988).

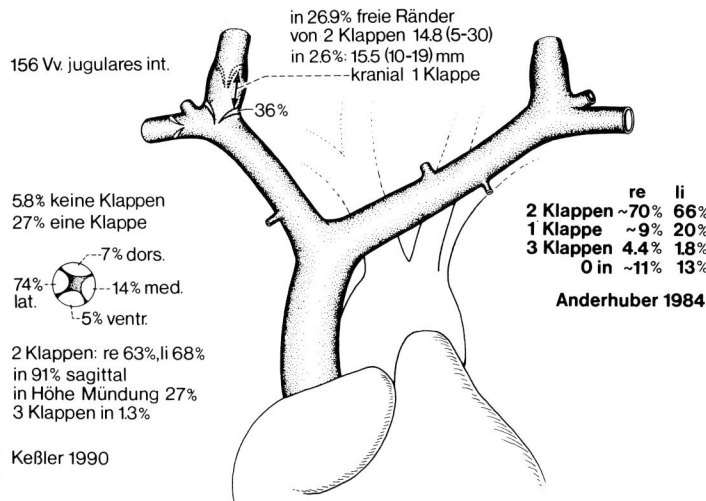

Abb. 36 Klappensituation im Bereich und oberhalb des Bulbus inferior v. jugularis sowie Lage der Klappen (nach Anderhuber 1984 und Keßler 1990).

Die V. thyroidea media (kann fehlen) fließt meist in die V. jugularis interna, und zwar kaudal des M. omohyoideus, ein. Die V. thyroidea inferior (gelegentlich als V. thyroidea ima ausgebildet) verläuft meist zur Mitte der V. brachiocephalica sinistra oder auch der V. brachiocephalica dextra.

Über den Verlauf und die Situation der Klappen und einiger Zuströme der Vv. brachiocephalicae und der Vv. jugulares internae gibt Abb. **36** Auskunft. Betont sei, daß bei seltenem Persistieren der linken oberen Kardinalvene (ca. 3,5% [Michel u. Mitarb. 1955]) das Blut der oberen Körperhälfte in den linken Vorhof abgeführt wird.

Die V. brachiocephalica sinistra kann auch hinter der Aorta ascendens zur rechten Seite ziehen (Kitamura u. Mitarb. 1981).

V. subclavia

Einengung – Claudicatio intermittens venosa – Paget-Schroetter-Syndrom

Die V. subclavia kann z. B. durch den M. subscapularis und den Humeruskopf ebenso wie die V. axillaris eingeengt werden. Dies erfolgt auch durch einen scharf ausgebildeten Unterrand des Lig. costocoracoideum (Druck gegen die 1. Rippe). Auch ein zu dicker M. subclavius kann eine Einengung bewirken.

Punktion

(Abb. **37**)

Verhältnismäßig sicher kann die V. subclavia unter dem medialen Drittelpunkt der Clavicula punktiert werden (Anderhuber u. Mitarb. 1988). Erstmalig wurde diese Punktionsmethode von Aubaniac (1952) angegeben. Am Lebenden läßt sich meist der Sulcus interpectoralis (zwischen Pars clavicularis und Pars sternocostalis des M. pectoralis major) tasten. Die Punktion zum Dornfortsatz der Vertebra prominens soll mit etwa 30° zur Mediansagittalebene erfolgen. Die V. subclavia wird dann in einer Tiefe von 2,5–4,5 cm angetroffen. Die Punktion ist aber außerdem von vorn unten nach hinten oben zu führen, um die Cupula pleurae nicht zu tangieren. Stern u. Mitarb. (1990)

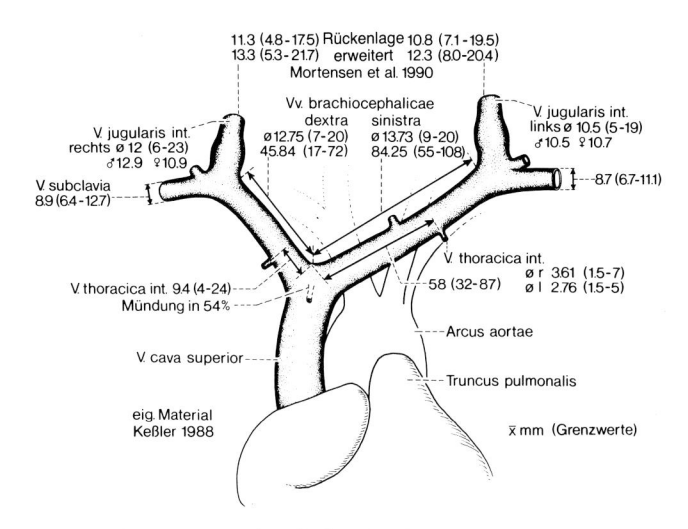

Abb. 37 Messungen des Außendurchmessers der V. jugularis interna, der V. subclavia sowie einige Längenmessungen an unserem Material (nach Keßler 1988) sowie Bestimmungen des Innendurchmessers der Vv. jugulares internae (nach Mortensen u. Mitarb. 1990).

gingen 1 cm unterhalb der Claviculamitte zur V. subclavia vor. Die Punktionsrichtung wurde senkrecht zur Verbindungslinie zwischen Articulatio acromioclavicularis und vorderer Achselfalte gewählt. Bei diesem Vorgehen wurde eine falsche Vene in 14%, die A. subclavia in 8% und die Pleurakuppel in 3% getroffen.

Thrombosen von Vv. axillaris und subclavia

Harms (1938) beschrieb einen Fall, bei dem nach heftiger Muskelkontraktion, und einen anderen, bei dem ohne jedes Trauma Erscheinungen auftraten, die einer Thrombose der V. axillaris entsprechen könnten. Er betonte, daß Löhr während Operationen in solchen Fällen in der V. axillaris keinen Thrombus nachweisen konnte, sondern andere mechanische Hindernisse in der Fossa axillaris wie Drüsenpakete, ödematöses Fett, Faszien- und Bindegewebestränge u. a. erfolgreich beseitigte.

Hauge (1942) betonte, daß die sogenannten traumatischen Thrombosen der V. axillaris 1875 erstmals in England, 1884 durch Schroetter in Deutschland, später in Frankreich beschrieben wurden. Das klinische Bild sei wohlbekannt, die Ätiologie dagegen nicht. Nach Hauge hat Löhr (1929) auf die Möglichkeit einer Thrombose der V. subclavia oder der V. axillaris erneut hingewiesen. Männer erkranken an diesem Leiden 4mal häufiger als Frauen. In etwa 80% ist der rechte Arm betroffen, beim Rest der linke, möglicherweise hauptsächlich bei Linkshändern. Die Symptome beginnen nach einer starken und nicht geübten Muskelanstrengung mehr oder weniger akut mit Schmerzen im Schultergürtel und anschließend Ödem, Zyanose der Haut u. a. Hauge beschrieb das Syndrom an 3 Patienten (traumatische Axillarvenenthrombose), von denen 2 die typische Krankengeschichte aufwiesen. Einmal trat das Symptom im Anschluß an Urtikaria auf. Auch Løwenstein (1924) berichtete über eine Thrombose der V. axillaris, zitierte bis dahin vorliegende Literatur und betonte, daß ätiologisch Infektionen, Verlangsamung des Blutstroms oder andere Zirkulationsstörungen sowie Verletzungen des Blutgefäßes selbst oder seiner Intima in Frage kommen. Er war der Meinung, daß die Nachbarschaftsbeziehungen zum M. subclavius und zum Lig. costocoracoideum für die Beeinträchtigung der V. subclavia in Frage kommen.

Cupula pleurae und Umgebung

Der hintere Teil der Cupula pleurae ist deutlich vom Collum und Caput der 1. Rippe abgegrenzt. Sebileau (1892) beschrieb diese Region genauer als Fossette.

Die mediale und mediastinale Fläche der Cupula pleurae grenzt an die A. subclavia und die sie von lateral und unten begleitenden Nervenstämme.

Die vordere Fläche der Cupula pleurae ist am scharfen inneren Rand der 1. Rippe und des 1. Rippenknorpels befestigt. Die Rr. ventrales C8 und T1 ziehen über die vordere mediale und vordere laterale Fläche der Cupula pleurae hinweg. Betont sei, daß in unserem Material einmal eine hohe Cupula pleurae von 6,4 cm oberhalb der 1. Rippe bestand (Abb. **38**).

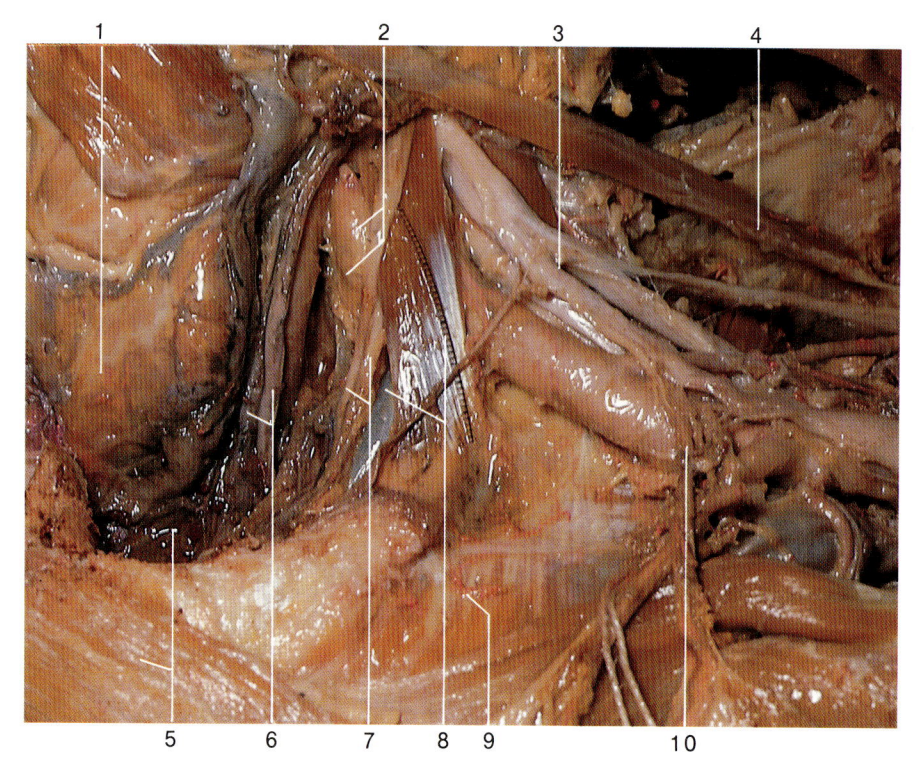

Abb. **38** Extrem hohe Cupula pleurae und deren Umgebung.
1 Glandula thyroidea
2 extrem hoher Bogen der A. subclavia und Ursprung der A. thyroidea inferior, arteriosklerotisch verändert
3 Plexus brachialis
4 M. omohyoideus, verlagert
5 V. jugularis interna, abgeschnitten, und M. pectoralis major
6 A. carotis communis und N. vagus
7 N. phrenicus und A. thoracica interna
8 Cupula pleurae und M. scalenus anterior, Millimeterpapier
9 M. intercostalis I
10 Nn. pectorales medialis und lateralis

Arterien des Halses

Arterienabgänge am Arcus aortae
(Abb. 39)

Erstmals wurde eine als letzter Ast aus dem Aortenbogen entspringende A. subclavia dextra von Hunauld (1735), dann von Bayford (1789) beschrieben. Holzapfel (1899) berichtete über mehr als 133 Fälle verschiedener Mißbildungen. Beim Lebenden wurde dieser Ursprung und Verlauf der Arterie erstmals von Kommerell (1936) röntgenologisch nachgewiesen. Sasaki u. Mitarb. (1968) berichteten über diesen Befund bei einer 58jährigen, einer 31jährigen und einer 34jährigen Frau.

Einen doppelten Aortenbogen stellte erstmals Hommel (1737) fest, einen rechtsseitigen Aortenbogen Klinkosch (1766) (bei einem Feten). Diese Mißbildungen stellen Entwicklungsstörungen dar.

In ca. 70% gehen nacheinander aus dem Aortenbogen der Truncus brachiocephalicus, die A. carotis communis sinistra und die A. subclavia sinistra ab (Rowe u. Mitarb. 1978). In 25% besteht ein gemeinsamer Stamm für den Truncus brachiocephalicus und die A. carotis communis sinistra (Shuford u. Sybers 1974) (Abb. **40** u. **41**).

Die normalen Abgänge der großen Arterien aus dem Aortenbogen wurden von DeGaris (1923) in 73,5% bei Weißen, in 49,7% bei Negern und von Thomson (1893) in 82,4% bei Engländern aufgefunden. McDonald u. Anson (1949) fanden diese Verhältnisse in 51,7% bei Negern und in 66,9% bei weißrassigen Amerikanern. Wurden alle drei von ihnen untersuchten Serien zusammengenommen, dann ergab sich der Normalzustand in 53,12% bei amerikanischen Negern und in 73,85% bei amerikanischen Weißen. McDonald u. Anson betonen, daß offenbar eine Entwicklung zur Rückbildung der Einzelabgänge von Ästen aus dem Arcus aortae abläuft. Einen zervikalen Aortenbogen zeigt Abb. **42**.

Verengungen des Respirationstraktes und kongenitale Gefäßmißbildungen

Nach Seda u. Snow (1969) können 1. Mißbildungen des Herzens und 2. Anomalien der Aorta und ihrer Hauptäste Behinderungen der Atemwege herbeiführen. Am häufigsten sind Anomalien des Aortenbogens als Ursache des Stridors nachgewiesen worden (Gross 1953). Dieser Autor fand

1. anomale Trunci brachiocephalici,
2. anomale Aa. carotides communes sinistrae,
3. aberrante Aa. subclaviae dextrae,
4. doppelte Aortenbögen,

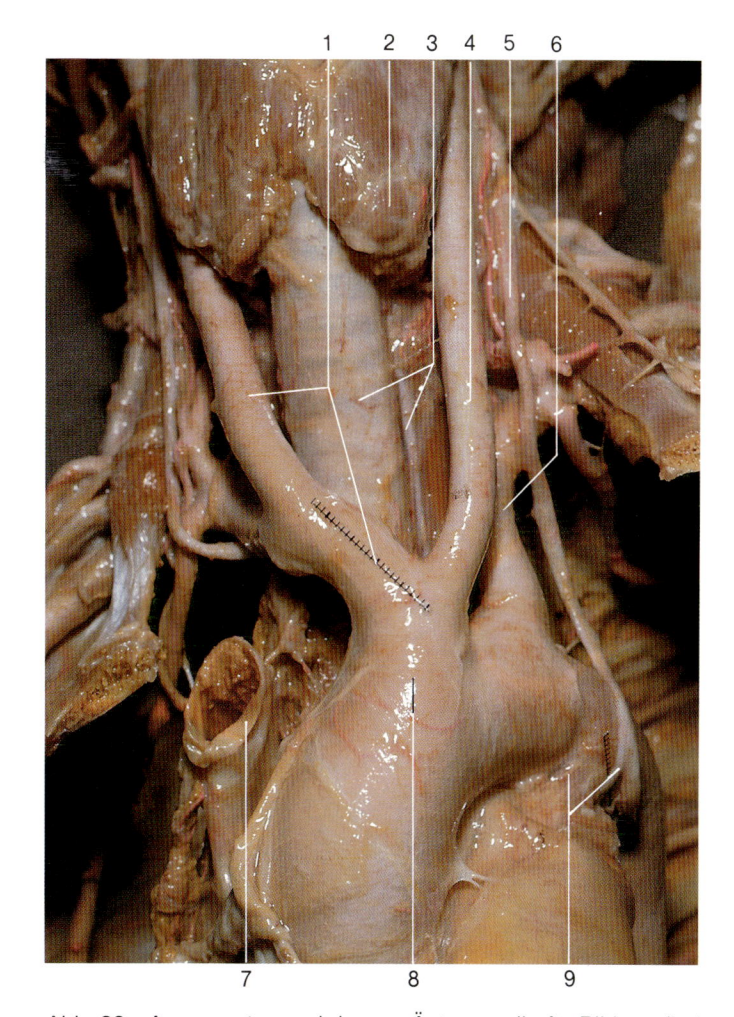

Abb. **39** Arcus aortae und dessen Äste, regelhafte Bildung (bei einer 59jährigen Frau). Äste freipräpariert und Ansicht von vorn.
1 A. carotis communis dextra und Truncus brachiocephalicus (Millimeterpapier)
2 Glandula thyroidea, unterer Pol des linken Seitenlappens
3 Trachea und N. laryngeus recurrens
4 A. carotis communis sinistra
5 N. vagus, etwas verlagert
6 A. subclavia sinistra
7 Vv. pulmonales dextrae, abgeschnitten
8 Arcus aortae
9 Lig. arteriosum (Botalli) und N. laryngeus recurrens, Abzweigungszone

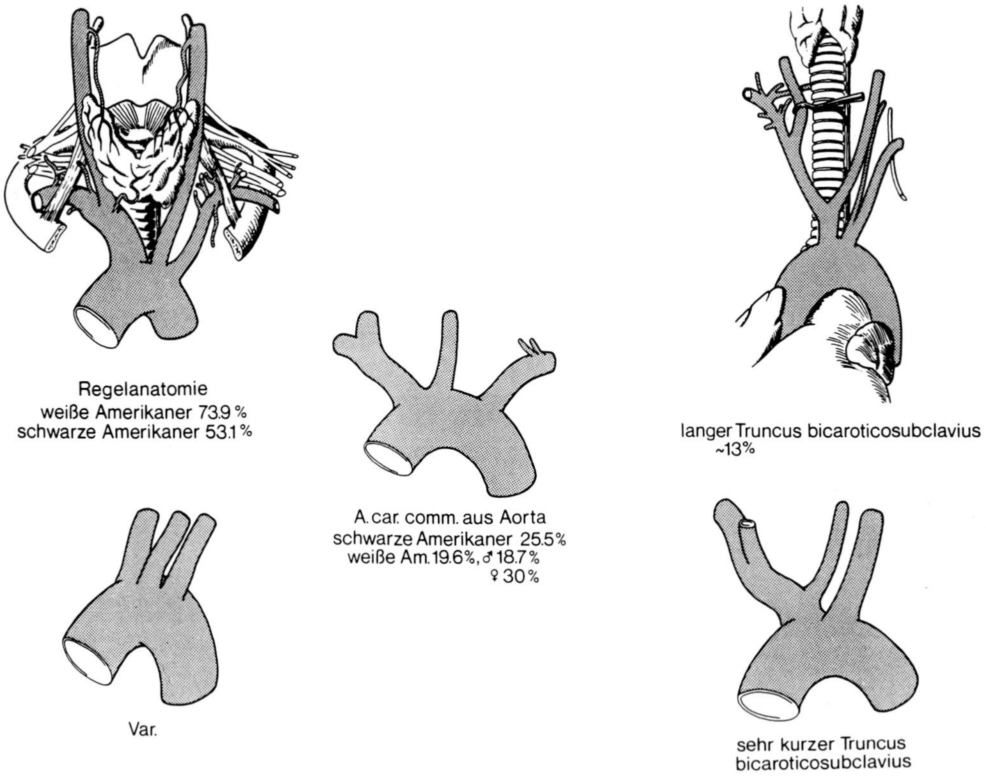

Arterien des Halses

Regelanatomie
weiße Amerikaner 73.9%
schwarze Amerikaner 53.1%

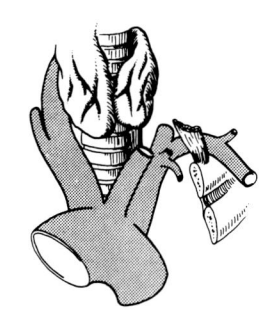

Var.

A. car. comm. aus Aorta
schwarze Amerikaner 25.5%
weiße Am. 19.6%, ♂ 18.7%
♀ 30%

langer Truncus bicaroticosubclavius
~13%

sehr kurzer Truncus bicaroticosubclavius

Abb. **40** Arcus aortae, Arterienabgänge nach McDonald u. Anson (1940) mit Prozentangaben von Lippert u. Papst (1985).

sehr kurzer Truncus brachiocephalicus

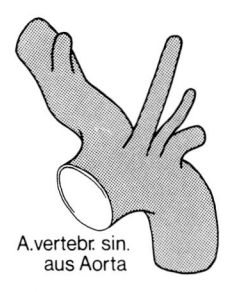

A. vertebr. sin. aus Aorta
Engländer 5.4%
weiße Amerik. 5.0%
Japaner 4.3%

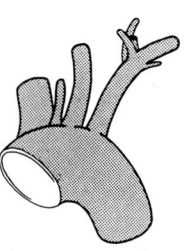

A. thyr. ima aus Aorta
~1%

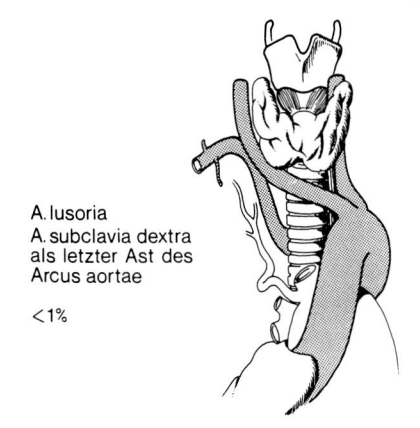

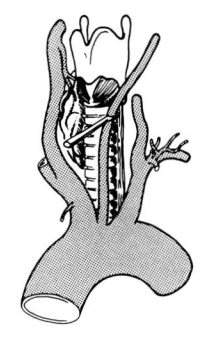

A. lusoria
A. subclavia dextra als letzter Ast des Arcus aortae
<1%

A. carotis int. fehlt links, sehr selten; besonders dicke A. vertebralis

Abb. **41** Weitere Abgangs- und Verlaufsvariationen der großen Äste des Arcus aortae nach McDonald u. Anson (1940) mit einigen Prozentangaben von Lippert u. Pabst (1985).

5. einen rechten Aortenbogen mit einem linken Lig. arteriosum.

Bei abnorm gebildetem Truncus brachiocephalicus kreuzt dieser die vordere Fläche der Trachea diagonal von links unten nach rechts oben und komprimiert die Trachea etwa 2−3 cm oberhalb der Carina (Fearon u. Shortreed 1963). Seda u. Snow (1969) beobachteten bei einem 6 Wochen alten Knaben eine Einengung der Trachea etwa 2 cm oberhalb der Carina durch einen anomal entspringenden Truncus brachiocephalicus. Bei einem 5 Wochen alten Knaben fand sich eine vordere Tracheakompression 2−3 cm oberhalb der Carina und ebenfalls ein falsch entspringender Truncus brachiocephalicus.

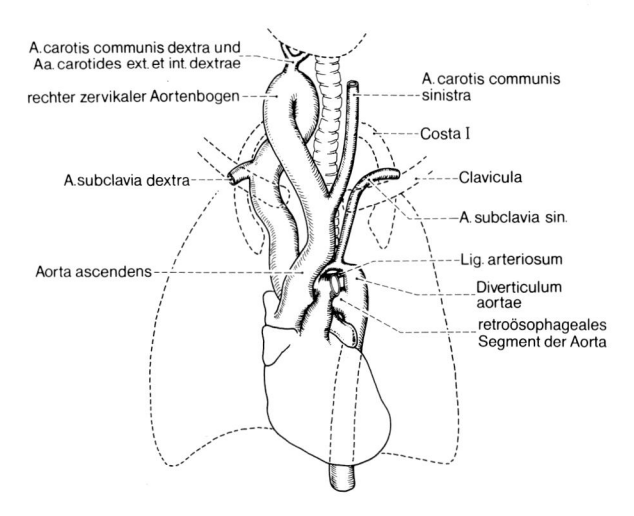

Abb. 42 Zervikaler Aortenbogen an der rechten Seite (nach einer Röntgenaufnahme von Harley 1959). In diesem Fall entspringt aus dem zervikalen Aortenbogen die A. carotis communis dextra.

Ursprung der A. vertebralis
(Abb. 43)

Den häufigsten Ursprung der A. vertebralis zeigt Abb. 43 (Keßler 1988).

Den Ursprung an der linken A. vertebralis aus dem Arcus aortae proximal des Abgangs der A. subclavia sinistra bezeichneten McDonald u. Anson (1949) als Rassenmerkmal, da er häufiger bei Weißen als bei Schwarzen vorkommt. Sie stellten diesen Abgang in 1,46% bei schwarzrassigen Amerikanern und in 5% bei weißrassigen Amerikanern fest. Thomson (1893) ermittelte diese Verhältnisse bei Engländern in 5,4%, Adachi (1928) bei Japanern in 4,3%.

Einen Abgang der A. vertebralis distal vom Ursprung der A. subclavia sinistra fand Adachi in 0,6%. Einen gemeinsamen Stamm für den Truncus brachiocephalicus und die A. carotis communis sinistra in Kombination mit einem distalen Abgang der A. vertebralis sinistra stellten Williams u. Mitarb. (1932) sowie Williams u. Edmonds (1935) bei amerikanischen Negern und Weißen in je 0,6% fest. DeGaris (1923) fand diese Verhältnisse bei amerikanischen Negerinnen in 1,5%.

Einen Abgang der *A. vertebralis sinistra aus der A. subclavia sinistra dicht am Aortenbogen* stellten Williams u. Mitarb. (1932) bei amerikanischen Negern in 0,6% und bei weißen Frauen in 4,5% fest. McDonald u. Anson (1940) fanden diese Gegebenheiten bei amerikanischen Weißen in 0,7%, DeGaris (1923) wies sie in 1,0% bei Weißen und in 0,7% bei schwarzen Amerikanern nach. Adachi (1928) fand sie bei Japanern nicht.

Einen Abgang der A. vertebralis sinistra distal der A. subclavia sinistra fand lediglich DeGaris (1923) bei amerikanischen Negern in 0,7%. Palmer u. Mitarb. (1977) berichteten über 3 Fälle mit Ursprung der A. vertebralis dextra aus der A. carotis communis dextra (wie vor ihnen Windle u. Mitarb. 1928 und Bernardi u. Dettori 1975). In allen Fällen lag eine anomale A. subclavia dextra vor!

Aus der A. thyroidea inferior oder aus dem Truncus thyrocervicalis stammt die A. vertebralis an der rechten Seite in etwas über 1%, an der linken in 2%. An unserem

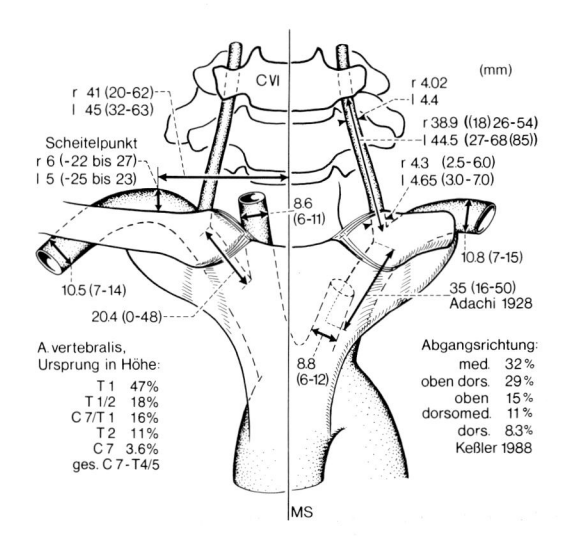

Abb. 43 A. vertebralis, Ursprungsregion. Die A. vertebralis dextra entspringt an unserem Material mit einem Abstand von 20,4 (0–48 mm) zwischen medialem Rand des Abgangs und Aufzweigung des Truncus brachiocephalicus in A. carotis communis dextra und A. subclavia dextra). Die Maße zwischen dem Abgang der A. carotis communis sinistra und der A. vertebralis an der linken Seite stammen von Adachi (1928). Abzulesen sind an der Abb. auch die Längen der Partes praevertebrales der A. vertebralis sowie die Abgangsrichtung und die Ursprungshöhe in bezug auf die Wirbelsäule. Der Scheitelpunkt der A. subclavia liegt rechts 6 mm (22 mm unterhalb der Clavicula bis 27 mm oberhalb davon), links 5 mm (25 mm unterhalb bis 22 mm oberhalb der Clavicula oberhalb dieser Merkzone. Außerdem ist angegeben, daß der Scheitel des Subclaviabogens über der 1. Rippe rechts im Mittel 41 mm, links 45 mm paramedian liegt (MS = Mediansagittalebene) (nach Lang u. Keßler, im Druck).

Präparat z. B. lag diese Arterie an der linken Seite vor. Zusätzlich zog eine 4,2 mm dicke A. vertebralis in das Foramen transversarium C4 ein. Ähnliche Verläufe und Variationen des Ursprungs wurden schon von Adachi (1928) und späteren Forschern festgestellt. Interessant sind die Befunde von Yazuta (1927), Daseler u. Anson (1959) und an unserem eigenen Material, daß bei Einzug der A. vertebralis oberhalb von C6 die A. thyroidea inferior in ca. 50% dorsal der A. vertebralis aufgefunden wird. Dies Verhalten fanden wir hauptsächlich bei Entstehen einer A. vertebralis aus der Aorta oder dem Truncus brachiocephalicus, andere Forscher auch bei Ursprüngen aus der A. carotis communis.

Auch eine A. vertebralis thoracalis (Abgang einer Wirbelarterie aus dem Truncus costocervicalis bzw. der A. thoracica interna) wurde schon von Adachi (1928) erkannt.

Adachi (1928) definiert eine A. vertebralis thoracalis als eine A. vertebralis, die eine A. intercostalis suprema abgibt. Diese steigt dann durch ein oder mehrere Foramina „costotransversaria" nach abwärts. Auch Dubreuil-Chambardel (1926), Daseler u. Anson (1959) und Chiras u. Mitarb. (1982) wiesen auf diese Arterie hin.

A. thyroidea ima

Eine A. thyroidea ima aus dem Aortenbogen zwischen den Abgängen des Truncus brachiocephalicus und der A. carotis communis sinistra wurde von McDonald u. Anson

(1940) in 2% bei Negern und in 1,4% bei amerikanischen Weißen festgestellt. Adachi (1928) fand diese Verhältnisse bei Japanern in 0,36%.

Dicht beieinanderliegende Ursprünge der großen Stämme

Einen dicht beieinanderliegenden Abgang der 3 großen Stämme des Aortenbogens wiesen McDonald u. Anson (1940) bei amerikanischen Weißen in 0,7% nach.

Beispiel: Nathan u. Mitarb. (1980) berichteten ebenfalls über einen ungewöhnlichen Ursprung der A. subclavia sinistra bei einem 15 Stunden alten Mädchen mit Fallot-Tetralogie (Pulmonalstenose, rechter Aortenbogen u. a.). Die A. subclavia sinistra ging als letzter Ast aus der Aorta descendens ab und vereinigte sich mit einem linken offenen Ductus arteriosus. Aus dem Gebiet der Vereinigung zweigten die A. vertebralis sinistra sowie die A. subclavia sinistra ab.

A. thymica

Bei Kindern geht nach Hyrtl (1841) eine unpaarige A. thymica aus der vorderen Gegend des Aortenbogens ab. In einem Fall ging von dem Gefäß die A. pericardiacophrenica rechts ab. Er nimmt an, daß Zweige aus dem konkaven Rand des Aortenbogens häufiger als ihr Fehlen sind, was als Anomalie bezeichnet werden könnte.

Truncus brachiocephalicus

(Abb. 39)

Jaensch (1922) betonte, daß der Truncus brachiocephalicus im Mittel ca. 3,5 cm lang ist. An unserem Material wurde eine Länge von 46,2 (20–74) mm bestimmt (Keßler 1988), sein Durchmesser betrug (79 Präparate) 14,7 (10–22) mm.

Die Teilungsstelle liegt am häufigsten hinter der Articulatio sternoclavicularis dextra; eine Verlagerung aufwärts oder abwärts wird durch ungewöhnliche Längen oder Kürzen des Truncus brachiocephalicus verursacht. Dubrueil (1847) fand Trunci mit über 5 cm Länge. Bei Kindern soll der Truncus brachiocephalicus das Sternum etwas überragen und z. B. bei Luftröhrenschnitten beachtet werden. In 1,5–12% geht nach verschiedenen Forschern vom Truncus eine A. thyroidea ima ab (s. Abb. 12).

Jaensch (1922) beschrieb einen weit nach links verlagerten Abgang des Truncus brachiocephalicus, der außerdem sehr lang war, bei einem 68jährigen. Die Aorta ascendens war bis zum Abgang des Truncus brachiocephalicus 6,7 cm lang; die höchste Stelle des Arcus aortae lag in Höhe des 3. Brustwirbels. Die Ursprungszone der drei großen Gefäße am Aortenbogen war 4,5 cm lang.

Zervikaler Aortenbogen

(Abb. 42)

Eine besondere Bedeutung haben Hochverlagerungen des Aortenbogens. Nach Krmpotić-Nemanić u. Mitarb. (1985) kann der Arcus aortae bis in die Fossa jugularis hochverlagert sein und horizontal oder schräg mit einem erweiterten Truncus brachiocephalicus über die Trachea verlaufen. Er stellt eine fühlbare pulsierende Masse im unteren Halsteil dar, kann bei Verletzungen bersten und die Trachea und den Oesophagus komprimieren. Bei Tracheotomie, Mediastinotomie und Eingriffen an der Schilddrüse oder Nebenschilddrüse u. a. sollten diese Variationen beachtet werden.

Reid (1914) beschrieb erstmalig einen rechtsseitigen zervikalen Aortenbogen (nach ihm Lewis u. Rogers 1939 u. a., zit. nach Mahoney u. Manning (1964), Sissmann 1968, De Jong u. Klinkhamer 1969 u. DuBrow u. Mitarb. 1974.

Beispiele: Nietzsche (1980) z. B. beobachtete einen zervikalen Aortenbogen mit einer A. lusoria bei einer 35jährigen. Die Patientin bemerkte schon seit einigen Jahren eine teigige Schwellung oberhalb des linken Schlüsselbeins. Bei größerer Anstrengung verspürte sie in diesem Bereich Pulsationen. Auch Tiraboschi u. Mitarb. (1980) beschrieben einige Fälle dieser Anomalie. In einem Fall (10 Monate altes Kind) bestand ein rechtsseitiger Aortenbogen mit Stenose zwischen Bogen und Aorta descendens. Der erste Abgang aus dem Arcus aortae war ein Truncus brachiocephalicus sinister, aus dem die A. carotis communis sinistra und die A. subclavia sinistra abgingen. Eine hypoplastische A. carotis communis dextra ging unmittelbar oberhalb der Stenose ab.

Truncus thyrocervicalis

(Abb. 44)

Als weiterer Ast der A. subclavia wird im deutschen Sprachgebrauch der Truncus thyrocervicalis angeführt. Seine Äste sind die A. thyroidea inferior mit Zweigen, die A. cervicalis ascendens, die A. suprascapularis und die A. transversa cervicis (früher A. transversa colli). Der R. superficialis der neuen Nomenklatur ist die ehemalige A. cervicalis superficialis mit einem R. ascendens und einem R. descendens. Der *R. profundus der A. transversa cervicis* ist die ehemalige A. dorsalis scapulae. Diese Arterie kann auch direkt von der A. subclavia entspringen. Geht sie vom Truncus thyrocervicalis ab, dann wird dieser im englischen Sprachraum als *thyroid axis* bezeichnet.

An unserem Material wurde der Abstand des Ursprungs des Truncus thyrocervicalis von der Aufzweigung des Truncus brachiocephalicus in die A. carotis communis und in die A. subclavia dextra vermessen. Dieser macht 24,5 (15–36) mm aus. Die Länge des Truncus thyrocervicalis bis zum Abgang des 1. seiner Äste betrug rechts im Mittel 4,9, links 5,0 (1,5–11,0) mm. An der rechten Seite beträgt der Außendurchmesser des Truncus in unserem Material 5,5 (2,8–9,5) mm, an der linken 5,0 (2,5–8,0) mm. Über den Verlauf seiner Äste orientieren die Abb. 45 und 46.

Adachi (1928) fand den Ursprung der *A. suprascapularis* (früher A. transversa scapulae) aus dem Truncus in 19%. Geht aus dem Truncus auch eine *A. transversa cervicis* (colli) hervor, dann spricht er wie englische Autoren von einer „thyroid axis". Derartige Situationen konnte Adachi in etwas über 45% auffinden. Read u. Trotter (1941) fanden den Ursprung der A. transversa cervicis aus dem Truncus als gemeinsamen Stamm mit der A. suprascapularis in ca. 49% und direkt aus dem Truncus in 22,5%.

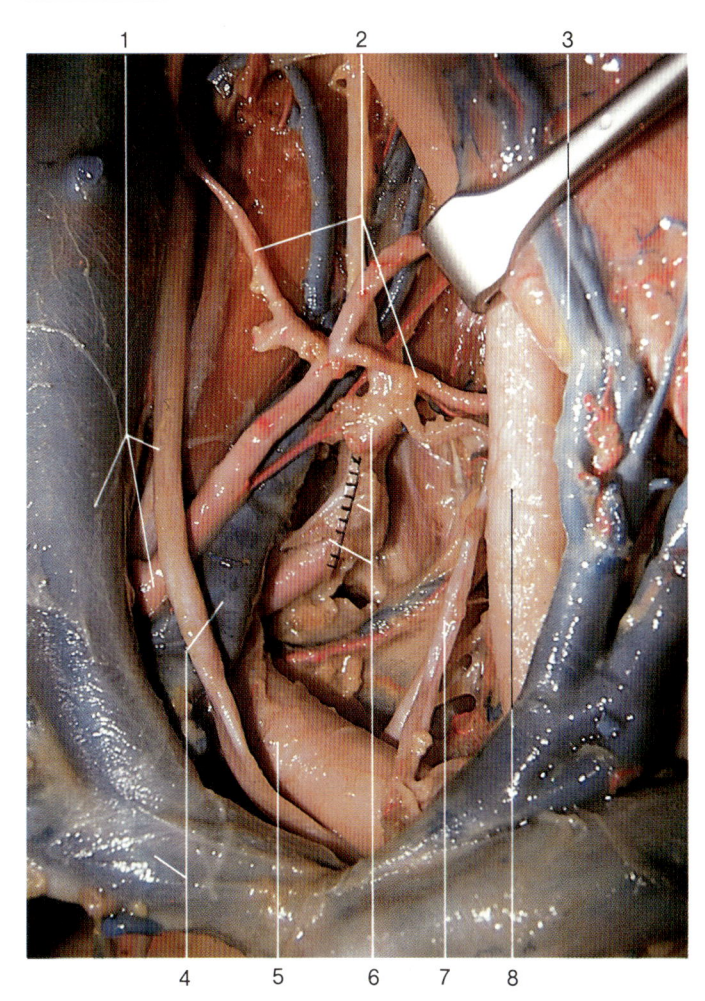

Abb. 44 A. thyroidea inferior und Ganglia vertebralia trunci sympathici, von vorn (66jähriger Mann).
1 V. jugularis interna, A. thyroidea inferior und N. vagus
2 A. cervicalis ascendens, Rr. glandulares der A. thyroidea inferior
3 Glandula thyroidea, medial verlagert
4 Vv. vertebralis und brachiocephalica
5 A. subclavia
6 A. vertebralis, medial verlagert, und Ganglion vertebrale, Millimeterpapier
7 N. laryngeus recurrens
8 A. carotis communis, medial verlagert

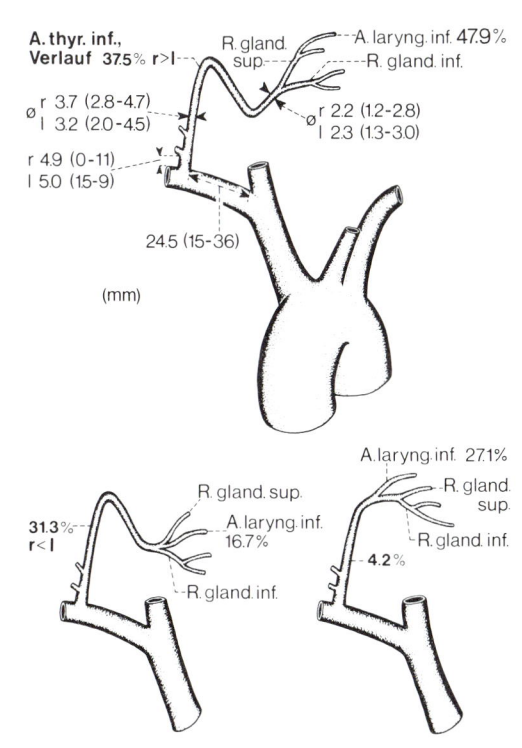

Abb. 45 Der Truncus thyrocervicalis (unserer Definition) geht im Mittel 24,5 mm nach Entstehung der A. subclavia ab, zieht mit seiner ersten Strecke nach oben medial, biegt dann nach unten und medial und anschließend wieder nach oben und medial um. Die Weiten der unteren Schilddrüsenarterie, ihre wichtigsten Äste und Verlaufsvariationen sind angegeben (nach Lang u. Mitarb. 1986b).

Einen Abgang aus der A. subclavia beobachteten diese Autoren in ca. 19% und aus einem Zweig der A. subclavia, aus dem außerdem die A. suprascapularis abgeht, in 10%.

A. transversa cervicis

(Abb. 47)

Das Hauptkriterium der Definition einer A. transversa cervicis (colli) ist nach Faller (1952), daß Zweige des Gefäßes hauptsächlich die Unterfläche des M. trapezius versorgen. Dies ist für myokutane Lappenbildungen bedeutsam. Betont sei, daß wenn ein stärkerer R. superficialis (A. cervicalis superficialis der älteren Nomenklatur) entwickelt ist, dieser vorzüglich die Pars descendens des M. trapezius versorgt. Bringt man die verschiedenen Nomenklaturen der einzelnen Autoren auf einen Nenner, dann ist dieser R. superficialis der A. transversa cervicis die A.

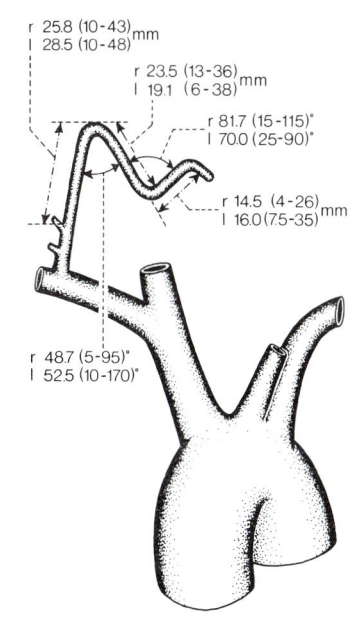

Abb. 46 A. thyroidea inferior, Längenmaße und Winkelbildungen, wie sie in unserem Material am häufigsten vorkommen.

A. transversa cervicis, Ursprung
ø 2-3 (1-4,9) mm

R. superficialis
R. profundus

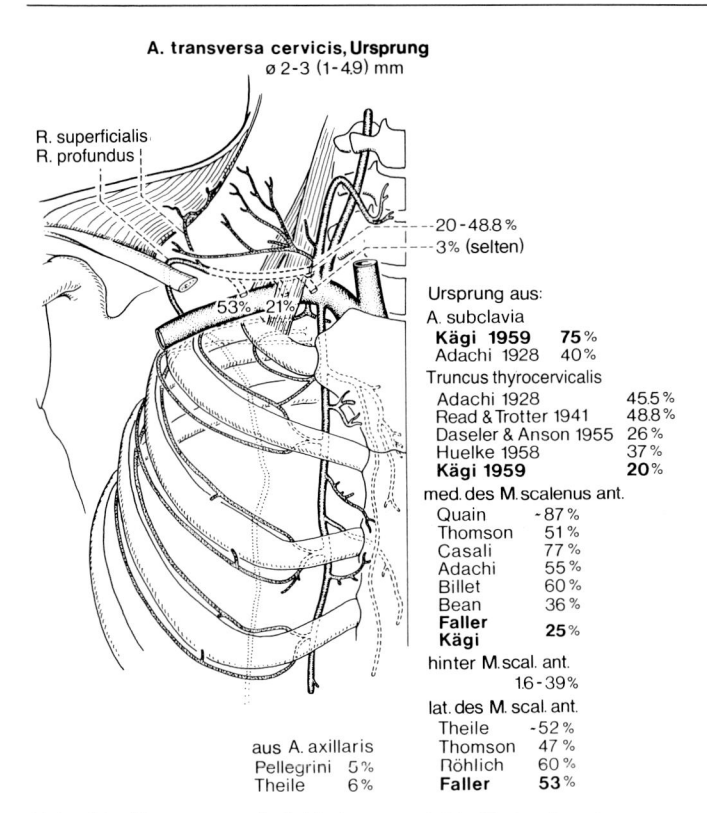

20-48,8%
3% (selten)
53%-21%

Ursprung aus:
A. subclavia
Kägi 1959 **75%**
Adachi 1928 40%
Truncus thyrocervicalis
Adachi 1928 45,5%
Read & Trotter 1941 48,8%
Daseler & Anson 1955 26%
Huelke 1958 37%
Kägi 1959 **20%**
med. des M. scalenus ant.
Quain -87%
Thomson 51%
Casali 77%
Adachi 55%
Billet 60%
Bean 36%
Faller
Kägi **25%**
hinter M. scal. ant.
1,6-39%
lat. des M. scal. ant.
Theile -52%
Thomson 47%
Röhlich 60%
Faller **53%**
aus A. axillaris
Pellegrini 5%
Theile 6%

Abb. **47** Ursprungsmöglichkeiten und Verläufe der A. transversa cervicis (A. transversa colli). Besonders hervorgehoben sind die Angaben von Kägi u. Faller (1959). Die Arterie kann 1. vom Truncus thyrocervicalis, 2. von der proximalen Strecke der A. subclavia, 3. unter dem M. scalenus anterior und 4. lateral von diesem Muskel von der A. subclavia und selten auch von der A. axillaris entspringen.

cervicis. Das Gefäß überkreuzt den M. scalenus anterior und den N. phrenicus, zieht nach unten und verläuft hinter der Clavicula und dem M. subclavius. Im Gebiet des seitlichen unteren Winkels des Trigonum cervicale laterale verläuft es unter dem unteren Kopf des M. omohyoideus, zieht oberhalb der Incisura scapulae und über dem Lig. transversum scapulae in Richtung M. supraspinatus. Wichtige Anastomosen stellen jene mit dem R. descendens der A. transversa cervicis dar sowie jene mit der A. circumflexa scapulae aus der A. subscapularis (Kollateralkreislauf) nach Unterbindung des 2. oder 3. Abschnittes der A. subclavia proximal des Abgang der A. subscapularis.

Im Untersuchungsgut von Daseler u. Anson (1959) ging das Gefäß in 59,35% (etwa gleich häufig rechts wie links) als Zweig vom Truncus thyrocervicalis ab.

Ein gemeinsamer Truncus für die A. suprascapularis und die A. transversa cervicis entsteht vom Truncus thyrocervicalis in 16,51%.

Ein direkter Ast der A. subclavia ist das Gefäß in 13,16%, und zwar häufiger vom 1. Abschnitt, weniger häufig vom 2. und häufiger erneut vom 3. (43mal). Ein gemeinsamer Stamm für die A. suprascapularis und die A. transversa cervicis ging im Untersuchungsgut von Daseler u. Anson in 4,38% (häufiger rechts als links) von der A. subclavia ab (12mal vom 1., 2mal vom 2. und 20mal vom 3. Abschnitt).

Ein gemeinsamer Stamm für A. suprascapularis und A. thoracica interna bestand in 3,74% (20mal rechts, 9mal links).

cervicalis superficialis der alten Nomenklatur und versorgt die Mm. levator scapulae, splenii, die Pars descendens m. trapezii und die darüberliegenden Hautgebiete.

Die Versorgung der *Margo medialis scapulae und der benachbarten Muskeln übernimmt dann der R. profundus der A. transversa cervicis* sowie die A. dorsalis scapulae (A. scapularis dorsalis, welche direkt aus der A. subclavia oder aus der A. transversa cervicis entspringen kann. Geht die A. transversa cervicis direkt aus der A. subclavia ab, dann verläuft sie in ihrer ersten Strecke nach hinten und oben und kommt in direkten Kontakt mit den Wurzeln und Trunci des Plexus brachialis. In etwas über 5% ist das Gefäß doppelt angelegt, selten stammt es aus der A. axillaris oder aus dem Truncus costocervicalis oder der A. cervicalis profunda (sowie aus der A. thyroidea ima oder aus dem Arcus aortae).

Am häufigsten geht es nach dieser Definition lateral des M. scalenus anterior (46–60%) ab (Weiteres s. Lang u. Mitarb. 1986).

A. suprascapularis (A. transversa scapulae)

(Abb. **48**).

Die A. suprascapularis geht am häufigsten vom Truncus thyrocervicalis ab und verläuft nach lateral über die Basis des Trigonum cervicale laterale hinweg und etwas unterhalb der A. cervicalis superficialis oder der A. transversa

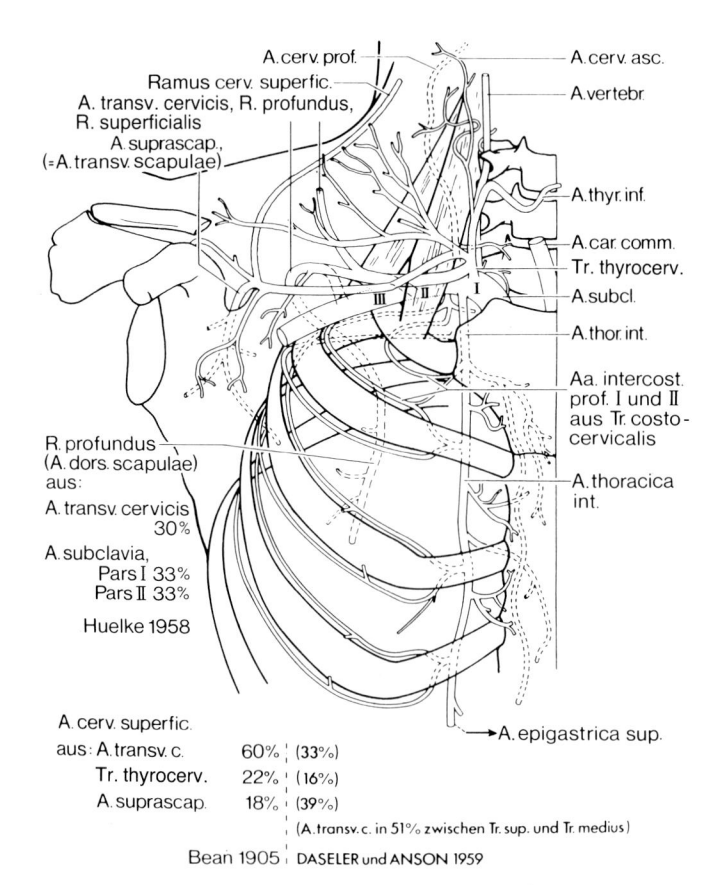

A. cerv. prof.
A. cerv. asc.
Ramus cerv. superfic.
A. transv. cervicis, R. profundus,
R. superficialis
A. vertebr.
A. suprascap.,
(=A. transv. scapulae)
A. thyr. inf.
A. car. comm.
Tr. thyrocerv.
A. subcl.
A. thor. int.
Aa. intercost. prof. I und II aus Tr. costo-cervicalis
R. profundus
(A. dors. scapulae)
aus:
A. transv. cervicis 30%
A. thoracica int.
A. subclavia,
Pars I 33%
Pars II 33%
Huelke 1958

A. cerv. superfic.
A. epigastrica sup.
aus: A. transv. c. 60% (33%)
Tr. thyrocerv. 22% (16%)
A. suprascap. 18% (39%)
(A. transv. c. in 51% zwischen Tr. sup. und Tr. medius)
Bean 1905 | DASELER und ANSON 1959

Abb. **48** Die verschiedenen Abschnitte der A. subclavia (römische Zahlen) und die von ihr entspringenden Arterien (nach Bean 1905, Huelke 1958 und Daseler u. Anson 1959).

Ein direkter Ast der A. axillaris war die A. suprascapularis im Untersuchungsgut von Daseler u. Anson in 2,58% (8mal rechts, 12mal links).

Ein gemeinsamer Stamm mit dem Truncus costocervicalis fand sich in 0,26% (jeweils links).

Truncus costocervicalis
(Abb. **49**)

Normalbefund

Vom Truncus costocervicalis zweigt in der Regel die A. cervicalis profunda sowie die A. intercostalis suprema mit den Aa. intercostales posteriores prima und secunda ab. Nach Bean (1905) geht der Truncus costocervicalis in 90% medial des M. scalenus anterior von der A. subclavia ab. In 1% stellte er Ursprünge lateral des M. scalenus anterior fest. In den meisten Fällen verzweigt sich der kurze Truncus nach kurzer Verlaufsstrecke in die A. intercostalis suprema und in die A. cervicalis profunda. Einen Ursprung der A. intercostalis suprema aus dem Truncus costocervicalis konnte Bean rechts in 41% feststellen. Aus dem 2. Abschnitt der A. subclavia ging das Gefäß in seinem Material rechts in 10%, aus dem 1. in 3% ab. Links fand er Ursprünge des Gefäßes aus dem Truncus costocervicalis in 38%, aus dem 1. Abschnitt der A. subclavia in 8%.

Nach Daseler u. Anson (1959) geht der Truncus costocervicalis an der rechten Seite am häufigsten vom 2. Abschnitt der A. subclavia ab, und zwar von deren Rückseite. An der linken Seite wurden die häufigsten Ursprünge vom Endabschnitt der 1. Teilstrecke der A. subclavia festgestellt. Das Gefäß verläuft eine kurze Strecke nach oben und medial, dann nach hinten und unten. Nach Abzweigen der A. cervicalis profunda stellt die A. intercostalis suprema die unmittelbare Fortsetzung des Gefäßes nach abwärts dar. Die A. cervicalis profunda verläuft am häufigsten zwischen den Rr. ventrales C7 und C8 nach dorsal in Richtung Körper von C7 und begibt sich zwischen Processus transversus und Processus spinosus zwischen die Mm. semispinales cervicis und capitis. In dieser Zone verläuft das sehr unterschiedlich dicke Gefäß nach oben und medial. Es bestehen Anastomosen mit dem R. descendens der A. occipitalis sowie mit der A. vertebralis und der A. cervicalis ascendens. Die Arterie versorgt die benachbarte Muskulatur und entläßt außerdem einen R. spinalis in den Canalis vertebralis (der in der Regel den Truncus n. spinalis C8 begleitet). Daseler u. Anson (1959) betonen, daß bei Aortenstenosen der Truncus costocervicalis und die A. intercostalis suprema erweitert sein können. Der Truncus oder die A. cervicalis profunda können wegen ihrer zahlreichen Anastomosen unterbunden werden. Da das Gefäß an der dorsalen Fläche der A. subclavia entspringt und sich meist unmittelbar nach Ursprung in seine Hauptzweige aufteilt, gewinnt diese Ursprungszone bei Eingriffen in diesem Gebiet chirurgische Bedeutung (Zerrung der A. subclavia kann profunde Blutungen verursachen).

Variationen

1. Im Material von Daseler u. Anson (1959) ging der Truncus costocervicalis in ca. 49% vom 1. Abschnitt der A. subclavia ab (doppelt so häufig links wie rechts).
2. Vom 2. Abschnitt der A. subclavia stammte das Gefäß in ca. 42% (fast 3mal so häufig rechts wie links).
3. Akzessorische Aa. cervicales profundae fanden sich in ca. 23% (links häufiger als rechts – gelegentlich 2fach und sehr selten 3fach angelegt).
4. In 5,4% ging der Truncus costocervicalis oder die A. cervicalis profunda von der A. transversa cervicis ab (doppelt so häufig links wie rechts).
5. In ca. 5% fehlte der Truncus costocervicalis (häufiger rechts als links).
6. In etwa 1% ging die A. cervicalis profunda von der A. subclavia, die A. intercostalis suprema von der A. thoracica interna ab.
7. In ebenfalls etwa 1% entsprang der Truncus costocervicalis vom 3. Abschnitt der A. subclavia.
8. In ebenfalls 1% ging die A. intercostalis suprema von der A. thoracica interna ab.
9. In 0,8% ging der Truncus costocervicalis von der A. vertebralis ab.

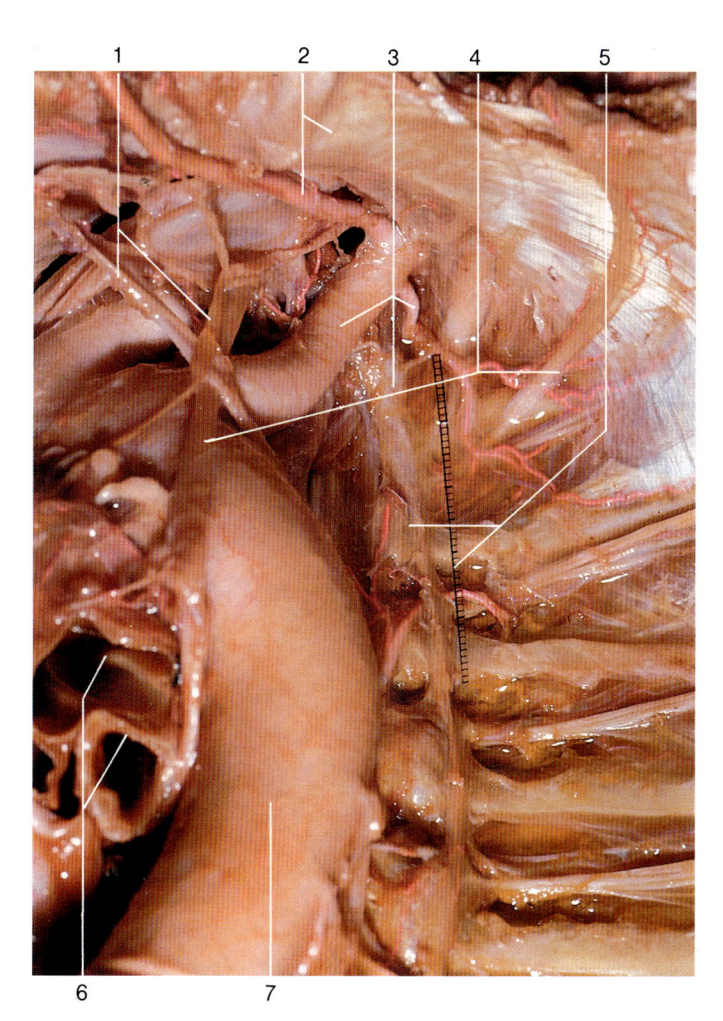

Abb. **49** Linke hintere Brustwand einer 59jährigen Frau, von unten.
1 V. hemiazygos und N. phrenicus (verlagert)
2 1. Rippe, vorderer Teil, und A. thoracica interna
3 A. subclavia sinistra, Ganglion cervicothoracicum und A. intercostalis suprema
4 N. vagus und N. intercostalis I
5 Truncus sympathicus und Millimeterpapier bei Costa III
6 Aa. pulmonales und Bronchus principalis sinister
7 Aorta thoracica

10. In 0,32% entsprang er aus der A. suprascapularis (= A. transversa scapulae).
11. In 0,16% stammte der Truncus thyrocervicalis aus der A. thyroidea inferior.
12. In ebenfalls 0,16% entsprang der Truncus costocervicalis aus dem Arcus aortae (zwischen A. carotis communis sinistra und A. subclavia).
13. In 0,16% ging der Truncus costocervicalis vom Truncus thyrocervicalis ab.

A. carotis communis

Die A. carotis communis ist meist eine Arterie vom elastischen Typ. Rechts macht ihre Länge in unserem Material im Mittel 99, links 121 mm aus. Ihre Aufzweigung in die Aa. carotides externa und interna erfolgt in etwa 68% in Höhe von C4, in etwa 20% bei C3 und in 11% bei C5. Beim Rest wurden Teilungen unterhalb von C5, gelegentlich auch isolierte Abgänge aus dem Truncus brachiocephalicus bzw. der A. subclavia beobachtet (Kantor 1905) u. a. Selten fehlt die A. carotis communis (Boyd 1933/34).

Im Teilungsgebiet der A. carotis communis, der A. carotis interna und selten auch der A. carotis externa liegen Erweiterungen vor, die als Sinus caroticus bezeichnet wurden. Bei Kindern im 1. und 2. Lebensjahr fehlt diese Erweiterung.

Die A. carotis interna besitzt eine extrakranielle Länge von im Mittel 82 mm (Francke u. Mitarb. 1982). Auch die A. carotis interna kann streckenweise fehlen oder gedoppelt sein (Killien u. Mitarb. 1980).

Es wurden extrakranielle Aneurysmen der A. carotis interna beobachtet.

A. carotis interna
Schleifenbildungen u. a.
(Abb. 50)

Beeinträchtigungen des Blutdurchstroms durch den extrakraniellen Abschnitt der Aa. carotides interna und communis kommen am häufigsten durch atheromatöse und arteriosklerotische Wandveränderungen sowie durch Schlängelungen vor: *Tortuosity* (S- oder C-förmige Elongation und Schlängelung), *Coiling* (Schleifenbildung) und *Kinking* (Angulation eines oder mehrerer Abschitte mit Stenosen). Schlängelungen und Bogenbildungen sind schon bei Kleinkindern in 10% angelegt (Cairney 1924, Backmund 1970), vermehren sich jedoch während der Alterung. Weibel u. Fields (1965 a, b) weisen darauf hin, daß Tortuosity, Coiling und Kinking eigene morphologische Charakteristika darstellen. Bei Tortuosity wird die hintere seitliche Wand des Pharynx vorgewölbt, und es können Komplikationen bei der Tonsillektomie u. a. auftreten. Da der Puls der Arterie gefühlt werden kann, muß vor einer Pharynxoperation palpatorisch untersucht werden. Demme (zit. nach Weibel u. Fields 1965 a, b) fand Pulsationen der medialen Arterienschlinge an der Pharynxwand in 2% (10000 Patienten). Schon Cameron (1902), Moorhead (1902) und Smith (1902) sowie Edington (1901) wiesen darauf hin, daß die Tortuosity nicht allzu selten vorkommt und, wenn ausgebildet, etwa 3 cm oberhalb der Bifurkation am stärksten entwickelt ist. Eine Tortuosity ist in der Regel unilateral, selten bilateral und häufiger an der linken Seite aufgefunden worden. Cairney (1924) untersuchte 20 Feten zwischen 5. Fetalmonat und Neugeborenenzeit und fand bei 4 eine deutliche Tortuosity der A. carotis interna im Halsgebiet. Bei einem Fetus war die Abnormität bilateral entwickelt. Auch Cadarso u. Goyanes (1925/26) fanden häufig deutliche Schlingenbildungen bei Kindern unter 5 Jahren. Metz u. Mitarb. (1961) musterten 1000 Angiogramme durch und fanden Kinking der A. carotis interna bei 16% der Patienten zwischen 10 und 80 Jahren.

Weibel u. Fields (1965 a, b) untersuchten die Angiogramme von 1438 Patienten zwischen 6 Wochen und 81 Jahren (911 Männer, 496 Frauen) teils nach bilateralen, teils nach unilateralen Carotisangiogrammen.

Die Autoren betonen, daß Kinking häufiger mit Tortuosity und selten mit Coiling gemeinsam vorkommt. Coiling wurde am häufigsten zwischen 4 und 8 cm distal des Ursprungs der A. carotis interna beobachtet. Bei 15 Kindern zwischen dem 1. und 10. Lebensjahr fand sich z. B 3mal eine bilaterale Tortuosity, 2mal ein bilaterales Kinking und 1mal ein unilaterales Kinking bei bilateralen

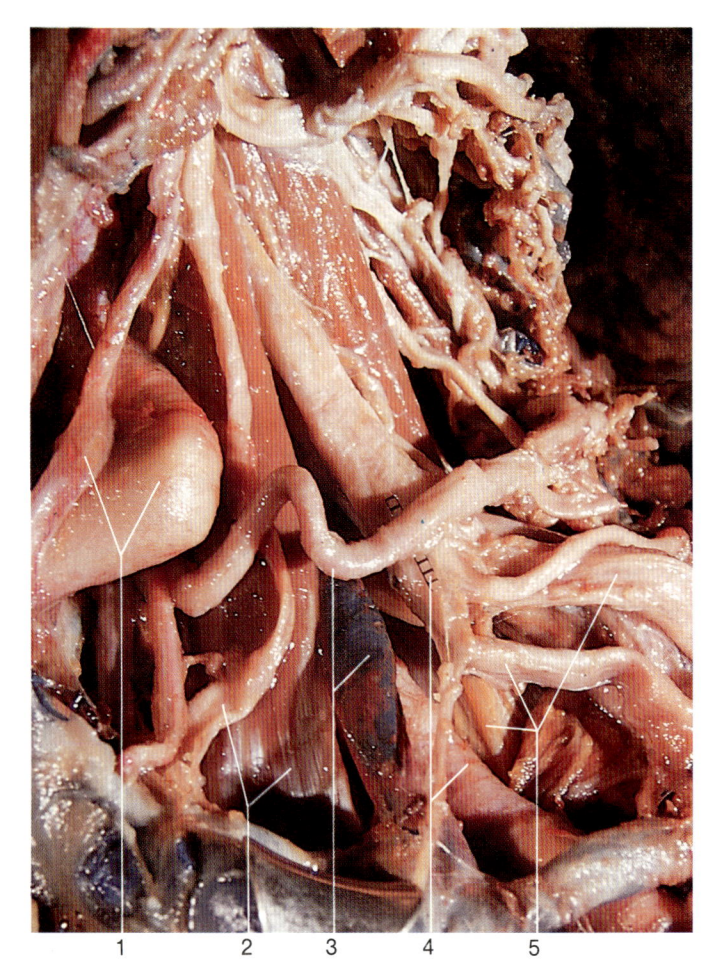

Abb. 50 Kräftige A. cervicalis superficialis, Kinking der A. carotis communis und Gefäßvariation am Hiatus scalenorum.
1 N. vagus und abgeknickte A. carotis communis
2 N. phrenicus und M. scalenus anterior
3 kräftige A. cervicalis superficialis (R. superficialis der A. transversa cervicis) und Vene im Hiatus scalenorum
4 Millimeterpapier und A. subclavia
5 Plexus brachialis mit Ästen und M. scalenus medius

Carotisangiogrammen (1046 Patienten). Insgesamt war in diesem Untersuchungsgut bilaterale Tortuosity bei 0- bis 50jährigen in 15%, bei 51- bis über 70jährigen in 25% nachweisbar. Die unilaterale Tortuosity war seltener (6% und 12%), das bilaterale Coiling in 3% und 3%, das bilaterale Kinking in 0,5% und 2% und das unilaterale Kinking in 3% und 4% erkennbar. Bei den Patienten mit unilateralen Carotisangiogrammen wurde häufiger Tortuosity nachgewiesen.

Bei systematischen Sektionen von Feten und Erwachsenen wurden in 10−20% Elongationen, Schlingen- und Knickbildungen der A. carotis interna festgestellt. Nach angiographischen Befunden beträgt die Häufigkeit 16−25%. Nach Herrschaft (1968) werden 3 Typen voneinander abgegrenzt:

1. Bei der C- und S-Form (Tortuosity) liegt meist eine dilatierende Arteriosklerose vor. Bei 30% findet sich gleichzeitig eine arteriosklerotische Abgangsstenose der A. carotis interna.
2. Bei Typ 2 besteht eine sigmoidförmige Schlingenbildung (Coiling). Die Schlinge ist vermutlich „kongenital" durch ausgebliebene Streckung der Aa. carotides während des Descensus cordis (Brosig u. Vollmar 1974) entstanden.
3. Bei Typ 3 liegt eine Knickbildung (Kinking) vor, wobei meist 2 Knickungen auftreten. Der proximale ist bevorzugt nach dorsal, der distale nach ventral gerichtet. Häufig sind Typ 1 und 3 miteinander kombiniert.

Nach histologischen Untersuchungen sind Boström u. Greitz (1967) der Meinung, daß die Abknickung einer Falte an der konkaven Seite einer geschlängelten Arterie anders definiert werden muß. Sie weisen darauf hin, daß die Faltung aus mechanischen Gründen entsteht, wenn die Arterien sich durch Degenerationen der Media verlängern.

Ärztliche Bedeutung

Die Gefäßveränderungen nehmen wahrscheinlich mit fortschreitendem Lebensalter langsam zu. An den Innenkrümmungen bilden sich Plaques aus (Arteriosklerose, Embolie, Abgangsstenosen). Jenseits des 50. Lebensjahres kommt es zu transitorischen ischämischen Attacken, bei erhaltenem Bewußtsein und Reversibilität der neurologischen Symptomatik.

Mauersberger (1974) beschrieb z. B. bei einem 30 Jahre alten Patienten eine durch *extreme Schlingenbildung der A. carotis interna* (extrakraniell) verursachte Hypoglossusparese, bei gleichzeitiger zerebraler Durchblutungsstörung (Media-Verschluß).

Entstehung der Tortuosity

Kelly (1925) und Weibel u. Fields (1965a, b) sind der Meinung, daß die Ausbiegungen der A. carotis interna, die auch in der Fetalzeit und im Kindesalter vorkommen, entwicklungsgeschichtlich zu erklären sind. Die A. carotis interna entsteht aus Teilen des 3. Aortenbogens und der dorsalen Aorta. In der Vereinigungszone dieser beiden Segmente ist beim 5 Wochen alten Embryo eine Schlinge ausgebildet, die vom 9. Hirnnerv überkreuzt wird. Später streckt sich die Arterie in der Regel gemeinsam mit der Absenkung des Herzens in den Thorax. Bleibt die Streckung aus oder ist sie unvollständig, dann kann die embryonale Schlinge persistieren und eine Undulation, Angulation oder Tortuosity bestehen bleiben. Die Autoren betonen, daß in allen Abbildungen von Präparationen die erste Kurve der Biegung nach medial und vorn erfolgt − ebenso wie beim embryonalen Gefäß. Die Überkreuzung des 9. Hirnnervs liegt meist in der Gegend der Fossa tonsillaris, dem häufigsten Sitz der Tortuosity.

Auch arteriosklerotische Wanderkrankungen und Aneurysmabildungen sind relativ häufig mit Tortuosity kombiniert, und zwar in 71% bei Patienten mit bilateraler Tortuosity der A. carotis interna. Weibel u. Fields (1965a, b) messen deshalb der Alterung und den Gefäßerkrankungen eine Bedeutung bei der Entstehung von Tortuosity der A. carotis interna bei. Dissezierende Aneurysmen der extrakraniellen Hirnarterien wurde nach Traumata (Northcraft u. Morgan 1944) und nach Degeneration der Tunica media (Andersson u. Schechter 1959) beobachtet. Boström u. Liliequist (1967) beschrieben primär dissezierende Aneurysmen nach Mediadegenerationen an extrakraniellen Strecken der Aa. vertebrales und carotides internae sowie Coiling- und Kinkingfolgen.

Weibel u. Fields (1965a, b) betonen, daß Coiling allein nur selten (11%) eine zerebrovaskuläre Insuffizienz zur Folge hat.

In 67% lagen bei Coiling jedoch arteriosklerotische Wandveränderungen proximal, im Bereich oder distal des Coilings mit Durchblutungsstörungen vor.

Bei uni- oder bilateralem Kinking fanden sich zerebrovaskuläre Insuffizienzen in 51%. Das Lumen der Arterien war um 10%−60% eingeengt, und zwar nicht nur durch das Kinking, sondern auch durch gleichzeitig bestehende Wandveränderungen der Arterien. Kinking der A. carotis interna allein verursachte nur in 15% zerebrovaskuläre Ausfallserscheinungen und wird nicht als primär entwicklungsgeschichtliche Fehlbildung, sondern als erworben angesehen. Bei der Entstehung von Kinking scheint Arteriosklerose eine Rolle zu spielen. Betont sei, daß sehr selten Agenesien, häufiger Hypoplasien der Aa. carotides internae beobachtet wurden (Weiteres s. Lang 1984a).

A. thyroidea superior

Zahlreiche Ursprungsvariationen der A. thyroidea superior sind bekannt. Auf Abb. **51** ist die Ursprungshöhe in bezug auf die Bifurkation der A. carotis communis nach Adachi (1928), Schärer (1946) und Meuer (an unserem Material − 1983) angegeben. Selten ist das Gefäß zweifach ausgebildet, oder es fehlt.

Gelegentlich wurden dicke Zweige der Arterie zum M. sternocleidomastoideus und dessen Nachbarschaft bis zum Schlüsselbein nach abwärts beobachtet (Delitzin 1892). Poisel u. Golth (1974) sowie Czerwinski (1981) betonen, daß die A. thyroidea superior in etwa ⅔ der Fälle als erster Ast von der A. carotis communis abgeht. In etwa 3% liegt ein Truncus thyreolingualis vor (Faller u. Schärer 1947, Poisel u. Golth 1974 u. a.). In weniger als 1% gehen mehr Stämme aus dem Stamm hervor, von dem die A. thyroidea superior abgeht. Über die feinere Verzweigung der A. thyroidea superior und deren Anastomosen an und innerhalb der Glandula thyroidea siehe dort.

A. laryngea superior

In unserem Untersuchungsgut ist die A. laryngea superior stets entwickelt, in ca. 5% in Form zweier Arterien. An unserem Material geht die Arterie in 80% (Meuer 1983) aus der A. thyroidea superior, in ca. 7% aus der A. carotis externa ab.

Im übrigen liegen seltene Ursprungsvariationen vor. In der Regel tritt die Arterie gemeinsam mit dem R. internus durch die Membrana thyrohyoidea ins Kehlkopfinnere (begleitet von einer gleichnamigen Vene). Bei Japanern soll in ca. 20% (Adachi 1928) bzw. 12,6% (Czerwinski 1981) das Gefäß durch ein Foramen thyroideum hindurchziehen. Seltener zieht die Arterie durch das Lig. cricothyroideum (conicum) hindurch. Betont sei, daß dieser Zweig als R. cricothyroideus bezeichnet wird und am häufigsten aus dem R. anterior der A. thyroidea superior stammt.

A. pharyngea ascendens

Die A. pharyngea ascendens gilt als englumigster Ast der A. carotis externa. Lehrbuchmäßig entspringt sie dicht an der Ursprungszone der A. carotis externa und zieht senkrecht zwischen A. carotis interna und Seitenwand des Pharynx in Richtung Schädelbasis. In unserem Material entspringt die A. pharyngea ascendens in 80% aus der A. carotis externa, ist im Mittel 1,57 (0,9–2,3) mm weit und

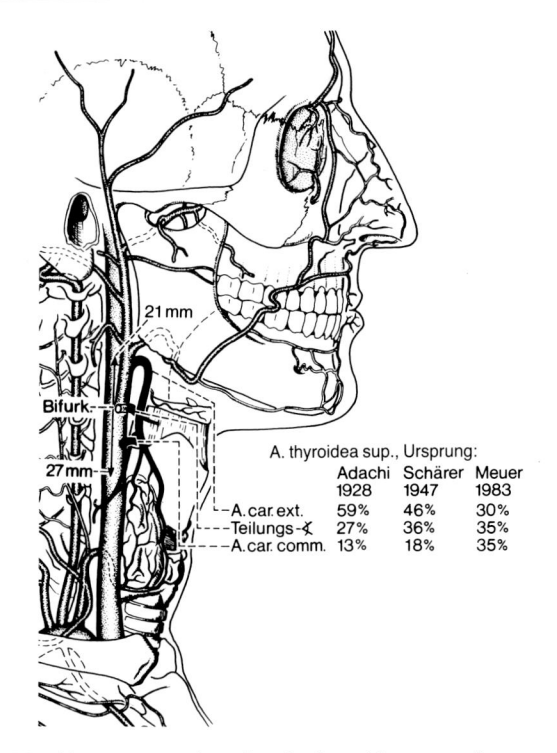

Abb. 51 Ursprungsregion der A. thyroidea superior an der A. carotis externa, dem Teilungswinkel der A. carotis communis oder der A. carotis communis (nach Adachi 1928, Schärer 1946 und Meuer 1983).

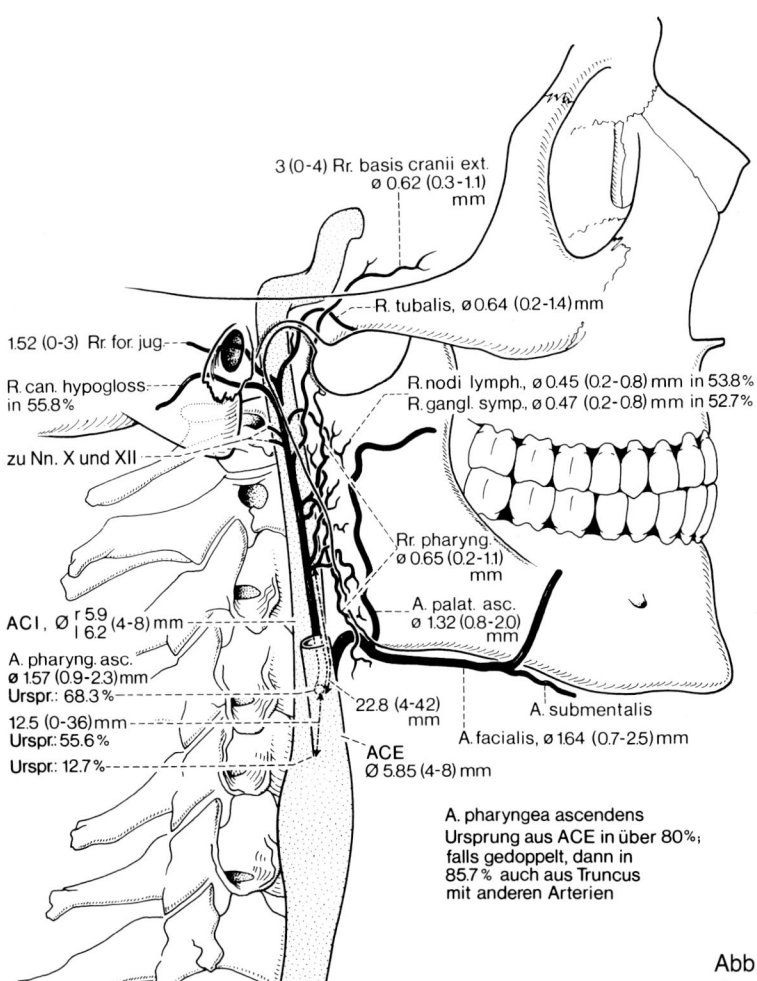

A. thyroidea sup., Ursprung:	Adachi 1928	Schärer 1947	Meuer 1983
A.car.ext.	59%	46%	30%
Teilungs-<	27%	36%	35%
A.car.comm.	13%	18%	35%

Abb. 52 Häufigster Ursprung der A. pharyngea ascendens und deren Zweige, Durchmesser in mm (Extremwerte) und Prozentangaben.

gibt während ihres Verlaufs nach aufwärts Rr. pharyngeales in unterschiedlichen Zonen sowie Zweige zu Lymphknoten, zum Ganglion superius des Truncus sympathicus und zur prävertebralen Muskulatur ab.

In fast allen Fällen konnten wir Zweige zur Schädelbasis und zur Pars nasalis pharyngis sowie zur Tube feststellen. Die Aa. meningeae posteriores durchdringen das Foramen jugulare. Auch einen Zweig in den Canalis caroticus konnten wir fast stets nachweisen (Lang u. Heilek 1984).

Gelegentlich fand sich eine A. pharyngea accessoria, oder die Arterie stammte (z. B. in ca. 8%) aus der A. occipitalis, in ca. 5% aus der A. carotis interna oder dem Verzweigungswinkel der A. carotis communis. Auch gemeinsame Stämme für die A. palatina ascendens und die A. pharyngea ascendens wurden nachgewiesen (Weiteres s. Abb. 52).

A. auricularis posterior

Die A. auricularis posterior ging im Material von Czerwinski (1981) in 85% als einzelner Zweig aus der A. carotis externa ab. Beim Rest bestanden Trunci, aus denen auch andere Carotisäste hervorgingen. Der Durchmesser der A. auricularis posterior beträgt nach Czerwinski 0,8 mm im Mittel.

A. lingualis

Die A. lingualis entspringt in der Regel als 3. Ast aus der A. carotis externa. Poisel u. Golth (1974) betonen, daß das Gefäß als 2. vorderer Ast in ca. 72% aus der A. carotis externa abgeht. Sie stellten in ca. 27% eine Truncusbildung fest, d. h. ein Gefäß, von dem mehrere Arterien abzweigen. Trunci linguofaciales wurden in 23%, Trunci thyrolinguales in 3,2% aufgefunden. Die Arterie verläuft dann in der Regel nach vorn und zwischen M. hyoglossus und M. genioglossus zur Zunge. Zahlreiche ältere Autoren stellten Verlaufsvariationen der A. lingualis fest (Zuckerkandl 1881, Neuberger 1912). Neuberger stellte die seinerzeit bekannten Verlaufsvariationen zusammen, späterhin auch Adachi (1928).

Nach Adachi entspring die A. thyroidea superior in 0,81% aus einem Stamm mit der A. lingualis. Selbständige Ursprünge der A. lingualis beobachtete er in 80%.

In 18,7% ging die A. facialis gemeinsam mit der A. lingualis aus einem Stamm der A. carotis externa hervor.

Im Material von Adachi (1928) verläuft die A. lingualis lateral des M. hyoglossus in 92%, durchsetzt diesen Muskel in 5% und ist am lateralen Rand des M. mylohyoideus in 2,8% zu erkennen. Eine seltenere Variation zeigt Abb. 53. Medial des M. hyoglossus verläuft der N. hypoglossus und mit ihm die V. comitans n. hypoglossi.

Nach Czerwinski (1981) besteht ein Truncus linguofacialis in 17,5%, ein Truncus thyrolingualis in 1,6%. Den Durchmesser der A. lingualis bestimmte er bei Männern im Mittel mit 2,26 mm, bei Frauen mit 1,9 mm.

In 97,2% zog die A. lingualis dann an die mediale Fläche des M. hyoglossus, in 2,5% oberhalb dieses Muskels zur Zunge.

A. occipitalis

Am Material von Czerwinski (1981) ging die A. occipitalis z. B. in ca. 68% als einzelner Stamm aus der A. carotis externa ab. In 11,2% lag ein Stamm vor, von dem auch die A. auricularis posterior abging. Der Durchmesser der A. occipitalis wurde von Czerwinski mit 1,57 mm bestimmt.

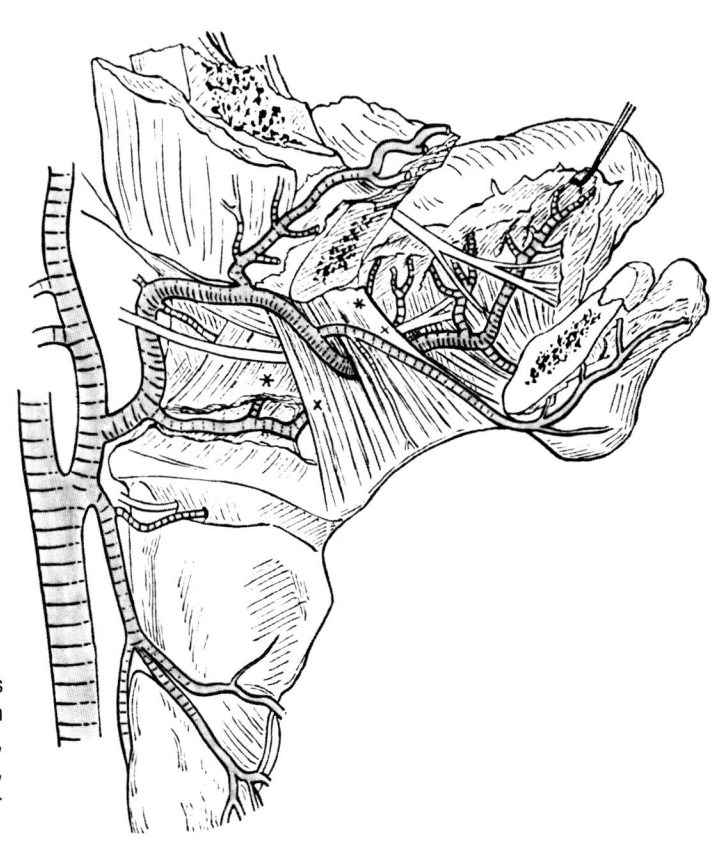

Abb. 53 A. lingualis, Variation. In einem Präparat Adachis (1928) lagen 2 Aa. linguales vor. Sie gingen beide von einem Truncus linguofacialis ab. Die untere der Arterien war schwächer, aber mit regelhaftem Verlauf ausgebildet, die obere, stärkere, entließ die A. submentalis und durchsetzte dann den M. hyoglossus in Richtung Zunge.

A. facialis

(Abb. 54)

Die A. facialis entspringt in der Regel als 3. vorderer Ast der A. carotis externa. Nach Czerwinski (1981) besitzt die A. facialis am Ursprung bei Männern einen mittleren Durchmesser von 2,4 mm, bei Frauen von 1,7 mm. Ein Truncus thyrolinguofacialis konnte an 100 Präparaten nur einmal aufgefunden werden (Faller u. Schärer 1947).

Midy u. Mitarb. (1986) gliederten 3 Verlaufstypen der ersten Fazialisstrecke voneinander ab:

1. Ein superfizieller Typ entspringt in Höhe des Angulus mandibulae und verläuft am lateralen Umfang der Glandula submandibularis zur Basis mandibulae, um dann in die Gesichtsregion überzutreten.
2. Besteht eine sogenannte tiefe A. facialis, dann liegt in der Regel ein distaler Ursprung aus der A. carotis externa vor (3 cm distal der Bifurkation), das Gefäß zieht dann unter dem hinteren Bauch des M. digastricus hindurch, verläuft am inneren Umfang der Mandibula und ist in die Glandula submandibularis eingelagert. Dieser Verlaufstyp kommt ihren Befunden zufolge (40 Präparate) am häufigsten bei Menschen mit langem Hals vor.
3. Am häufigsten liegt ein intermediärer Typ vor. Die A. facialis entspringt in diesen Fällen 2–2,5 cm distal der Carotisbifurkation und verläuft in einer Rinne am lateralen Umfang der Glandula submandibularis und medial der Mandibula. Der Übertritt auf die Gesichtsregion erfolgt regelmäßig am Vorderrand der Insertion des M. masseter.

An unserem Material (Lang u. Schulz 1985) wurden auch Durchtritte durch den M. masseter beobachtet. Der Außendurchmesser der A. facialis macht an unserem Material 1,64 (0,7–2,5) mm aus. Weitere Literatur bei Lang u. Schulz (1985) und Midy u. Mitarb. (1986).

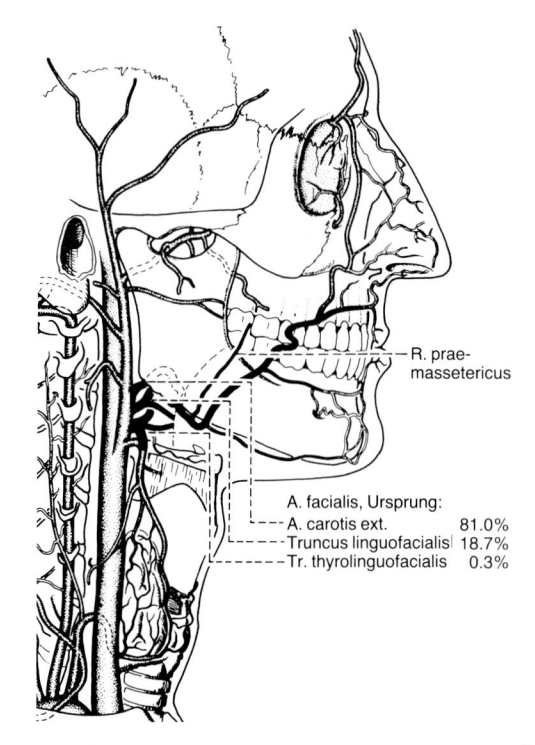

Abb. 54 A. facialis, Ursprung (nach Adachi 1928). Ähnliche Befunde ergaben sich in unserem Material. Nach ihrem Ursprung verläuft die Arterie in der Regel zwischen Mandibula und Glandula submandibularis bogig nach aufwärts, dann wieder nach unten und umfaßt den Vorderrand des M. masseter.

Kopf- und Halslymphe

Im Halsgebiet werden grob Nodi lymphatici superficiales (bedeckt von Haut und Platysma) und Nodi lymphatici profundi voneinander abgegrenzt. Eine Übersicht über die Lage und Terminologie der Nodi lymphatici des Halsgebietes (ohne retro- und parapharyngeale Lymphknoten) gibt Abb. **55**.

Lymphknoten

Entzündlich, tumorös oder durch Metastasen vergrößerte oberflächliche Lymphknoten können ohne Schwierigkeit durch Inspektion oder Palpation diagnostiziert werden. Bei Probeexzisionen im seitlichen Halsdreieck soll die Schnittführung longitudinal zum Verlauf des N. accessorius erfolgen (Gefahr einer Lähmung des M. trapezius).

Snow u. Mitarb. (1982, 1986) betonen, daß submentale und submandibuläre Lymphknoten ab einer Größe von 0,5 cm der Betastung zugänglich sind. Die tiefen Lymphknoten können ab einer Größe von 1 cm getastet werden. Bleier u. Leicher-Düber (1988) konnten Halslymphknotenmetastasen in 86% palpatorisch feststellen, wobei sich eine Sensitivität von 79% und eine Spezifität von 91% ergab. Auch die Sonographie lieferte ähnliche Ergebnisse. Computertomographisch lag eine etwas geringere Sensitivität sowie Spezifität vor.

Die Radical neck-dissection wurde zuerst von Crile 1906 durchgeführt (Peltier u. Mitarb. 1951).

Bocca (1975) sowie Bocca u. Pignataro (1967) bevorzugten in bestimmten Fällen eine konservative Neck-dissection, bei der der N. accessorius, die V. jugularis interna und der M. sternocleidomastoideus erhalten bleiben.

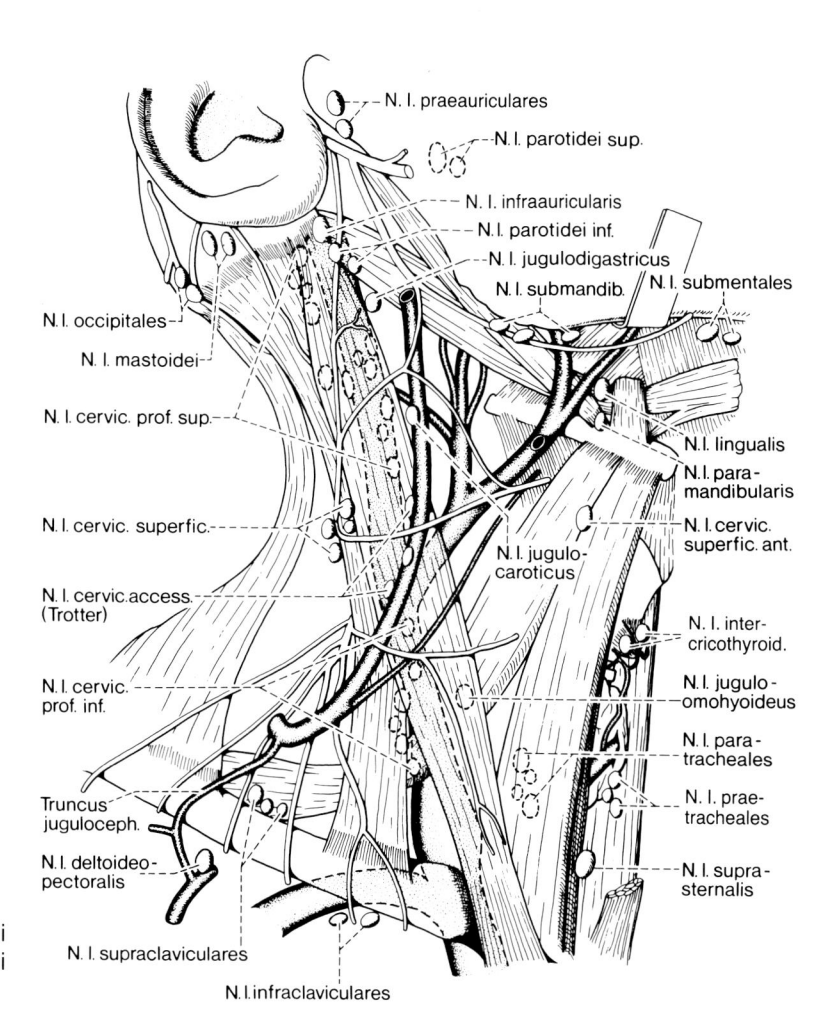

Abb. **55** Anordnung der oberflächlichen und tiefen Nodi lymphatica (N.l.) im Halsbereich, ausgenommen die Nodi lymphatici parapharyngeales und retropharyngeales.

Trunci lymphatici

Insbesondere im unteren Halsgebiet können die Trunci jugulares dexter und sinister, die Trunci subclavii, der Ductus lymphaticus dexter (Ductus thoracicus dexter) und der Ductus thoracicus in seiner Pars cervicalis bei Traumata oder bei operativen Eingriffen verletzt werden.

Der *Truncus subclavius dexter* sowie der *Truncus subclavius sinister* führen die Lymphe der Armregionen und der seitlichen Hals- und Brustgegend zentralwärts. Diese Trunci verlaufen in der Nachbarschaft der größeren Venen zur Regio cervicalis lateralis und dann wie die Vv. subclaviae zwischen M. scalenus anterior und M. sternocleidomastoideus hindurch. Zuflüsse von der Regio cervicalis lateralis und der Nackengegend erreichen in dieser Zone den Lymphgang, der von der Lamina praetrachealis der Fascia cervicalis bedeckt ist. In den Verlauf im lateralen Halsbezirk sind Nodi supraclaviculares ein- und angelagert, unter dem M. sternocleidomastoideus nicht.

Die Trunci jugulares dexter und sinister führen die Lymphe von Hals und Kopf ab. Sie begleiten die Vv. jugulares internae jederseits und meist an deren Seitenflächen nach abwärts. Der Ductus lymphaticus dexter (Ductus thoracicus dexter) entsteht aus 2 größeren Zuströmen. Einer verläuft entlang den Vasa thoracica interna parasternal und führt Lymphe aus den ventralen Bauchmuskeln, der Leber, den Interkostalräumen und den medialen Anteilen der Brustdrüse (bei der Frau) ab. In den Verlauf dieser Lymphbahn sind Nodi lymphatici mediastinales anteriores sowie Nodi lymphatici sternales eingeschaltet. Hinter dem Brustbein bestehen Rechts-links-Verbindungen.

Ein weiterer Zustrom ist der Truncus bronchomediastinalis dexter, der von der Bifurkation der Trachea an zur Regio sternocleidomastoidea führt. In diesen Lymphzug sind Nodi lymphatici tracheobronchales laterales und inferiores sowie paratracheales eingeschaltet. Im Bereich der unteren Thoraxapertur verläuft dieser Lymphgang meist hinter dem Truncus brachiocephalicus und kreuzt von dorsal dessen Teilungswinkel. Seine Mündung erfolgt meist zusammen mit dem Truncus subclavius und dem Truncus jugularis dexter in den Winkel zwischen V. jugularis interna und V. subclavia dextra ein.

An der *linken* Seite sind ähnliche Lymphwege und -knoten wie rechts ausgebildet. In der Regel aber mündet an der linken Seite auch der Ductus thoracicus ein. Das Niveau seines Ursprungs wird außerordentlich unterschiedlich angegeben. Eine Reihe von Autoren ist der Meinung, daß er in Höhe von L2 beginne; andere lokalisieren seinen Ursprung viel höher. In der Regel befindet sich der Anfang des Ductus rechts der Wirbelsäule. Verdoppelungen des Ductus (insbesondere in unteren Abschnitten) wurden von zahlreichen Forschern nachgewiesen. Für den Hals ist insbesondere der Einmündungsbogen zum Venenwinkel von ärztlicher Bedeutung: Arcus ductus thoracici – Pars cervicalis des Ductus thoracicus. Der Ductus zieht im allgemeinen zwischen Oesophagus und aszendierendem Abschnitt der A. subclavia sinistra, manchmal hinter dieser Arterie und der A. carotis communis bis zum 7. Halswirbel nach kranial und mündet dann am häufigsten, einen Bogen nach vorn und unten bildend, in die Region des Zusammenflusses der V. jugularis interna und der V. subclavia ein.

Höhenlage des Arcus ductus thoracici
(Abb. 56)

Nach Michailow reicht (1897) der Bogen im Mittel 2,7 cm über das Niveau der Clavicula. Lissitzyn (1924) untergliederte in flach und in steil gekrümmte Bögen. Steil gekrümmte verlaufen dann bis zum 6. Halswirbel nach aufwärts. Dieses Verhalten fand er in ca. 40%. Insbesondere bei Männern wurde der Bogen auch am oberen Rand oder in der Mitte des 1. Brustwirbels aufgefunden. Nach Simpson u. Graham (1943) kann der Arcus ductus thoracici selten auch (nach Stuart 1907) in Höhe des 5. Halswirbels liegen. Dietrich fand je einen derartigen Bogen 5,5 cm

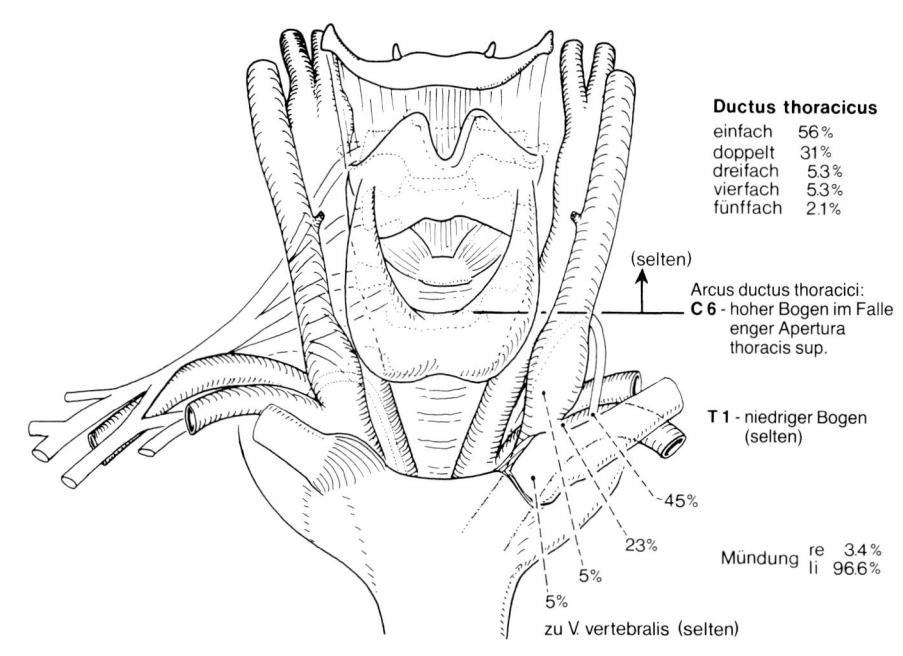

Ductus thoracicus
einfach 56%
doppelt 31%
dreifach 5.3%
vierfach 5.3%
fünffach 2.1%

(selten)

Arcus ductus thoracici:
C 6 - hoher Bogen im Falle enger Apertura thoracis sup.

T 1 - niedriger Bogen (selten)

45%
23%
Mündung re 3.4%
li 96.6%
5%
zu V. vertebralis (selten)

Abb. **56** Einmündung des Ductus thoracicus (in 96,6% links, beim Rest in den rechten Venenwinkel) sowie Höhe des Arcus ductus thoracici (nach Stuart 1907, Lissitzyn 1924, Davis 1914/1915, Minkin 1925 und Adachi 1953).

oberhalb des Sternums. Dieser Bogen kam in Kontakt mit der Glandula thyroidea.

Anastomosen mit dem Ductus lymphaticus dexter kommen im Brustbereich relativ zahlreich vor. Weit nach aufwärts reichende Arcus ductus thoracici sollen insbesondere bei enger oberer Thoraxapertur vorkommen.

An der rechten Seite einmündende Ductus thoracici wurden insbesondere bei Ursprung der A. subclavia als letztem Ast des Arcus aortae beobachtet. Gelegentlich kommt dieses Verhalten jedoch auch ohne diese Variation der Abgänge aus dem Aortenbogen vor.

Einmündungszone des Ductus thoracicus

Am häufigsten mündet der Ductus thoracicus nach Minkin (1925) in die V. subclavia sinistra, nahe dem Venenwinkel, ein (= 45%). In 23% fand dieser Forscher die Einmündung in den Venenwinkel und in je 5% in die V. jugularis interna sowie in den Truncus brachiocephalicus sinister. Nach Minkin mündet der Ductus in 56% in Form eines Stammes, in 31% in Form zweier Stämme, in je 3% in Form von 3 bzw. 4 Stämmen und in 2,1% in Form von 5 Venengängen ein. Nach Adachi (1928) verläuft der Ductus bei regelhaftem Ursprung der A. vertebralis vor dieser und bei Abgang der Arterie aus dem Arcus aortae links von der Arterie.

Skelett der Halswirbelsäule

Maße

(Abb. **57–60**)

Bei jugendlichen Erwachsenen ist die Halswirbelsäule vom Unterrand von C7 bis zur Spitze des Dens axis im Mittel 12,5 cm lang. Koschorek u. Mitarb. (1987) führten NMR-Studien der Länge des Canalis vertebralis zwischen dem Foramen magnum und der Grundplatte von C7 durch. Sie stellten fest, daß bei Anteflexion die Halswirbelsäule 12,69 (10,3–14,6) cm lang ist und bei Retroflexion eine Länge von 11,5 (9,4–13,4) cm besteht. Diese Maße stimmen gut mit unseren Ergebnissen überein. An der Rückseite der Halswirbelsäule vermaß Baldwin (1908) den Abstand zwischen Processus spinosus axis und Processus spinosus C7 mit 6,5, (6,0–7,1) cm. Dieser Abstand macht an unserem Material bei gestreckter Halswirbelsäule 11,5 (10,5–12,5) cm aus. Die *Wirbelkörperhöhe*, vorn und in der Mitte gemessen, macht an unserem Material Erwachsener bei C3 im Mittel 12,5 mm, bei C4 12 mm, bei C5 13,5 mm, bei C6 13 mm und bei C7 fast 15 mm aus. Am Seitenumfang der Halswirbel C3–C7 ist der Uncus corporis vertebrae bei Erwachsenen in den Wirbel einbezogen. Deshalb läßt sich von C3–C6 eine mittlere Höhe der Wirbel am seitlichen Umfang von 16–18 mm und bei C7 eine von 21 mm erkennen. Die hintere Wirbelkörperhöhe beträgt nach Putz (1981) bei C3 z. B. 14 mm, bei C6 13 mm. Weber u. Weber (1894) bestimmten z. B. die mittlere Höhe als Summe der vorderen, mittleren und hinteren Höhen der Wirbelkörper, dividiert durch 3, beim Axis mit 31,5, bei C3 mit 13,2, bei C4 mit 13,05, bei C5 mit 13,1 mm, bei C6 mit 12,0 und bei C7 mit 13,0 mm. Diese Maße sind geringer als in unserem Untersuchungsgut, weil die Unterflächen der Halswirbelkörper im Mittelbezirk in der Transversalen nach oben durchgebogen sind. Francis (1956) untersuchte 117 Skelette (74–96 Jahre) auf die Höhe der Halswirbelkörper. Er stellte fest, daß bei alten Menschen die Wirbelhöhe im Mittel abnimmt. An der Vorderseite und in der Mitte vermessen, macht z. B. die Höhe von C3 bei jungen Menschen 14,3, bei alten 14,0 mm aus. Bei C4 ergaben sich Werte von 13,8 für junge und 13,4 für alte Menschen, bei C5 solche für 13,3 für junge und 12,8 für alte Menschen, bei C6 13,0 für junge und 12,8 für alte und bei C7 14,6 für junge und 14,5 mm für alte Menschen. Dies kann auch auf der Akzeleration in diesem Zeitraum beruhen. Die *Breite* von C7 beträgt in unserem Untersuchungsgut Erwachsener einschließlich des Querfortsatzes etwa 72 mm, die des Atlas 78,2 (70–86) mm (S. **55**).

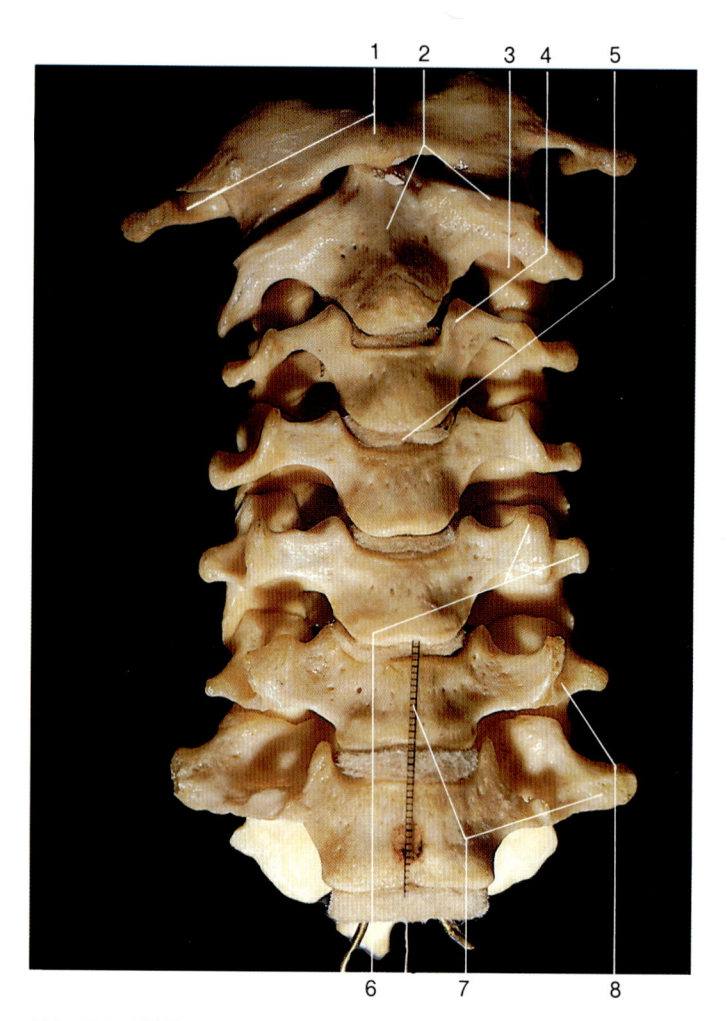

Abb. **57** HWS eines 23jährigen, von vorn.
1 Tuberculum anterius atlantis und Processus transversus atlantis
2 mediane Firste an Corpus und Facies articularis superior axis
3 untere Öffnung des Foramen transversarium axis
4 Uncus corporis C3
5 Discus intervertebralis C3/C4, modifiziert
6 Tubercula anterius und posterius C5
7 Processus transversus C7 und Millimeterpapier
8 intertuberkuläre Lamelle C6

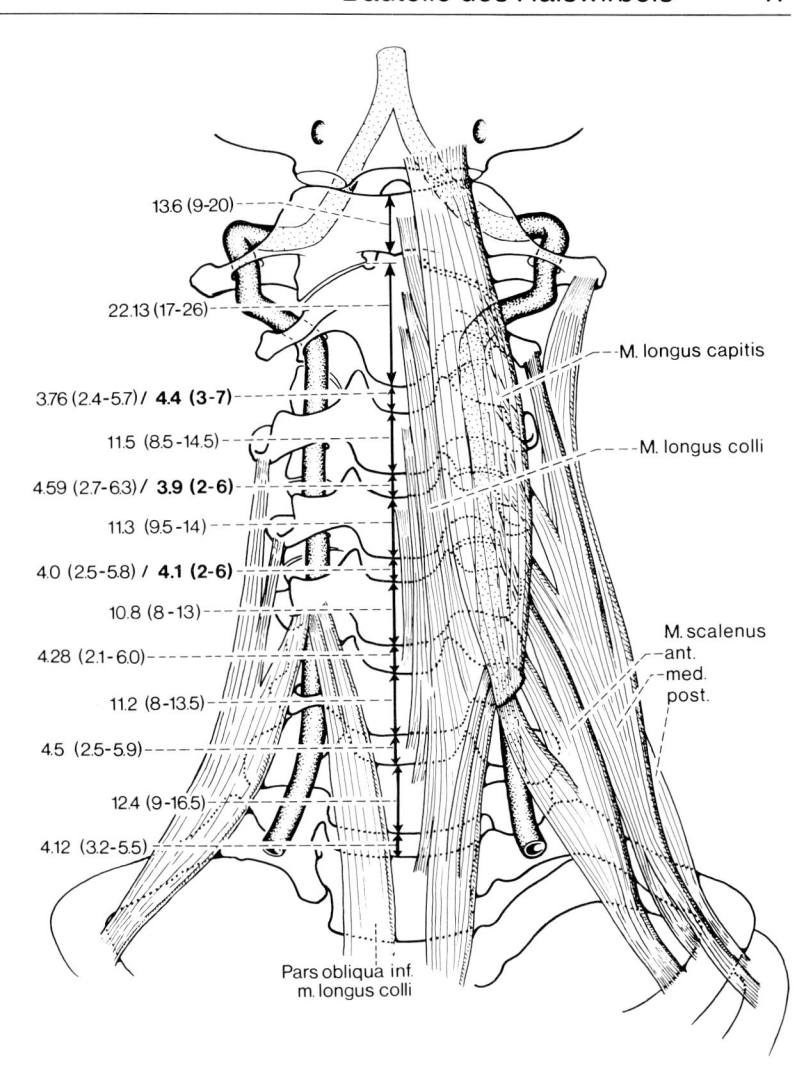

Abb. 58 Halswirbelsäule von vorne mit Maßen der Wirbelhöhen und Discushöhen (nach Partenheimer 1983, Barth u. Mitarb. 1986, Issing 1988 und Lang 1986b, 1987).

Bauteile des Halswirbels

(Abb. **61** und **62**)

Mit Ausnahme des Atlas besitzt jeder Halswirbel einen Körperteil, eine obere und untere Gelenkfläche, einen Canalis vertebrae, einen Arcus vertebrae und von C3 an abwärts einen Pediculus arcus vertebrae sowie eine Lamina arcus vertebrae. Seitlich sind als Ein- und Austrittspforten für Gefäße und Nerven die Foramina intervertebralia entwickelt; deren knöcherne Begrenzungen sind die Incisura vertebralis superior des nächstunteren und die Incisura vertebralis inferior des nächstoberen Wirbels. Am einzelnen Wirbel werden ein Foramen vertebrale, ein Processus spinosus, ein Processus transversus sowie die Processus articulares superior und inferior (Zygapophyses) voneinander abgegrenzt.

Das Foramen transversarium wurde auch als Foramen vertebrarteriale bezeichnet. Der Processus transversus läuft an den meisten Halswirbeln seitlich in ein Tuberculum anterius (an C6 in ein Tuberculum caroticum) und in ein Tuberculum posterius aus. Zwischen den beiden Tubercula befindet sich der Sulcus n. spinalis.

Am Atlas wird der Seitenteil als Massa lateralis bezeichnet. Er trägt eine Facies (Fovea) articularis superior sowie eine Facies articularis inferior. An seinem Arcus anterior findet sich vorn das Tuberculum anterius atlantis, hinten die Fovea dentis. Am Arcus posterior sind der Sulcus a. vertebralis sowie das Tuberculum posterius in der Nomenklatur angeführt.

Am Axis werden außer dem Corpus ein Dens axis mit dem Apex dentis, einer Facies articularis anterior und einer Facies articularis posterior voneinander abgegrenzt.

C7 wurde wegen der Länge seines Processus spinosus auch als Vertebra prominens bezeichnet.

Stonelake u. Mitarb. (1988) untersuchten am Lebenden die Vertebra prominens. Es stellte sich heraus, daß der am meisten vorragende Dornfortsatz im zervikothorakalen Übergangsbereich bei Frauen in 78,7% und bei Männern in 58,8% der von C7 ist. Der Dornfortsatz von C6 wurde bei Frauen in 12,8%, bei Männern in 5,9%, der von T1 bei Frauen in 6,4%, bei Männern in 35,3% als Vertebra prominens festgestellt.

Vergleichend-anatomisch wird die Herkunft des Processus transversus der Halswirbelsäule unterschiedlich gedeutet. Im deutschen Schrifttum gilt das Tuberculum anterius der Halswirbel als Rippenabkömmling, das Tuberculum posterius als Abkömmling des Processus transversus (der Brustwirbelsäule) (Abb. **62** und **82**). Zwischen beiden

Skelett der Halswirbelsäule

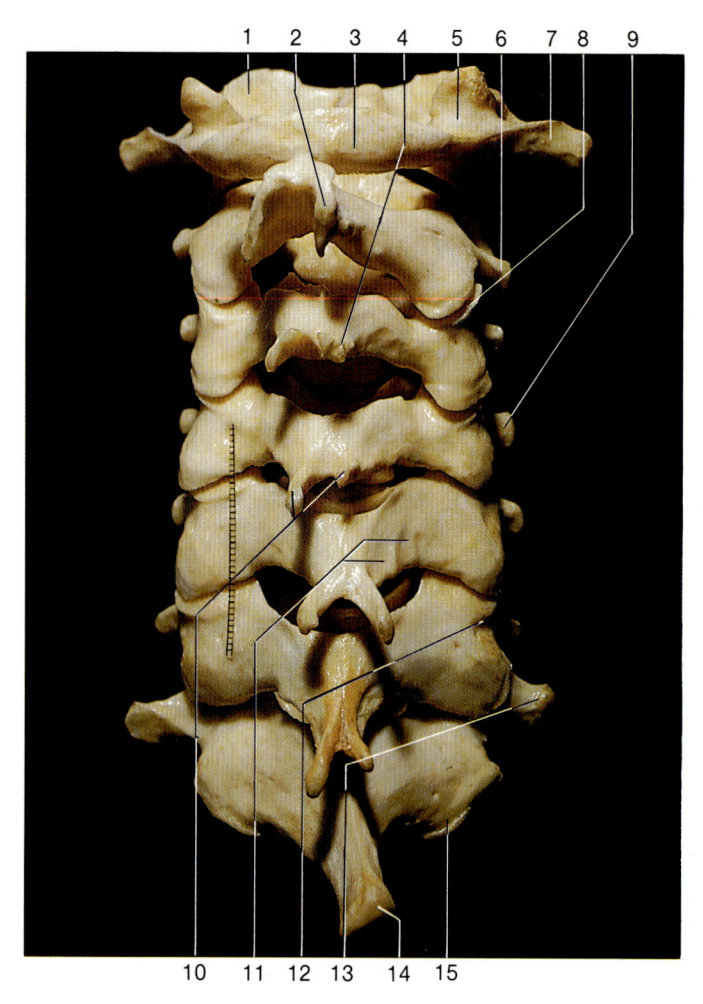

Abb. 59 HWS eines 23jährigen, von dorsal.
1 Facies articularis superior atlantis
2 Processus spinosus axis
3 Tuberculum posterius atlantis
4 Processus spinosus C3
5 Sulcus a. vertebralis
6 Processus transversus axis
7 Processus transversus, Ansatzzone des M. obliquus capitis inferior
8 Articulatio zygapophysialis C2/C3
9 Processus transversus C4
10 unterschiedlich gegabelter Dornfortsatz C4
11 Ansatzzone der Mm. rotatores longi an C5
12 Ursprungszone des M. multifidus
13 Processus transversus C7
14 Processus spinosus C7
15 Facies articularis inferior C7

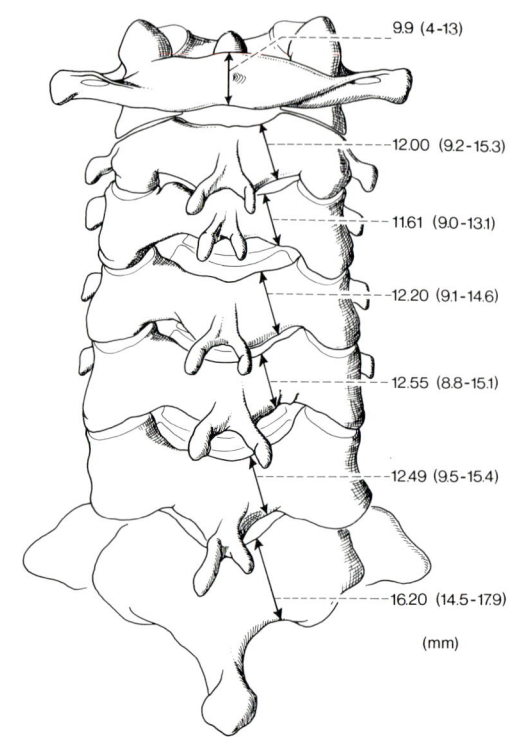

Abb. 60 Messungen der Höhe des Arcus posterior atlantis und der Laminae C2 bis C7 nach Hasebe (1913) und Partenheimer (1983).

liegt die intertuberkuläre Lamelle mit dem Sulcus n. spinalis. Cave (1975) ordnet dem Processus transversus nur einen kleinen medialen Teil des hinteren Lamellenstückes zu und dem Kopfteil der Rippe einen kleinen medialen vorderen Abschnitt.

Durch den Mittelbezirk des Foramen transversarium läuft seine Grenze zum Rippenelement des Querfortsatzes, dessen Tubercula anterius und posterius demnach samt der intertuberkulären Lamelle Rippenabkömmlinge sind.

Die Rr. dorsales der Nn. spinales von C3 an abwärts erzeugen nicht selten Rinnen in den jeweils oberen Abschnitten der zugehörigen Gelenkfortsätze.

Die Tubercula anteriora der Querfortsätze von C3–C6 springen in der Regel stärker hervor und dienen als Ursprungsorte der Mm. scalenus anterior, longus capitis, longus colli sowie intertransversarii anteriores.

Das Tuberculum anterius von C6 wird seit langer Zeit als Tuberculum caroticum bezeichnet, da dort die A. carotis communis zwischen diesem Tuberculum und dem M. longus colli an der Wirbelkörpervorderseite abgedrückt werden kann.

Die Tubercula posteriora sind rundlich gestaltet und springen von C3–C7 vermehrt nach seitlich vor. Sie dienen als Ursprünge der Mm. splenius, longissimus, levator scapulae, saleni medius und posterior und iliocostalis cervicis.

Nach Cave (1932/33) haben Juvara u. Dide (1894) das Tuberculum m. scaleni anterioris an den Halswirbeln erstmalig beschrieben. Die französischen Autoren glauben, daß dieses Tuberculum durch den M. scalenus anterior hervorgerufen sei. Cave ist der Meinung, daß von diesem der M. scalenus medius entspringt, da es bei europäischen und anderen Rassen vom C3–C6 gelegentlich nachweisbar ist.

Kraniozervikaler Übergang

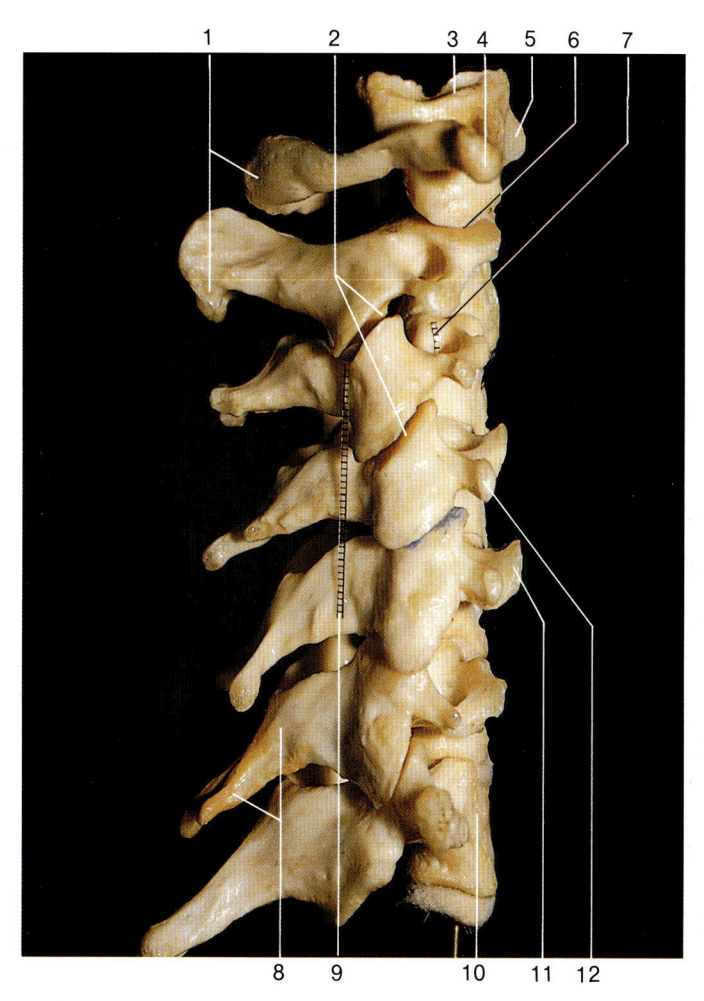

Abb. **61** HWS eines 23jährigen, von der Seite.
1 Tuberculum posterius atlantis und Processus spinosus axis
2 Articulationes zygapophysiales C2/C3 und C3/C4
3 Facies articularis superior atlantis
4 Processus transversus atlantis
5 Tuberculum anterius atlantis
6 Articulatio atlantoaxialis lateralis
7 Millimeterpapier im Verlauf der A. vertebralis
8 Processus spinosus C6
9 Millimeterpapier
10 Corpus vertebrae C7
11 Tuberculum anterius C5
12 Tuberculum posterius C4

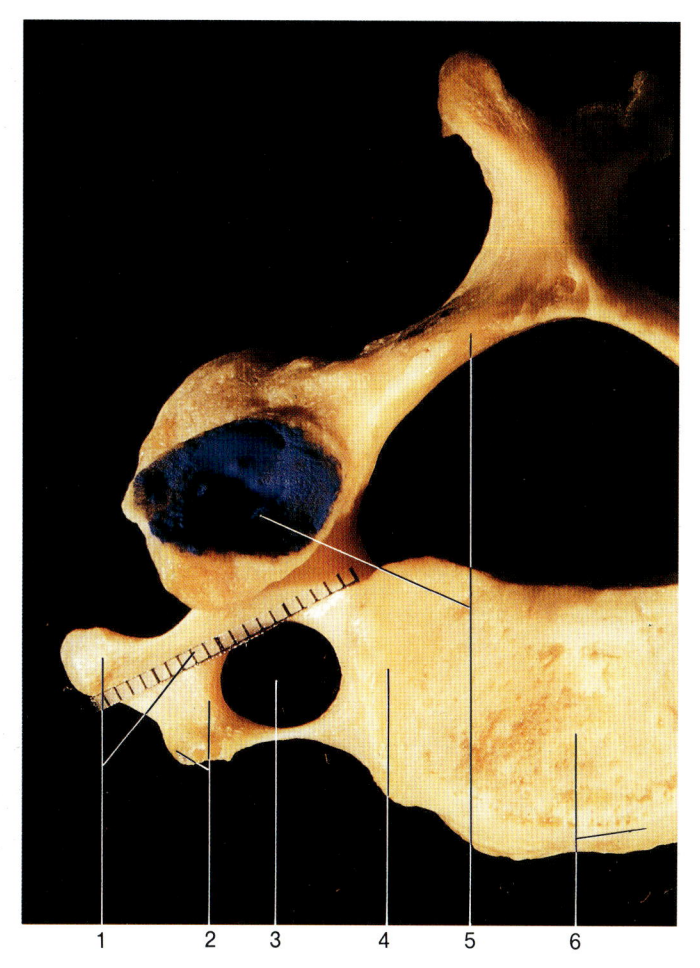

Abb. **62** C3 von oben.
1 Tuberculum posterius und Millimeterpapier am Boden des Sulcus intervertebralis
2 intertuberkuläre Lamelle und Tuberculum anterius
3 Foramen transversarium
4 Uncus corporis
5 Processus articularis superior und Lamina
6 Corpus vertebrae und Randleiste

Kraniozervikaler Übergang
(Abb. 64–66)

Normalbefund

Der kraniale Teil des kraniozervikalen Übergangs ist die Basis cranii externa. Dort bilden die Condyli occipitales die Gelenkfläche zum Atlas. Über die Position der Condyli occipitales, ihre Länge, die Winkel zueinander sowie die paramedianen Abstände der vorderen und hinteren Umfänge der Condyli gibt Abb. **65** Auskunft. Betont sei, daß an unserem Material Erwachsener die vorderen Umfänge der Condyli nur 16 mm voneinander entfernt sein können. Der Winkel, den beide Condyli occipitales miteinander bilden, wird als sagittaler Kondylenwinkel bezeichnet. Die Gelenkflächen der Condyli stehen seitlich höher als medial. Führt man durch die Mitte der Condyli Frontalschnitte durch und verlängert die Tangenten an der

An den Halswirbeln C3–C7 (oft auch T1) sind die seitlichen oberen Flächen der Körperanteile mit *Unci* ausgestattet (Abb. **57** und **63**). Zwischen den sich entwickelnden Körper- und Uncusanteilen liegt zunächst eine Knorpelfuge vor. Die Unci fassen seitliche Flächen des nächstoberen Wirbels zwischen sich und sind für die Statik und Dynamik der Halswirbelsäule bedeutsam. Sie können (bei Erwachsenen) etwa ein Drittel des nächsthöheren Wirbelkörpers umfassen. Offensichtlich richten sich die Unci erst während der Jugendzeit vermehrt auf. Die unteren Unci sind mehr dorsal, die oberen rein seitlich plaziert.

Bei vorderen Zugängen zum Foramen intervertebrale (Discusoperationen und andere Entlastungen) soll zumindest der vordere Teil des Uncus corporis erhalten bleiben, um die Stabilität der Halswirbelsäule zu erhalten.

Skelett der Halswirbelsäule

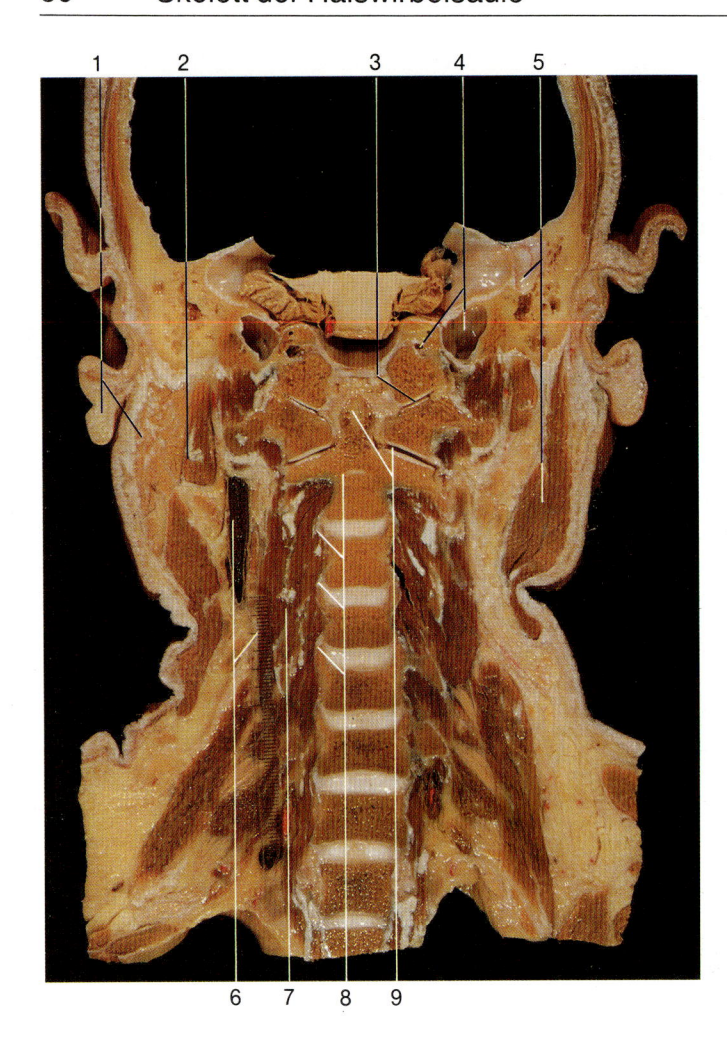

Abb. 63 Frontalschnitt durch den kraniozervikalen Übergang und die Halswirbelsäule, Ansicht von hinten.
1 Lobulus auricularis und Glandula parotidea
2 M. digastricus
3 Articulatio atlanto-occipitalis
4 Bulbus v. jugularis internae (lat.) und Canalis hypoglossi (med.)
5 Sinus sigmoideus, angeschnitten, und M. sternocleidomastoideus
6 V. jugularis interna und Millimeterpapier
7 prävertebrale Muskeln
8 subdentale Synchondrosen und Unci corporum vertebrarum
9 Dens axis und Articulatio atlantoaxialis lateralis

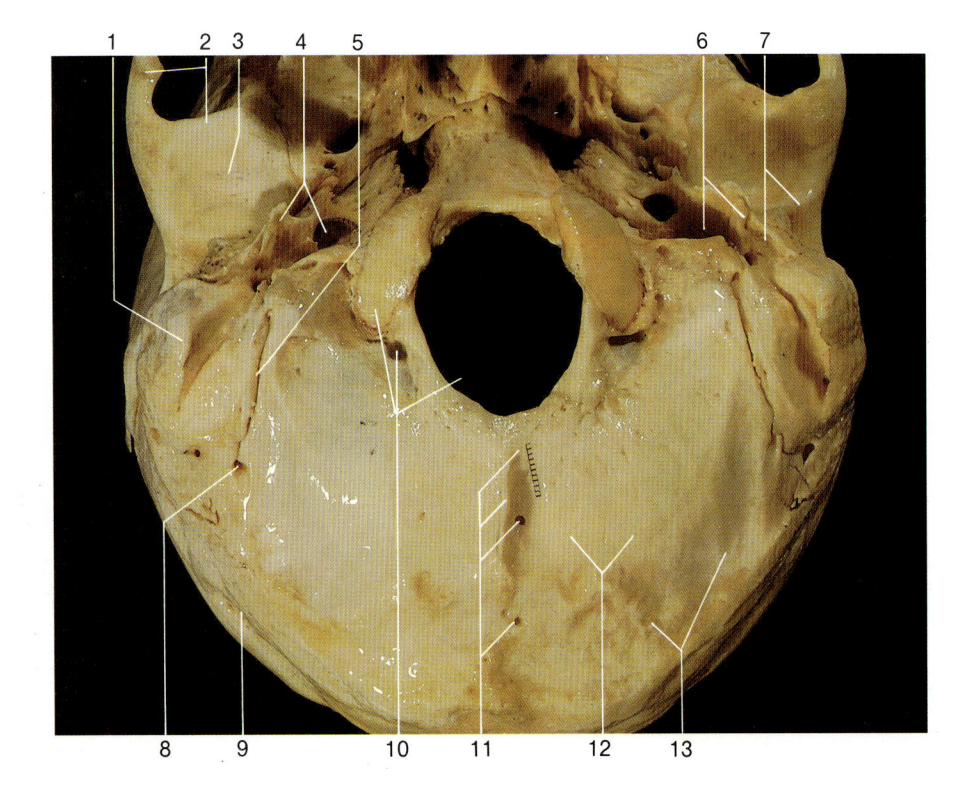

Abb. 64 Hinterer Teil der Schädelbasis und Os occipitale, von unten.
1 Spitze des Processus mastoideus
2 Sutura temporozygomatica und Eminentia mandibularis
3 Fossa mandibularis
4 Canalis caroticus und Vagina processus styloidei
5 Sutura occipitomastoidea
6 Processus styloideus und Foramen jugulare
7 Processus retroarticularis und Pars tympanica
8 Foramen mastoideum
9 Linea nuchae suprema
10 Condylus occipitalis, Emissarium condylare und Foramen magnum
11 Crista occipitalis externa (Var.), Millimeterpapier und multiple okzipitale Emissarien (Var.)
12 Ursprungsgebiete der Mm. recti capitis posteriores minor und major
13 Linea nuchae superior und Ursprungsgebiet des M. obliquus capitis superior

Kraniozervikaler Übergang 51

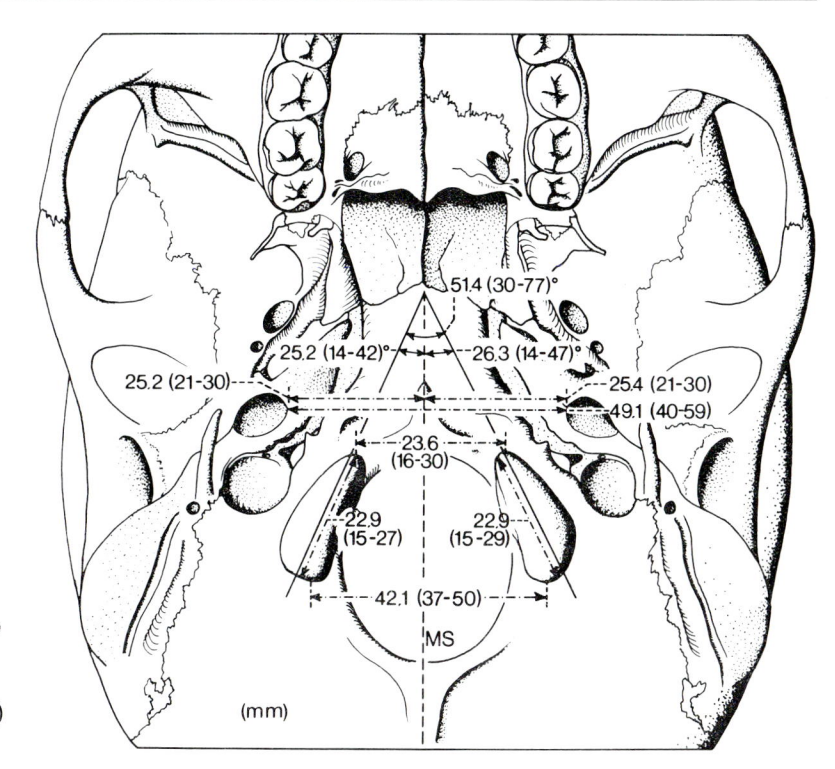

Abb. 65 Condyli occipitales, Länge und Winkel mit der Mediansagittalen (MS) und dem gegenseitigen Condylus. Außerdem sind die paramedianen Abstände der medialen Umfänge der Aperturae externae canalis carotici sowie deren gegenseitiger Abstand angegeben. Sämtliche Messungen in Millimetern (Grenzwerte) nach Lang u. Issing (1989).

Abb. 66 Koronarschnitt durch die kraniozervikale Verbindung von hinten (35jähriger Mann).
1 M. rectus capitis lateralis
2 Bulbus superior v. jugularis
3 Canalis hypoglossi und N. hypoglossus, Nervenfaserbündel in die Dura und die Verlängerung der Arachnoidea eingescheidet.
4 Medulla oblongata und A. vertebralis sinistra
5 Articulatio atlantoaxialis lateralis
6 Dens axis und Synchondrosis subdentalis
7 Articulatio atlantooccipitalis und Übergreifen der Knorpelsubstanz auf die mediale Fläche des Atlas (Variation)
8 Millimeterpapier und Plica synovialis

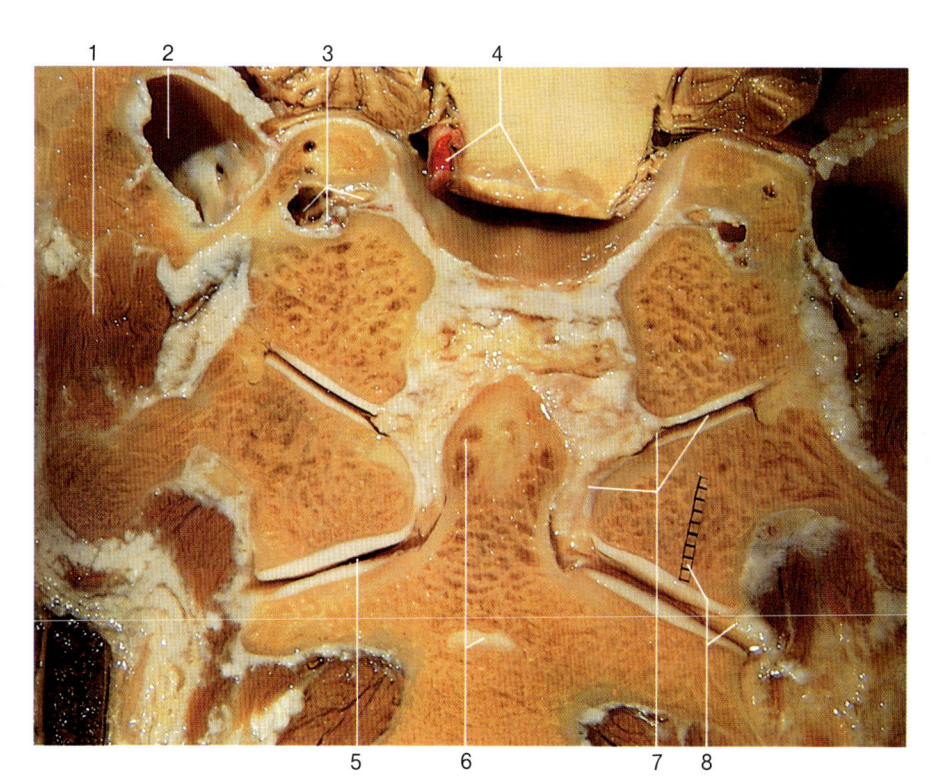

Gelenkoberfläche, dann entsteht der sogenannte frontale Kondylenwinkel. Dieser macht nach Knese (1949/50) bei Männern im Mittel 124°, bei Frauen 127° aus. An unserem Material wurde anhand von Optosilabdrücken von Fuchs (1980) der Krümmungsradius der Condyli occipitales und das Bewegungszentrum für das obere Kopfgelenk bestimmt. Es stellte sich mit Hilfe eines computerisierten T50-Rechners des Computerzentrums Würzburg heraus, daß etwa vier Fünftel der Fläche der Condyli einem Rotationsellipsoid entsprechen, wenn beide Kondylenflächen zusammengefaßt werden. Das Zentrum der Rotation um eine transversale Achse dieses Ellipsoids liegt demnach im Mittel 20,5 mm hinter dem Basion und 9,6 mm unterhalb der Deutschen Horizontalebene. Um diesen Rotationspunkt werden Biege- und Streckbewegungen in der Articulatio atlantooccipitalis durchgeführt.

Die wichtigste basale Schädelpforte am kraniozervikalen Übergang ist das Foramen magnum. Dessen unterschiedliche Formtypen und deren häufigstes Vorkommen bei Erwachsenen und Kindern zeigt Abb. **67**. Die Breite basaler Schädelpforten und des Foramen magnum während der postnatalen Zeit und bei Erwachsenen ist an Abb. **68** abzulesen.

An die Gelenkfläche der Condyli occipitales grenzt der Atlas.

Variationen
Condylus tertius

Nach verschiedenen Autoren ist der Condylus tertius in 0,1–1% (Hori 1925) entwickelt. Er befindet sich am Vorderrand des Foramen magnum als unterschiedlich geformter überknorpelter Knochenfortsatz des Hinterhauptbeins an verschiedenen Positionen. Seine Knorpelfläche kann mit der Spitze des Dens axis, mit dem vorderen Atlasbogen oder einem Os odontoideum artikulieren.

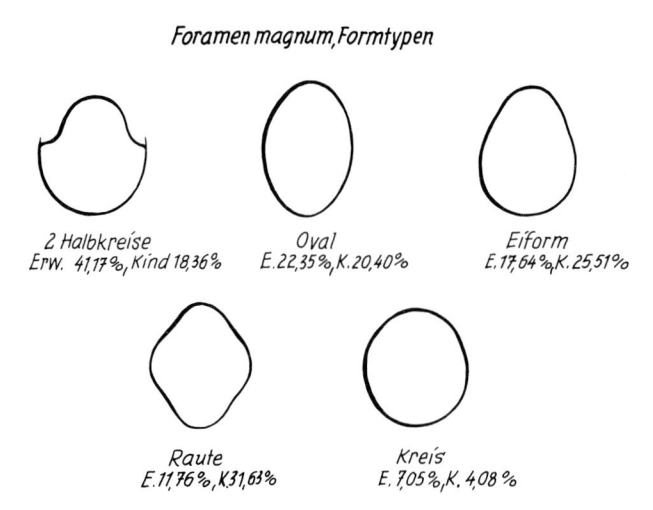

Abb. **67** Foramen magnum, Formtypen (nach Lang u. Mitarb. 1983).

Ossa odontoidea

Freie Knochenstücke zwischen der Gegend des Basion und dem Dens axis werden als Ossicula Bergmann oder Ossa odontoidea (Abb. **69** und **70**) bezeichnet (Weiteres bei Lang 1983a, 1986b – dort auch weitere Literatur).

Atlasassimilation
(Abb. **71**)

Eine Atlasassimilation kommt nach verschiedenen Autoren in 0,1–0,8% vor. Bei vollständiger Assimilation fehlt die Articulatio atlantooccipitalis. An unserem Material wurden einseitige und unvollständige, sowie vordere und hintere Assimilationen festgestellt.

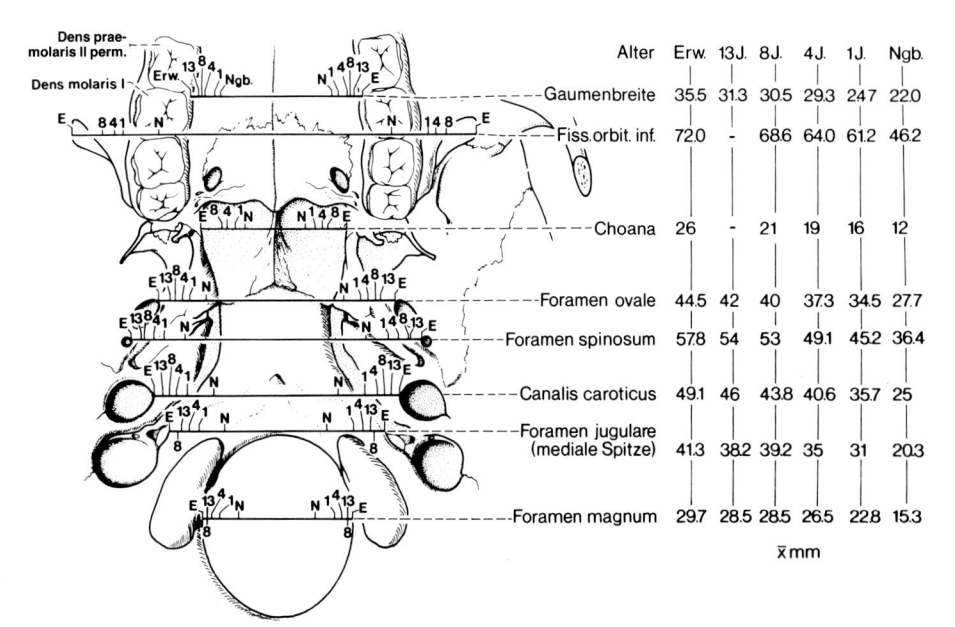

Abb. **68** Paramediane Abstände bzw. Weite der basalen Schädelpforten während der postnatalen Zeit nach verschiedenen Untersuchungen am Würzburger Anatomischen Institut (nach Lang u. Schlehahn 1981, Lang u. Mitarb. 1983, Lang u. Mitarb. 1984, Lang u. Baumeister 1984).

Alter	Erw.	13 J.	8 J.	4 J.	1 J.	Ngb.
Gaumenbreite	35,5	31,3	30,5	29,3	24,7	22,0
Fiss. orbit. inf.	72,0	–	68,6	64,0	61,2	46,2
Choana	26	–	21	19	16	12
Foramen ovale	44,5	42	40	37,3	34,5	27,7
Foramen spinosum	57,8	54	53	49,1	45,2	36,4
Canalis caroticus	49,1	46	43,8	40,6	35,7	25
Foramen jugulare (mediale Spitze)	41,3	38,2	39,2	35	31	20,3
Foramen magnum	29,7	28,5	28,5	26,5	22,8	15,3

$\bar{x}$ mm

Kraniozervikaler Übergang 53

Abb. 69 Os odontoideum (seltene Variation), Sagittalschnitt von medial.
1 Torus tubarius
2 Tonsilla pharyngealis
3 Clivusunterseite und Millimeterpapier
4 Basion und Os odontoideum, das mit Basion, Arcus anterior und Densspitze artikuliert
5 Dorsum linguae
6 Palatum molle
7 Arcus anterior atlantis und Dens axis
8 Lig. transversum atlantis mit Degenerationen
9 Medulla spinalis

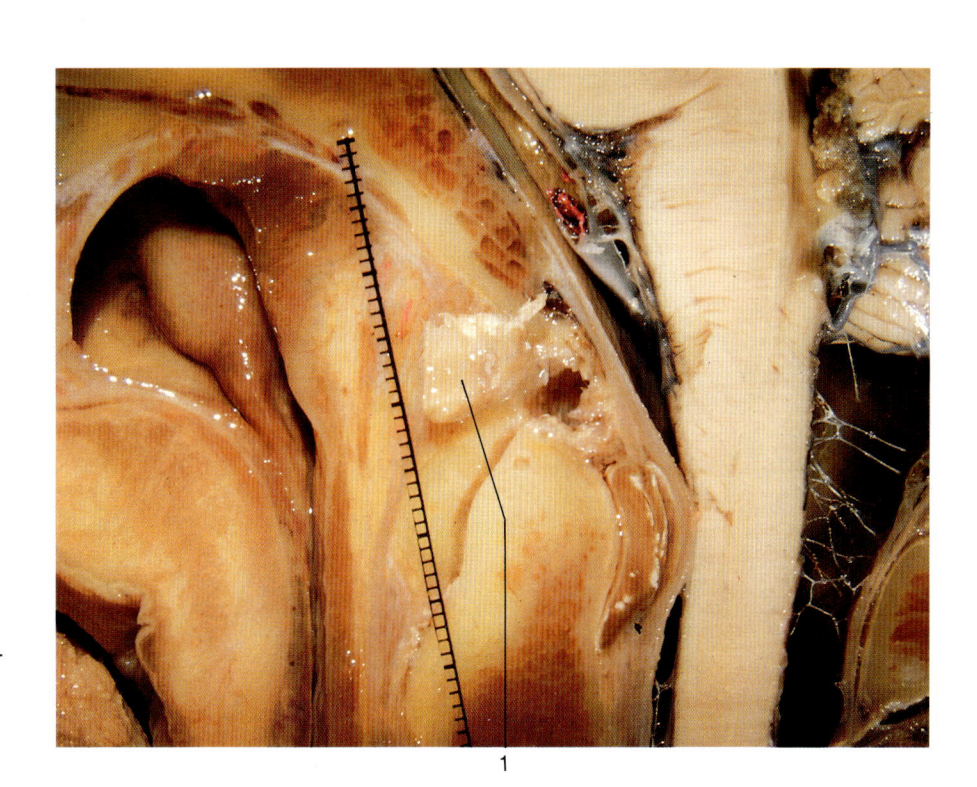

Abb. 70 Präparat wie Abb. 69. Os odontoideum herausgelöst und nach vorne verlagert.
1 Verlagertes Os odontoideum

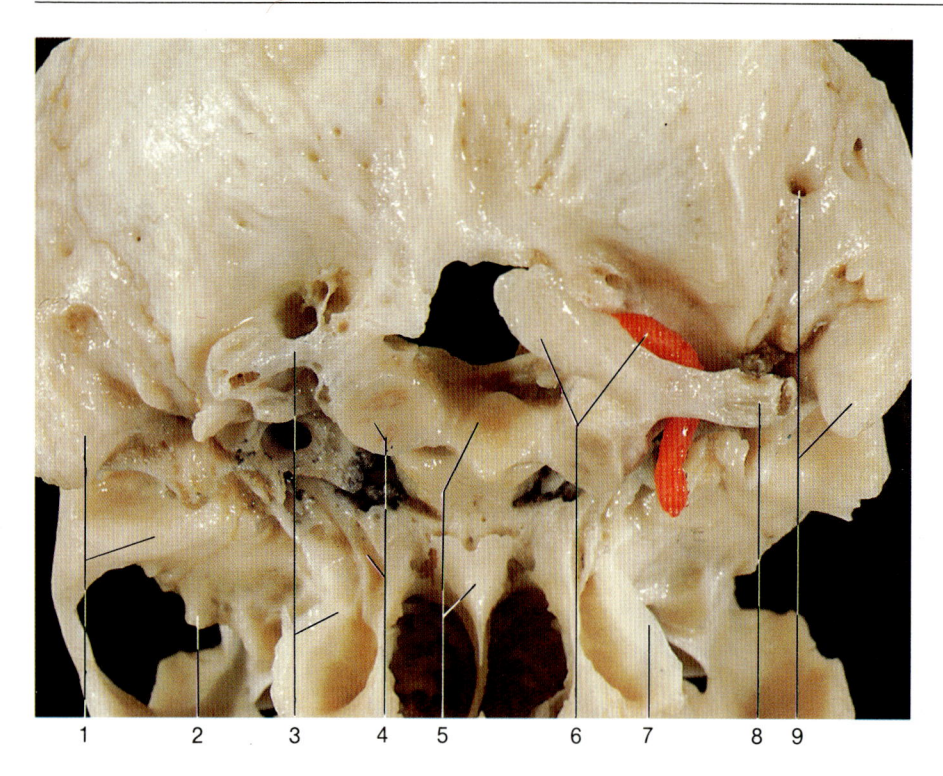

Abb. **71** Atlasassimilation.
1 Processus mastoideus und Tuberculum articulare des Kiefergelenkes
2 Spina infratemporalis
3 Massa lateralis atlantis mit Hinterhaupt vereinigt und Fossa pterygoidea
4 Facies articularis inferior atlantis und Fossa scaphoidea
5 Facies articularis dentis und Vomer
6 Arcus posterior atlantis und Verlauf der A. vertebralis
7 Lamina lateralis processus pterygoidei
8 Massa lateralis atlantis dextra
9 Foramen mastoideum und Processus mastoideus

Condyli occipitales

Nicht selten sind die Condyli occipitales unterschiedlich hoch und unterschiedlich orientiert.

Processus paracondylaris – Processus pneumaticus – Processus paramastoideus

Seitlich des Condylus occipitalis kann ein Processus paracondylaris entwickelt sein, und zwar medial und hinter dem Foramen stylomastoideum. Diese Fortätze der Schädelbasis können mit der Massa lateralis artikulieren. Nach Misch (1905) werden derartige Fortsätze in 2%, nach Hori (1925) in 4,1% beobachtet. Kleinere Prominenzen in dieser Zone, die auch pneumatisiert sein können (Processus pneumaticus), befinden sich in der Gegend des Ursprungs des M. rectus lateralis und können so groß wie eine Haselnuß werden.

Transversale Querspalte

Sauser (1935) betonte, daß transversale Querspalten der Schädelbasis meist einseitig vorkommen. Diese Querspalten sollen die Grenze zwischen den in die Schädelbasis einbezogenen Abkömmlingen der 5 kranialen Somiten sein. In unserem Material liegt ein Schädel mit einer beiderseits ausgebildeten basilären Querspalte vor. Die beiden Spalten greifen am Rand des Clivus von der Schädelinnen- nach der Schädelaußenseite durch; ihre seitliche Öffnung liegt in Höhe der Apertura externa canalis carotici. Der Schädel ist mißgebildet (Weiteres s. Abb. **72**).

Basiläre Impression
(Abb. **73**)

Im Anschluß an Ackermann (1790) und Virchow (1857) befaßte sich insbesondere McGregor (1948) mit Diagnosemöglichkeiten der basilären Impression bzw. Invagination.

Bekanntlich ist die Schädelbasis zwischen dem Planum sphenoidale und einer Tangente am Clivus beim Menschen abgeknickt. An unserem Material beträgt dieser Sphenoidal-Clivus-Winkel (nach Landzert 1866) bei Neugeborenen etwa 133°, bei 3jährigen etwa 125°, bei 5jährigen 115° und bei Erwachsenen im Mittel 117–118°.

Ähnliche Ergebnisse fanden sich nach Röntgenaufnahmen verschiedener Autoren. Schon Virchow unterschied zwischen einer sogenannten primären Form, die er als kongenitale Anomalie einordnete, und einer sekundären, die er auf Osteomalazie, Paget-Erkrankung, Hyperparathyroidismus, Osteogenesis imperfecta, Chondroosteodystrophie u. a. zurückführte. Bei basilärer Impression ist der Sphenoidal-Clivus-Winkel in der Regel deutlich abgeflacht, und es besteht eine Platybasie. Nicht selten liegt gleichzeitig eine Atlasassimilation vor (Abb. 4 in Lang 1987). Es wurden zahlreiche Methoden zur Bestimmung dieser basilären Impressionen und Platybasie beschrieben (Abb. **73**). Auf hypoplastische untere (aus dem Basioccipitale entstandene) Anteile des Clivus wiesen z. B. Schmidt u. Fischer (1960) hin. McRae (1960) studierte diese kurzen Clivi gemeinsam mit der Orientierung des Foramen magnum, dessen Längstangente in unserem Material im Mittel um etwa 13° gegenüber der Deutschen Horizontalebene absinkt. Moss (1959) wies darauf hin, daß bei vorzeitigem Verschluß der Sutura coronalis z. B. ein Turmschädel entsteht und der Clivus verkürzt wird. Wackenheim zeigt seit 1974 verschiedene Formen des Clivus bei mediansagittalen Tomographien.

Atlas

An Abb. **74** ist abzulesen, daß in unserem osteologischen Material der Atlas eine größte Breite von im Mittel 78,2 mm besitzt. Diese Maße sind mit Angaben von Dubreuil-Chambardel (1907) und Hasebe (1913) verglichen. Am nichtmazerierten Material ergab sich neuerdings ein Breitenmaß von 84 (73–95) mm (Issing u. Lang 1989). Besonders große Querfortsätze wurden schon mit Parotistumoren verwechselt.

Als Canalis vertebralis wird am Atlas der Raum zwischen Rückfläche des vorderen Bogens und Vorderfläche des hinteren Bogens sowie innerem Rand des Atlasbogens bezeichnet. An Abb. **74** ist zu erkennen, daß der vom Dens axis, dessen Bandapparat und den Bändern der Dura und dem Rückenmark eingenommene Raum des Canalis vertebralis im Mittel 34,5 mm in der Sagittalen und 30,2 mm in der Transversalen ausmacht.

Das Foramen transversarium atlantis hat, von seinem Seitenrand aus gemessen, zu dem des gegenseitigen im Mittel Abstände von 64 mm und von seinem Innenrand aus gemessen mittlere Werte von etwas über 52 mm. Weiterhin ist ärztlich der Abstand zwischen seitlicher Atlasgrenze und Processus mastoideus bedeutsam, der in unserem Material im Mittel 9,6 mm ausmacht, sowie der Abstand dieser Zone zur Hautoberfläche. Dieses Maß wurde von Hautmann (1978) mit etwa 30,4 mm im Mittel (bei sehr großen Schwankungsbreiten) bestimmt. Der größte a.-p. Durchmesser des Atlas macht in unserem durchgemusterten Material im Mittel fast 47 mm aus. Die Distanz des Tuberculum posterius zur Haut wurde bei Männern mit 49,7, bei Frauen mit 37,2 mm bestimmt. Die Schrankenwerte auch dieses Abstandes sind auf Abb. **74** abzulesen. Auf den Medialflächen der oberen Gelenkfortsätze lassen sich fast an jedem Atlas größere Gefäßlöcher (Foramina nutricia) auffinden. Außerdem besteht in dieser Zone eine Rauhigkeit, die als Ursprungs- bzw. Ansatzzone des Lig. transversum atlantis dient.

Im vorderen Teil des hinteren Bogenabschnittes des Atlas ist der Sulcus a. vertebralis (dem nicht die A. vertebralis, sondern der sie umgebende Venenplexus anliegt).

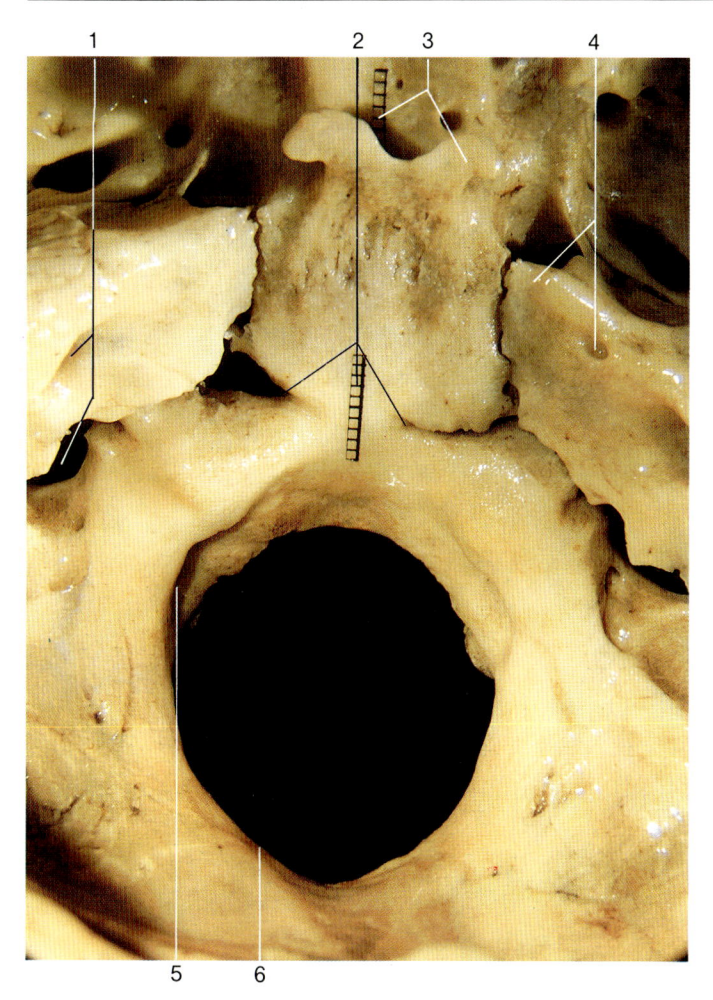

Abb. **72** Transversale Querspalten der Schädelbasis in einem Fall von Plagiocranium, von oben.
1 Porus acusticus internus und Foramen jugulare
2 transversale Querspalten der Schädelbasis und Millimeterpapier auf dem Clivus
3 Processus clinoideus posterior und Millimeterpapier auf der Fossa hypophysialis (Canalis craniopharyngeus)
4 Apex partis petrosae und Porus für Gefäß (Variation)
5 Porus internus canalis hypoglossi
6 Foramen magnum

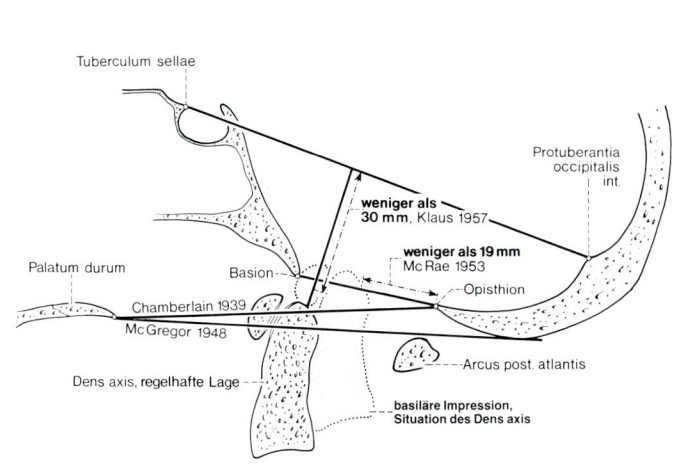

Abb. **73** Basiläre Impression, röntgenologische Diagnostik von der Seite (nach verschiedenen Autoren).

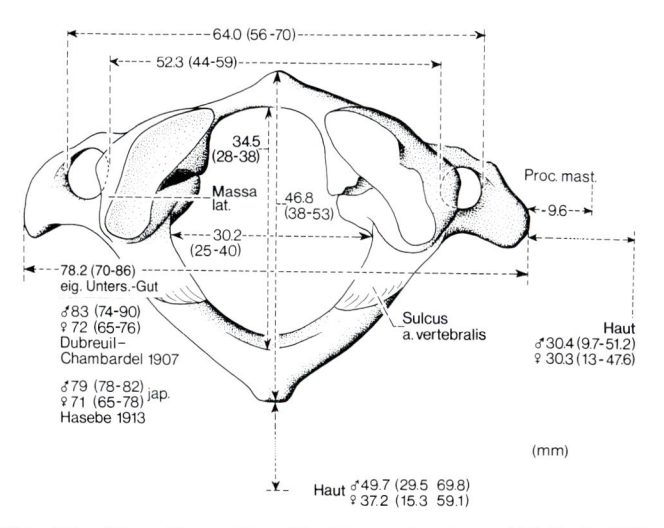

Abb. **74** Atlas, Oberseite – Strukturmerkmale und Maße in Millimetern (Grenzwerte).

Skelett der Halswirbelsäule

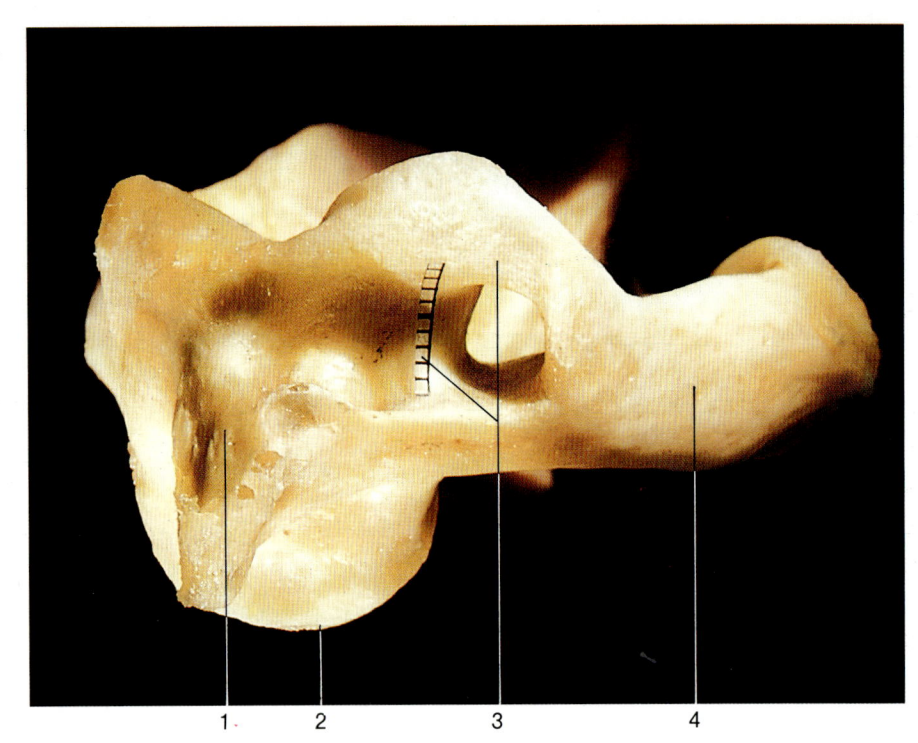

Abb. 75 Atlas, Ponticulus dorsalis (von vorn und links).
1 Atlas, vorderer Bogenteil
2 Unterseite
3 Ponticulus dorsalis und Millimeterpapier
4 Bogenabschnitt

Betont sei, daß in ca. 5% das Foramen transversarium atlantis seitlich nicht geschlossen ist. Die A. vertebralis, der sie umgebende Venenplexus und Verlaufsstrecken des R. dorsalis C1 (N. suboccipitalis) können von Knochenspornen überdacht sein, die weiter medial oder weiter lateral liegen. Die dorsomedial liegenden wurden als Ponticuli dorsales bezeichnet und werden in ca. 10% beobachtet, die Ponticuli laterales in etwa 2,9%. Möglicherweise tragen diese Ponticuli auch zu verstärkten Dehnungen und Einengungen der A. vertebralis in ihrer Strecke zwischen Axis und Hinterhaupt bei Kopfdrehungen bei (Abb. 75).

Die *Unterfläche des Atlas* sowie die *Rückfläche seines Arcus anterior* artikulieren mit der oberen Gelenkfläche des Axis und der Vorderfläche des Dens axis. Auf Abb. 76 ist dargestellt, welche Position der mediale und der laterale Rand des Foramen transversarium des Atlas an seiner Unterseite besitzen. Es ist zu erkennen, daß der Eintritt in diese Pforte meist etwas unter der unteren Gelenkfläche des Atlas liegt und die Arterie sowie der sie umgebende Venenplexus den Atlas in Richtung nach oben und seitwärts durchziehen. Außerdem sind die Durchmesser des Canalis vertebralis im Bereich der Unterseite des Atlas in Millimetern (Grenzwerte) angegeben. In unserem Material wurden die Gelenkflächengrößen des Atlas gegenüber der oberen Gelenkfläche des Axis festgestellt und gezeigt, daß im Mittel die linke Gelenkfläche größer als die rechte ist. In fast 38% sind ovale Gelenkflächen festgestellt worden. Francis (1955) vermaß die unteren Gelenkflächen des Atlas in Richtung ihrer größten und ihrer kleinsten Ausdehnung. Seine Werte sind in Abb. 76 einbezogen. Der Gelenkknorpel ist im Mittelbezirk der unteren Gelenkfläche dicker als im Seitenabschnitt (Abb. 66).

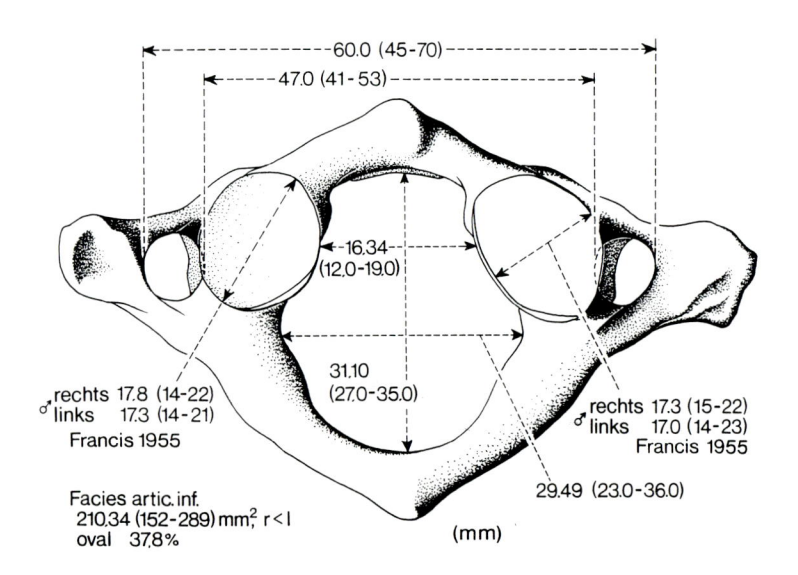

Abb. 76 Atlas, Unterfläche. Maße nach Francis (1955) und eigenem Material. Sämtliche Werte in mm (Grenzwerte) sowie in mm².

Variationen: Dorsal nicht geschlossene Atlantes liegen bei Neugebogenen regelmäßig, später selten vor. Auch 2 Halbbögen des Atlas bei Erwachsenen wurden in unserem Material aufgefunden. Sinha u. Mitarb. (1987) beschrieben wie frühere Forscher das Fehlen der vorderen zwei Drittel des Arcus posterior atlantis.

Axis

Aufbau und Maße

Der Axis (Abb. 77) (2. Halswirbel) besteht aus dem Corpus axis, typischen Seitenteilen und Bogenabschnitten einschließlich des Processus spinosus sowie dem Dens axis. Die größte Querausdehnung des Axis ist deutlich kleiner als die des Atlas und macht in unserem Material 53,2 (46–60) mm aus. Hasebe (1913) stellte z. B. bei Männern eine größte Querausdehnung von 57 mm, bei Frauen eine von 50,4 mm fest.

Das Corpus axis zeigt an seiner Vorderfläche und mit Ausnahmen seines untersten Teils einen *medianen First*, der in den Dens nach oben ausläuft. Insbesondere seitlich dieses Medianfirstes liegen Foramina nutricia an der Vorderfläche des Corpus axis vor. Die Facies articularis superior axis fällt von medial nach lateral ab und ist in den meisten Fällen nierenförmig ausgebildet. Wir bestimmten die Höhe des Corpus axis mit 22,13 (17–26) mm. Die Höhe des Dens macht in unserem Untersuchungsgut 15,8 (9–21) mm aus. Außerdem wurden die Breite des Dens axis sowie die Höhe und Breite seiner Gelenkflächen gegenüber dem vorderen Atlasbogen ermittelt (Weiteres s. Abb. 77). Abb. 78 zeigt 2 Axes mit sehr unterschiedlicher Einstellung der Querfortsätze und Gesamtgröße. Abb. 79 zeigt die Ergebnisse unserer Messungen des Axis in der Ansicht von oben und Abb. 80 unsere Ergebnisse von Koebke u. Brade (1982) bezüglich der Dicke der oberen Gelenkfläche des Axis. Hier sei betont, daß das Foramen transversarium in 5% unseres Materials nicht seitlich abgeschlossen ist (Abb. 81). Das vordere (Rippenrudiment) Leistchen am seitlichen Abschluß des Foramens läuft in aller Regel seitlich der A. vertebralis in ein Tuberculum

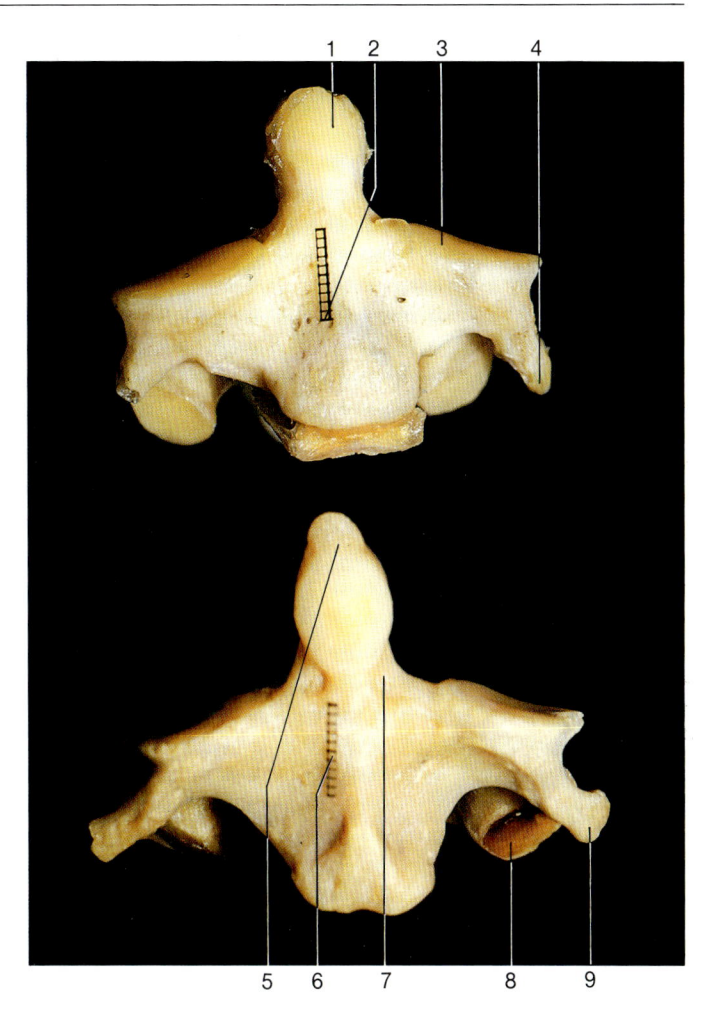

Abb. 78 Unterschiedlich geformte und unterschiedlich große Axes.
1 Dens axis mit vorderer Gelenkfläche
2 Millimeterpapier am Corpus axis
3 Facies articularis superior
4 vordere Lamelle des Querfortsatzes bildet mit der Medianen einen Winkel von 40°
5 Dens axis, etwas nach links gewendet
6 Millimeterpapier am Corpus axis
7 breites Collum dentis
8 Processus articularis inferior
9 vordere Lamelle des Querfortsatzes bildet mit der Mediansagittalebene einen Winkel von 50°

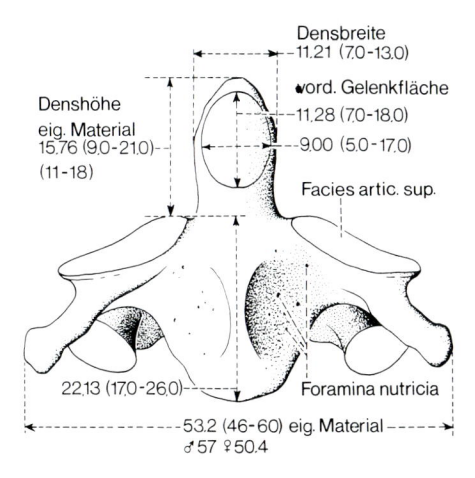

Abb. 77 Axis von vorn, mit Maßen von Hasebe (1913) und Tulsi (1971) und von unserem eigenen Material. Sämtliche Werte in Millimetern (Grenzwerte) und einige Geschlechtsunterschiede.

aus. Über Breite und Dicke der vorderen sowie der hinteren Lamelle, die das Foramen transversarium seitlich abschließen, s. Abb. 80.

An der Rückfläche des Corpus axis finden sich zahlreiche Foramina nutricia. Der Pediculusabschnitt des Axis ist in der Regel von der Facies articularis superior (lateralis) des Axis etwas überlagert, sein Winkel mit einer Transversalen an der Rückfläche des Corpus axis ist geringer als in unteren Abschnitten der Halswirbel. Dort bestimmte diese Winkel z. B. Veleanu (1975) mit 145–156°.

Die Lamina arcus axis ist in der Regel oben zugeschärft und unten rundlich gestaltet. Dorsal läuft sie in einen meist gegabelten Processus spinosus aus. Oft ist die Gabelung nur am unteren Umfang des Dornfortsatzes zu erkennen (Abb. 59).

58 Skelett der Halswirbelsäule

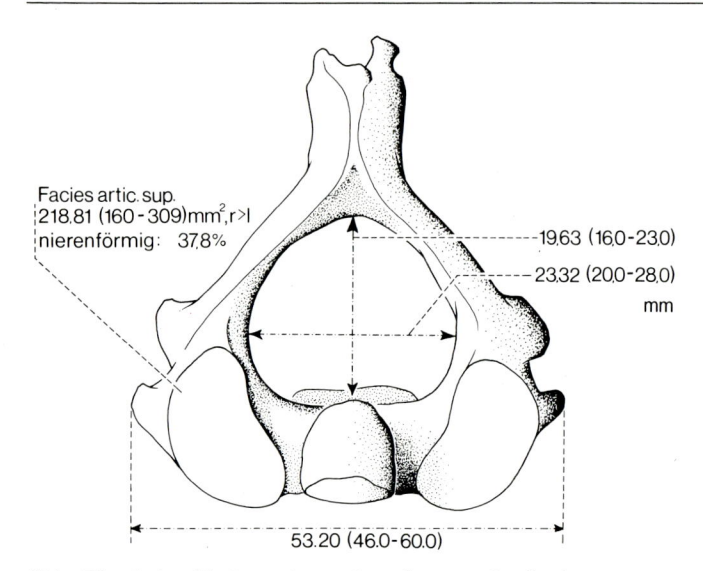

Abb. 79 Axis, Maße seines Canalis vertebralis in unserem Material und häufigste Form der Facies articularis superior sowie Breite des Axis (sämtliche Werte in mm [Grenzwerte] und mm² [Grenzwerte] nach Sturm 1981).

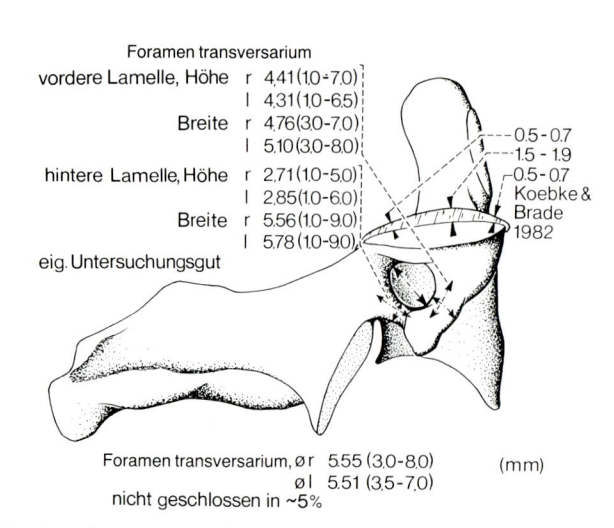

Abb. 80 Axis von der Seite und Foramen transversarium sowie Maße der vorderen und hinteren Lamelle und Knorpeldicke der Facies articularis superior axis (nach Koebke u. Brade 1982).

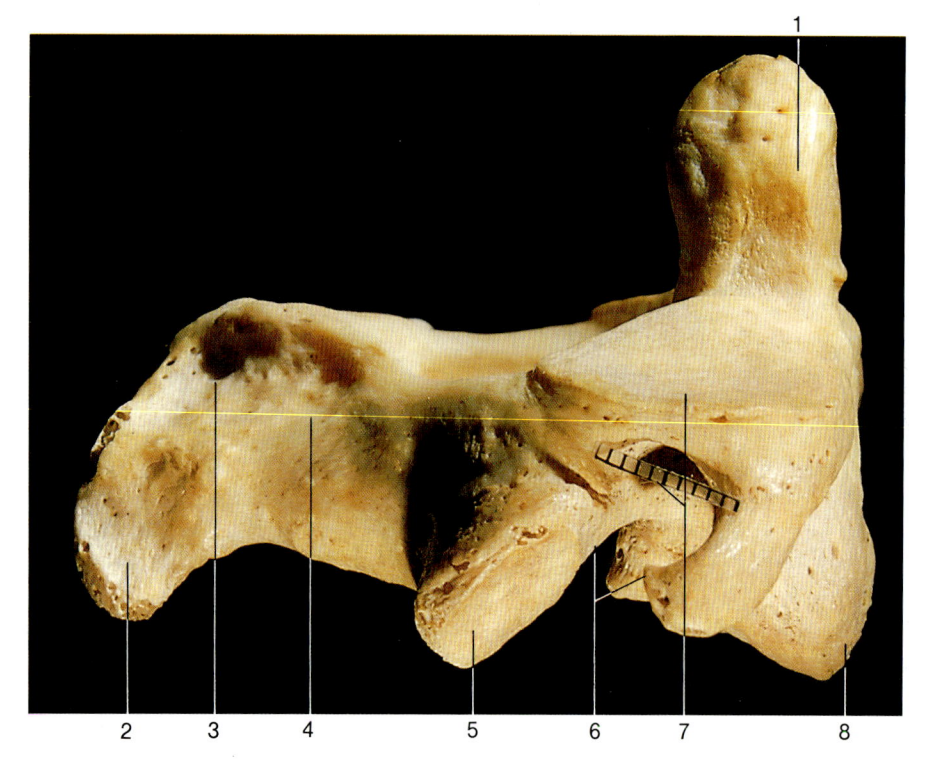

Abb. 81 Axis von rechts, Foramen transversarium nicht geschlossen.
1 Dens axis
2 Processus spinosus
3 Ursprungszone des M. rectus capitis posterior major
4 hinteres Ende der Lamina
5 Processus articularis inferior
6 nicht geschlossenes Foramen transversarium
7 Facies articularis superior und Millimeterpapier am Foramen
8 Unterrand des Corpus axis

Synchondrosis subdentalis (Abb. **82**): Wie oben betont, treten im Corpus axis in der Regel 2 Knochenzentren auf (selten eines), weitere im Dens axis. Zwischen der so entstehenden Basis dentis (die im Bereich des Corpus axis liegt) und den Verknöcherungszentren des Corpus entsteht die Synchrondosis subdentalis. In etwa 5% erfolgt die Ossifikation bei 4- bis 5jährigen. Bei 5- bis 11jährigen ist die Synchondrose verschmälert (von Torklus u. Gehle 1975). Selten jedoch bleibt die Synchondrose im Mittelbezirk des Corpus axis bestehen. Betont sei, daß Brüche des Dens axis bei Kindern auch im Bereich dieser Synchondrosis subdentalis erfolgen können.

Kraniozervikaler Übergang

Abb. 82 Atlas und Axis eines 1¼jährigen Kindes von vorn.
1 Massa lateralis atlantis
2 Facies articulares inferior atlantis und superior axis
3 Synchondrosen zwischen Corpus und seitlichen Teilen
4 Arcus anterior atlantis
5 Foramen transversarium und Synchondrose zwischen den Abkömmlingen der Processus costalis und transversus
6 Dens axis und Synchondrose zwischen Dens und Corpus, Millimeterpapier
7 Synchondrose zwischen Dens und seitlichem Teil des Axis
8 Facies articularis inferior axis

Einstellung des Dens axis
(Abb. 83 und 84)

Zahlreiche Untersucher befaßten sich mit der Einstellung des Dens axis gegenüber dem Corpus axis. Helms (1963) untersuchte röntgenologisch den Winkel zwischen Dens axis und Unterfläche des Corpus axis und ermittelte Maße zwischen 42 und 88° (88° ist etwa eine Vertikale). Krmpotić-Nemanić u. Keros (1973) vermaßen die Inklination oder Reklination des Dens axis gegenüber einer Horizontalen durch das Zentrum der Unterfläche des Corpus axis und stellten fest, daß der Dens in 78% in der Achse des Corpus orientiert ist. Eine dorsale Orientierung der Densachse fand sich in bis zu 11% und eine sogenannte Denskyphose bis zu 14%, speziell bei Menschen mit deutlicher Lordose der Halswirbelsäule.

Andererseits stellten Koebke u. Saternus (1986) eine Neigung des Dens axis gegenüber dem Körper des 2. Halswirbels von 12 (0–30)° bei Erwachsenen beiderlei Geschlechts von 36–87 Jahren fest. Diese Autoren beto-

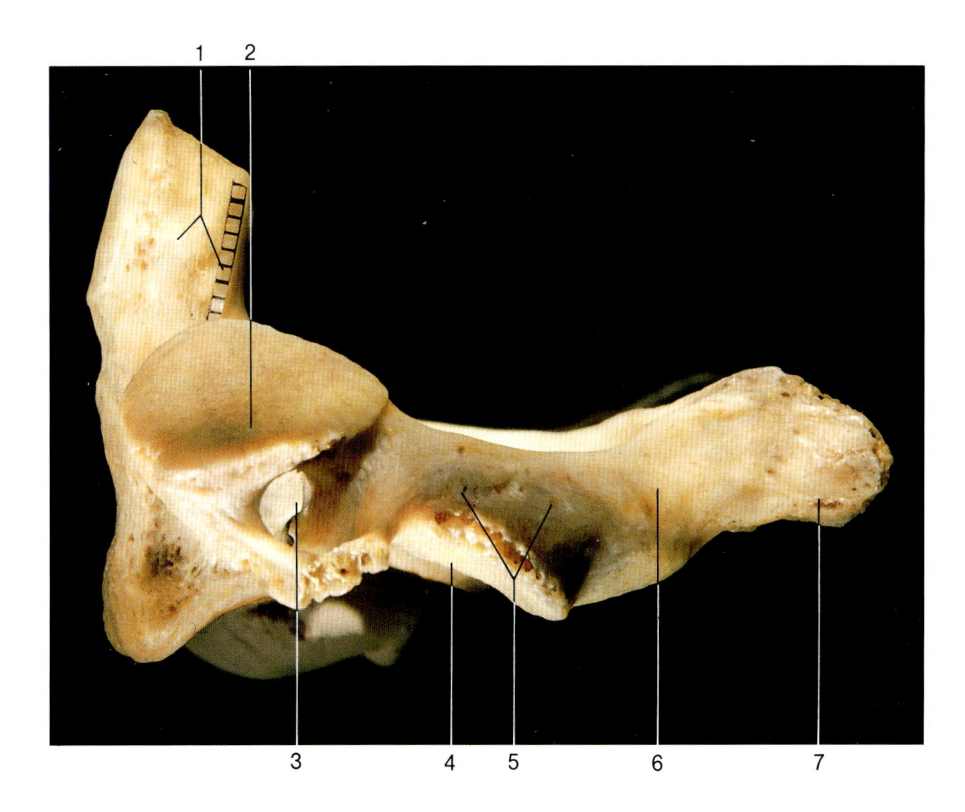

Abb. 83 Denslordose von seitlich
1 Dens axis, gegenüber Corpus axis, nach dorsal gewendet (Millimeterpapier)
2 Facies articularis superior
3 Foramen transversarium
4 Facies articularis inferior
5 Foramina nutricia
6 Lamina
7 Processus spinosus

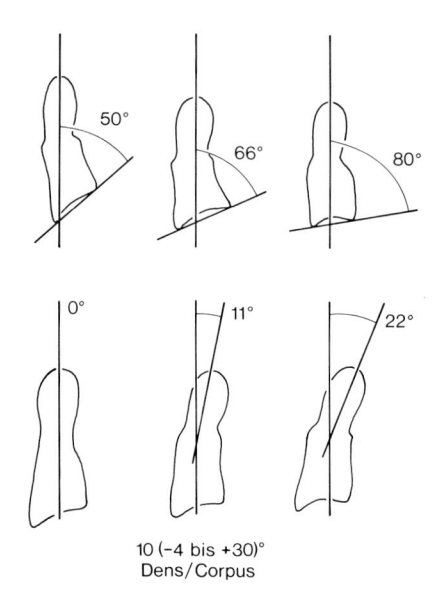

Abb. 84 Dens axis, Einstellung gegenüber der Unterfläche des Axis und Mitte des Corpus axis (nach Helms 1963).

nen, daß bei Säuglingen und Kleinkindern der Dens nur mäßig nach dorsal geneigt ist. Bei relativ gerade eingestelltem Dens liegen nach Koebke (1979) vordere und hintere Gelenkfläche des Dens in gleicher Höhe und sind auch fast gleich groß. Bei dorsal geneigtem Dens sind beide Gelenkflächen gegeneinander versetzt; die vordere reicht weiter nach kranial als die hintere. In diesen Fällen ist das Lig. transversum schmal entwickelt.

Der Dens kann gegenüber den oberen Gelenkflächen des Axis auch nach seitlich abgewinkelt sein. Helms (1963) fand gegenüber einer Vertikalen zu den oberen Gelenkflächen Abwinkelungen nach links bis zu 6° und nach rechts bis zu 10°. Selten findet sich eine Gelenkfläche zwischen seitlichem Densumfang und Atlas (Tkocz u. Jensen 1987) (Abb. **66**).

Typische Frakturlinien des Dens axis stellte Leyendecker (1986) vor: Brüche im Bereich des Apex dentis (Typ I), der Densbasis bei Erwachsenen (Typ II) sowie etwa in der Gegend der Synchondrosis subdentalis (Typ III).

Mißbildungen
Os odontoideum
(Abb. **69** und **70**)

Prescher (1990) schildert eingehend die verschiedenen Knochenteile zwischen Basion und Densspitze (Ossiculum Bergmann, verschiedene Arten von Ossa odontoidea, isolierte Condyli tertii, Ossifikationen des Lig. apicis dentis u. a. – dort auch weitere Literatur).

Fehlen des Dens axis

Nach verschiedenen Autoren wurde das Fehlen des Dens axis sehr selten beobachtet. Hierüber berichteten Fullenlove (1954), Gwinn u. Smith (1962), Nievergelt (1948) und auch Roberts (1933) u.a. Häufig haben die mit dieser Mißbildung Behafteten keinerlei neurologische oder sonstige Symptome. In anderen Fällen besteht Schmerzgefühl in der Basis cranii und im oberen Halsgebiet, Parese der oberen Extremitäten mit Hyperästhesie und Parästhesie. Gelegentlich ist der Dens axis durch eine Tuberkuloseerkrankung oder metastastische Tumoren zerstört. Die Articulationes atlantoaxiales sind bei Fehlen des Dens axis mehr als in der Norm beweglich.

Kongenitales Fehlen der Pediculi und der Gelenkfortsätze im Zervikalbereich

Sie sind relativ selten (Weiteres s. Lang 1985).

Arnold-Chiari-Mißbildung

Bei dieser Art von Fehlbildungen sind das Cerebellum, die Medulla oblongata und der 4. Ventrikel mißbildet und projizieren sich in unterschiedlicher Weise durch das Foramen magnum in den oberen Zervikalkanal. Erstmals berichtete darüber Arnold (1894). Chiari (1891) unterschied 3 Typen bezüglich der Verlagerung von Kleinhirnteilen in den Spinalkanal. Es können die Tonsilla cerebelli und verschieden große Abschnitte der Unterfläche des Kleinhirns nach abwärts verlagert sein (Typ I = Arnold-Mißbildung).

Bei Verlagerungen des Unterwurms, des Cerebellum und des unteren Ponsabschnittes sowie des 4. Ventrikels wird von Typ II dieser Fehlbildung gesprochen.

Unter Typ III versteht man eine Abwärtsverlagerung (Herniation) des ganzen Cerebellum in den Spinalkanal, kombiniert mit einer Spina bifida und einer Meningozele.

Penfield u. Coburn (1938) nahmen an, daß die Mißbildung Folge einer Zugeinwirkung auf das embryonale Gehirn durch Fixation des Rückenmarks am Meningozelenabschnitt sei. Zu ähnlichen Ansichten kam auch Lichtenstein (1942) mit weitergehenden Überlegungen. Gardner (1959) nahm an, daß, wenn sich eine Apertura mediana ventriculi quarti nicht bildet, das Cerebellum nach abwärts verlagert wird. Peach (1964, 1965) dagegen war der Meinung, daß eine Hypoplasie des Tentorium cerebelli, Hydrozephalus, Spina bifida, Hypoplasie der Falx cerebri und Lacunae cranii sowie Verdickung der Adhaesio interthalamica, Anomalien des Septum pellicidum, Abknickung der Medulla oblongata und Mikrogyrie in 60 bis über 90% der Fälle vorliegen und deshalb die Arnold-Chiari-Mißbildung eine Folge der fehlerhaften Ausbildung der Brückenbeuge (während der Embryonalentwicklung) sei. Auch syringomyelieähnliche Aushöhlungen des Rückenmarks wurden nachgewiesen. Die Tonsillae cerebelli können bis C5 oder C6 nach abwärts verlagert sein.

Articulationes zygapophysiales
(Abb. **85**)

Einstellung der Gelenkflächen

Die oberen und unteren Gelenkflächen der Halswirbelkörper unterhalb von C2 sind – grob betrachtet – in der Frontalebene eingestellt. Von C3 an abwärts allerdings erfolgt auch eine Orientierung der Gelenkhauptachse nach seitlich und vorn, bei T1 wieder eine in die Frontalebene. Der Neigungswinkel der Gelenkflächen der Facies articularis superior zu dem nächstoberen Wirbel macht bei C3 z.B. nach Putz (1981) im Mittel 60° aus, bei C4 liegt der

Articulationes zygapophysiales

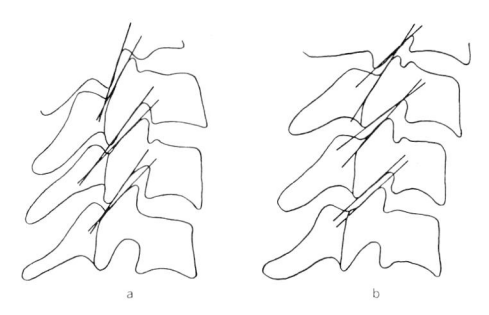

Abb. 85 Klaffen der Gelenkspalte der Halswirbelsäule bei Dorsalflexion (a) und Ventralflexion (b). Schemata von seitlichen Aufnahmen eines 35jährigen Mannes (nach Putz 1981)

Mittelwert etwas unter 60°, bei C5 bei 55°, bei C6 etwas oberhalb von 55° und bei C7 bei ca. 63°. Putz ermittelte auch den paramedianen Abstand der Mitte der Gelenkflächen der Processus articulares superiores der Halswirbelsäule. Bei C3 fand er Werte von etwa 39 mm, bei C4 von 40 mm und abwärts davon Mittelwerte von etwa 41 mm.

Die sagittalen Abstände zwischen Wirbelkörpermitte und Mitte der Processus articulares superiores betragen zwischen C1 und C6 etwa 12 mm; unterhalb davon sind sie größer.

Knorpeldicke

Im Mittelbezirk der Gelenkflächen der Halswirbelsäule ist der Gelenkknorpel in der Regel am dicksten; er nimmt gegen die Ränder der Gelenkflächen kontinuierlich ab.

Die größten Flächendifferenzen zwischen oberen und unteren Knorpelanteilen liegen nach Putz (1981) im Segment C5/C6 vor. In diesem Bereich besteht auch die größte Beweglichkeit der Halswirbel (unterhalb von C2).

Gelenkkapseln

Die Gelenkkapseln sind im Bereich der Halswirbelsäule relativ dünn; ihre äußeren kollagenen Faserschichten sind longitudinal orientiert.

Ihnen liegen die *Ursprungszonen* der Mm. semispinalis capitis, multifidus und rotatores longi (letztere im unteren HWS-Bereich) an. Betont sei, daß die obersten Ursprungszacken des M. semispinalis capitis im Bereich der seitlichen Umfänge der Gelenkkapseln C3/C4 entspringen. Die Mm. intertransversarii posteriores liegen rein seitlich der vorderen Umfänge der Gelenkflächen, da sie an den Tubercula posteriora ihre Ursprünge und Ansätze besitzen, ebenso wie die Mm. intertransversarii mediales.

Blutgefäße

Die Capsulae articulares der Articulationes zygapophysiales, ihre Membranae synoviales und die Gelenkzotten und -falten erhalten ihren *Blutzustrom* über Zweige der Aa. vertebralis, pharyngea ascendens, cervicalis profunda und intercostalis suprema. Über die Aufzweigung der Äste der A. vertebralis, ihre Anastomosen mit Nachbargefäßen und Zweige zu Wirbelkörpern sowie zum Rückenmark orientiert übersichtsmäßig Abb. **86**, die von einem Präparat in Höhe von C4 stammt. Betont sei, daß im unteren

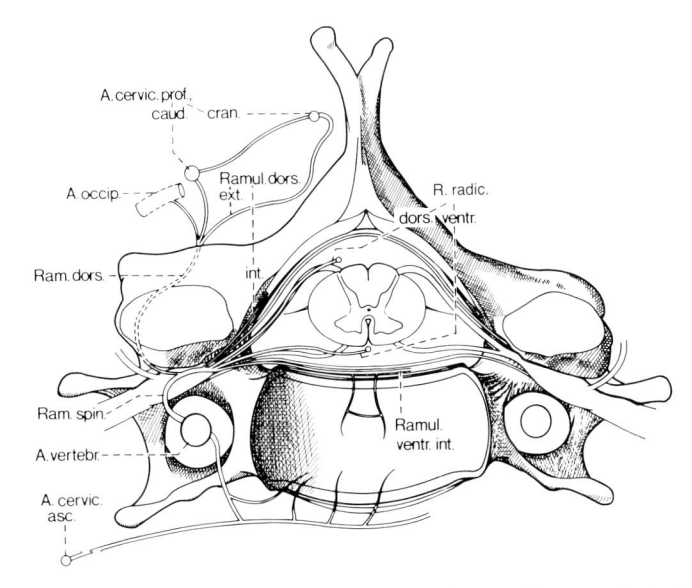

Abb. 86 Gefäßversorgung der Halswirbelsäule. Dargestellt sind auch die Anastomosen der Halsgefäße mit Zweigen der A. vertebralis.

Abschnitt auch Zweige der A. thyroidea inferior an der Versorgung der Vorderfläche der Wirbelsäule beteiligt sind.

Die Venen der Articulationes zygapophysiales verlaufen zum Plexus venosus vertebralis externus posterior sowie zum Plexus venosus vertebralis internus und zu den Vv. intervertebrales.

Nerven

Die Nervenversorgung der Articulationes zygapophysiales erfolgt von Rr. dorsales und insbesondere Rr. mediales der Spinalnerven (Abb. **87**). Die Articulatio atlantooccipitalis erhält relativ dicke Zweige aus der ventralen Schlinge C1/C2, welche auch die Membrana atlantooccipitalis anterior

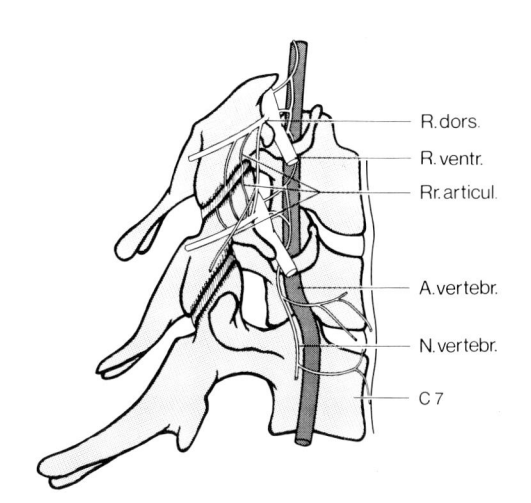

Abb. 87 Articulationes zygapophysiales im Halsbereich, Nervenversorgung, schematische Abbildung von der Seite. Die Innervation entstammt jeweils dem nächsthöheren und nächstunteren R. dorsalis der Nn. spinales, Verbindungen bestehen sowohl mit dem Truncus sympathicus als auch mit dem N. vertebralis.

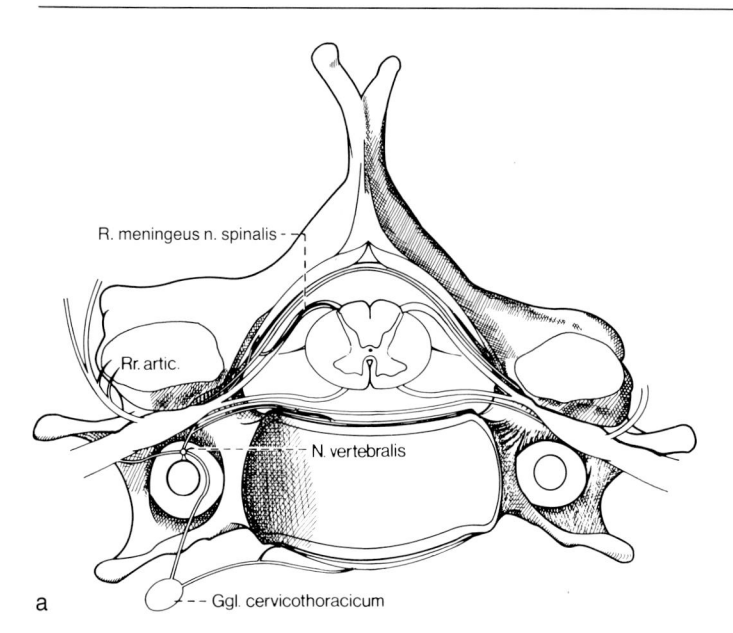

Abb. 88a Schematische Darstellung der Wirbelsäulennerven (an einem Querschnitt durch C4). Dargestellt sind auch die Verbindungen des N. vertebralis mit dem Truncus sympathicus sowie die Zweige zu den Articulationes zygapophysiales, den Wirbelbändern und der Dura mater.

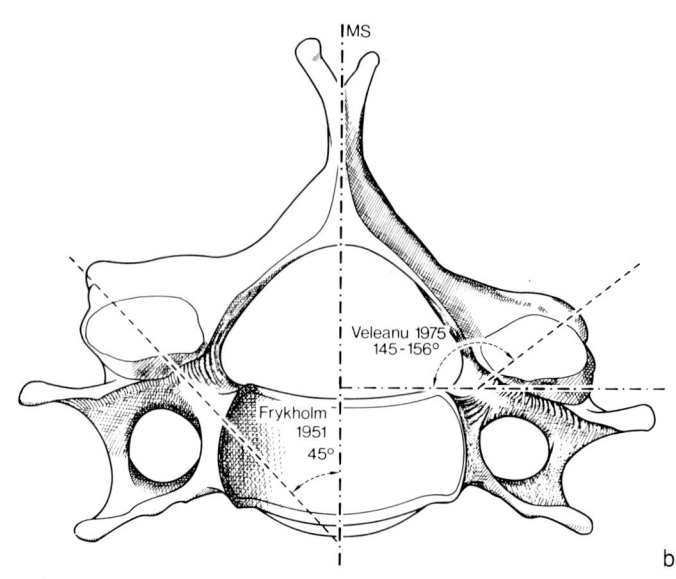

Abb. 88b Pediculi der Halswirbel (nach Frykholm 1951 und Veleanu 1975). Derzeit hat die Einstellung und Größe der Pediculi eine vermehrte Bedeutung bei verschiedenen Verschraubungstechniken erlangt (MS = Mediansagittallinie).

versorgen. Die Articulatio atlantoaxialis lateralis wird nach Loeweneck (1966) durch 2 etwa 0,2 mm starke Zweige des R. ventralis C2 versorgt. Diese Gelenkäste sind 10–15 mm lang und dringen in die dorsale Kapselwandmitte ein. Auch zu den übrigen Articulationes intervertebrales ziehen 1–4 Zweige aus Rr. dorsales (jeweils vom oberen und unteren Nachbarnerv) in die Gelenkkapseln ein (Pederson u. Mitarb. 1956, Stilwell 1956 u. a.). Betont sei, daß auch aus dem N. vertebralis (sympathischer Nerv) Zweige zu den Gelenkregionen vorliegen. Weitere Zweige des N. vertebralis ziehen zum Bandapparat der Wirbelsäule (Abb. **88a**).

Meniskoide Falten

Meniskoide Falten innerhalb der Gelenkspalten wurden in jüngerer Zeit mehrfach beschrieben (Literatur bei Lang 1983a). Insbesondere in lordotischen Wirbelsäulenabschnitten wurden sie zahlreich und größer ausgebildet vorgefunden. Im Halswirbelsäulenabschnitt liegen sie vor allem im kranialen und kaudalen Recessus, seltener auch im lateralen Gelenkkapselabschnitt. Die Faltenbildungen können so groß werden, daß sie als Disci articulares imponieren. Abgesehen davon, daß sie sich einklemmen können, spielen sie wohl bei der Druckübertragung in den Gelenken eine Rolle.

Knöcherne Strukturen

Von C2 nach abwärts laufen die Processus transversi bis C6 im allgemeinen vermehrt in Tubercula anteriora und Tubercula posteriora (vor und hinter dem Sulcus n. spinalis) aus. Die Pediculi sind im allgemeinen im Bereich von C4 und C5 am schmalsten. Ihre Querschnittsform ist oval; ihre lange Achse steht vertikal. Zu den Winkeln, die sie mit der Transversalebene und der Mediansagittalebene bilden, siehe Abb. **88b**. Das Lig. flavum entspringt an der Innenseite eines Halswirbels. Der jeweils nächstuntere Halswirbel besitzt an seinem Laminaanteil in der Regel einen zugeschärften Rand, um den herum der Ansatz des Lig. flavum erfolgt.

Vakuumphänomen

Das Vakuumphänomen wurde von dem Anatomen Rudolph Fick (1897) entdeckt und von dem Physiologen Adolph Fick sowie dessen Assistenten Gürber im Röntgeninstitut in Würzburg nachgeprüft. Das Phänomen entsteht während der Gelenkbewegung mit nachfolgender Dampfbildung im Gelenkspalt. Nach Ravelli (1955) kann heute kein Zweifel mehr bestehen, daß das Sichtbarwerden des wahren Gelenkspaltes im Röntgenbild auf die Bildung eines relativen Vakuums im Gelenkraum, genauer auf eine sich daraus entwickelnde Gaskammer, zurückzuführen ist. Im Gas des Gelenkspaltes befinden sich Sauerstoff, Kohlendioxid und Stickstoff im gleichen Verhältnis wie im zirkulierenden Blut.

Ärztliche Bedeutung

Dehnungen der Capsula articularis, Quetschungen der Gelenkfalten sowie arthrotische Veränderungen im Kapselbereich können die Rr. articulares der Gelenke irritieren. Die oberen Halswirbelgelenke besitzen offensichtlich die höchste Anzahl von Rezeptoren pro Flächeneinheit, deren Irritation als Triggerzone für Kopf, Hals und Gliedmaßen wirken soll. Auch Hals- und Augenbewegungen (Nystagmus) können durch Erkrankungen der Halswirbelgelenke entstehen. Jongkees (1969) betonte wie frühere Forscher, daß Vertigo und Nystagmus auch Folge einer vertebrobasilären Insuffizienz sein können. Weiteres siehe Lang (1983a, 1986b).

Bänder

(Abb. **88** und **89**)

Lig. longitudinale anterius

Das stärkere Lig. longitudinale anterius besteht aus zahlreichen sich spitzwinklig kreuzenden und miteinander verwobenen kollagenen und wenigen elastischen Fasern. In ihm finden sich kaum Blutgefäße. Seine oberflächlichen Fasern erstrecken sich höchstens über 4–5 Wirbellängen. Die tieferen sind kürzer und verbinden benachbarte Wirbel miteinander. Vor allem in der Nachbarschaft der Randleisten strahlen Bandteile nach Art von Sharpey-Fasern in die äußere kompakte Zone der Wirbelkörper ein. Hyperostose des Lig. longitudinale anterius (Morbus Forestier) im HWS-Bereich ist selten (Siedschlag u. Mitarb. 1990).

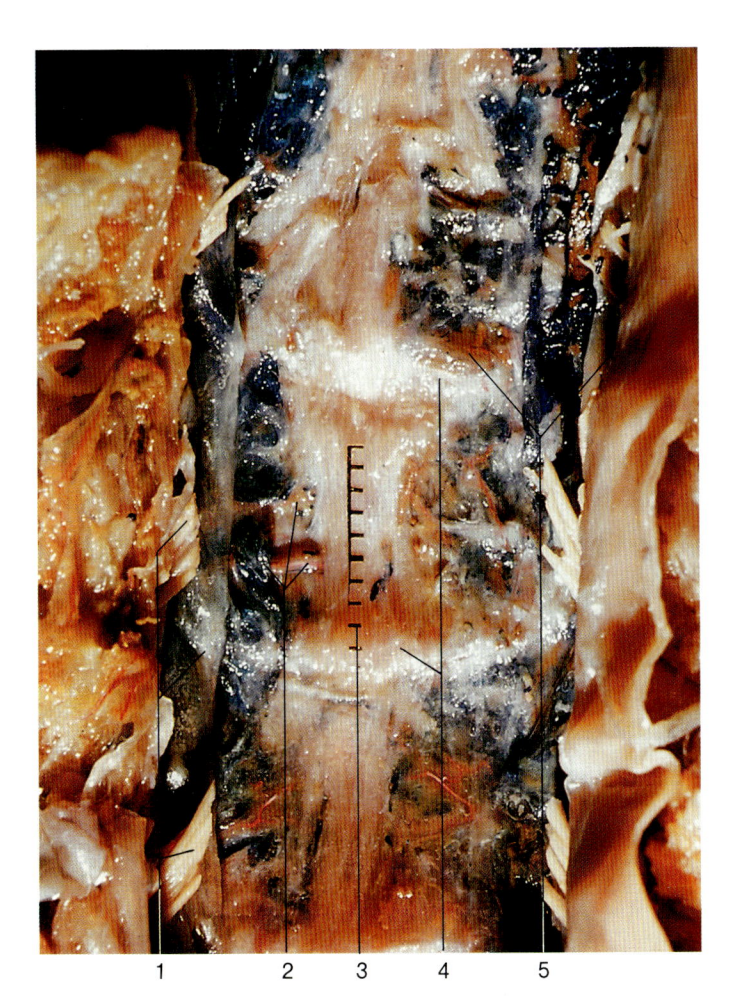

Abb. **89** Vorderwand des Wirbelkanals (Millimeterpapier bei C3), Bandscheiben protrusion.
1 Fila radicularia C4 und C5 sowie Längsvene
2 Plexus venosus vertebralis internus anterior und Arterien für Wirbelkörper C3
3 Millimeterpapier an Pars profunda des Lig. longitudinale posterius
4 Discuszonen C2/C3 und C3/C4
5 Dura mater, seitverlagert, und dorsaler Wirbelkörperrandwulst

Lig. longitudinale posterius

Das Lig. longitudinale posterius ist stärker mit den Bandscheiben als mit den Wirbelkörpern verknüpft. Prestar u. Putz (1982) untersuchten die Bandschichten des Lig. longitudinale posterius erneut und stellten eine Breite der oberflächlichen Züge von 0,5–1,0 cm fest. Im Bereich der Wirbelkörper ist dieser Bandabschnitt in der Regel von tiefer gelegenen Bandteilen leicht zu trennen. Der tiefe Abschnitt bildet in Wirbelkörpermitte nur ein schmales Band, divergiert dann jedoch in Höhe des Oberrandes einer jeweiligen Symphysis intervertebralis nach kaudal zur Randleiste des folgenden Wirbelkörpers sowie zum wirbelkörpernahen Bereich des Pediculus. Mediale Faserbündel sind fest mit dem Anulus fibrosus der Zwischenwirbelscheibe verwachsen und lassen sich über mehrere Segmente hinweg verfolgen. Von der Hinterfläche der Annuli ziehen außerdem segmentale Fasern in mediokaudaler Richtung zur tiefen Schicht des Lig. longitudinale posterius. Im thorakolumbalen Übergangsgebiet verlaufen die lateralen Fasern der tiefen Schicht jedoch nicht zu den kaudalen Randleisten oder Pediculi, sondern biegen in einen horizontalen Verlauf um und decken die untere Hälfte des Anulus fibrosus ab, ziehen bis in den Bereich des Foramen intervertebrale und strahlen erst an dessen Ausgang in den Anulus fibrosus ein. Ossifikationen des Bandes kommen bei 50–60jährigen in 5–20% vor (Epstein u. Epstein 1989).

Lig. flavum

Über Ursprünge und Ansätze des Lig. flavum sowie seinen Fasergehalt haben wir in vorangegangenen Symposien eingehend berichtet (Lang 1983a, 1984a). Betont sei, daß Kuhlendahl (1970) darauf hinwies, daß bei Dorsalflexion das Band in den Wirbelkanal vorgebuckelt werden kann und bei engem Spinalkanal das Rückenmark zu schädigen in der Lage ist. In unserem Material fanden sich eigenartige Degenerationen sowohl im Lig. flavum als auch in den Disci intervertebrales (Abb. **90**).

Ossifikationen des Lig. flavum wurden erstmalig von Polgar (1929) beobachtet. Neuere Berichte über Ossifikationen sowie von diesen verursachten Myelopathien stammen von Yoshizawa u. Mitarb. (1988).

Innervation von Bändern und Dura mater

Das Lig. longitudinale posterius wird vom N. vertebralis, der sympathische und sensible Fasern enthält, innerviert (Abb. 1 in Groen u. Mitarb. 1988). An unserem Material (Abb. 48 in Lang 1983b) wurden auch feine Nervenfasern in der Deckmembran des Plexus venosus vertebralis internus anterior festgestellt. Weiterhin wurden Rr. meningei spinales aufgefunden, die von der Dura und mit der hinteren Wurzel zum Rückenmark ziehen (Abb. **88a**). Groen u. Mitarb. stellten fest, daß die Dura mater Fasern aus dem perivaskulären Nervenplexus der Aa. radiculares, aus dem R. meningeus n. spinalis (N. sinuvertebralis) oder dem N. vertebralis in unterschiedlichen Zonen erhält. Diese Fasern werden als Schmerzfasern gedeutet, die Substanz-P-ähnliche Immunreaktion zeigen. Umstritten ist, ob vasomotorische Fasern in die Dura ziehen.

Skelett der Halswirbelsäule

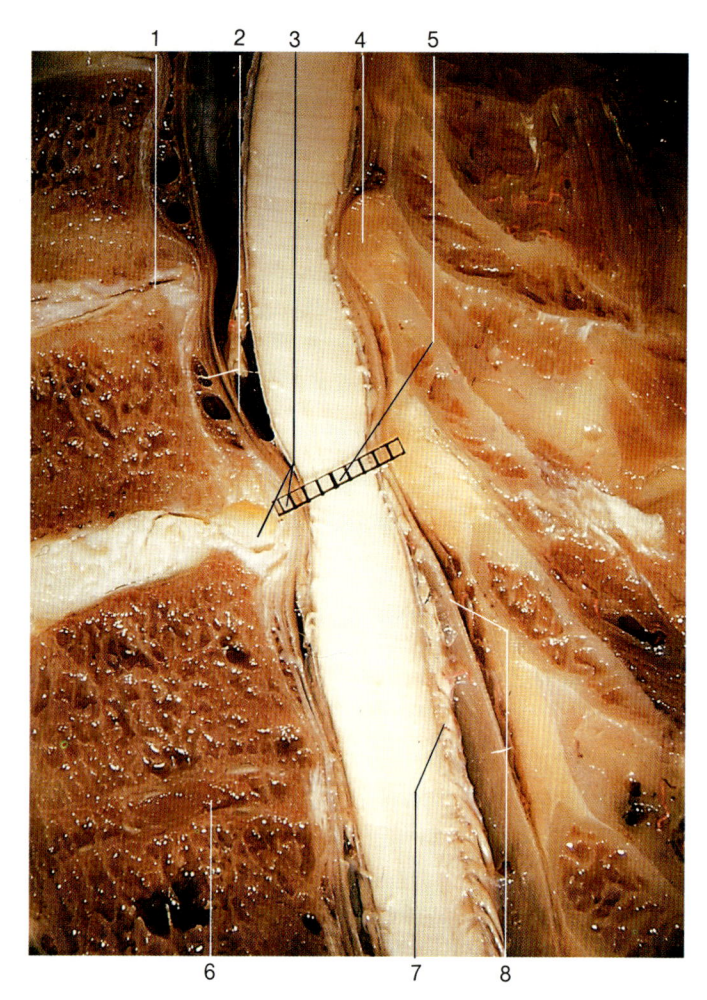

Abb. 90 Medianer Discusprolaps und sich vorbuckelnde Ligg. flava bei C5/C6. Mediansagittalschnitt durch den Hals eines 86jährigen.
1 Rückgebildeter Discus C4/C5
2 Lig. longitudinale posterius und Dura mater ventralis
3 medianer Discusprolaps C5/C6 und Millimeterpapier
4 sich vorbuckelndes Lig. flavum
5 komprimierte Rückenmarkzone
6 Blockwirbelbildung C6/C7
7 Fila radicularia dorsalia
8 Dura mater dorsalis

Bänder und Gelenkkapseln am kraniozervikalen Übergang
Übersicht

Die vorderen und medialen Anteile der Gelenkkapsel der Articulatio atlantodentalis sind dünner als die hinteren und seitlichen. Der Gelenkspalt kommuniziert manchmal mit jenem zwischen Dens und Lig. transversum atlantis (Cave 1933/34). In den Nomina anatomica wird letzterer *Bursa atlantodentalis* genannt. Der dort artikulierende Teil des Dens ist glatt und von einer zarten Bindegewebeschicht mit Chondrozyten bedeckt. Bei 70% der Probanden ist die hintere Gelenkoberfläche ein waagrechtes Oval; bei den übrigen ist sie kreisförmig. Sie wird von Faserknorpel überzogen. Sie ist etwa 0,5 mm dick und artikuliert mit der knorpelüberzogenen Facies anterior des Lig. transversum atlantis.

Es sind mehrere Recessus des Gelenkspaltes beschrieben worden.

Nach Koebke (1979) hat die vordere Gelenkfläche des Dens axis immer die Form eines vertikalen Ovals. Bei älteren Menschen sind oft degenerative Veränderungen des Dens und seiner Facette am Atlas zu beobachten.

Lig. transversum atlantis
(Abb. **91** und **92**)

Die medialen Flächen der Massae laterales atlantis besitzen gewöhnlich mehrere Höckerchen, an denen das Lig. transversum entspringt. Die vorwiegend parallelen Fasern formieren sich in der Nähe des Ursprungs zu einem rundlichen Band. Über der hinteren Fläche des Dens verbreitert sich das Ligament. Der Mittelteil des Bandes ist ca. 10 mm breit und 2 mm dick. Seine Obergrenze ist meist scharf, die untere gerundet. Es wird von kollagenen Faserbündeln gebildet, die sich spitzwinklig überkreuzen, was eine leichte Dehnung ermöglicht, wenn Halswirbelsäule und Kopf nach vorn gebeugt werden (Stofft 1968). Nach Macalister (zit. nach Warwick u. Williams 1973) ist eine Kraft von 1275 N (130 kg) erforderlich, um dieses kräftige Band zu zerreißen. Nach Dvorak u. Mitarb. (1988) beträgt die Reißfestigkeit des Lig. transversum atlantis 354 (170–400) N. An der Rißzone konnten histologisch Ausrisse der Bandinsertionen festgestellt werden.

Lig. cruciforme

Das Lig. transversum bildet den Hauptanteil des Lig. cruciforme, welches dorsal von in der Längsrichtung verlaufenden Faserbündeln vervollständigt wird. Der obere longitudinale Teil des Ligaments ist immer vorhanden. Er ist von lockerem Bindegewebe umgeben und vereinigt sich mit der Membrana atlantooccipitalis anterior. Der untere Längsschenkel ist nicht immer vorhanden. Wenn entwickelt, inseriert er an der hinteren Fläche des Corpus axis.

Lig. apicis dentis

Das 2–5 mm breite und 2–12 mm lange Lig. apicis dentis hat keine funktionelle Bedeutung. Wahrscheinlich handelt es sich um ein Rudiment der Chorda dorsalis. In unserem Material fanden sich in der Zone des Lig. apicis dentis gelegentlich Knochenstücke von 3–4 mm Länge sowie Fortsätze des Dens, die mit dem Basion artikulierten.

Membrana tectoria

Unmittelbar unterhalb der vorderen Durafläche sind der Dens axis und das Lig. cruciforme von hinten her von einem ziemlich kräftigen Band, das als Membrana tectoria bezeichnet wird, abgedeckt. Diese kann als kraniale Fortsetzung des Lig. longitudinale posterius der Wirbelsäule aufgefaßt werden (Warwick u. Williams 1973). Das platte Band besteht aus 2 Lamellen. Der laterale Teil verbindet sich mit der Kapsel der Articulatio atlantooccipitalis. Der dorsale Anteil geht in die Dura mater der Fossa cranii posterior oberhalb des Foramen magnum ein. Der tiefe Anteil ist oben mit der Pars basilaris ossis occipitalis und

Symphyses intervertebrales 65

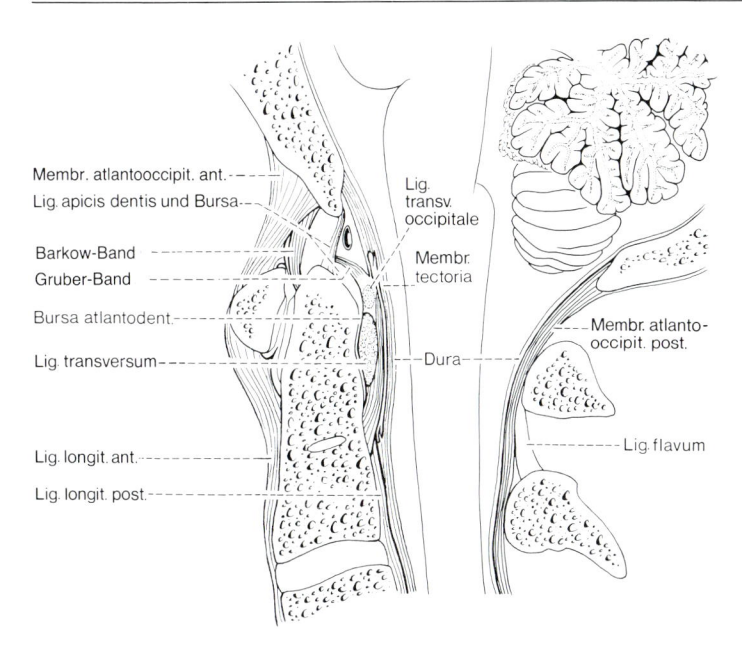

Abb. 91 Bänder des kraniozervikalen Übergangs, an einem Mediansagittalschnitt dargestellt.

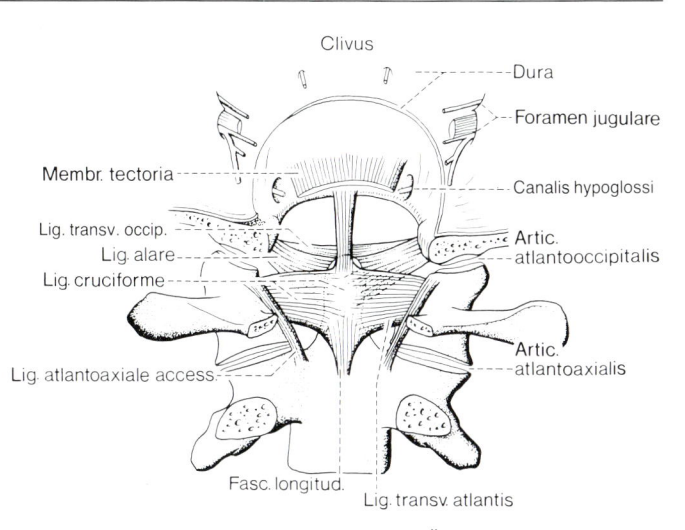

Abb. 92 Bänder des kraniozervikalen Übergangs von dorsal (nach Abtragen des Hinterhauptbeins im Bereich der Articulatio atlantooccipitalis und der Pediculiabschnitte C1 und C2).

unten mit der Facies posterior corpus axis verbunden. Er ist auch am Lig. cruciforme befestigt. Manchmal besteht zwischen beiden eine Bursa cruciatotectoria. Meist findet sich nur eine dünne Lage leicht verschieblichen Bindegewebes oberflächlich und tief in Beziehung zum Lig. transversum.

Lig. alare

Die Ligg. alaria entspringen an der etwa 10 mm langen und 4 mm breiten Tuberositas an den vorderen und medialen Oberflächen der Condyli occipitales. Die ovalen, etwa 8 mm breiten Ligamente verlaufen nach medial und ein wenig kaudal der lateralen Oberfläche der kranialen zwei Drittel des Dens axis. Die obersten Fasern kreuzen meist die Mittellinie: Lig. transversum occipitale (Abb. 91). Die tiefe Schicht dieses Bandes teilt sich auf. Ein Teil verläuft zur seitlichen und hinteren Fläche des Dens axis, ein oberflächlicher inseriert am Apex dentis. Wenn das Band kräftig entwickelt ist, grenzt es an das Lig. transversum atlantis. Nach Dvorak u. Mitarb. (1988) beträgt die Reißfestigkeit des rechten Lig. alare im Mittel 198 N, die des linken Lig. alare 212 (90–290) N. Von der Dorsalseite der Dura mater gehen Bänder zum Opisthion, zum Arcus posterior atlantis und zum Axis ab (Abb. 93 und 94). Diese Bänder müssen beim dorsalen Zugang durchschnitten werden. Bei Dislokationen des Atlas können sie das Rückenmark komprimieren.

Symphyses intervertebrales

In den Nomina anatomica (1989) werden die Zwischenwirbelscheiben unter die Symphysen eingeordnet, da der Discus intervertebralis nur einen Teil dieser Verbindung zwischen 2 Wirbelkörpern darstellt. Den Symphysen werden deshalb zugerechnet: die Disci intervertebrales, der Anulus fibrosus, der Nucleus pulposus sowie die Ligg. longitudina-

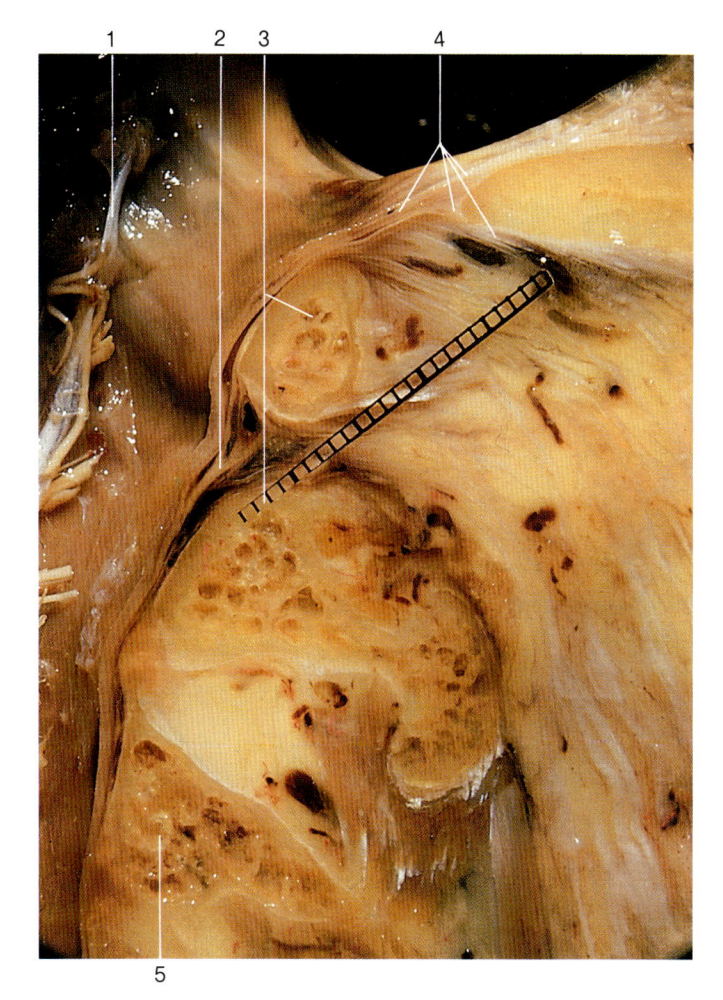

Abb. 93 Dura mater am Übergang von Schädel zum Hals, Mittelansicht (Mediansagittalschnitt).
1 oberste Zacke des Lig. denticulatum
2 Fasern von der Dura zum Arcus posterior atlantis
3 Arcus posterior atlantis und Millimeterpapier zum Axis
4 Faserbündel von Dura mater zu Innenfläche der Fossa cranii posterior, Opisthion und Außenfläche der Squama occipitalis
5 Processus spinosus C3

Skelett der Halswirbelsäule

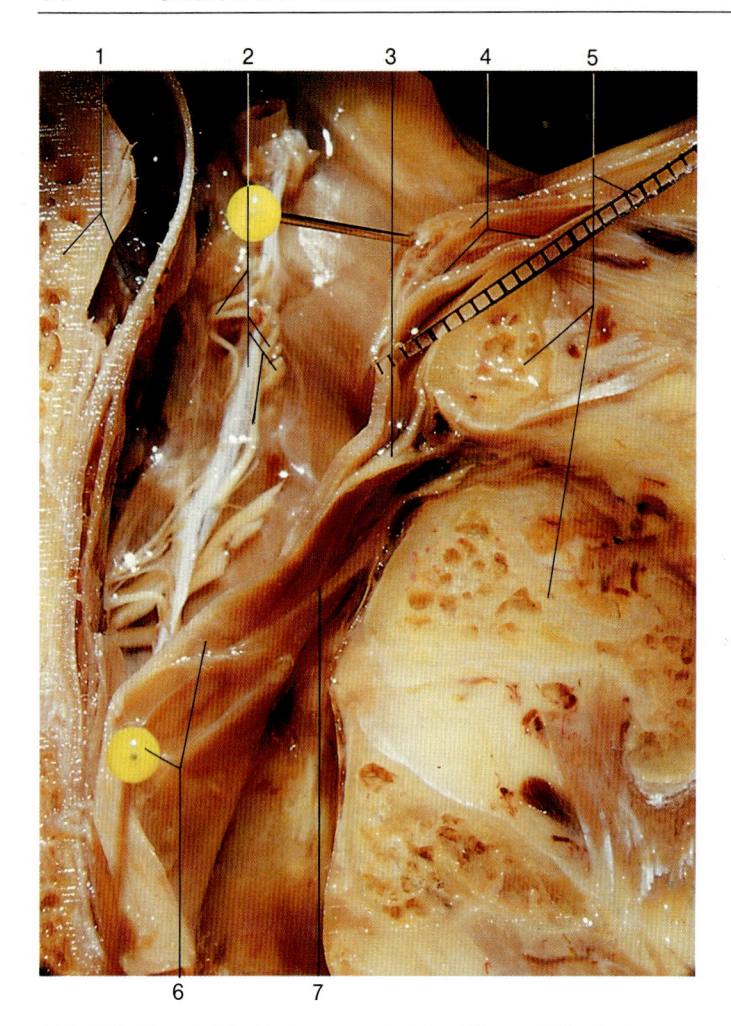

Abb. 94 Durale Verbindungen mit Axis, Atlas und Occiput.
1. Dens axis und Situs des Lig. transversum atlantis, das entfernt ist,
2. Lig. denticulatum und Fila radicularia ventralia und dorsalia C2 und Pars spinalis n. accessorii
3. Ligamente zwischen Dura und Atlas
4. Ligamente zwischen Dura und Occiput
5. Opisthion und Arcus posterior atlantis und axis (von oben nach unten gesehen) und Millimeterpapier
6. Dura mater, nach vorn gezogen und mit Nadeln festgehalten
7. Faserbündel zum Arcus posterior axis

Der *Anulus fibrosus* umgibt die Zone des Nucleus pulposus und besteht aus unregelmäßig orientierten Lamellen, die das Nucleusgebiet umfassen. Die Dicke der einzelnen Lamellen mit gleichartigen Faserverläufen schwankt in inneren Zonen um 200 µm, in äußeren um 400 µm. Die Fasern der einzelnen Lamellen überkreuzen sich mit Winkeln von etwa 60°. Etwa 90% sind kollagene, 10% elastische Fasern.

Die *Knorpelplatten der Wirbel* stellen die anatomische Grenze des Discus intervertebralis dar. Sie sind in peripheren Zonen dicker als in zentralen und bestehen aus hyalinem Knorpel, in welchen die Fasern des Anulus fibrosus nach Art von Sharpey-Fasern einstrahlen. Möglicherweise bestehen entlang der Fasern Diffusionswege durch die Knorpelplatten zum Discus und zu den Lakunen der subchondralen Knochenzone (Eyring u. Mitarb. 1969).

Naylor (1976) wies darauf hin, daß isolierte Disci intervertebrales Flüssigkeit absorbieren können und relativ hohe intradiskale Drücke entstehen lassen. Möglicherweise kann es deshalb zur Ruptur des Anulus fibrosus kommen. Die Matrix der Disci intervertebrales besteht aus interstitieller Flüssigkeit, Protoglykanen, Glykoproteinen und nichtkollagenen Proteinen. Der Wassergehalt des Anulus vermindert sich von 78% bis zu 70% bei mittelalten Menschen. Weitere Einzelheiten siehe Naylor (1976).

Nach Virgin (1951) liegt die Zugfestigkeit des Anulus fibrosus zwischen 15 und 50 kg/cm^2, die der Wirbelkörper zwischen 8 und 10 kg/cm^2. Die Zugfestigkeit der Ligg. longitudinalia soll ca. 200 kg/cm^2 ausmachen. Bei Druckeinwirkung von etwa 20 kg/cm^2 kommt es zur Ruptur der Disci. Eigenartigerweise scheinen die Kollagenfibrillen des Anulus bei Gaben von anabolen Steroidhormonen aktiviert und eine Neubildung gefördert zu werden (Michna 1989).

Stützfunktionen des Halswirbelsäulenskeletts

Insbesondere Louis (1985) wies auf die 3 Stützflächen (Wirbelkörper und Processus articulares) der Halswirbelsäule hin. Schädigung einer der Stützen hat Instabilität zur Folge.

Bewegungen der Halswirbelsäule
Überblick über die Bewegungen der Articulationes atlantoaxiales

Die Hauptbewegungen zwischen Axis und Atlas (und Kopf) sind Rotationsbewegungen. Bei Kopfwendungen rotieren Axis und Atlas zusammen mit dem Lig. transversum um den Dens axis wie ein Rad um seine Achse. Dabei kommt es zu Gleitbewegungen an den vorderen und hinteren Gelenkflächen des Dens axis. Bewegungen der Articulationes atlantoaxiales laterales laufen komplizierter ab. Beim Blick nach geradeaus liegt eine Mittelposition vor. Die Oberflächen der Gelenke besitzen quere Knorpelkämme. Wenn der Kopf nach rechts gewendet wird, gleitet der vordere Teil der Facies articularis des Atlas über den queren Kamm der rechten Facies articularis des Axis und nach unten und hinten mit dem Ergebnis, daß der vordere

lia anterius und posterius. Nach Aeby (1879) macht die Gesamthöhe der Symphyses intervertebrales beim Neugeborenen im Brustteil ca. 16,1 mm, beim Erwachsenen 57,4 mm aus. Die Disci intervertebrales füllen als verformbare Einheiten die Räume zwischen den Wirbelkörpern aus. Sie können als Gelenke aufgefaßt werden, da Wirbelbewegungen gegeneinander nur durch das Zusammenwirken der Disci und der Articulationes zygapophysiales möglich sind. Außerdem tragen sie zur Elastizität der Wirbelsäule bei und wirken als Stoßdämpfer. Bei jungen Menschen liegt im Nucleus pulposus ein Wassergehalt von ca. 85% vor, bei alten einer von 65% (Naylor 1976). Die Fibrillen sind in dieser Zone sehr unregelmäßig angeordnet und besitzen eine Dicke von 0,05–0,1 µm bei Feten und von 0,1–0,15 µm bei Erwachsenen (verschiedene Autoren).

Teil der Facies articularis dextra des Axis nicht mehr länger in Kontakt mit dem Atlas ist.

Gegensätzliche Bewegungen finden an der Gegenseite statt.

Umfang der Drehbewegungen

Der Bewegungsumfang für die Kopfdrehung beträgt nach Fick (1911) 30°, nach Mollier (1899) 25°–30°, nach Depreux u. Mestdagh (1974) 35°, nach Langer (1911) 40°–45°, nach Hughes (1892) sogar über 52,5° von der Mittelstellung nach jeder Seite. Der Bewegungsumfang der Kopfdrehung betrug bei dem 70jährigen Anatomen Volkmann (1911) und bei einem jungen Mann 32° jeweils nach jeder Seite. Bei umfassenden Drehbewegungen, die im ganzen bei jungen Menschen 175–180°, bei 70jährigen 147° nach jeder Seite betragen, kommen Drehungen der gesamten Wirbelsäule, der Hüftgelenke sowie der Gelenke der unteren Extremitäten hinzu.

Begrenzung der Drehbewegungen

Die Rotationsbewegung des Kopfes und des Atlas in der Articulatio atlantoaxialis wird besonders durch das kräftige Lig. alare begrenzt, das von der lateralen Fläche des Dens medialen Seite des Condylus occipitalis verläuft. Sein Ursprung liegt etwas hinter der Rotationsachse. Während der Rotation wird das Band gespannt, ebenso vergrößern sich die Distanzen zwischen Ursprung und Befestigung am Occiput an einer Seite nach vorn, an der anderen nach hinten. Die Rotation wird auch von der Membrana tectoria, der Membrana atlantooccipitalis posterior und der relativ dünnen Kapsel der Articulatio atlantooccipitalis begrenzt.

Flexion und Extension durch die Articulatio atlantoaxialis

Die Articulatio atlantoaxialis erlaubt bis zu einem gewissen Grad Flexion und Extension nach vorn und hinten. Während der Vorwärtsbewegung bewegt sich der Dens axis nach oben zwischen Arcus anterior atlantis und Lig. transversum atlantis. Während der Extension bewegt er sich zwischen ihnen nach unten.

Laterale Flexion durch die Articulatio atlantoaxialis

Eine Beugung von ca. 5° nach jeder Seite ist in den Articulationes atlantoaxiales möglich. Eine Beugung nach einer Seite darüber hinaus (bis zu 9,7° [Knese 1949/50]) ist nur möglich in Verbindung mit einer Rotation am Axis. Eine Beugung nach einer Seite macht eine Rotation zur Gegenseite erforderlich, wobei die Spannung in den beiden Ligg. alaria wahrscheinlich dieselbe bleibt. Der Atlas wird am Condylus occipitalis an jener Seite nach hinten verlagert, zu der der Kopf geneigt wird. Der Kopf rotiert dabei zur Gegenseite; die Distanz zwischen den Condyli und dem Axis nimmt ab.

Halswirbelsäulenform und Bewegungen der (gesamten) Halswirbelsäule

Lehrbuchmäßig verläuft die Halswirbelsäule in einer leichten Lordose. Bei der Durchsicht von 1100 Aufnahmen der Halswirbelsäule ergab sich nach Albers (1954), daß 41% der Untersuchten eine leichte Lordose, 10% eine stärkere Lordose und 49% eine gestreckte Form aufwiesen. Der Autor deutet die unterschiedlichen Formen – bei den Untersuchten lagen keine Erkrankungen vor – als besondere Haltungstypen. Bei gestreckten Halswirbelsäulen ergab sich eine Einschränkung des Bewegungsspielraumes bei der Ventralflexion mit einer Vergrößerung des Bewegungsspielraumes bei der Dorsalflexion (C7–C2).

Drexler (1962) und Platzer (1974) beschreiben 3 Grundtypen der Halswirbelsäulenform. Am häufigsten ist ein Lordosenknick zwischen C5 und C6 (Güntzsches Zeichen), dann folgt die einfache und typische Halslordose. Weiterhin gibt es eine gestreckte Form der Halswirbelsäule, häufiger beim weiblichen Geschlecht.

Flexion und Extension der gesamten Halswirbelsäule

(Abb. **95** und **96**)

Nach Johnson u. Mitarb. (1975) sind Flexions-Extensions-Bewegungen zwischen Os occipitale und Atlas bei jungen Menschen in der Regel um 16,8°–20,8°, zwischen C1 und C2 etwa um 12,2°–15,4°, zwischen C2 und C3 etwa um 11°–12,5°, zwischen C3 und C4 etwa um 17°–19°, zwischen C4 und C5 um 19°–21°, zwischen C5 und C6 um 21°–23°, zwischen C6 und C7 um 20°–22° und zwischen C7 und T1 etwa um 11°–13° möglich, wobei Flexions-Extensions-Bewegungen im Atlantookzipitalgelenk 18,1° (± 2,1°) ausmachen. Doursounian u. Mitarb. (1989) stellten mit MR-Technik eine Flexions-Extensions-Möglichkeit von 63 (31–100)° fest.

Ausmaß der Ventral-Dorsal-Flexion am Bänderapparat

Von einer Mittelstellung aus ist Ventralflexion um 20°, Dorsalflexion um 30° möglich (Fick 1911). Nicht selten ist die Bewegung wesentlich begrenzter (insgesamt 21° nach Fick bzw. 20,5° und 22° nach Virchow 1907, 1909). Nach Knese (1949/50) beträgt der Bewegungsumfang im Mittel 28,3°. Der Bewegungsumfang ist von der Stellung der Articulatio atlantoaxialis abhängig, da die Ligg. alaria ebenfalls hemmend einwirken können.

Variation

In Prag trat ein südfranzösischer Schlangenmensch namens Costa auf, der imstande war, unter Zuhilfenahme seiner Hände seinen Kopf so weit herumzudrehen, bis das Gesicht „fast ganz" nach hinten schaute. Die Brust war nach vorn gerichtet. Die Drehbewegungen in den Hals- und Kopfgelenken betrugen bei ihm anscheinend über 100° von der Mittelstellung nach rechts herum. Nach links konnte er das Kunststück nicht ausführen. Der Kopf wurde dabei nach rechts geneigt. Starke Venenstauung mit Zyanose und Atemnot durch Kompression der Luftröhre

68 Skelett der Halswirbelsäule

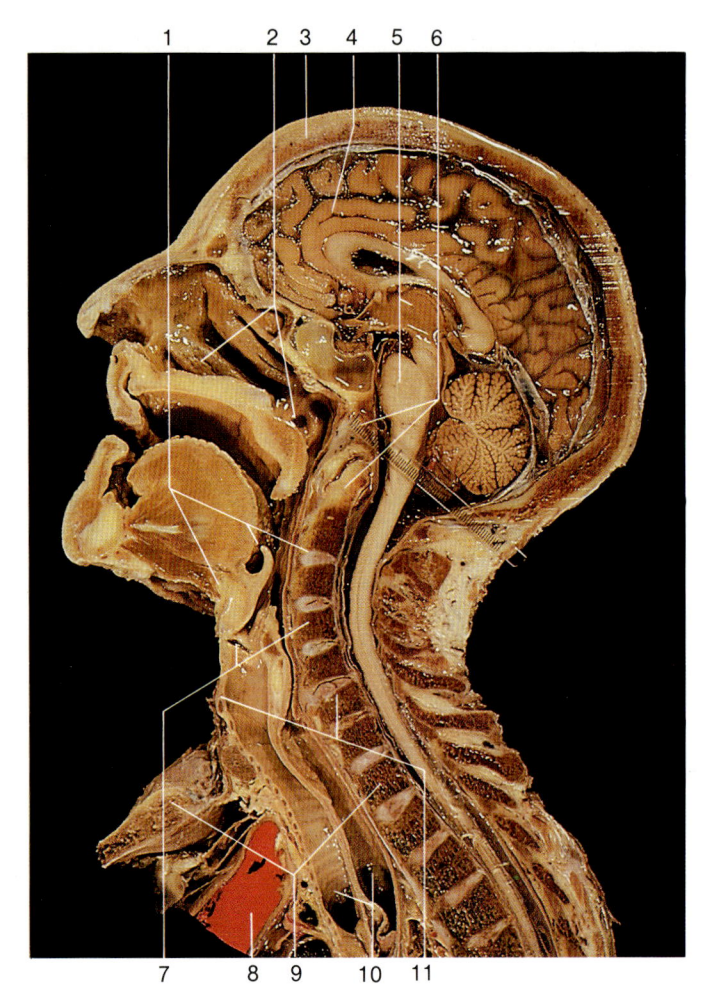

Abb. **95** Mediansagittalschnitt durch Kopf und Hals bei extremer Lordose.
1 Discus C2/C3, Epiglottis und Os hyoideum
2 Concha nasalis inferior und Ostium pharyngeum tubae auditivae
3 Calvaria
4 Sulcus cinguli
5 Ventriculus tertius und Pons
6 Millimeterskala auf Foramen magnum und Dens axis
7 Wirbel C4 und Plica vocalis
8 Arcus aortae
9 Wirbel T1 und Sternum
10 Oesophagus und Trachea
11 Wirbel C6 und verknöcherter Arcus anterior cartilaginis cricoideae

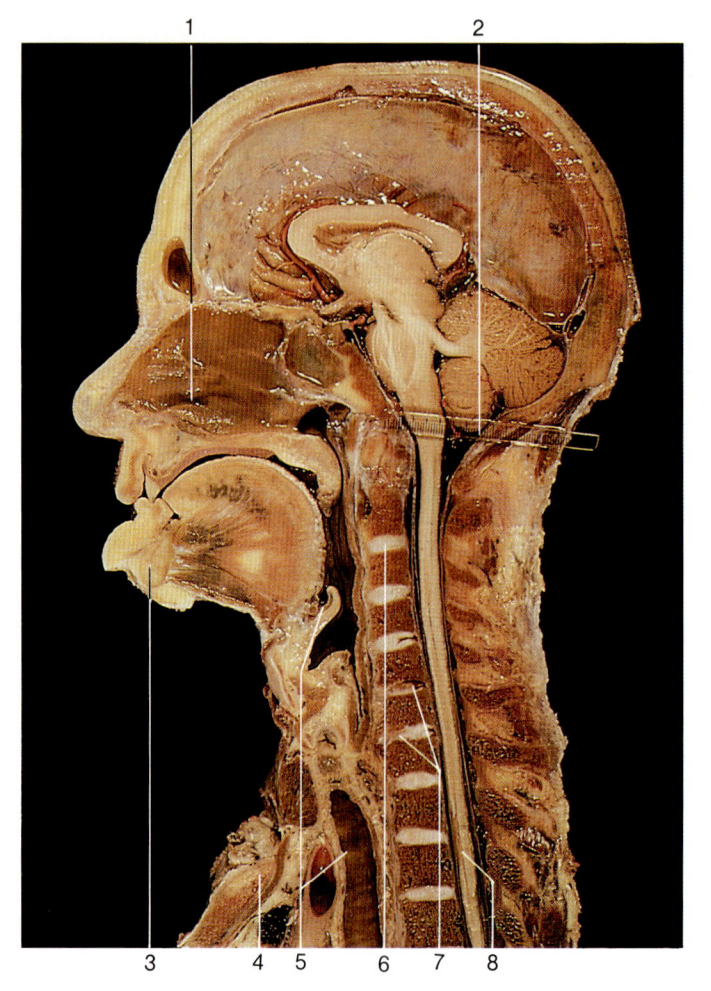

Abb. **96** Paramedianer Sagittalschnitt, extreme Endlordosierung (71 Jahre, weiblich).
1 Septum nasi
2 Millimeterstab am Foramen magnum
3 Mandibula, darunterliegende Muskeln abgetragen
4 Sternum
5 Epiglottis und Trachea
6 Discus C2/C3
7 veränderte Disci C5/C6 und C6/C7
8 Rückenmark

erlaubte die Verdrehung nur wenige Sekunden (zit. nach Fick 1911).

Lordosis cervicis

Boreadis u. Mitarb. (1960) untersuchten röntgenologisch die Halslordose an 90 Männern und 90 Frauen von 21–80 Jahren. Sie zogen eine Gerade vom hinteren Umfang des Dens axis (Spitzengegend) zum hinteren unteren Umfang des Corpus C7, eine weitere Linie am Hinterrand der Halswirbelkörper entlang und eine dritte zwischen beiden an der größten Distanz zwischen der ersten Geraden und Wirbelkörperrückseitenlinie. Deren Länge wurde in Millimetern vermessen. Ist die letztere Null, besteht keine Lordose, sondern eine gestreckte Halswirbelsäule. Negative Vorzeichen bedeuten eine umgekehrte Halskyphose.

In 98% beträgt die so vermessene Lordose 11,8 mm. Bei den restlichen 2% handelt es sich um 3 Personen mit Halskyphose. Bei etwa 60% des gesamten Untersuchungsgutes liegen die Grenzwerte bei ± 5,0 mm. Die Lordose vermindert sich den Autoren zufolge bei Männern während der Alterung; die Lordose bei Frauen vergrößert sich eher etwas zwischen dem 50. und 70. Lebensjahr. Bei 177 Versuchspersonen lag die Lordosentiefe zwischen 0 und 25 mm, bei 13 lag eine völlig gestreckte Halswirbelsäule vor. Nach Kude u. Mitarb. (1987) ist der Lordosegrad der

Halswirbelsäule nicht mit der Neigung des Dens axis korreliert. Wahrscheinlich ist die vermehrte Halslordose ein Ausgleich einer Brustkyphose.

Zervikogener Kopfschmerz

Pfaffenrath u. Dandekar (1988) wiesen besonders auf den zervikogenen Kopfschmerz hin. Die Übertragung erfolgt hauptsächlich über marklose (C-)Nervenfasern, die von Dehnungsrezeptoren der Muskeln, Gelenkkapseln und Skeletteilen der Halswirbelsäule stammen. Die Rezeptoren aus Muskeln u. a. führen reflektorisch zu einer Tonuserhöhung der betroffenen und benachbarten Segmente. Diese setzen einen Circulus vitiosus in Gang, der weitere Tonuserhöhung und Schmerzen zur Folge hat. Besonders wichtig scheint für diese Art von Kopfschmerzen das C2-Segment zu sein. Im Bereich der Substantia gelatinosa und benachbarter Rückenmarkabschnitte steigen die eintretenden Nervenfasern in deren Kollateralen 3 Segmente auf- oder abwärts. Deshalb erreichen Schmerzimpulse aus diesen Zonen auch den Nucleus spinalis n. trigemini, führen unter Umständen ins Gebiet der Orbita und vorderer Schädelabschnitte zu übertragenen Schmerzen. Früher häufiger als derzeit werden Thermokoagulationen der Substantia gelatinosa durchgeführt. Im Bereich des Halsmarks liegt die Zone der Substantia gelatinosa an unserem (geringfügig geschrumpften) Material bei C1 und C2 4 mm paramedian, bei C3 ergab sich ein paramedianer Abstand von 3,8 mm, bei C4 und C5 einer von 3,5 mm, bei C6 und C7 vermaßen wir paramediane Abstände von 3,25 mm, bei C8 mittlere Abstände von 2,5 mm und bei T1 einen paramedianen Abstand von 2,1 mm.

Canalis vertebralis und Inhalt

Übersicht

Innerhalb des Canalis vertebralis sind im gemeinsamen Dura- und Arachnoidalsack Rückenmark, Fila radicularia und Wurzelbündel sowie die Vasa radicularia und Liquor cerebrospinalis eingeschlossen. Außerhalb des Durasackes in der Cavitas epiduralis sind die Plexus venosi vertebrales interni anteriores und posteriores, kleine Arterien und Fettgewebe eingelagert. Die Weite des Spinalkanals gewinnt zunehmend ärztliches Interesse (bei Syndrom des engen Spinalkanals, Erweiterungen bei Syringomyelie und Geschwülsten u. a.).

Durchmesser und Einengungen

Sagittaldurchmesser
(Tab. 1 u. 2)

Hinck u. Mitarb. (1962) vermaßen röntgenologisch den Sagittaldurchmesser des Spinalkanals der Halswirbelsäule bei Kindern zwischen 3 und 18 Jahren. Der Sagittaldurchmesser beträgt bei Jungen bei C1 im Mittel 19,11, bei Mädchen 16,34 mm. Bei C2 liegt der Mittelwert bei Jungen bei 17,06 mm, bei Mädchen bei 16,30, bei C3 und abwärts liegen Werte zwischen 14 und 15 mm vor. Die Autoren betonen, daß der jährliche Zuwachs in Millimetern bei Kindern klein und nicht statistisch signifikant ist. Das mittlere Wachstum des Sagittaldurchmessers zwischen 3. und 18. Lebensjahr beträgt weniger als 3 mm. Dies weist darauf hin, daß der größte Zuwachs des sagittalen Durchmessers vor dem 3. Lebensjahr erfolgt. Bei Jungen und Mädchen gibt es keine signifikanten Wachstumsunterschiede oder Wachstumstrends mit Ausnahme des Durchmessers bei C1. Nach Wolf u. Mitarb. (1956) beträgt der Sagittaldurchmesser des Canalis vertebralis Erwachsener im lateralen Röntgenbild (bei einem Abstand von 1,8 m) von C3–C7 im Mittel 17 mm. Sie waren der Meinung, daß, wenn der Sagittaldurchmesser 10 mm oder weniger beträgt, eine Rückenmarkdekompression erfolgt. Payne u. Spillane (1957) vermaßen erneut den Sagittaldurchmesser des Rückenmarkkanals bei Normalen, bei Patienten mit zervikaler Spondylose und bei zervikaler Spondylose mit Myelopathien (in jeder Gruppe 15 Männer und 15 Frauen) röntgenologisch, und zwar vom Hinterrand eines Wirbelkörpers bzw. vom Hinterrand des Dens axis bis zur vorderen Kante des entsprechenden Wirbelbogens mit einem Film-Fokus-Abstand von 1,8 m. An Tab. 1 sind die röntgenologisch ermittelten Maße abzulesen. Es zeigte sich, daß die geringsten a.-p. Durchmesser bei zervikaler Spondylose mit Paraplegie nachgewiesen wurden.

Hertel (1973) vermaß den sagittalen Durchmesser des Kanals röntgenologisch und bestimmte diesen bei C1 mit 20,08, bei C2 mit 19,1, bei C3 mit 16,3, bei C4 mit 15,9, bei C5 mit 15,9, bei C6 mit 15,7, bei C7 mit 15,4 mm. Bei Männern lagen die Werte etwas höher als bei Frauen, bei C1 z. B. bei 21,3, bei C2 bei 19,6, bei C3 bei 16,6, bei C4 bei 16,2, bei C5 bei 16,2, bei C6 bei 16,1, bei C7 bei 15,9 mm. Die entsprechenden Werte bei Frauen betragen bei C1 20,2, an den darunterfolgenden Wirbeln 18,7, 15,9, 15,5, 15,4, 15,3 und 15,0 mm (Tab. 2).

Tabelle 1 Sagittaldurchmesser des Spinalkanals, röntgenologisch (90 Erwachsene) (nach Payne u. Spillane 1957)

	Normal				Spondylosis cervicalis (ohne Paraplegie)				Spondylosis cervicalis (mit Paraplegie)			
	15 männl.		15 weibl.		15 männl.		15 weibl.		15 männl.		15 weibl.	
	x mm	Grenzwerte	x mm	Grenzwerte	x mm	Grenzwerte	x mm	Grenzwerte	x mm	Grenzwerte	x mm	Grenzwerte
C1	21,8	20,0–26,0	21,6	18,0–24,0	21,0	18,5–23,0	21,2	16,5–24,0	19,6	16,0–25,0	19,3	17,0–24,0
C2	20,2	17,5–23,0	19,8	18,0–22,0	18,3	16,0–20,0	18,5	15,0–21,0	18,1	15,0–21,5	18,2	15,0–21,0
C3	18,8	14,5–22,0	17,9	16,0–20,0	16,3	15,0–18,0	16,4	13,0–18,5	16,0	12,5–21,0	16,1	13,0–18,0
C4	17,6	14,0–20,0	17,3	15,0–20,0	15,5	13,5–18,0	15,3	13,0–17,5	14,6	12,0–18,0	14,7	12,0–18,0
C5	17,8	15,0–22,0	17,1	15,0–19,0	15,0	13,0–18,5	14,8	12,0–16,5	14,4	12,0–17,0	15,0	12,5–17,0
C6	17,8	16,5–20,0	17,0	15,0–18,0	14,7	13,0–17,0	14,8	12,5–16,0	14,1	11,0–17,0	14,5	11,5–17,0
C7	17,8	15,5–20,0	16,6	14,5–18,5	14,9	13,0–18,0	15,1	12,5–17,0	14,4	11,0–17,0	14,6	13,0–17,0

Tabelle 2 Sagittaldurchmesser des Spinalkanals – Erweiterung bei Syringomyelie (aus Hertel [1973])

	C1	C2	C3	C4	C5	C6	C7
Kontrollgruppe, Mittelwert	21,3	19,6	16,6	16,2	16,2	16,1	15,9
Männer, n	110	123	123	123	123	122	90
Syringomyelie, Mittelwert	20,7	19,2	16,6	16,6	17,0	17,0	16,8
Männer, n	29	31	31	31	31	29	19
t-Verteilung	*1,3*	*1,1*	*0,1*	*1,5*	*2,7*	*3,0*	*2,6*
Kontrollgruppe, Mittelwert	20,2	18,7	15,9	15,5	15,4	15,3	15,0
Frauen, n	85	100	100	100	100	100	88
Syringomyelie, Mittelwert	20,0	19,2	16,8	16,6	16,8	16,8	16,2
Frauen, n	12	16	16	16	16	16	14
t-Verteilung	*0,4*	*1,2*	*2,1*	*3,2*	*3,9*	*4,1*	*3,0*

Querdurchmesser

Über den transversalen Durchmesser des Spinalkanals gibt Abb. 97 Auskunft. Betont sei, daß bei kleineren Personen ein engerer Spinalkanal (und ein dünneres Rückenmark) vorliegt als bei größeren.

Einengungen

Im Untersuchungsgut von Friedenberg u. Mitarb. (1959) fanden sich größere Osteophyten am hinteren Umfang der Wirbelkörper gegen den Spinalkanal zu bei C3/C4 in 2%, bei C4/C5 in 17%, bei C5/C6 in 27%, bei C6/C7 in 17%, bei C7/T1 in 5%. Besonders große Osteophyten verursachen eine Impression an der vorderen Fläche des Rückenmarks, insbesondere an der Mittellinie. Impressionen fanden sich stets in Verbindung mit Diskusdegenerationen. Bekanntlich können derartige Osteophyten spastische Paraplegie verursachen (Pallis u. Mitarb. 1954).

Canalis vertebralis, Transversaldurchmesser (x̄ mm) von C2–C7

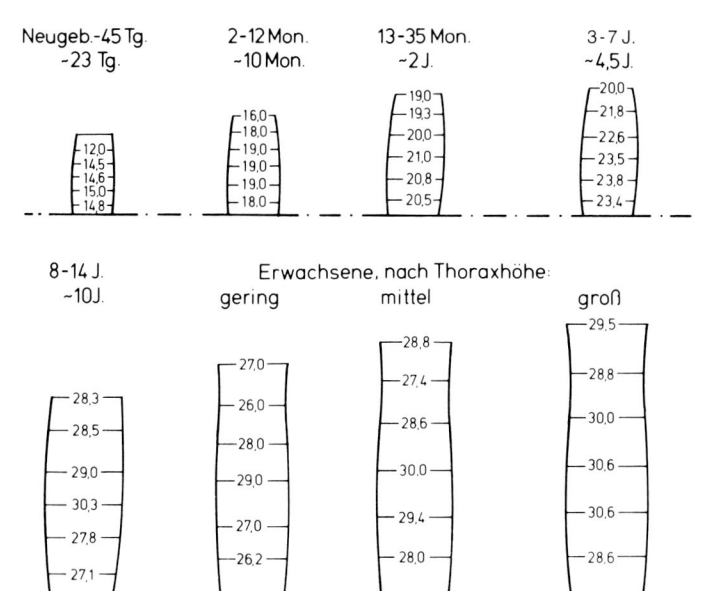

Abb. 97 Canalis vertebralis, Transversaldurchmesser in x̄ mm von C2 bis C7 (nach Haworth u. Keillor 1962).

Takahashi u. Mitarb. (1972) untersuchten röntgenologisch die Ossifikationen des Lig. longitudinale posterius (bei klinischen Ausfallserscheinungen an 25 Patienten) und stellten bestimmte Typen fest. Die 2–5 mm dicken Ossifikationen reduzierten die Weite des Spinalkanals in a.-p. Richtung zwischen 3 und 7 mm.

Ono u. Mitarb. (1977) beschrieben 166 Patienten mit spinaler Hyperostose (Forestier-Krankheit) und 2 Autopsiefälle. Sie betonten, daß die Hyperostose bei Männern 3mal häufiger als bei Frauen und speziell bei Patienten über 50 Jahre vorkommt, und untergliederten in

1. Patienten mit Rückenmarkzeichen,
2. Patienten mit segmentalen Ausfällen und
3. Patienten mit Zervikobrachialgie.

Ono u. Mitarb. stellten im HWS-Bereich am häufigsten Ossifikationen bei C3–C5 fest, mit abnehmender Häufigkeit dann bei C2, C6, C7 und C1. An zwei Sektionspräparaten fanden sie Knochenexkreszenzen von C2–C6 im Fall 1 und von C1–C7 im Fall 2. Die Membrana tectoria war nicht betroffen. Der Durasack war an den Knochenauswüchsen befestigt, das Rückenmark in mittleren und unteren Halssegmenten von vorn her abgeplattet. Die Knochenauswüchse bestanden aus kortikalen lamellären Knochen mit deutlichen Havers-Kanälen und wenig markierten Kavitäten. Die Ligg. transversum atlantis und alare waren nicht verändert. Das Lig. longitudinale posterius war in oberflächlichen, nicht in tiefen Schichten ossifiziert. Deshalb besteht röntgenologisch zwischen dem Lig. longitudinale posterius und der Rückfläche der Wirbelkörper eine helle Zone in bestimmten Bezirken. Nach Epstein u. Epstein (1989) haben 11% der über 60jährigen Japaner und zunehmend auch Weißrassige Ossifikationen des Lig. longitudinale posterius an der Halswirbelsäule. Payne u. Spillane (1957) beschrieben 3 Typen von Einengungen des Spinalkanals und des Foramen intervertebrale (Achondroplasie u. a., s. Spezialliteratur).

Seitliche Elevationen

An der Vorderfläche des Canalis vertebralis in der Nachbarschaft der Foramina intervertebralia kommen Osteophyten vor, die das Foramen intervertebrale und auch den Canalis vertebralis einengen. Sie sind in der Regel mehrfach und bilateral ausgebildet: evertierte Unci. Diese Vorwölbungen wurden am häufigsten als Einengungen des Canalis vertebralis beschrieben und breiten sich nach medial in Richtung Mittellinie aus. Die Nervenwurzeln überkreuzen die lateralen Vorwölbungen in rechten Winkeln. Beeinträchtigt wird insbesondere die Radix ventralis. Das Rückenmark ist in der Regel nicht durch die Vorwölbungen geschädigt.

Transversale Firste können entstehen durch:

1. eine Falte des Anulus fibrosus als Folge einer Verkleinerung des Discus intervertebralis;
2. eine geringe Subluxation der Wirbelkörper, wobei der obere gegenüber dem unteren nach rückwärts verlagert wird;
3. eine mediale Ausbreitung der lateralen Elevationen.

Noduläre Protrusionen, Syringomyelien u. a.
(Abb. **90**)

Weniger häufig wurden noduläre Protrusionen in oder in der Nachbarschaft der Mittellinie aufgefunden. Die Knoten sind weißlich; bei Platzen erscheint eine kremige Masse. Bei Dorsal- oder Ventralflexion vergrößern oder verkleinern sie sich. In allen Wirbelsäulenstellungen jedoch verkleinert sich der a.-p. Durchmesser des Canalis vertebralis. Die nodulären Protrusionen sind hauptsächlich Verlagerungen des Nucleus pulposus nach hinten, gelegentlich auch Osteophyten der hinteren Lippen benachbarter Wirbel und kommen dann gemeinsam mit lateralen Elevationen, gelegentlich auch mit transversalen Firsten vor.

Philip (1950) wies auf die Bedeutung von Osteophyten für die Entstehung von Wurzelschmerzen der oberen Extremitäten hin.

Allen (1952) konnte bei 19 Patienten mit Brachialgie u. a. nur in einem Fall prolabiertes Discusgewebe nachweisen. Bei den anderen Patienten lagen Knochensporne an einem oder mehreren Segmenten unterschiedlicher Größe über dem Lig. longitudinale posterius vor. Er betont, daß auch der Bereich des Foramen intervertebrale meist eingeengt war. Im Untersuchungsgut von Friedenberg u. Mitarb. (1959, 41 Halswirbelsäulen) lagen in allen Fällen kleine Discusprotrusionen im Bereich des Lig. longitudinale posterius vor, niemals jedoch so weit lateral, daß sie in Kontakt mit den Nervenwurzeln oder den Canales intervertebrales gelangten. Verlagerungen von Discusmaterial fanden sich an 12 Wirbelsäulen. In 9 Fällen war der ganze Discus degeneriert und eine Protrusion entwickelt (in der Mehrzahl bei C5/C6 sowie bei C4/C5 und bei C6/C7. Nach Epstein (1969 – Röntgenaufnahmen und Vergrößerungsfehler von 2–3 mm) beträgt der sagittale Durchmesser des Spinalkanals bei C1 16–27 mm, bei C2 15–25 mm und unterhalb davon 12–23 mm bei Erwachsenen. Hertel (1973) machte darauf aufmerksam, daß Syringomyelie als chronische progressive kongenitale Erkrankung des Rückenmarks angesehen wird. Ball u. Dayan (1972) nehmen an, daß Liquor entlang der Hinterwurzeln oder der Virchow-Robin-Räume ins Rückenmark gelangt. Van den Bergh (1990) wies auf die posttraumatische Genese der Erkrankung hin. Die ersten Symptome erscheinen in der zweiten oder dritten Lebensdekade. Nach Gardner (1966, 1968) wird der Liquor cerebrospinalis bei jeder Pulswelle wellenförmig in den Zentralkanal gepreßt. Payne u. Spillane (1957) beobachteten erstmals eine kongenitale zervikale Stenose (bei zervikalen Myelopathien). Boijsen (1954) wies in 3 Fällen eine Vergrößerung des Sagittaldurchmessers des zervikalen Rückenmarkkanals nach. Hertel (1973) untersuchte Halswirbelsäulenaufnahmen (Vergrößerungsfaktor 1,3) und rechnete auf anatomische Werte um: 48 Röntgenbilder von Patienten mit Syringomyelie (31 Männer, 16 Frauen) und eine Kontrollgruppe (225 Patienten ohne Zeichen einer Rückenmarkerkrankung) (Tab. **2**).

Dura mater spinalis
(Abb. **98**)

Die etwa 0,8 mm dicke Dura mater besteht aus kollagenen und beigemengten elastischen Fasern. Von Lanz (1928) wies besonders auf die starke Längsfaserschicht der Dura mater spinalis hin und deutete sie als morphologischen Ausdruck der im Durasack ablaufenden Längsspannungen. Auch die Ostien der Vaginae radiculares sind in den verschiedenen Segmenthöhen unterschiedlich durch kollagene Fasern gesichert (von Lanz). Als wesentliche intra- und extradurale Zügelungseinrichtungen dürfen nach von Lanz die Nervenwurzeln und die Vaginae radiculares sowie die innerhalb der Canales intervertebrales unterschiedlich straff befestigten Segmentnerven betrachtet werden. Die Nn. cervicales C1 und C2 ziehen samt ihren Durataschen fast rein transversal. Foramina intervertebralia gibt es für C1 und C2 nicht.

Bezieht man die Anheftungszonen der obersten Denticulatumzacken, den Verlauf der Piafasern der obersten Halssegmente sowie die Konstruktion des rautenförmigen Halfters in die Betrachtung ein, dann liegt folgender Schluß nahe: Alle Halteeinrichtungen des Rückenmarks im Halsbereich sind daraufhin konstruiert,

1. das Rückenmark von den Rändern des Wirbelkanals und seiner Abdeckung abzuhalten,
2. die zervikokraniale Übergangsregion des nervösen Zentralkanals in der Mitte des Canalis vertebralis zu fixieren.

Auch die Dura mater – außer den Halswirbeln und seinen Bändern die stärkste Schutzeinrichtung des Rückenmarks – besitzt im zervikalen Bereich eine besonders starke Transversalfaserung (von Lanz 1929).

Obere Befestigung der Dura mater (Abb. **93** und **94**): Am Foramen magnum gehen Dura mater und Außenperiost des Schädels direkt in die Dura mater spinalis wie auch in die innere Auskleidung des osteofibrösen Wirbelkanals über. Die innerste Schicht der Dura mater läuft ununterbrochen in das Schädelinnere und bildet dort die Lamina interna durae matris encephali. Die mittlere Duraschicht überschreitet die Ränder des Hinterhauptloches und legt sich dann als Lamina externa durae matris encephali an die Schädelinnenfläche. Die äußere Duraschicht zieht in das Außenperiost des Os occipitale ein. Von Lanz (1929) wies auf die Verspannungseinrichtungen im Halsbereich der Dura besonders hin. Er beschrieb ein Lig. craniale durae matris und unterschied einen atlantoaxialen Zug, der vom oberen Bogenumfang des Axis in Winkeln von 45° nach

Lig. denticulatum und benachbarte Strukturen

atlantoaxialis lateralis schwenken Fasern aus der dorsalen Längsfaserung des Durasackes ein und erreichen die beiden Gelenkfortsätze sowie die Kapsel des Gelenkes. Die Bedeutung dieser Duraanheftung liegt nach von Lanz (1929) darin, den Dursasack beim Kopfkreiseln in einer Mittellage zu halten.

Als Lig. interspinale bezeichnet von Lanz Fasern, die aus dem hinteren Umfang des Durasackes fast transversal nach der Seite zu ziehen und die letzte extradurale Strecke der A. vertebralis überlagern. Ein oberer Zug heftet sich am Sockel des Condylus occipitalis, ein unterer an der Gelenkkapsel und am oberen Gelenkfortsatz des Atlas an. Im Spatium subdurale ließen sich an unserem Untersuchungsgut nicht selten der Dura anhaftende Acervuluskugeln nachweisen (bei alten Menschen).

Lig. denticulatum und benachbarte Strukturen

Lage und Entstehung des Lig. denticulatum
(Abb. 99)

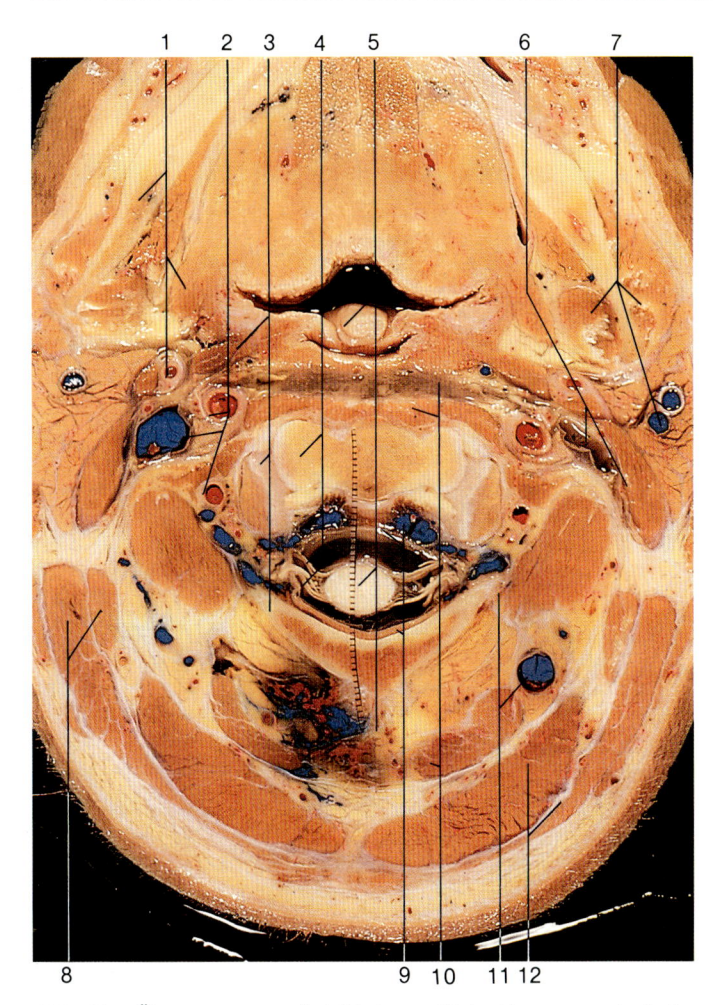

Abb. 98 Übergang vom Schädel zum Hals, Transversalschnitt, von unten.
1 Canalis mandibulae, M. styloglossus und A. carotis externa
2 V. jugularis interna, A. carotis interna und A. vertebralis
3 M. stylopharyngeus, Articulatio atlantoaxialis lateralis und Arcus posterior atlantis
4 Axis und Fila radicularia ventralia und dorsalia C2
5 Uvula, Medulla spinalis (Millimeterpapier) und Bereich des Lig. nuchae
6 V. jugularis interna und M. digastricus
7 Mm. pterygoideus medialis und masseter und Vv. retromandibulares
8 M. splenius capitis, M. longissimus capitis
9 Plexus venosus vertebralis internus anterior und Dura mater
10 prävertebrale Faszien und Muskeln und M. rectus capitis posterior major
11 M. obliquus capitis inferior und V. cervicalis profunda
12 Mm. semispinalis capitis und splenius capitis

medial und oben zur Dura mater und zum unteren Umfang des Arcus posterior atlantis verläuft. Ein squamoaxialer Zug zieht etwas steiler vom unteren Umfang des Axisbogens zur Dura mater am Seitenumfang des Foramen magnum und zur Squama occipitalis. Wir konnten einen starken und 9 mm breiten Faserzug vom Arcus posterior atlantis zur Dura mater absteigend nachweisen. Außerdem ziehen mit Duravenen und dem Plexus venosus vertebralis internus posterior Fasern von der dorsalen Dura zur medianen Lücke zwischen den Ligg. flava. Auch zur Articulatio

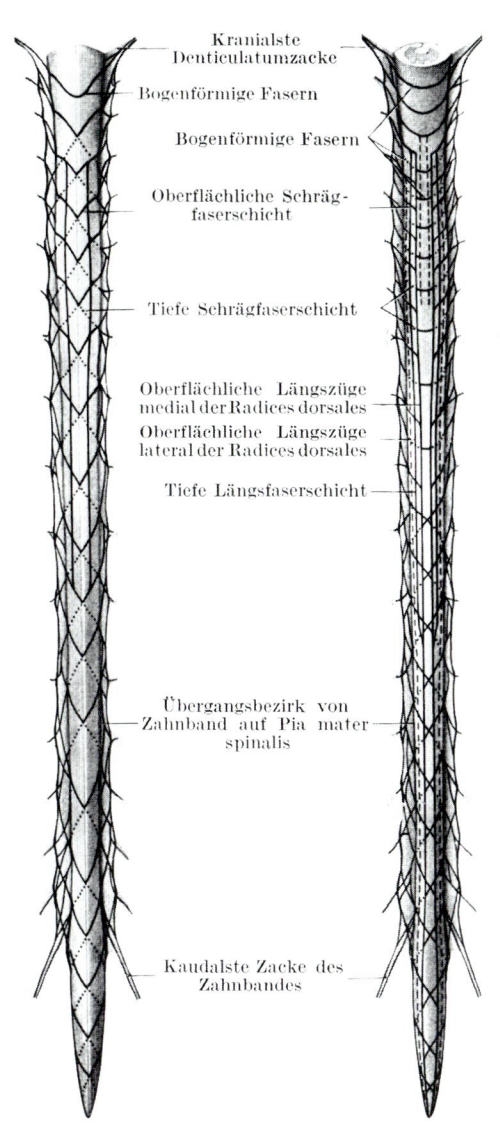

Abb. 99 Faserverlauf des Lig. denticulatum (nach Lang u. Emminger 1963). Linksansicht von ventral, Rechtsansicht von dorsal.

Canalis vertebralis und Inhalt

Das Lig. denticulatum hebt sich als frontal gestellte Faserplatte von der Pia mater des Rückenmarks ab und heftet sich an der Innenseite der Dura mater jederseits mit 19–23 Zacken an. Die letzte Zacke schwenkt unterhalb der Wurzelaustrittszone des 3. Lumbalnervs vom Rückenmark ab und heftet sich unterhalb der Duratasche des 1. Lendennervs an die harte Rückenmarkshaut an.

Nach von Lanz (1929), Hochstetter (1934) und Theiler (1948) entsteht das Lig. denticulatum aus dem embryonalen Hüllgewebe des Rückenmarks (Meninx primitiva). Bei 8,5–9 mm langen Keimlingen werden segmental angeordnete Zellströme sichtbar, während sich die Dura mater bei etwa 18 mm langen Keimlingen erkennen läßt. Nach Sensenig (1951) ist die Anlage des Lig. denticulatum bei 11–14 mm langen (ca. 41 Tage alten) Embryonen nachzuweisen.

Aufbau des Lig. denticulatum
(Abb. **100**)

Der Seitenrand des Lig. denticulatum enthält oft über 3–6 Segmente hinweg Längsfasern, die zu einem 1–4 mm breiten und 0,5 mm dicken Strang zusammengebündelt sind. An vielen Stellen verlassen Faserbündel diesen Längszug und schwenken in die Pia mater ein. In unteren Halsabschnitten und im gesamten Brustmarkbereich finden sich im Lig. denticulatum gekreuzte Fasersysteme. Ein Teil der Fasern zieht von der Pia nach kranial und lateral; der andere hat gegensinnige Verlaufsrichtung. Unseren Befunden zufolge (Lang u. Emminger 1963) entstammen die Fasern des Lig. denticulatum eindeutig der Pia mater spinalis, und zwar deren äußerer, vorwiegend kollagener Faserschicht. In Höhe von C2–C4 bilden die Fasern innerhalb der Pia mater Winkel von 30–45° und schwenken teilweise in das Piaseptum der Fissura mediana ventralis ein. Der andere Faserteil geht auf die Gegenseite über und setzt in einer tieferen Schicht der Epipia seine Verlaufsrichtung fort. Im mittleren Halsbereich konnten wir auch Fasern erkennen, die in die Längsschicht der Pia einschwenken, und zwar unmittelbar seitlich der Austrittszone der Fila radicularia ventralia. Betont sei, daß vom mittleren Brustmark an die Hauptfaserung von der Fissura mediana ventralis an nach lateral und kaudal zieht. Gegensinnige Fasern kommen zwar auch in diesen Segmenten vor, bilden jedoch nicht die oberflächliche, sondern die tiefe Piaschicht. Ähnlich wie an der ventralen Seite verhalten sich auch die Fasern an der dorsalen Seite: Sie ziehen vom Lig. denticulatum nach medial und kaudal und umscheiden an oberen Zervikalsegmenten innerhalb der Pia mater das Rückenmark vollständig, wobei sie kaudalkonkave Bögen ausbilden. Die Fasern lassen sich direkt auf die Gegenseite in das kontralaterale Lig. denticulatum hineinverfolgen. Von C2–C3 an schwenken die Fasern der oberflächlichen Schrägschicht in eine longitudinale Verlaufsrichtung ein. Auf diese Weise entstehen 2 Längszüge der Pia mater medial und lateral der dorsalen Wurzeleintrittszone, die medial bis zum Conus medullaris nach kaudal verläuft. Der laterale Zug endet bereits im mittleren Brustmark.

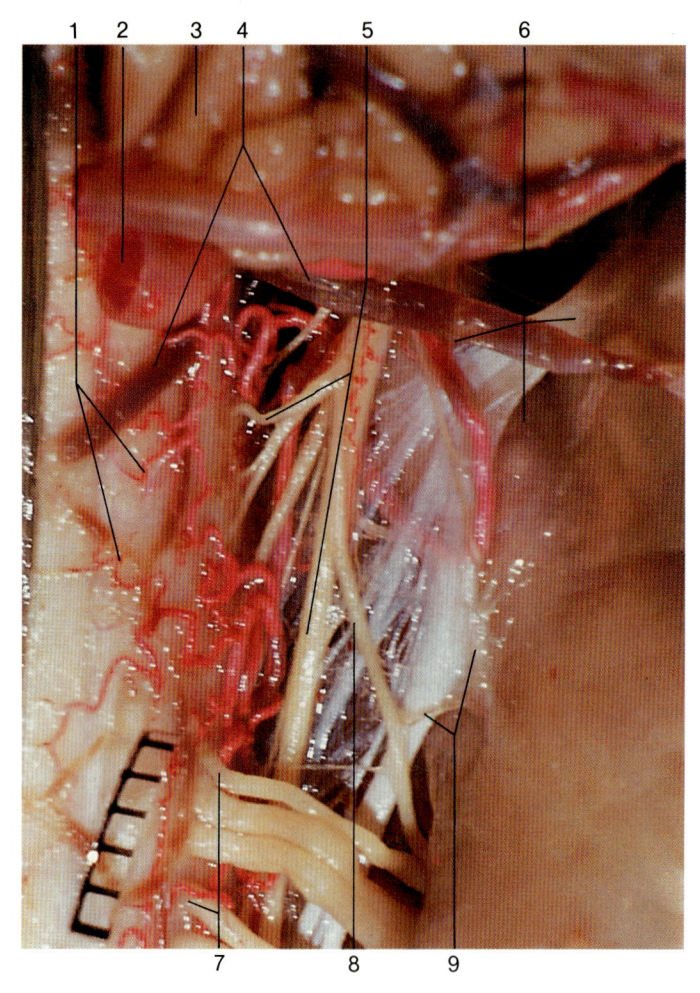

Abb. 100 Lig. denticulatum, kraniozervikaler Übergang von hinten.
1 hintere spinale Zweige der A. spinalis posterior
2 A. cerebelli inferior posterior, aufgeschnitten
3 Tonsilla cerebelli
4 hintere medulläre Vene, Verlauf zum Sinus marginalis posterior
5 Fila radicularia n. accessorii und sein spinaler Abschnitt
6 erste Zacke des Lig. denticulatum und A. vertebralis
7 Fila radicularia dorsalia C2 und Millimeterpapier
8 Anastomose zwischen C2 und N. accessorius
9 lateraler Strang des Lig. denticulatum mit seiner zweiten Zacke in Richtung Dura mater

Denticulatumzacken
(Abb. **101** und **102**)

Die kranialste Denticulatumzacke verläuft dorsal der ersten intrazisternalen Strecke der A. vertebralis. Ihre Anheftung liegt an der rechten Seite im Mittel 3,55 (2–7) mm kranial und 2,1 (0–4) mm dorsal. An der linken Seite fand sich die Einstrahlung der obersten Denticulatumzacke in die Dura mater im Mittel 3,88 (1–8) mm kranial und 2,10 (0–4) mm dorsal des Mittelpunktes der A. vertebralis in ihrer Durchtrittszone. Gelegentlich schwenkt ein Zug der obersten Zacke auch ventral der A. vertebralis zur Dura, oder das Band gelangt vollständig ventral und kaudal der Arterie zur Dura mater (in 4% nach Stofft 1973).

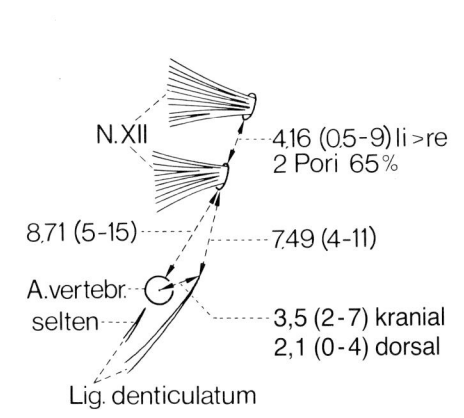

Abb. 101 Oberste Denticulatumzacke, Ansatzzone zum Mittelpunkt der Stelle des Durchtritts der A. vertebralis durch die Dura sowie Abstände zu den Pori durales des N. hypoglossus. Betont sei, daß in unserem Material in 65% 2 durale Pforten für den 12. Hirnnerv vorlagen.

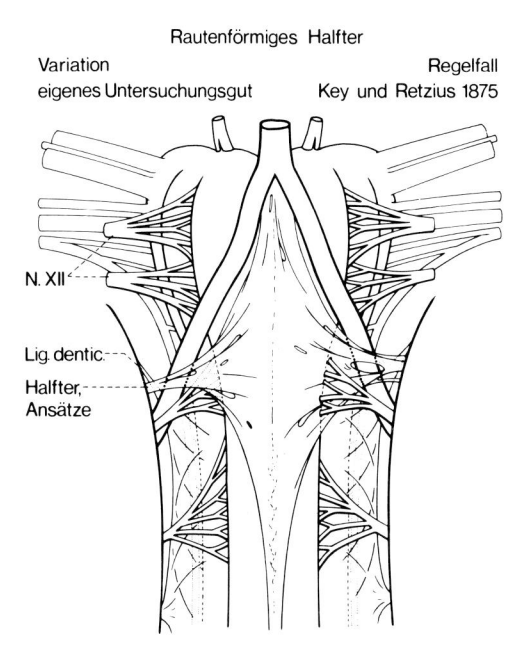

Abb. 102 Rautenförmiges Halfter an der Vorderseite der Medulla oblongata und des Rückenmarks (nach Key u. Retzius 1875) und eine Variation im eigenen Material.

Weiter abwärts von C1 verlaufen die Denticulatumanheftungszacken im oberen Halsgebiet nach kranial, weiter unten dann mehr nach lateral. Die kaudalsten Fasern ziehen nach kaudal-lateral.

Im oberen, gelegentlich auch im unteren Halsbereich strahlen die Zacken des Zahnbandes in der Regel 1,5–2 mm dorsal der benachbarten Durataschen in die Dura mater ein. Im unteren zervikalen und im thorakalen Bereich liegen die duralen Anheftungszonen in der Ebene der Wurzeltaschen, nicht davor und nicht dahinter. Im lumbalen Bereich gelangen sie in der Regel 1 mm ventral der Wurzeltaschen an die Dura mater spinalis (Lang u. Emminger 1963).

Rautenförmiges Halfter
(Abb. **102**)

Im Jahre 1963 glaubten wir zunächst erstmalig eine dünne rautenförmige Faserplatte, die das obere Rückenmark von ventral umfaßt, entdeckt zu haben. Das Studium der alten Anatomen Key u. Retzius (1875) jedoch klärte uns auf, daß diesen gründlichen Untersuchern die eigenartige Faserkonstruktion bereits bekannt war. Die dünne Faserplatte umfaßt das Rückenmark an der ventralen Seite. Die lateralen Fasern schwenken stets mit der zweiten, häufig auch mit der kranialsten Denticulatumzacke in die Dura mater ein. Die Fila radicularia ventralis C1 durchsetzen das Rautenblatt, das seinerseits die Fila radicularia C2 überlappt. Es darf angenommen werden, daß diese eigenartige Textur dieselbe Funktion wie das Lig. denticulatum besitzt. Im Gegensatz zu diesem enthält es keinerlei elastische Fasern.

Septum cervicale intermedium (posticum)

Schon Key u. Retzius (1875) haben auf das Septum posticum, das zuerst von Goll so bezeichnet wurde, besonders hingewiesen. Dieses zieht von der Pia mater spinalis zur Arachnoidea und zügelt das Rückenmark (durch den Liquordruck) innerhalb seiner Durahülle nach dorsal. Im obersten Halsbereich besteht es häufig aus vorwiegend sagittal eingestellten Arachnoidalbalken.

Besondere Halteeinrichtungen der Pia mater

1963 konnten wir bis dorthin nicht beschriebene Zügelungseinrichtungen des Rückenmarks auffinden: Nicht selten gliedern sich im unteren Zervikalbereich medial der Fila radicularia dorsalia kollagene Faserbündel von der oberflächlichen Längsfaserschicht der Pia mater ab und strahlen dorsal der Wurzeltaschen in die Dura mater ein. Seltener kommen derartige Piastränge auch an der Ventralseite des Halsmarkes vor (Lang u. Emminger 1963).

Funktion des Lig. denticulatum und anderer Halteeinrichtungen

Meiner Meinung nach müssen das Lig. denticulatum, die Pia mater und die Dura mater als funktionelle Einheit betrachtet werden. Die kollagenen Fasern des gezähnelten Bandes ziehen nämlich ununterbrochen von der Pia mater spinalis in das Lig. denticulatum und in die Dura ein und lassen sich auch in dieser eine Strecke weit verfolgen. Da die Faserung im wesentlichen aus kollagenem (zugfestem) Material besteht, darf angenommen werden, daß sie gegen einwirkende Zugkräfte entwickelt ist. Im oberen Halsbereich ziehen die Fasern gleichsam von den Denticulatumzacken aus der Dura mater aus, umfassen das Rückenmark vorn und hinten bogenförmig und ziehen dann wieder nach kranial. Diesem Aufbau nach darf geschlossen werden, daß im oberen Halsmark eine Zügelung nach oben erfolgt. Da sich insbesondere an dorsalen Teilen der Pia mater zwei Längszüge, an ventralen Abschnitten einer erkennen läßt, wirkt diese Faserung einer Längsüberdehnung des Rückenmarks entgegen. Nach Breig (1960) treten bei der Ventralflexion in den Kopf- und Wirbelgelenken die ausgiebigsten Verlagerungen des Rückenmarks auf, und zwar im Halsbereich um 1,8–2,8 cm an der dorsalen Rückenmarksfläche!

Die Fila radicularia sowie die Wurzelfaserbündel ziehen vom 3. Halsnerv an in der Regel immer mehr nach kaudalwärts sowie nach lateral und ventral zu ihren Wurzeltaschendurchtrittszonen.

Arachnoidea

Die Arachnoidea begrenzt den Liquorraum von dessen Außenseite und ist über subdurales Epithel an der Dura mater befestigt (Weiteres s. Lang 1975). In der Arachnoidea des Rückenmarks kommen zellige Flecken vor, die im Alter auch Kalkeinlagerungen aufweisen können. Über die Wurzeltaschen im Halsbereich haben wir öfter berichtet. In der Regel werden vordere und hintere Wurzelfaserbündel von einer Arachnoidalhülse durch die Dura hindurch und fast bis zum Ganglion spinale begleitet. Die Endstrecken der Arachnoidea in den Wurzeltaschen verschmelzen mit der Dura, die wie die Arachnoidea in das Hüllsystem der Trunci n. spinalis und der peripheren Nerven übergeht. Die Übergangszone selbst bezeichneten wir als Anguli arachnoidales (Lang 1984).

Aoyagi u. Mitarb. (1987) weisen darauf hin, daß bis dorthin (mit ihren 2 eigenen Fällen) 114 intradurale Arachnoidalzysten nachgewiesen wurden. Die meisten liegen am hinteren Rückenmarkumfang im Thorakalbereich; seltener kommen sie im Halsbereich und dort am häufigsten am vorderen Umfang des Rückenmarks vor.

Rückenmark

Maße und Segmenthöhen

Länge

Baldwin (1908) Befunden zufolge beträgt die mittlere Länge der Wirbelsäule vom Foramen magnum bis zur Spitze des Steißbeins 73,6 (67,4–78,8) cm. Die mittlere Länge des Rückenmarks vom Foramen magnum nach abwärts macht beim Mann 45,9, bei der Frau 41,5 cm aus. Das längste männliche Rückenmark wurde mit 52,8, das kürzeste weibliche mit 40,7 cm bestimmt. Betont sei, daß mit der inzwischen erfolgten Zunahme der Körpergröße auch eine Verlängerung des Rückenmarks – was seine Mittelmaße angeht – erfolgt sein wird. Als obere Grenze des Rückenmarks wird die Austrittsstelle des obersten Filum radiculare C1 oder das kaudale Ende der Decussatio pyramidum angenommen. Dieses liegt in der Regel zwischen Atlas und Foramen magnum.

Intumescentia cervicalis
(Abb. 103 und 104)

Die Halsanschwellung des Rückenmarks stellt insbesondere eine Vergrößerung des Querdurchmessers dar. An unserem Untersuchungsgut liegen die Werte zwischen C4 und C7 über 11 mm, während der Sagittaldurchmesser im Bereich von C2–T1 unter 9 mm liegt (Tab. 3). Nach Ziehen (1899) beginnt die Intumescentia cervicalis unterhalb der Decussatio pyramidum und endet in Höhe von C2. Der größte Querdurchmesser liegt bei C5–C6, mißt hier 13–14 mm, der sagittale etwas weniger als 9 mm. Nach Henle (1879) hat das Rückenmark zwischen der Intumescentia cervicalis und der Medulla oblongata einen transversalen Durchmesser von 11–12 mm, im Bereich der Intumeszenz zwischen 13 und 14 mm.

Der Flächeninhalt des Rückenmarkquerschnittes macht nach Stilling (1859) bei C3 44,7 mm^2, bei C4 48,0 mm^2, bei C5 und C6 62,4 mm^2, im oberen Bereich von C7 59,7 mm^2, im unteren von C7 52,8 mm^2 und bei C8 48,7 mm^2 aus.

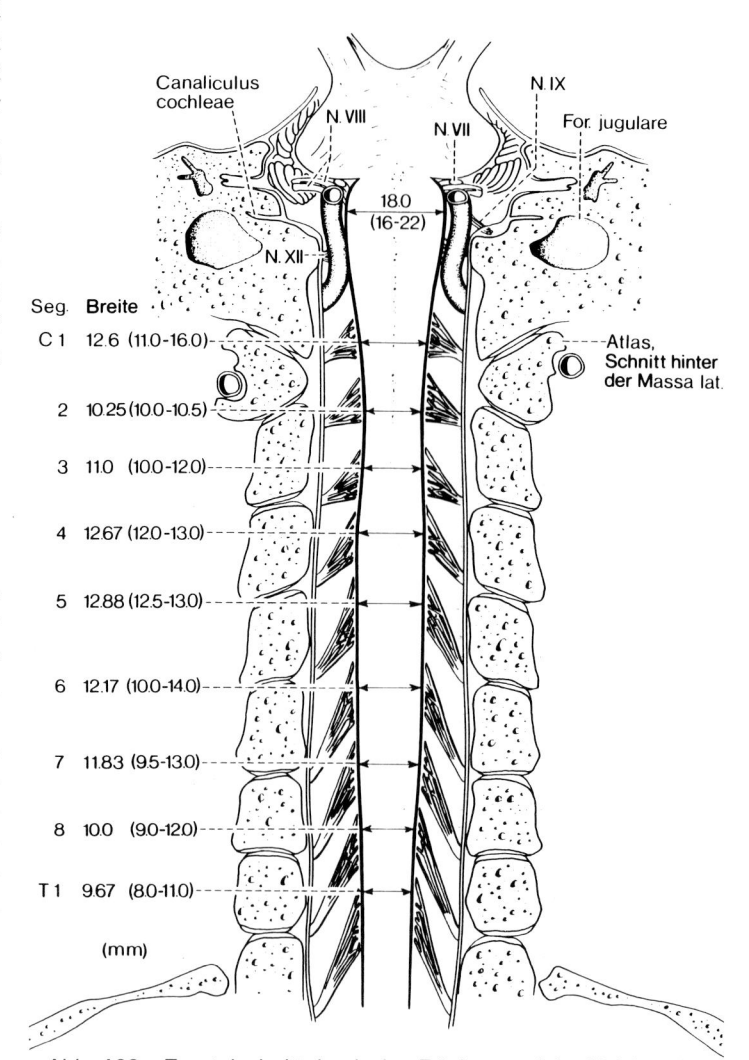

Abb. 103 Frontalschnitt durch das Rückenmark im Halsbereich mit Breitenmessungen im Gebiet der Abgangszonen der Fila radicularia in Millimetern (Grenzwerte) an unserem Material. Betont sei, daß durch die Fixierung eine Schrumpfung des Rückenmarks um ca. 5% erfolgt ist.

Rückenmark

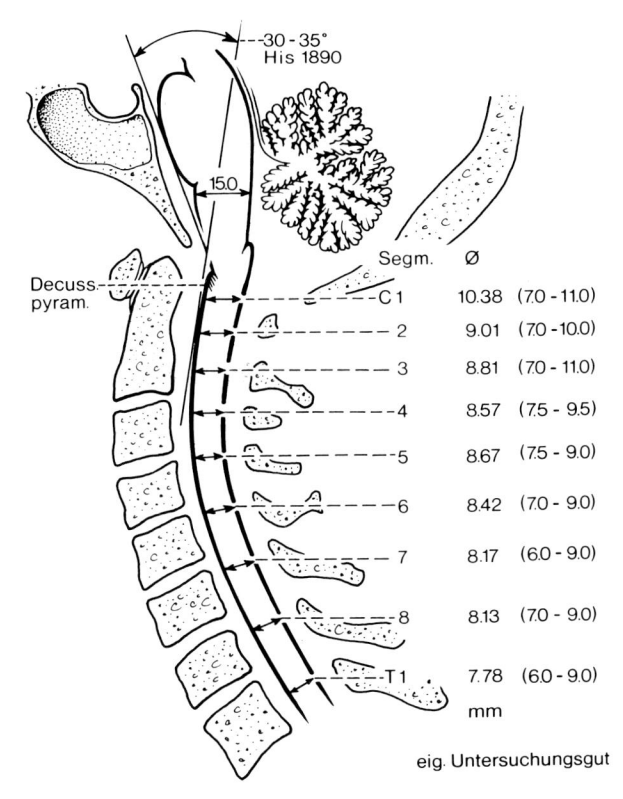

Abb. 104 Sagittaldurchmesser der Medulla oblongata und des Rückenmarks. Mittel- und Grenzwerte. Angegeben ist auch der von His (1890) bestimmte Winkel zwischen Vorderrand des Pons und Vorderrand des oberen Zervikalmarks.

Der Halsteil des Rückenmarks ist nach Ravenel (1877) beim Mann im Mittel 9,9, bei der Frau 9,6 cm lang (Ziehen 1899).

Koschorek u. Mitarb. (1987) führten NMR-Studien der Länge des Canalis vertebralis zwischen dem Foramen magnum und der Grundplatte von C7 durch. Sie stellten fest, daß bei Anteflexion die Halswirbelsäule 12,69 (10,3−14,6) cm lang ist und bei Retroflexion eine Länge von 11,5 (9,4−13,4) cm besteht. Diese Maße stimmen gut mit unseren Ergebnissen überein.

Rückenmarksegmenthöhen
(Abb. 105 und Tab. 4)

Lüderitz (1881) gab das Segment C1 mit 11,0, C2 mit 12,5, C3 mit 10,2, C4 mit 11,5, C5 mit 13,5, C6 mit 13,4, C7 mit 12,4 und C8 mit 12,4 mm (33jährige Frau) an. Unsere Mittelwerte liegen etwas höher.

Zellen und Fasersysteme

Im Halsmark ist die Grausubstanz am Rückenmarkquerschnitt verhältnismäßig schmächtig gegenüber dem umgebenden weißen Fasersystem. Dies beruht 1. auf der verhältnismäßig geringen Muskulatur und Haut des oberen Halsabschnittes, 2. auf der relativ geringen Axonzahl für deren Innervation und 3. auf der großen Menge von aszendierenden und deszendierenden Leitungsbahnen der oberen und unteren Extremitäten sowie des Brustteiles.

Kerngebiete

Insgesamt sollen im menschlichen Rückenmark ca. 13 000 000 Nervenzellen vorliegen (Stefan 1962). Im Brustmark nehmen die Kerngebiete eine relativ kleine Querschnittsfläche des Rückenmarks ein. Durch die Vordersäulen werden Hals- und Armmuskeln sowie das Zwerchfell und die Hautgebiete des Halses versorgt. Das Hintersäulengebiet verarbeitet die aus der Haut des Halsabschnittes eintreffenden Impulse. Das somatische T1-Segment beteiligt sich an der Versorgung der oberen Extremitäten. Die autonomen Kerngebiete des Sympathicus treten im Gebiet zwischen Vorder- und Hintersäule im unteren Halsmark auf.

Im Bereich der Vordersäule sind im Halsmark die Nuclei motorii mediales und laterales vollständig entwickelt. Im unteren Halsteil sind die Nuclei intermediolateralis und intermediomedialis als Sympathicuszentren entwickelt. Im Basisgebiet der Hintersäule sind seitlich die viszerale Grausubstanz und medial der Nucleus thoracicus besondere Kennzeichen des unteren Halsmarks und des Brustmarks. Dieser reicht bis zu C7 nach aufwärts und etwa bis zu L3 nach abwärts. Die früher als Clarke-Kern bezeichnete Kernsäule enthält insbesondere in unteren

Tabelle 3 Rückenmark, Maße (mm)

	Sagittaldurchmesser			Frontaldurchmesser		
	Mittelwert	Oberer Wert	Unterer Wert	Mittelwert	Oberer Wert	Unterer Wert
C1	10,38	11,0	7,0	−	−	−
C2	9,01	10,0	7,0	10,25	10,5	10,0
C3	8,81	11,0	7,0	11,0	12,0	10,0
C4	8,57	9,5	7,5	12,67	13,0	12,0
C5	8,67	9,0	7,5	12,88	13,0	12,5
C6	8,42	9,0	7,0	12,17	14,0	10,0
C7	8,17	9,0	6,0	11,83	13,0	9,5
C8	8,13	9,0	7,0	10,0	12,0	9,0
T1	7,78	9,0	6,0	9,67	11,0	8,0

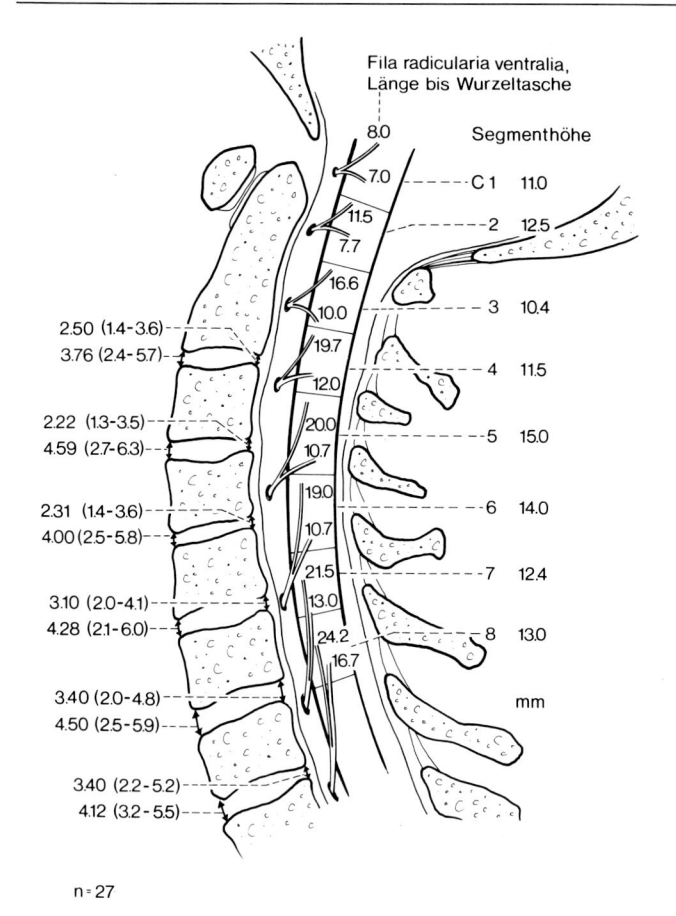

Abb. 105 Segmenthöhen des Rückenmarks sowie Länge der jeweils obersten und untersten Wurzelfäden der Segmente bis zum Eingang in die Wurzeltaschen und vordere und hintere Höhe der Disci intervertebrales (nach Lang u. Bartram 1982 und Partenheimer 1983).

Eine neue Einteilung der Rückenmarkkern- (und Faser-)Verbindungen geht auf Studien von Rexed (1952 und später) zurück. Er untergliederte die Grausubstanz von dorsal nach ventral in einzelne Schichten zunächst nach histologischen Schnitten mit Nissl-Färbung des Rückenmarks von Katzen. Die Lamina I stellt die dorsale Grenze des Hinterhorns zur weißen Substanz dar, in der kleine, mittelgroße und größere Nervenzellen sowie zahlreiche Fasern vorkommen. Diese Zone wird auch als Lamina marginalis oder Waldeyer-Schicht bezeichnet (Abb. **106**).

Die Lamina II besteht aus kleinen Nervenzellen. Sie wird insbesondere in medialen Abschnitten von zahlreichen Faserbündeln, die in den Funiculus dorsalis einschwenken, durchzogen. Seitliche Abschnitte enthalten dicht gelagert die kleinen Zellen, die inhibitorische Interneurone darstellen (Todd u. McKenzie 1989). Die Lamina III enthält größere Nervenzellen. Die Lamina IV ist in den meisten Rückenmarkabschnitten dicker entwickelt, wird von zahlreichen Fasern durchzogen und enthält unterschiedlich große Zellen.

Die Schichten I–IV gehören dem sogenannten Kopfgebiet des Hinterhorns an. Lamina II und Lamina III werden von manchen der Substantia gelatinosa, der Nucleus proprius den Laminae III und IV zugeordnet.

Die Lamina V stellt eine verhältnismäßig dicke Schicht dar, die dem Halsgebiet der Hintersäule entspricht und in eine mediale und zwei laterale Drittelzonen untergliedert werden kann. Auch sie ist von zahlreichen Nervenfasern durchzogen und wird deshalb in seitlichen Abschnitten als Formatio reticularis bezeichnet (derzeit werden größere Rückenmarkgebiete der Formatio reticularis zugeordnet) Pappas u. Mitarb. stellten fest, daß Pyramidenbahnfasern für die obere Extremität in die Laminae V–VII ziehen.

Die Lamina VI enthält speziell bei jungen Versuchstieren in medialen Abschnitten zahlreichere Nervenzellen als in lateralen (im Gegensatz zur Lamina V). Dieser Abschnitt gehört der Basis der Hintersäule an.

Die Laminae VII–IX sind insbesondere in den Intumescentiae des Rückenmarks komplizierter, im Brustmark in einfacher Aufeinanderfolge von hinten nach vorn angeordnet.

Abschnitten sehr große Nervenzellen; weiter aufwärts liegt eine bezüglich ihrer Größe weit gestreute Zellpopulation vor.

In der Hintersäule ist vom oberen Halsmark bis ins Sakralsegment der Nucleus proprius zu erkennen, der vom Schichtengebiet der Substantia gelatinosa und ihrer Umgebung abgedeckt ist.

Tabelle 4 Rückenmarksegmenthöhe von 4 Präparaten in mm und Volumen in mm³ (RM = Rückenmarke) (aus Donaldson, H. H., D. Davis [1903])

Segment	RM_1		RM_2		RM_3		RM_4	$\bar{x}$	Volumen ($\bar{x}$ mm³)
	dorsal	ventral	dorsal	ventral	dorsal	ventral	dorsal		
C1				5,9		8,2	7,6	7,23	129
C2			7,1	12,3	6,0	13,0	10,4	9,74	157
C3			12,2	11,0	12,0	13,1	13,8	12,40	178
C4			13,6	11,1	16,1	12,8	18,1	14,34	220
C5	10,5	11,7	11,9	11,9	14,0	12,6	13,9	12,35	224
C6	14,3	14,1	13,7	14,0	13,3	13,3	13,5	13,75	275
C7	12,2	15,4	12,6	15,2	9,8	11,0	13,7	12,85	261
C8	12,6	15,7	15,6	13,1	10,6	12,7	12,1	13,20	240

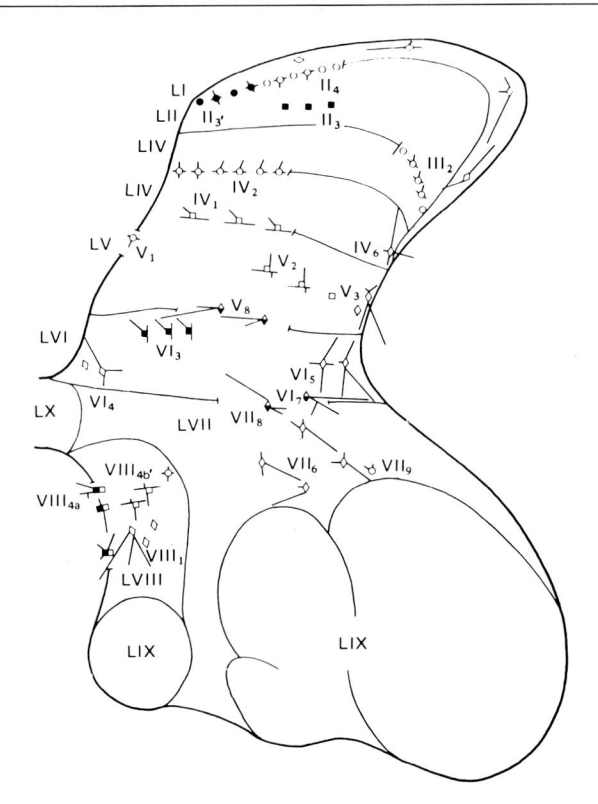

Abb. 106 Laminae des Rückenmarks und Verlauf der Dendriten im Bereich der Laminae (nach Rexed 1952 sowie Abdel-Maguid u. Bowsher 1984). Sehr kleine Neuronenbezirke sind durch Kreise, kleine Neuronenfelder durch Quadrate und mittelgroße durch Rauten gekennzeichnet.

Die Lamina VII entspricht dem intermediären Grau und umfaßt den Nucleus thoracicus (Clarke-Säule) sowie die Nuclei intermediomedialis und intermediolateralis.

Die Lamina VIII stellt die Basis der Vordersäule des Brustmarks dar, während sie im Lendenabschnitt weiter vorn medial plaziert ist. Ihre Zellen sind unterschiedlich groß.

Die Lamina IX enthält ebenfalls unterschiedlich große Zellen, die den α-Motoneuronen angehören, und zahlreichere kleinere Zellen, die unter anderem die γ-Efferenzen entlassen. Einige können den sogenannten Renshaw-Zellen angehören, die bremsende Wirkungen entfalten.

Die Lamina X umgibt den Zentralkanal und besteht aus der dorsalen und ventralen grauen Kommissur und der Substantia gelatinosa centralis.

Nucleus spinalis n. trigemini

Der spinale Trigeminuskern ist ca. 19 mm lang und reicht bis in die oberen Rückenmarksegmente im Gebiet des Hinterhorns nach abwärts. Früher wurden die Trigeminusbahn und das Kerngebiet zur Behandlung der Trigeminusneuralgie durchschnitten (Sjöqvist 1938) (Weiteres s. Lang 1985). Auch vor kurzer Zeit wurde erneut über Wurzelkompressionen des Rückenmarks durch Gefäße u. a. mit atypischen Trigeminus- und Gesichtsschmerzen berichtet, die nach operativen Behandlungen verschwanden (Jansen u. Mitarb. 1987).

Nucleus phrenicus

Nach Keswani u. Hollinshead (1956) erstreckt sich der Nucleus phrenicus vom oberen Abschnitt von C3 bis zum unteren Teil von C5, gelegentlich auch in den oberen Teil von C6. Bei C4 und C5 liegen die Zellen dieses Kerns dicht beieinander, bei C3 und C6 mehr verstreut. Sie bilden den Hauptabschnitt der ventromedialen Zellsäule dieses Rückenmarkteils. Die Untersuchungen erfolgten nach Schädigung des N. phrenicus und nachfolgendem Studium von 10 Rückenmarkpräparaten unterschiedlich lang nach dem Tode aufgrund von Veränderungen der Nissl-Substanz.

Renshaw-Zellen

Die Renshaw-Zellen sind multipolare Zellen, welche in der Regel ventral der korrespondierenden α-Motoneurone liegen und diese inhibitorisch beeinflussen. Die Axone der Motoneurone besitzen rekurrente Kollateralen, welche synaptisch mit einer oder mehreren Renshaw-Zellen verknüpft sind. Das Axon der Renshaw-Zellen erreicht entweder ein Motoneuron an der rekurrenten Kollaterale oder ein benachbartes Motoneuron.

Segmentale Reflexe

Segmentale Einflüsse auf die Vorderhornzellen erfolgen durch propriozeptive Fasern, die direkt die α-Motoneurone erreichen und die Basis für Streck- oder myosynaptische Reflexe darstellen. Ia-Fasern stammen aus anulospiralen Nerven (Spannungsrezeptoren) und bilden monosynaptische Kontakte mit α-Motoneuronen der antagonistischen Muskeln. Die Ib-Gruppe wird von Golgi-Sehnenrezeptoren aktiviert und endet an einem Interneuron.

Guérin u. Bioulac (1979) betonen, daß der monosynaptische Streckreflex den einfachsten Reflexbogen darstellt und den Muskeltonus aufrechterhält. Die polysynaptischen kutanen Reflexafferenzen erreichen ein ganzes Nest von Interneuronen und dienen Abwehr- und Schutzreflexen. Beide Reflexarten setzen eine intakte Medulla spinalis der entsprechenden Ebene voraus. Die programmierte spinale Aktivität ist auch für zeitlich und räumlich fein abgestimmte Motorik (Lokomotion, Miktion, Defäkation und Sexualreflexe) verantwortlich. Supraspinale Impulse steuern diese beiden Basissysteme, modifizieren sie und initiieren spinale Reflexe. Der visceromotorische Einfluß des Rückenmarks wirkt auf Zirkulationsorgane, Respiration, Verdauungstrakt, Miktion, Genitalfunktionen, Temperaturregulation und Pupillenkontrolle.

Zentrales Rückenmarkgrau als Basis für programmierte spinale Aktivität

Guérin u. Bioulac (1979) bezeichneten das Gebiet der Laminae V, VI, VII und VIII (Rexed 1952), als „central core". In diesem Gebiet kommen kleine segmentale Interneurone mit zahlreichen Dendriten und Axonen vor, deren komplexes Netz auch mit dem gegenseitigen Rückenmarkgebiet verschaltet ist. Sie sind auch mit dem System der intersegmentalen Neurone des Rückenmarkeigenapparates verknüpft.

Sensible Fasern aus den Hinterwurzeln (propriozeptive und interozeptive) erreichen segmental die Lamina VI, die Mehrzahl der exterozeptiven die Basis der Lamina V. Diese Impulse bringen wahrscheinlich keine präzisen Informationen von der Peripherie, initiieren jedoch automatische motorische Reizantworten, insbesondere die Beugereflexe. Nach Rückenmarkdurchtrennung (und Überwinden des spinalen Schocks) kommt es z. B. zu bilateralen Flexorenspasmen, Beugung der Hüfte, Dorsalflexion der großen Zehe u. a. Diese Reflexe sind die Folge nicht spezifischer und minimaler Stimuli extero- und interozeptiven Ursprungs. Sie lassen sich auch beim Neugeborenen (noch fehlende Myelinisierung) nachweisen.

Suprasegmentale Afferenzen

Aus dem Cortex cerebri und dem Hirnstamm zieht der Tractus corticospinalis kaudalwärts und endet hauptsächlich an den Interneuronen des „central core". Eine hintere Fasergruppe stammt vom sensiblen Cortex, verläuft zur Basis des Hinterhorns (Lamina V und VI) und modifiziert die aus der Peripherie eintreffenden sensiblen Signale. Eine vordere Fasergruppe stammt von den motorischen Gebieten der Hirnrinde und endet an den Schichten V und VII (Scheibel u. Scheibel 1969).

Diese Bahnen können eine Reihe von interneuronalen Regelkreisen aktivieren und die Motoneurone beeinflussen. Sie bereiten bestimmte Bewegungen vor, eventuell auch durch Einflüsse auf die sensiblen Afferenzen. Suprasegmentale Afferenzen aus dem Hirnstamm verlaufen in einer dorsolateralen Fasergruppe, dem Tractus rubrosegmentospinalis, und beeinflussen tonische und kinetische Reflexaktivitäten, die jeweils die Beugung von Gelenken auslösen. Eine andere zentromediale Fasergruppe stammt vom Tectum mesencephali und von Vestibulariskerngebieten (Deiters-Kern) und erreicht die Laminae VII und VIII. Sie beeinflußt auch die Motoneurone der Streckmuskeln (Abb. 107).

Außer den vorgenannten Bahnen kommen nichtspezifische pontinen und bulbären retikulären Ursprungs vor. Eine der Bahnen wird als noradrenerger Strang aus der Formatio reticularis der Bulbusgegend aufgefaßt, ein anderer serotoninerger stammt von den Nuclei raphae des Pons und der Formatio reticularis medullae oblongatae. Diese Fasern ziehen verstreut im vorderen Seitenstranggebiet abwärts, erreichen den Außenrand des zentralen Rückenmarkgraus im Seitenhorn oder im vorderen Teil und durchziehen das interneuronale Netzwerk. Auch ein spinozerebellar-spinaler Regelkreis ist diesen Bahnen zugeordnet. Diese retikulospinalen Bahnen bilden Verbindungen zwischen dem nichtspezifischen interneuronalen Netz und haben wohl eine große funktionelle Bedeutung für die Agonisten und Antagonisten der Gelenke.

Efferenz je Bahn des Halsmarks

Segmentale Synapsen liegen an α- und β-Motoneuronen vor, die die gemeinsame motorische Endstrecke für willkürliche Bewegungen darstellen. Die Synapsen an visceromotorischen Neuronen der Lamina VII im Gebiet der Nuclei intermediolateralis und intermediomedialis steuern die Impulse des Sympathicus.

Suprasegmentale Efferenzen ziehen zu den Nuclei reticularis und vestibulares, zur unteren Olive und zu Kernen des Tectum mesencephali aufwärts und stellen einen Schenkel von Regelkreisen dar. Auch das Cerebellum ist in

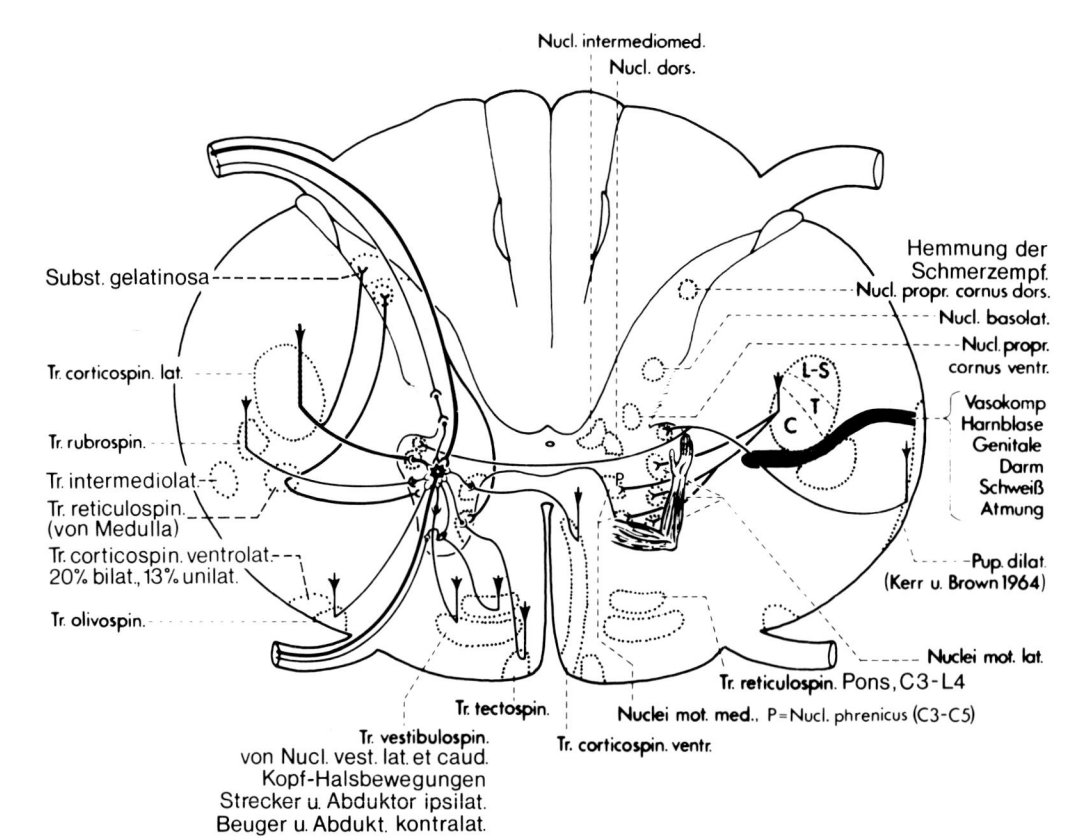

Abb. 107 Die wichtigsten Bahnen des Rückenmarks und einige Kerngebiete sowie deren Funktionen (L–S = zu Lenden- und Sakralmark, T = zu Thorakalmark, C = zu Halsmark).

die Kontrolle der programmierten Bewegungen eingeschaltet.

Synaptische Organisation

Bei auf dem Land lebenden Wirbel- und Säugetieren vergrößert sich der Hinterhornanteil, der mit den Laminae I–IV übereinstimmt. Ein spezialisiertes Synapsengebiet dient der protopathischen und nozizeptiven Information. Die afferenten Fasern lassen sich am Eintritt ins Rückenmark in 2 Gruppen unterscheiden: Einige wenig oder nicht myelinisierte Fasern vom Hauptgebiet ziehen über mehrere Segmente im Tractus dorsolateralis (Lissauer-Bündel), erreichen den Außenrand des Kopfgebietes des Hinterhorns und verzweigen sich an den Laminae I und II. Die andere Fasergruppe (I a und I b) ist myelinisiert, entläßt rekurrente Kollateralen für den inneren Teil des Hinterhorns zur Lamina IV und erreicht dann die Lamina II. Dies ist die frühere Substantia gelatinosa (Rolandi). Als Transmitter wurde hier Glutamat festgestellt (Jansen u. Mitarb. 1990).

Eingriffe an der Substantia gelatinosa

Im Anschluß an zahlreiche Voruntersuchungen führten Nashold u. Mitarb. (1976) erstmals Hochfrequenzläsionen der Substantia gelatinosa des Rückenmarks durch. Wiegand u. Winkelmüller (1985) verwendeten eine etwas modifizierte Technik, insbesondere bei Deafferenzierungsschmerzen (Querschnittsläsion, zervikale Wurzelausrisse, traumatische Armplexusläsionen, Stumpf- und Phantomschmerzen u. a.). Ziel des Eingriffs ist es, die durch Deafferenzierung enthemmten Neurone im Hinterhorn des Rückenmarks auszuschalten. Praktisch bei allen Patienten lagen pathologische Veränderungen an der Rückenmarkoberfläche vor (Meningozelen, Verdickungen der Arachnoidea, fokale Vernarbungen u. a.). Die Autoren betonen, daß die Richtung der Elektrode um etwa 25° von der Medianen abweicht und in eine Tiefe von ca. 2 mm geführt wird. Es werden etwa 10–15 Läsionen in Abständen von 2–3 mm gesetzt.

Szentágothai (1967) verglich die synaptische Organisation mit einer Art glomerulärem Komplex, dessen Axis eine Pyramidenzelle in der Lamina IV darstellt. Deren axonale Enden ziehen rückläufig in Richtung Rückenmarkoberfläche und bilden Synapsen mit sensiblen Fasern in der Ebene der Lamina. Der Dendritenbaum erhält Kollateralen von deszendierenden kortikospinalen und retikulospinalen Bahnen in den Laminae IV und V. Die Interneurone der Laminae I, II und III sind klein und annähernd radiär angeordnet. Sie sind synaptisch mit Dendriten und Axonen sowie Pyramidenzellen in der Ebene der Lamina II verknüpft. Diese glomeruläre Anordnung bewirkt eine segmentale und suprasegmentale Konvergenz der Zuströme zur efferenten Einheit und möglicherweise auch zur Schmerzübertragung. Die Efferenzen sind der aszendierende spinoretikuläre und spinothalamische Weg sowie Interneurone, die eine polysynaptische Kette vom Hinter- zum Vorderhorn sowie zur Gegenseite darstellen und damit ein Teil des nozizeptiven polysynaptischen Reflexbogens sind (Weiteres s. Birbaumer u. Schmidt 1989).

Bahnen
(Abb. 108)

Definition und Einteilung

Postnatal verdicken sich die weißen Faserstränge des Rückenmarks im Zuge der Markreifung. Innerhalb der weißen Substanz des Rückenmarks verlaufen Fasern „gleicher Herkunft und gleichen Zieles zu Bündeln = Tractus zusammengeschlossen" (Clara 1959). Die Grenzen der Faserstränge allerdings sind niemals scharf, sondern in der Regel mit anderen Fasersystemen vermischt. Durch Studium der Markreifung (Flechsig 1876), durch Untersuchung sekundärer Degenerationen (seit Türck 1851) sowie pathologischer Präparate und neuerdings durch Untersuchung mit modernen Transportmethoden bei Versuchstieren wurde der Verlauf der wichtigsten Bahnensysteme des Rückenmarks erforscht. Diese werden untergliedert in „kurze" und „lange" Bahnen. Die kurzen Bahnen entwickeln sich zuerst und gehören den sogenannten Grundbündeln des Rückenmarks an, die langen verbinden das Rückenmark mit verschiedenen Abschnitten des Gehirns. Beide Bahnsysteme lassen sich in auf- und absteigende Faserzüge untergliedern. Das Gesetz der Exzentrizität der langen Bahnen besagt, daß die aus den kaudalen Segmenten stammenden Fasern durch die in den höheren Segmenten eintretenden Fasern von der grauen Substanz abgedrängt werden (Clara 1959). Dadurch kommt eine somatotopische Gliederung der weißen Rückenmarksubstanz zustande. Über die Dicke der einzelnen Rückenmarkfasern in verschiedenen Systemen liegen recht unterschiedliche Angaben vor.

Grundbündel = Reflexbahnen

Rückenmarkgrundbündel sind Faserstränge, die mehrere oder viele Rückenmarksegmente miteinander verknüpfen. Alle Forscher sind sich darüber einig, daß im Rückenmark die Grundbündel ihre Myelinisierung und Leitfähigkeit vor den anderen Fasersystemen erhalten. Die Grundbündel dienen vor allem den Reflexbahnen. Flechsig (1876) untersuchte erstmalig systematisch die Myelinisierung der Gehirn- und Rückenmarkbahnen.

Vorderstranggrundbündel

Schon bei 25 cm langen Feten beginnt die Myelinisierung des Vorderstranggrundbündels.

Nach Keene u. Hewer (1931) erfolgt die Markscheidenbildung im vorderen Grundbündel bei Feten zwischen 7 und 13 cm Länge. Nathan u. Smith (1959) betonten, daß im vorderen Grundbündel aszendierende und deszendierende Fasern im ganzen Rückenmarkbereich bestehen und auch oberhalb davon innerhalb des Fasciculus longitudinalis medialis sowie von ihm getrennt zum Tectum mesencephali verlaufen. Deszendierende Fasern ziehen aus zervikalen Abschnitten bis in die Intumescentia lumbosacralis, andere Fasern sind nur weniger als ein Segment lang. Die meisten Axone dieses Bündels sind weniger als 3 μm dick. Die Autoren vermuten, daß die Fasern aus medialen und hinteren Teilen der Vordersäule herstammen, möglicherweise auch aus der Substantia intermedia lateralis oder dem Hinterhorn.

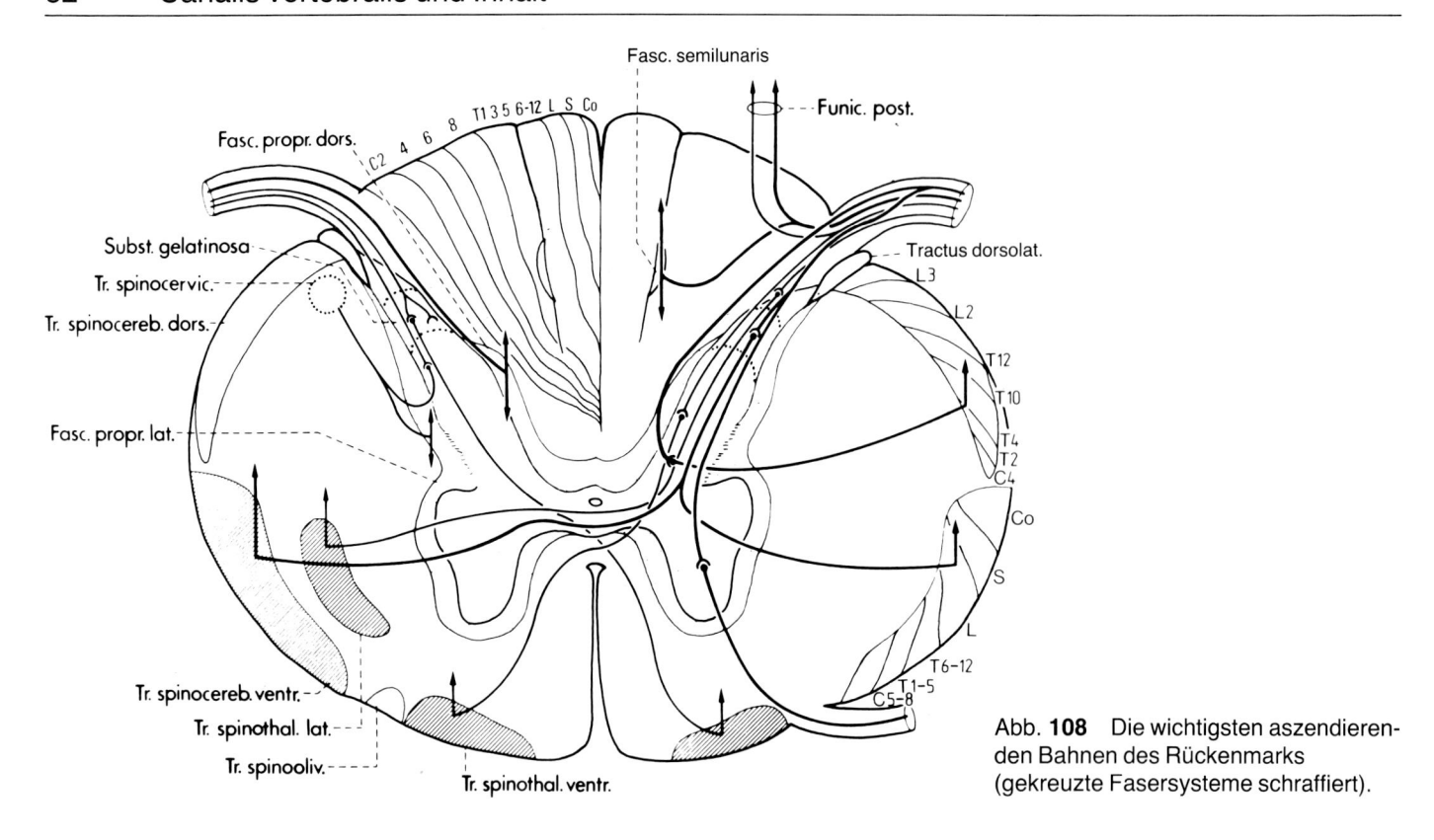

Abb. 108 Die wichtigsten aszendierenden Bahnen des Rückenmarks (gekreuzte Fasersysteme schraffiert).

Seitenstranggrundbündel

Das Seitenstranggrundbündel entstammt nach Flechsig (1876) lateralen Abschnitten des Vorderhorns, nach Lenhossek (1892) Zellen der Region zwischen Vorder- und Hinterhorn oder dem Hinterhorn selbst. Nach Bechterew (1858, 1887 und 1897) entstammen die Fasern teilweise dem Nucleus anteromedialis (Clarke-Säule), einige wohl auch den Hinterwurzelfasern selbst. Ziehen (1899) nahm an, daß die Axone aus kleinen spindelförmigen Zellen des Seitenhorns, des Vorderhorns sowie von apikalen Zellen des Hinterhorns abgehen. Nach Nathan u. Smith (1959) erstreckt sich das Seitenstrangbündel durch das ganze Rückenmark bis in den Conus medullaris, worauf schon Gierlich (1915) hinwies. Im Bereich des Halsmarks ist der Strang speziell im Gebiet der Formatio reticularis entwickelt, fast gleich dick ist er im lumbalen Mark, schwach ausgebildet im thorakalen Gebiet. Die Axone des Seitenstranggrundbündels verlaufen ipsi- und kontralateral ihrer Perikarya. Durch die Commissura alba anterior geben sie zahlreiche Kollateralen an die Rückenmarkzellen ab. Auch diese Fasern können nur ein Segment lang sein oder bis zum Tectum mesencephali aufsteigen. Die kürzeren Fasern liegen näher an der Grausubstanz als die längeren. Die längsten aszendierenden Fasern steigen medial des 12. Hirnnerven zum Nucleus centralis auf. Einige erreichen auch die Formatio reticularis lateralis in Ponsmitte, andere die obere Olive. Letztere entstammen insbesondere dem hinteren Gebiet des seitlichen Graubündels. Kollateralen erreichen die motorischen Kerne der 5., 7., 9. und 12. Hirnnerven (Tractus spinonuclearis). Schon die früheren Forscher betonten, daß die Fasern der Grundbündel mit anderen Fasersystemen vermischt sind.

Hinterstranggrundbündel

Über die Herkunft der Fasern der Hinterstranggrundbündel bestehen unterschiedliche Auffassungen: Ein Teil der Forscher nimmt an, daß die Fasern den Hinterwurzeln entstammen. Von Lenhossek (1892) glaubte, daß die meisten Perikarya dieser Fasern in der Nachbarschaft der weißen Substanz der Hintersäulen und einigen lateralen Abschnitten der Hinterhörner in der Nachbarschaft der Substantia gelatinosa lägen. Die Fasern des Hinterstranggrundbündels sollen nicht bis zur Medulla oblongata aufsteigen. Sie sind 0,5–2 µm dick und teilweise nicht myelinisiert.

Lissauer-Bündel (Tractus dorsolateralis)

Das Lissauer-Bündel liegt zwischen der Substantia gelatinosa und der subpialen Neuroglia am Eintrittsort der Hinterwurzeln. Das Gebiet wurde auch als Randzone der Zona marginalis (französische Forscher) oder als Zona terminalis bezeichnet. Lissauer (1885, 1886) beschrieb dieses Bündel genauer. Nach Ranson (1914) stammen die Fasern des Bündels aus Zellen der Substantia gelatinosa. Sie steigen sowohl im Rückenmark auf- als auch abwärts, wobei die longitudinal verlaufenden aszendierende Fasern sein sollen. Verschiedene Autoren sind der Meinung, daß die Fasern höchstens zwei Segmente weit aufsteigen und zumindest teilweise direkt aus den eintretenden Hinterwurzelfasern abstammen. Die Myelinisierung tritt beim Lissauer-Bündel verhältnismäßig spät, im 8. oder 9. Fetalmonat, auf (nach Bechterew 1885 schon im 6. bis 7.). Der Faserdurchmesser beträgt 0,5–3 µm.

Tractus cornucommissuralis

Der Tractus cornucommissuralis besetzt die vorderen zwei Drittel des Hinterhorns im Randgebiet der Hinterstränge. Der Terminus geht auf Flechsig zurück. Die Fasern dieses Grundbündels sollen aus Zellen der Hinterhornbasis stammen oder auch aus Zellen der Substantia gelantinosa. Beim Menschen liegt der Faserzug hinter der Commissura posterior und ist im lumbalen Bereich am stärksten entwickelt. Kranial davon wird der Faserstrang schmaler und liegt entlang der hinteren Kommissur. Der Tractus reicht bis ins Halsmark aufwärts und bis in den Conus medullaris abwärts. Kaudal des ersten Sakralsegments verdickt sich der mediale Abschnitt und reicht bis zum Fasciculus septomarginalis nach hinten. Die Fasern sollen hauptsächlich ipsilateral, nach Ziehen (1899) auch kontralateral (nach Kreuzung durch die Commissura grisea posterior) verlaufen. Die aus den Hinterwurzeln in den Strang eintretenden Axone verlaufen sicher aszendierend und deszendierend. Über die anderen Fasern dieses Stranges bestehen immer noch verschiedene Theorien. Die einzelnen Fasern sollen kurz sein und in der benachbarten Grausubstanz der Hinterhörner sowie der hinteren Kommissur enden. Nach Häggqvist (1936) sind 55% der Fasern weniger als 2 µm und 2–3% mehr als 7 µm dick. Sie verlaufen hauptsächlich ipsilateral.

Schultze-Komma (Fasciculus semilunaris)
(Abb. 108)

Schultze (1883) beschrieb den nach ihm benannten Kommatrakt, den auch schon Westphal (1880) abbildete. Wahrscheinlich enthält der Faserzug hauptsächlich deszendierende Hinterwurzelfasern aus zervikalen und den oberen 7 thorakalen Hinterwurzeln. Die Lage des Faserzuges ist nicht in allen Segmenten gleich.

Gombault u. Philippe (1894) und andere fanden Übergänge in den Fasciculus septomarginalis und das ovale Feld von Flechsig. Die Perikarya dieser Fasern liegen in Spinalganglienzellen zwischen dem 5. und 6. Hals- sowie den oberen Thorakalsegmenten und steigen bis zum 12. Thorakalsegment abwärts. Einige sollten auch bis ins Sakral- bzw. Lumbalmark ziehen.

Fasciculus septomarginalis

Der Fasciculus septomarginalis findet sich in unteren thorakalen, lumbalen und sakralen Segmenten des Rückenmarks (Gombault-Philippe-Dreieck). Seine Fasern entstammen sowohl den Hinterwurzeln als auch Rückenmarkzellen. Die Bahn wurde erstmals von Hoche (1896) sowie von Bruce u. Muir (1896) beschrieben. Im Brustbereich ist der Strang verhältnismäßig dünn und im mittleren und hinteren Gebiet der Hinterstränge lokalisiert. Die Fasern sollen Zellen des Hinterhorns, und zwar lateral des Zentralkanals, entstammen und zur Basis des ipsilateralen Hinterhorns ziehen.

Motorische Bahnen
Pyramidenbahn
Anatomie
(Abb. 107 und 109)

Zur Pyramidenbahn = Tractus corticospinalis werden alle Fasern gerechnet, die durch die Pyramiden des Rückenmarks unmittelbar oberhalb der Decussatio pyramidum hindurchziehen. Lassek (1942) vermaß z. B. den Durchmesser der Pyramiden und stellte bei Neugeborenen eine Pyramide von 1,89, bei 1 Monat alten Kindern eine von 2,75, bei 8 Monate alten etwa von 2,98, bei 11 Monate alten etwa 5,5, bei 22jährigen 11,71 und bei 80jährigen 7,25 mm^2 Fläche fest. Zwischen 8. und 11. Lebensmonat verdoppelt sich deshalb der Pyramidenquerschnitt in einer ersten Myelinisierungsphase; eine weitere Verdoppelung kommt zwischen 2. und 22. Lebensjahr vor. Bei einem 80jährigen nahm die Pyramidenfläche nur 62% gegenüber der Pyramide eines 22jährigen ein. Lassek betont, daß während der ersten 8 Lebensmonate die Fasern gleichförmig dünn und dicht gepackt sind, beim 11 Monate alten Kind ein rasches Wachstum verschiedener Axone nachzuweisen ist. Beim Erwachsenen liegen wenige dicke, zahlreiche mittelstarke und noch mehr dünne Axone innerhalb der Pyramiden vor. Beim Neugeborenen sind jedoch alle Fasern in den Pyramiden nachweisbar. Lediglich beim 80jährigen waren offenbar Faseruntergänge erfolgt.

Nach Verhaart u. Kramer (1952) u. a. liegen innerhalb beider Pyramiden zwischen 700 000 und 1 282 000 Fasern vor. Während nach Weil u. Lassek (1929) 66–73% der Fasern myelinisiert sind, errechnete DeMyer (1959) die Zahl der markscheidenhaltigen Fasern mit 94%. Nach Weil

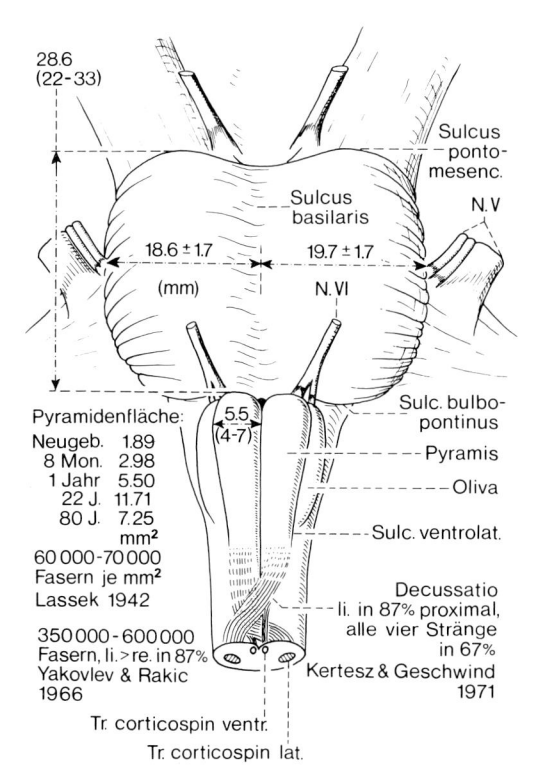

Abb. 109 Einige Maße des Pons, der Pyramis (deren Fläche und Faserzahl) und Darstellung der Decussatio pyramidum (nach verschiedenen Autoren).

u. Lassek (1929) verlaufen in 1 mm² weißer Rückenmarksubstanz 60000–70000 Fasern, von denen die meisten nicht über 2 µm dick sind.

Nach von Keyserlingk u. Schramm (1984) (4 menschliche Gehirne) liegen in der Pyramide myelinisierte Axone zwischen 0,3 µm und über 10 µm Dicke vor. Maxima der Axondicke fanden sich bei 0,5 µm und bei 0,8 µm, weniger häufig bei 0,3 µm. Von 3,3–4,0 µm aufwärts konnte kein eindeutiges Maximum mehr nachgewiesen werden. Insgesamt stimmen die Ergebnisse am besten mit den Befunden von Lassek (1942) überein. Interessant ist der Befund der Autoren, daß die Lamellenanzahl in den Markscheiden pro 1 µm Myelinscheide 62 (59–64) ausmacht. Auf 1 mm² kommen ihren Befunden zufolge 66000 Fasern. Fasern mit Gesamtdurchmessern von unter 4 µm fanden sich in 87,9%, solche zwischen 4 und 10 µm in 10,77% und dickere als 10 µm in 1,4%. Am häufigsten kommen Axondurchmesser von 0,5 µm, kombiniert mit einer Markscheidendicke von 0,3 µm vor.

Nach Lassek (1954) liegen in den Pyramiden nur 3–4% Fasern aus den Betz-Pyramidenzellen vor. Insgesamt stammen 23–37% der Fasern in den Pyramiden aus dem Gyrus praecentralis, aber von kleineren als Betz-Riesenpyramidenzellen. Nach Levin u. Bradford (1938) entspringen bei Affen z. B. 20% der Fasern aus dem Lobus parietalis. Kennard (1935) fand bei diesem Versuchstier durch Fasern aus der Area 6 vor dem Gyrus praecentralis. Bucy u. Fulton (1933) waren der Meinung, daß das Babinski-Zeichen erscheint, wenn die Funktion jener Fasern der Pyramidenbahn gestört ist, die aus dem Beingebiet des Gyrus praecentralis zum Vorderhorn des Fußgebietes des Rückenmarks verlaufen. Abgesehen davon zeigte Sarah Tower (1949), daß durch die Pyramiden ziehende Fasern tonische Effekte an der Muskulatur und vasomotorische Mechanismen erzeugen. Ob diese Fasern aus dem Gyrus praecentralis oder anderen Cortexteilen stammen, war seinerzeit unklar. Bucy u. Fulton (1933) wiesen bereits nach, daß nach Abtragen der Gyri praecentrales beim Affen das Tier weiterhin fähig ist zu sitzen, zu stehen, zu gehen, zu klettern und zu fressen. Seine Bewegungen seien zwar etwas langsamer als die des normalen Tieres, aber ausreichend. Die meisten Defizite fanden sich in distalen Abschnitten der Extremitäten. Deshalb wurde gefolgert, daß auch bei Fehlen der aus dem Gyrus praecentralis stammenden Fasern Bewegungen aller vier Extremitäten möglich sind. Bei Abtragen der Area 6 waren die Tiere jedoch gelähmt, konnten nicht sitzen, stehen, gehen oder klettern.

Decussatio pyramidum
(Abb. **109**)

Yakovlev u. Rakic (1966) untersuchten insgesamt 100 Medullae oblongatae und 130 Rückenmarkpräparate und stellten fest, daß in 87% die Fasern aus der linken Pyramide zahlreicher und proximaler als jene aus der rechten auf die Gegenseite überkreuzen. Eine partielle oder Semidekussation (mit allen vier Pyramidensträngen distal) fand sich in 66,9%, eine vollständige Dekussation einer Pyramide (der ventrale = ungekreuzte Strang fehlt) wurde in 13,9% nachgewiesen, und zwar 6mal häufiger an der linken als an der rechten Pyramide (Weiteres s. Lang 1985b).

Synapsen

Nach Hanaway u. Smith (1979) endet der Tractus corticospinalis hauptsächlich in der lateralen basalen Region der grauen Substanz des Rückenmarks (Rexed-Laminae IV und VII). Die Neurone dieses Gebietes sind mittelgroß und besitzen zahlreiche Spinae an ihren Dendriten. Ihre Synapsenzonen ähneln asymmetrischen sphäroiden sowie symmetrischen flachen Vesikeln. Selten liegen anders ausgebildete Synapsen vor.

Sogenannte extrapyramidale Bahnen
Tractus rubrospinalis und Tractus tegmentalis centralis

Nathan u. Smith (1982) fanden beim Menschen Fasern aus dem magnozellulären Teil des Nucleus ruber, die einen verhältnismäßig dünnen Tractus rubrospinalis bilden. Nur wenige Fasern verlaufen weiter als bis zu den oberen Halssegmenten nach abwärts. Holstege u. Mitarb. (1988) untersuchten den Tractus rubrospinalis bei Rhesusaffen und stellten fest, daß die meisten Fasern dieses Stranges zur kontralateralen Seite kreuzen und in den Laminae V, VI und VII sowie in lateralen motorischen Zellgruppen der Intumescentiae cervicalis und lumbosacralis enden. Rubroolivare Fasern entstammen dem parvozellulären Abschnitt des Nucleus ruber und verlaufen im Tractus tegmentalis centralis. Dieser Faserstrang enthält auch Neurone, die nicht dem Nucleus ruber entstammen und nicht an der Olive enden.

Fasciculus intermediolateralis (Loewenthal)

Giok (1958) untersuchte den Verlauf des Fasciculus intermediolateralis von Loewenthal beim Menschen. In der klassischen Anatomie wird der Funiculus ventrolateralis in 3 konzentrische Schichten zergliedert:

1. seitliche Grenzschicht (lateral limiting layer),
2. vorderer gemischter Seitenstrang (intermediate mixed zone),
3. lateraler Seitenstrangrest (remaining system of the lateral funiculus).

Innerhalb der vorderen gemischten Zone verläuft nach verschiedenen Autoren auch ein deszendierendes System, das teilweise vom Tractus spinocerebellaris überlappt ist: Fasciculus intermediolateralis von Loewenthal. Nach Giok (1958) war Marchi (1886) der Meinung, daß es sich um einen Tractus cerebellospinalis handele (Untersuchungen an Affen und Katzen). Biedl (1895) und Friedländer (1898) schlossen sich wie andere Forscher dieser Meinung an. Giok (1958) untersuchte Obduktionspräparate von 6 menschlichen Fällen nach ventrolateraler Chordotomie und 3 nach operativen Läsionen oder Erweichungsherden. Nach seinen Befunden lassen sich nach ventrolateraler Schädigung zwischen T3 und T5 degenerierende deszendierende Fasern bis zur Intumescentia lumbosacralis im Seitenstrang erkennen.

Tractus reticulospinalis

Die meisten dieser Fasern gehen von der Formatio reticularis zwischen C3 und T3 ab, hauptsächlich in der Intumescentia cervicalis. Einige Autoren, darunter Obersteiner

(1901 – Untersuchungen beim Menschen), nahmen an, daß innerhalb des Gebietes der retikulospinalen Bahn der Tractus rubrospinalis (aberrierendes Seitenstrangbündel) verläuft. Eine frühere Studie von Giok (1958) dagegen zeigte, daß der Tractus rubrospinalis beim Menschen rudimentär ist und bei C 1 z. B. im dorsolateralen Gebiet der Funiculus ventrolateralis verläuft. Zahlreiche kurze Fasern bilden intersegmentale Verbindungen. Vorwiegend handelt es sich um ein deszendierendes spinospinales Fasersystem.

Die interstitiellen Fasern aus dem Cajal-Nucleus verlaufen im medialen Teil des ipsilateralen Funiculus ventralis zum Rückenmark (Holstege u. Mitarb. 1988).

Tractus vestibulospinalis

Akaike (1983) untersuchte erneut den Tractus vestibulospinalis bei der Katze. Die Fasern entstammen den Nuclei vestibulares lateralis und caudalis und bilden die Tractus vestibulospinale medialis und lateralis. Das laterale vestibulospinale Bündel entstammt dem Nucleus vestibularis lateralis (Deiters). Es erreicht vor allem Halssegmente und löst Einstellmechanismen der Kopf- und Halsgelenke aus. Verschiedenen Autoren zufolge soll eine ventrale und eine laterale dieser Bahnen vorliegen.

Vestibulospinale Reflexe

Kato u. Mitarb. (1977) wiesen ebenso wie Pfaltz u. Kato (1974) auf die Beeinflussung von vestibulospinalen Reizantworten durch wiederholte optokinetische und vestibuläre Reizungen hin. Günther (1924) betonte, daß Ewald von einem Tonuslabyrinth sprach und eine tonische Beeinflussung der Körpermuskulatur durch das Labyrinth sowie eine Regulierung des statischen Gleichgewichts postulierte.

Jedes Labyrinth soll vorzugsweise die Wirbelsäule und die Kopfbewegungsmuskeln der Gegenseite beeinflussen. Jedes Labyrinth ist außerdem mit den Streckern und Abduktoren der Extremitäten der ipsilateralen und den Beugern und Adduktoren der Gegenseite verknüpft. Erhält ein Labyrinth das Übergewicht, so entstehen die Haltungsanomalien und Tonusdifferenzen bei Tierexperimenten, beim Menschen insbesondere Symptome an den Augenmuskeln. Auch Kornhuber (1969) hebt 3 Funktionen des vestibulären Systems besonders hervor:

1. Regelung der Körperstellung,
2. Blickregelung,
3. bewußte Raumorientierung.

Die Funktion der Halsreflexe besteht darin, daß durch Subtraktion von Labyrinth- und Halsmeldungen die Extremitäten reflexlos zu halten sind und der Kopf allein bewegt wird. Ihr vestibulärer Partner sind die Kippreflexe als wichtige Bestandteile der Stützmotorik.

Fasern aus den Fila radicularia dorsalia und deren Schaltungen

Die haut- und eingeweideafferenten Fasern treten im Hinterhorn in synaptischen Kontakt mit sekundären Neuronen. Die dickeren myelinisierten Fasern vom II-Typ, welche den Tastsinn leiten sollen, zweigen sich nach Ansicht jüngerer Forscher nach Eintritt ins Rückenmark in 2 Äste auf. Einer verläuft im Hinterstrang nach aufwärts zu den Nuclei cuneatus und gracilis; der andere erreicht Hinterhornneurone.

Betont sei, daß Levi (1906) durch subtile Untersuchungen Gabelungen der eintretenden Fasern nur sehr selten feststellen konnte! Seinen Befunden zufolge zieht ein Teil der Fasern aufwärts, der andere abwärts.

Nach Shealy u. Mitarb. (1966) werden sensible Impulse über Aβ-, Aγ, Aδ- und sogenannte C-Fasern, welche sich in somatischen peripheren Nerven nachweisen lassen, übertragen. Diese Fasern unterscheiden sich durch ihre Dicke und Leitgeschwindigkeit voneinander. Wahrscheinlich dienen die C-Fasergruppen der Übertragung von Impulsen unterschiedlicher physiologischer Stimuli (Berührung, Hitze, Kälte, Vibration u. a.). Verschiedene Autoren haben darauf hingewiesen, daß nach Stimulation der β-Fasern keine Schmerzempfindung auftritt, jedoch nach Stimulation von γ- und δ-Fasern rasch. Nach Stimulation von C-Fasern erfolgt bei einem Einfachstimulus keine Schmerzempfindung, jedoch bei wiederholten Stimuli. Nach ihren Versuchen sind Shealy u. Mitarb. der Meinung, daß es nicht möglich ist, nachzuweisen, daß die γ-, δ- und C-Fasern die Schmerzempfindungen weiterleiten. Sie bestätigen außerdem die alten Befunde, daß bilaterale Projektionsbahnen für den Schmerz bestehen müssen. Nach Mendell u. Wall (1964) sind die Impulse der C-Fasern präsynaptisch in der Region der Substantia gelatinosa durch Faserstimulation beeinflußbar.

Schmerzleitung und Synapsen
(Abb. 110)

Die von Melzack u. Wall (1965) entwickelte Gate-control-Theorie besagt, daß die dünnen (C-) afferenten Fasern des Tractus spinothalamicus das „Tor offen" halten und die dickeren A-Fasern das Tor zur Weiterleitung schließen. Hierfür seien die kleinen Zellen der Substantia gelatinosa verantwortlich, die hemmende Synapsen an Zellen des Nucleus proprius besitzen. Neuerdings wurde diese Theo-

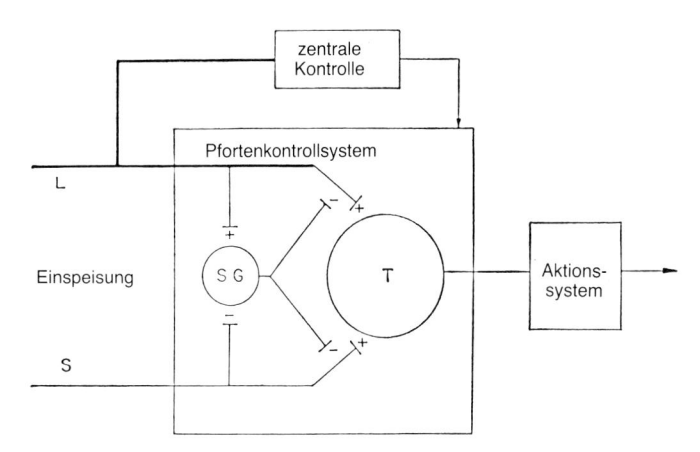

Abb. 110 Pfortenhypothese der Schmerzleitung (nach Melzack u. Wall 1965).
L = dicke Fasern in der Substantia gelatinosa
S = dünne Fasern
SG = Substantia gelatinosa
T = erste zentrale Schaltzellen
+ und – bedeuten inhibitorische und exzitatorische Funktionen

rie von verschiedenen Forschern abgelehnt, von anderen letztlich favorisiert.

Eine Modulation der Schmerzleitung soll auch durch den Tractus tegmentospinalis erfolgen können. Aus dem periaquäduktalen Grau steigen Fasern ins Gebiet des Hinterhorns ab und setzen an enkephalinergen Interneuronen Enkephalin oder Endorphin mit opiatähnlicher Wirkung frei. Die Synapsen dieser Schaltzellen befinden sich am Nucleus proprius und sollen die Weiterleitung der Schmerzempfindungen hemmen. Möglicherweise liegen auch Substanz P enthaltende Synapsen im Hinterhorn vor. Die Substanz P gilt als Transmitter oder Modulator der Schmerzleitung. Auch serotoninerge Fasern aus den Nuclei raphae enden wahrscheinlich an den enkephalinergen Interneuronen und aktivieren diese zur Bremsung *eintretender* Schmerzimpulse.

Aufsteigende Bahnen
Seitenstrang
(Abb. **108**)

Schmerzbahnen

Melzack (1990) berichtete erneut über sein und seiner Schüler Konzept über die Schmerzbahnen. Sie gliedern ein mediales von einem lateralen System des Tractus spinothalamicus voneinander ab. Das laterale System wird über den Thalamus zum Gyrus postcentralis geschaltet und überträgt insbesondere den plötzlichen, scharfen und bald wieder abklingenden Schmerz (phasischer Schmerz). Das mediale System ist ihren Befunden zufolge für den (tonischen) Dauerschmerz verantwortlich. Es ist mit dem limbischen System verknüpft. Deshalb ist die Beschreibung des Schmerzes emotional gefärbt („quälend" oder „grauenhaft" u. a.). Morphium wirkt auf beide Systeme ein.

Tractus spinothalamicus lateralis

Nach Barone (1960) verlaufen in diesem Strang etwa 2000 Fasern, von denen nach Häggqvist (1936) z. B. bei T3 ca. 62% bis 2 µm dick sind und nur 2,3% Durchmesser von mehr als 6 µm besitzen. Glees u. Bailey (1951) dagegen fanden 35% der Fasern mit Durchmessern von 4–6 µm. Eine ähnliche Faserpopulation ergab sich auch in unserem Material. Der Tractus spinothalamicus lateralis, dessen Axone den Nuclei posteromarginalis und proprius entstammen, verläuft im Vorderseitenstrang. Die Fasern kreuzen in der Commissura alba ventralis in gleicher Höhe oder einige Segmente oberhalb zur Gegenseite.

Innerhalb der Bahn sollen nozizeptive (Schmerz und Temperatur) und nichtnozizeptive (Druck- und Berührungsempfindungen) sowie viszerale und somatische, schnell leitende Bahnen vorliegen. Der sogenannte schnelle Schmerz wird wahrscheinlich im Vorderseitenstrang geleitet. Die Vorderseitenstrangbahn wird als phylogenetisch alte (paläothalamische und protopathische) Bahn bezeichnet. Die Endigungen der Vorderseitenstrangbahn liegen in der Formatio reticularis in medialen Thalamuskerngebieten und im ventrolateralen Thalamus. Neurone mit nozizeptivem Input sollen vorwiegend in den Tractus spinoreticularis und palaeospinothalamicus verlaufen, während im neospinothalamischen Trakt vorwiegend mechanosensitive und thermosensitive Fasern ziehen. Die Bahn endet im Nucleus posterolateralis des Thalamus und benachbarten Kerngebieten sowie in intralaminären Kernen des Thalamus.

Chordotomie: Nach Foerster (1912) und Grote u. Roosen (1976) liegt eine somatotopische Gliederung des Tractus spinothalamicus in der Weise vor, daß unmittelbar ventral des Lig. denticulatum bei C1 und C2 die gekreuzt aufsteigenden Schmerzbahnen für die unteren Extremitäten und ventral von diesen die aus höheren Körperregionen verlaufen (perkutane Chordotomie). Piscol (1976) publizierte sein Arbeitsschema von 1974 erneut und berichtete über seine Ergebnisse bei der offenen spinalen Schmerzoperation (anterolaterale Chordotomie) sowie über die kommissurale Myelotomie, die einen größeren Eingriff bedeutet. Bei dieser Methode werden die kreuzenden Temperatur- und Schmerzfasern durchtrennt. In 6 von 23 Fällen jedoch kam es zu vorübergehenden Paresen, einmal zu Blasenstörung.

Tractus spinocervicalis

Ein Tractus spinocervicalis verläuft ipsilateral im dorsolateralen Seitenstrang. Nach Durchschneidung wurde der Verlust der diskriminatorischen taktilen Leistungen bzw. deren Herabsetzung nachgewiesen. Auch nozizeptive und nichtnozizeptive Afferenzen verlaufen im Tractus spinocervicalis, der auch bei Primaten existiert. Innerhalb dieser sogenannten propriospinalen Bahnen verlaufen somatoviszerale sowie nozizeptive Fasern, die mehrere Rückenmarksegmente miteinander verknüpfen. Möglicherweise besteht beim Menschen eine polysynaptische Leitung.

Tractus spinocerebellares
(Abb. **111**)

Tractus spinocerebellaris dorsalis

Die hintere Rückenmarkkleinhirnbahn verläuft an der Oberfläche des Funiculus dorsolateralis und grenzt medial

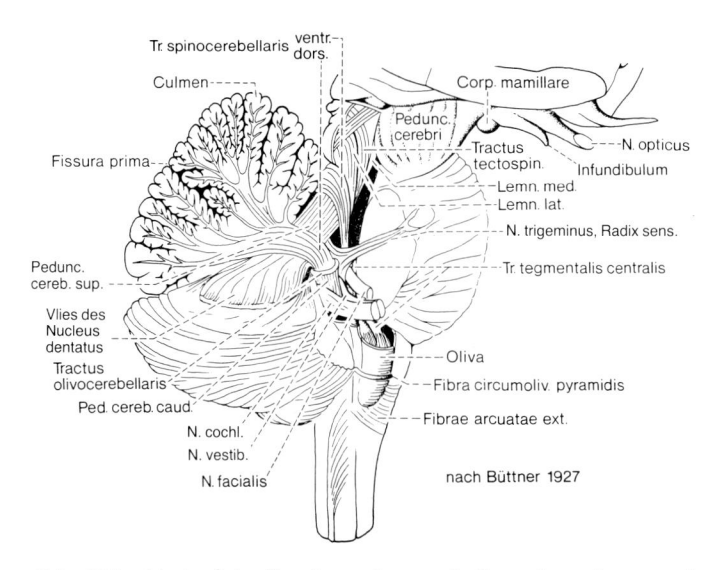

Abb. **111** Verlauf der Tractus spinocerebellares im unteren und oberen Kleinhirnstiel sowie deren Hauptfaserung zum Cerebellum. Angegeben sind auch andere Fasersysteme und unsere Befunde über den Verlauf der Nn. cochlearis und vestibularis. Präparation wie Büttner (1927).

an den Tractus corticospinalis lateralis, dorsal an Seitenabschnitte des Funiculus dorsalis. Die Bahn entsteht in Höhe von L2 und verdickt sich, während sie nach aufwärts verläuft. Sie zieht im Pedunculus cerebellaris caudalis ins Kleinhirn. Ihre Fasern entstammen dem ipsilateralen Nucleus thoracicus des Hintersäulengebietes, der auch Impulse aus langen aszendierenden Fasern des Hinterstranges erhält, möglicherweise auch aus dem spinospinalen System der Hintersäule selbst.

Tractus spinocerebellaris ventralis (anterior)

Am Seitenrandgebiet des Funiculus anterolateralis ist ein schmales Gebiet vom Tractus spinocerebellaris ventralis besetzt. Nach Smith (1957) verlaufen die Fasern auch in dessen medialem Abschnitt. Die Fasern sollen aus großen Hinterhornzellen, und zwar hauptsächlich von der kontralateralen Seite, herstammen. Neuere Untersuchungen (Ha u. Liu 1968) wiesen darauf hin, daß die Perikarya der Zellen in dorsolateralen Abschnitten der Vordersäule plaziert sind. Der Faserstrang entsteht ebenfalls in oberen Lumbalsegmenten und steigt bis fast in Mittelhirnhöhe nach aufwärts. Dann erreicht er rückläufig über den Pedunculus cerebellaris superior das Kleinhirn. Smith (1957) machte darauf aufmerksam, daß zahlreiche Fasern durch den unteren, wenige auch durch den mittleren Kleinhirnstiel verlaufen. Betont sei, daß in den Tractus spinocerebellares die Fasern aus tieferen Segmenten oberflächlich, jene aus höheren tiefer gelagert sind. Sie leiten somatosensible und Spannungsrezeptoren aus der Haut und den Muskeln. Da nach Ferraro u. Barrera (1935) der Nucleus thoracicus von unten nach oben schmächtiger wird, darf angenommen werden, daß die propriozeptiven Impulse aus den oberen Extremitäten über das Hinterstrangsystem nach aufwärts geleitet werden und vom Nucleus cuneatus accessorius als Tractus cuneocerebellaris dem Kleinhirn zugeführt werden. Die propriozeptiven Fasern in den Tractus spinocerebellares sind seit langem bekannt. Jüngere physiologische Untersuchungen weisen darauf hin, daß im Tractus spinocerebellaris dorsalis auch Berührungs- und Druckempfindungen geleitet werden.

Nach Häggqvist (1936) (Axonsilberimprägnation) verlaufen im Tractus spinocerebellaris ventralis (Gowers) zahlreiche dickere, im Tractus spinocerebellaris dorsalis (Flechsig) dünnere Axone.

Vorderstrang

Anatomie von Tractus spinothalamicus ventralis und Funiculus ventralis (anterior)

Kerr (1975) untersuchte die im Funiculus ventralis aufsteigenden Bahnen (und den Tractus spinothalamicus ventralis). Seinen Befunden zufolge sind die Fasern des Tractus spinothalamicus ventralis im Funiculus nicht streng lokalisiert. Der oberflächlichste Teil des Funiculus ventralis enthält fast keine Fasern des Tractus spinothalamicus. Die größte Anzahl seiner Fasern liegt in tiefen und in intermediären Schichten. Andere aszendierende Fasern gehören den Tractus spinoolivaris und spinoreticularis an sowie Verbindungen mit dem Westphal-Edinger-Nucleus, dem Nucleus ruber und dem Colliculus superior des Mittelhirns. Diese Fasern verlaufen vorzüglich ipsilateral bis ins rostrale Mesencephalon, wo sie in Höhe des Darkschewitsch-Nucleus auf die Gegenseite überkreuzen. In den magnozellulären Teil des Corpus geniculatum mediale ziehen vorzüglich ipsilaterale Fasern ein. Auch der Nucleus ventralis posteriolateralis thalami erhält hauptsächlich ipsilaterale Fasern, während die paralaminären Kerne mehr kontralateralen als ipsilateralen Zustrom besitzen.

Die Fasern zur dorsalen akzessorischen Olive sind über das ganze Gebiet des Funiculus ventralis, die zur medialen Nebenolive in einer intermediären Zone plaziert.

Die Fasern des Tractus spinoreticularis finden sich im ganzen Gebiet des Funiculus ventralis.

Kommissurotomie
(Abb. 112)

Etwa 60% der Fasern des Tractus spinothalamici kreuzen in der vorderen Kommissur zur Gegenseite (Burstein u. Mitarb. 1990). Cook u. Kawakami (1977) führten bei 24 Patienten mit unbeeinflußbaren Schmerzen Kommissurotomien durch. Sie betonen, daß der Eingriff oberhalb der entsprechenden Segmente durchgeführt werden muß, und benutzten einen von ihnen konstruierten Spatel von 5,5 mm Länge, welche den Abstand zwischen dem dorsalsten Teil der Fissura mediana ventralis und dem Sulcus medianus dorsalis ausmacht. Im thorakolumbalen Bereich beträgt dieser Abstand zwischen 5,0 und 5,5 mm. Jedes Abweichen von der Mittellinie und Schädigungen der größeren Gefäße an der dorsalen Rückenmarkoberfläche sollen vermieden werden.

Unmittelbar nach der Operation trat bei 12 Patienten eine deutliche Hyperalgesie und Dysästhesie auf, hauptsächlich in den unteren Extremitäten, die am zweiten Tag geringer wurden und nach 10–14 Tagen nicht mehr nachweisbar waren. Bei 13 Patienten war die propriozeptive Sensibilität beider Beine deutlich gestört, besonders in distalen Abschnitten; lediglich bei 2 Patienten wurden vorübergehend Defäkationsstörungen festgestellt. Tiefe Sehnenreflexe und motorische Störungen traten nicht auf. Bei 17 Patienten verschwanden nach der Operation die vorher unbeeinflußbaren Schmerzen. Auch u. a. King (1977) berichtete über Kommissurotomien bei 200 Patienten, von denen 60–70% schmerzfrei wurden. Selten traten auch Sphinkterstörungen, Monoparesen und Paraparesen auf.

Cook u. Mitarb. (1984) weisen auf mögliche Fehler bei diesem Eingriff durch Schrägschnitte oder paramediane Schnitte hin.

Hinterstrang: Fasciculi gracilis und cuneatus

Die Hinterstränge bestehen aus Dendriten der Spinalganglienzellen. Jene aus Segmenten von T6 und abwärts werden zum medial plazierten Fasciculus gracilis, die von T5 und aufwärts stammenden als Fasciculus cuneatus bezeichnet. Untere Segmente sind jeweils medial der oberen gelagert. Die Faszikel leiten propriozeptive (Vibration, Druck) und somatosensible Impulse (Hautrezeptoren). Sie verlaufen ipsilateral zu ihren Hauptkerngebieten, den Nuclei gracilis und cuneatus. Nach Umschaltung erreichen ihre Impulse im Lemniscus medialis ventrale Thalamuskerne, welche Fasern zum Gyrus postcentralis u. a. entlassen.

Nach Szentàgothai (1968, zit. nach Blinkov u. Glezer 1968) enthält der Fasciculus gracilis 5% Fasern mit einer Dicke von 1 µm, 9% mit einer von 3 µm, 42% mit Dicken

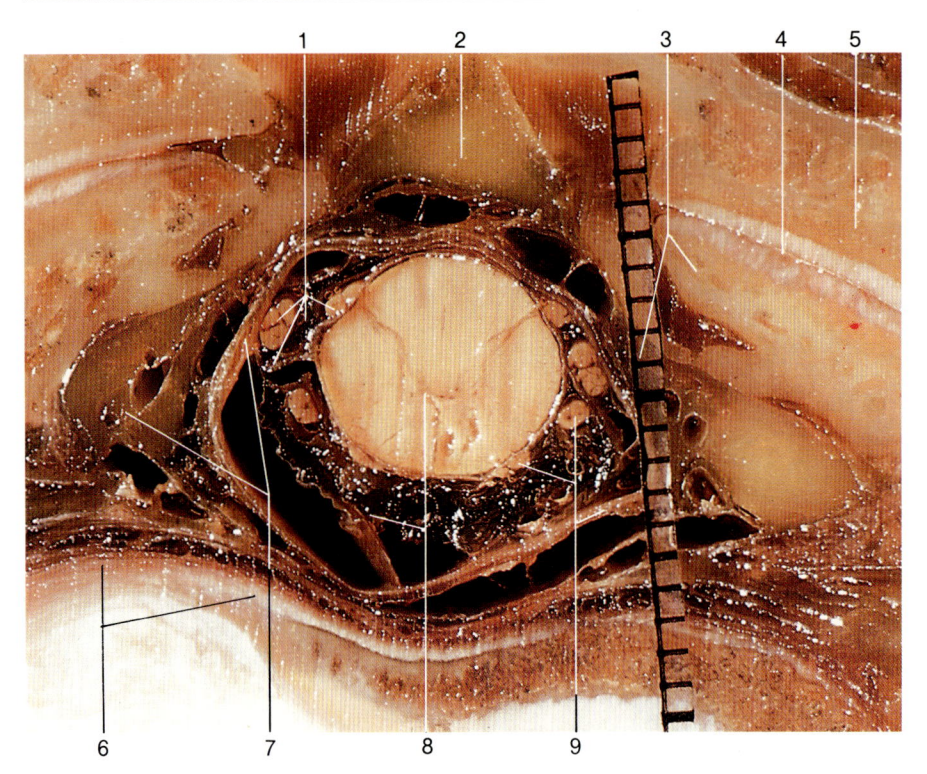

Abb. 112 Canalis vertebralis und Inhalt bei T10 (35jähriger Mann).
1 Fila radicularia dorsalia und Lig. denticulatum
2 epidurales Fettgewebe
3 Processus articularis superior und Millimeterpapier
4 Articulatio zygapophysialis
5 Processus articularis inferior
6 Annulus fibrosus, Übergang in Lig. longitudinale posterius
7 Dura mater und epidurales Fettgewebe
8 Medulla spinalis und Gelatine in Spatium subarachnoideum
9 Fila radicularia ventralia und Dura mater

von 5 µm und 12% mit Durchmessern von 7 µm. Durchmesser von 9 µm konnte er in 2% (einschließlich der Markscheiden bestimmt) feststellen.

Allgemein wurde angenommen, daß die β-Fasern die einzige Fasergruppe in den Hintersträngen sind. Dafür sprechen auch neurophysiologische Untersuchungen, die nachweisen, daß eine verhältnismäßig geringe Leitungsgeschwindigkeit in den Hintersträngen – wegen ihres geringeren Faserdurchmessers – vorliegt. In peripheren Nerven z. B. soll bei der Katze die Leitungsgeschwindigkeit zwischen 45 und 85 m/s, im Hinterstrang zwischen T10 und C2 1–45 m/s betragen.

Betont sei, daß nach Szentàgothai-Schimert (1942) im Fasciculus cuneatus Faserdurchmesser von 1 µm in 11%, solche von 3 µm in 42,5% und solche von 5 µm in 20% festgestellt wurden. Szentàgothai-Schimert betont erneut, daß die langen Fasern im Mittel größere Durchmesser besitzen als die kürzeren.

Hellweg-Dreikantenbahn
(Abb. **108**)

Nach Obersteiner (1900) beschrieb Hellweg erstmalig an der Grenze von Vorder- zu Seitenstrang im Halsmark eine dreikantige Bahn, die sich mit Carmin dunkler als die Umgebung anfärbt. Die dünnen Fasern dieser Bahn gelangen an die Olive und ziehen dann in der Haubenregion weiter zerebralwärts. Auch Bechterew (1885) erkannte die Bahn (bei Neugeborenen) und zeigte, daß ihre Fasern verhältnismäßig spät Markscheiden erhalten. Nach Obersteiner (1900) ist die Bahn außerordentlich variabel ausgebildet. Gelegentlich gelingt ihr Nachweis nicht. Seinen Befunden zufolge ist sie von C5 oder C4 an nach aufwärts in der Peripherie des Vorderseitenstranges nachweisbar, und zwar neben den lateralsten der Fila radicularia ventralia. Zunächst linsenförmig, wird die Bahn kranialwärts dreieckig mit Spitze in Richtung Seitenstrang. Selten ist sie abgerundet oder abgestumpft. Oft findet sich an der Oberfläche eine Kerbe. Die Bahn ist bis in den Bereich der unteren Olivenkerne nachweisbar. Neueren Befunden zufolge enthält sie auf- und absteigende Fasern.

Pupillomotorische Bahnen
(Abb. **107**)

Kerr u. Brown (1964) untersuchten die pupillomotorischen Bahnen am Rückenmark von Affen nach elektrischer Stimulation. Ihren Befunden zufolge verläuft die pupillomotorische Bahn verhältnismäßig oberflächlich im Seitenstrang von unmittelbar dorsal des Ansatzes des Lig. denticulatum bis nach vorn unmittelbar seitlich der Area radicularis ventralis des Rückenmarks, bis zu C2 nach abwärts und vorwiegend ipsilateral. Es ist wahrscheinlich, daß in Höhe des Centrum ciliospinale im unteren Halsmark Fasern auf die Gegenseite überkreuzen. Möglicherweise liegt dieses Verhalten nur bei Affen vor. Nach gleichartigen Untersuchungen bei Katzen scheint das Centrum ciliospinale in der Columna intermediolateralis vorzuliegen, wobei ein Kerngebiet für die Pupillendilatation sich von C8 bis T1 erstreckt. Möglicherweise besetzt das pupillomotorische Zentrum auch T2. Gleichzeitig mit der Pupillendilatation ließen sich bei Stimulation der intermediolateralen Zellsäule vasopressorische Effekte nachweisen. Ob spezifische Neurone für die Pupillomotorik und andere für die Gefäßengstellung bestehen, ist ungewiß. Wahrscheinlich jedoch liegen zweierlei Kerngebiete vor, da sich Pupillenveränderungen auch ohne vasopressorische Effekte der efferenten Fasern in ventromedialen Gebieten des Vorderhorns auslösen lassen. Auch einer Stimulation der sympathischen Ganglien kann eine Pupillenreaktion ohne Vasokonstriktion folgen.

Die absteigenden, vasokonstriktorisch-pupillomotorischen Fasern ziehen nach den Untersuchungsergebnissen dicht nebeneinander und erreichen die intermediolaterale Zellsäule des Rückenmarks. Es wird angenommen, daß die Fasern nach Verlassen des Kerngebietes und Verlauf in Richtung Radix ventralis unabhängig voneinander – vasomotorisch und pupillomotorisch – stimuliert werden können.

Die aszendierenden, pupillomotorischen Fasern verlaufen ebenfalls in der oberflächlichen Schicht des Funiculus lateralis. Bei der Katze ziehen sie vom Gebiet dicht am Eintritt der dorsalen Wurzel bis unmittelbar ventral des Ansatzes des Lig. denticulatum. Beim Affen verlaufen die Fasern etwas weiter vorn. Andere Forscher nehmen an, daß sie über den ganzen lateralen und ventralen Quadranten des Rückenmarks verteilt sind. Einige Untersucher konnten in mehr als 1 mm Tiefe keine Stimulation dieser Fasern auslösen und weisen darauf hin, daß neuerdings bei Rückenmarkkompression oder -trauma Pupillendilatation beschrieben wurde.

Sympathicus
(Abb. **113**)

Übersicht

Seit langem wird angenommen, daß vom Thorakalmark bis zu den oberen zwei Lendenmarksegmenten die Nuclei intermediomedialis und intermediolateralis 1,5–4 μm dicke Fasern entlassen, die über Rr. communicantes albi (sowie gemischte Rami) die Spinalnerven erreichen. Betont sei, daß Nervenzellen gleicher Art auch in anderen Rückenmarkabschnitten vorkommen. Über die Hinterwurzeln treten wahrscheinlich auch vasodilatorische Fasern aus dem Rückenmark aus und erreichen den Truncus sympathicus. Die sympathikoefferenten Fasern enden entweder in Ganglia trunci sympathici auf der gleichen Höhe oder in benachbarten Ganglien und insbesondere Ganglien von oberen Thorakalbereichen weiter aufwärts (z. B. Ganglion cervicale superius, medium, inferius oder cervicothoracicum).

Simeone (1977) betonte, daß Variationen der makroskopischen Anatomie bezüglich des sympathischen Nervensystems die Regel darstellen. Die efferenten Fasern

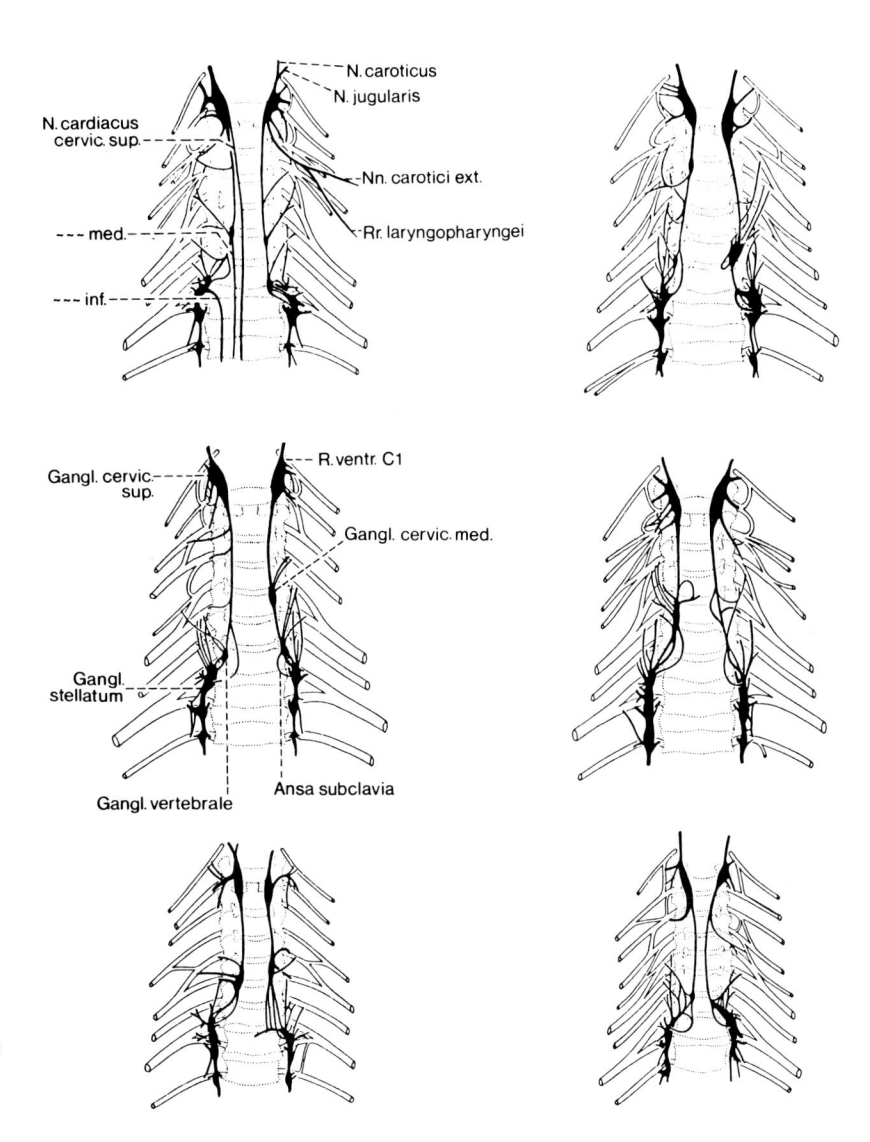

Abb. **113** Ganglia sympathica im Hals- und oberen Brustbereich, Lage, Verbindungen und Nervenabgänge (nach Pick 1970).

sind myelinisiert und erreichen über Rr. communicantes albi die Ganglia paravertebralia oder praevertebralia als präganglionäre Fasergruppen.

Synapsen

Mekhail u. Mitarb. (1988) stellten am Ganglion cervicale superius von Ratten fest, daß cholinerge Synapsen an den präganglionären Faserenden vorliegen und 2 morphologisch und funktionell unterschiedliche Synapsentypen bestehen:
1. Adrenerge Synapsen verlaufen von Granula enthaltenden Zellen zu den Dendriten der sympathischen Ganglienzellen. Es wird angenommen, daß dieser Synapsentyp inhibitorische Effekte auslöst, die durch Catecholamin induziert werden.
2. Der 2. Typ liegt zwischen Granula enthaltenden Zellen und cholinergen präganglionären Fasern vor. Die Autoren nehmen an, daß durch derartige Synapsen die sympathischen Nervenzellen einen modulierenden Effekt auf die exzitatorischen präganglionären Fasern ausüben können. Insgesamt scheint ein lokales Rückmeldesystem, das die sympathischen Impulse beeinflußt, vorzuliegen. Das Angiotensin-II-Bindungspotential ist z. B. bei spontan hypertensiven Ratten im Ganglion cervicale superius signifikant höher als bei normalen Ratten. Einseitige präganglionäre Durchschneidung von Sympathicusfasern hatte eine Verminderung der Angiotensinbildung um ca. 40%, bei operierten Ratten um ca. 60% zur Folge (Pinto u. Mitarb. 1989).

Blockade des Ganglion cervicothoracicum (stellatum)

Meuser (1989) berichtete über 35000–40000 Stellatumblockaden. Eine Stellatumblockade wirkt bekanntlich auf das vegetative Gleichgewicht im Kopf-Hals-Bereich ein, insbesondere auf den das Innenohr schädigenden Sympathicuseinfluß. An Risiken bestehen
1. Halsmarkanästhesie,
2. Pneumothorax,
3. intraarterielle Injektion.

Nach der Herget-Schmitt-Technik ist eine Halsmarkanästhesie ausgeschlossen. Das Suchen nach dem Köpfchen der 1. Rippe soll unterlassen werden, da Infiltration des Anästhetikums um das Ganglion und den Grenzstrang volle Wirkung erzielt.

Der Pneumothorax läßt sich durch Einstich bei tiefer Exspiration mit Aspirationsprobe vermeiden.

Intraarterielle Gefäßinjektion muß durch Aspirationsproben ausgeschlossen werden.

Recurrensparesen, Plexus-brachialis-Anästhesie und Bronchospastik werden als keine echten Komplikationen oder Zwischenfälle angesprochen.

Bei 35000–40000 Blockaden dieser Art wurde nur ein Zwischenfall (Pneumothorax durch Nichtbeachten der oben genannten Regeln) erlebt.

Rr. communicantes

Die präganglionären Fasern zu den paravertebralen Ganglien können Synapsen mit dem postganglionären Neuron sofort ausbilden, in 5 oder 6 Segmenten nach oben oder nach unten zu weiter entfernten Ganglien verlaufen oder direkt zu einem prävertebralen oder viszeralen Ganglion ziehen.

Eine präganglionäre Faser kann sich mit mehr als einem postganglionären Neuron, möglicherweise mit bis zu 20 oder mehr, verbinden. Die von den Ganglien abgehenden Rr. communicantes grisei erreichen die Spinalnerven in der Regel proximal des R. communicans albus. Ihre Fasern ziehen sowohl in die Rr. ventrales als auch in die Rr. dorsales ein, erreichen Blutgefäße, Schweißdrüsen, die Mm. arrectores pilorum u. a. Die medialen Äste der Ganglien sind für die Versorgung der Eingeweide sowie der Blutgefäße bestimmt. Bekanntlich wirken die meisten Sympathicusfasern vasokonstriktorisch und sekretomotorisch für Schweißdrüsen sowie motorisch für die Mm. arrectores pilorum des von den korrespondierenden Spinalnerven versorgten Gebietes. Als höhere Sympathicuszentren gelten die Formatio reticularis des Hirnstamms, verschiedene Thalamo- und hypothalamische Kerngebiete, der präfrontale Cortex cerebri und Teile des limbischen Systems.

Schliack (1976) betont, daß in den Rr. communicantes C8–T2 weder sudorosekretorische noch vasomotorische oder piloarrektorische Fasern ziehen.

Die Segmente T3 und T4 entlassen sympathische Fasern zur Haut des Gesichtes und des Halses, jene von T5–T7 Fasern zur oberen Extremität sowie zur oberen Thoraxregion. Fasern aus T3–T7 ziehen im Truncus sympathicus aufwärts durch das Ganglion cervicothoracicum hindurch zu den Nn. spinales des Halsbereichs oder steigen im zervikalen Halsgrenzstrang weiter aufwärts. Wird eine Sympathektomie unterhalb von T4 durchgeführt, bleiben Pupillenfunktion und Schweißsekretion des Gesichtes erhalten; jene von Axilla, Arm und Hand fallen aus. Der Horner-Symptomenkomplex tritt häufig im Rahmen eines Pancoast-Syndroms rasch, bei Plexus- oder Wurzelläsionen, seltener auch isoliert auf (Schliack u. Fuhrmann 1980). Da die sudoromotorischen Fasern in den periarteriellen Plexus verlaufen (für das Gesicht im wesentlichen in dem der A. facialis) – leiden Patienten mit Unterbindung der A. facialis häufig an einer mehr oder weniger deutlichen Hypohidrose, hauptsächlich im Wangen- und Unterkieferbereich sowie in der oberen Halspartie (Schliack u. Mitarb. 1972). Die Fasern zu den Kopfdrüsen sollen im periarteriellen Geflecht der A. carotis interna verlaufen und sich distal des Ganglion trigeminale den 3 Trigeminusästen anschließen. Mit deren Zweigen erreichen sie die Drüsen. Ein geringer Teil der Fasern zieht mit Zweigen der A. carotis externa auch zu Schweißdrüsen des Gesichtes. Schliack (1974) betont, daß bei einer Querschnittsläsion oberhalb T3 die gesamte thermoregulatorische Schweißsekretion ausfällt. Durch einen Wärmestau kommt es zu zentralem Fieber. Läsionen im mittleren Thorakalbereich beeinträchtigen die Thermoregulation nicht. Es kann zu unangenehmen Schweißausbrüchen kommen.

Halsganglien
(Abb. 113)

Für verschiedene Ausschaltungsmethoden besitzen die Ganglien des Sympathikus ärztliche Bedeutung. Nach Becker u. Grunt (1957) kommt z. B. das *Ganglion cervicale inferius* fast stets vor, ist im Mittel 17 mm lang und liegt hinter und medial der Anfangsstrecke der A. vertebralis in Höhe des 8. Halsnervs. Es zeigt stets eine deutliche Einschnürung gegenüber dem ersten Thorakalganglion. Ein *Ganglion cervicothoracicum* (stellatum) ist ihren Befunden nach in 37,7%, anderen Autoren zufolge in 80% entwickelt. Seine Länge beträgt im Mittel 28 mm. Es liegt zwischen C 8 und T 1. Nach Perlow u. Vehe (1935), die Präparationen an 24 Leichen durchführten, befindet es sich auf dem Processus transversus T1 und dem Kopf der 1. Rippe zwischen Pleura und Knochenbändern. Nach oben bestehen Verbindungen mit dem unteren oder mittleren Halsganglion, nach unten mit dem 2. Brustganglion. Ihren Angaben zufolge schwankt die Länge zwischen 10 und 30 mm, die Breite zwischen 3 und 10 mm. Bei 22 ihrer Präparate lag das Ganglion medial der A. vertebralis, bei 16 medial und vor der A. vertebralis, je 2mal vor und hinter der Arterie, in 5 Fällen medial hinter der Arterie. Ein Ganglion cervicale medium ist in der Regel, ein kleines Ganglion vertebrale meist ebenfalls ausgebildet. Vom Ganglion medium geht meist der N. cardiacus cervicalis medius ab.

Hingewiesen sei auch auf die Schlingenbildungen des Truncus sympathicus um verschiedene Halsarterien. Nach Becker u. Grunt (1957) geht die *Ansa subclavia* in ca. 71% vom Ganglion vertebrale, in 23,3% vom Ganglion cervicale medium aus. Selten stammt der obere Faden aus dem oberen Pol des Ganglion cervicale inferius oder des Ganglion cervicothoracicum. Gelegentlich kommt die Ansa direkt aus dem Truncus sympathicus.

Caliot u. Mitarb. (1984) untersuchten an 30 Leichen die Ansa subclavia und andere die A. subclavia umschlingende Nerven. Die Ansa subclavia (Nervenschlinge des Sympathicus) konnte in 83% nachgewiesen werden (häufiger links als rechts). Am häufigsten fand sich 1 Nervenstrang, weniger häufig lagen 2, selten 3 vor der A. subclavia vor. In 90% fand sich die Schlinge medial des Abgangs der A. thoracica interna, in 75% medial des Ursprungs der A. vertebralis.

Ganglion cervicale superius, neuere Befunde:

1. Das Ganglion cervicale superius kann gedoppelt sein, ein Ganglion vor, das andere hinter der Vagina carotica.
2. Eine unterschiedliche Anzahl von Fasern aus dem Ganglion cervicale superius verläuft zum Ganglion inferius n. vagi, zum N. hypoglossus und zur Radix posterior ansae cervicalis.
3. Auch Ganglienzellen am intrakraniellen Teil von Zweigen des Ganglion cervicale superius wurden beobachtet.

Der N. cardiacus cervicalis superior aus dem Ganglion cervicale superius kann fehlen, häufiger an der rechten Seite. Er ist dann in diesen Fällen durch einen Zweig des N. vagus aus dem R. externus des N. laryngeus superior ersetzt.

Auch ein prätrachealer Ast aus der Verbindung des N. cardiacus superior und des N. laryngeus recurrens kommt gelegentlich vor. Seine Äste ziehen zur Trachea, zum Perikard und zum Plexus pulmonalis anterior.

Am Plexus caroticus externus findet sich gelegentlich ein Ganglion am Abgang der A. auricularis posterior. Das Ganglion kann bis zu 2 mm lang sein und Fasern aus dem R. stylohyoideus des N. facialis erhalten (nach Bergman u. Mitarb. 1988).

Truncus sympathicus und N. laryngeus recurrens

An der rechten Seite fehlte die Anastomose mit dem N. laryngeus recurrens in 36,6%; in etwas über 23% verlief sie hinter der A. subclavia und der A. carotis communis und in 40% oberhalb der A. subclavia, aber hinter der A. carotis communis.

An der linken Seite fehlte die Anastomose zwischen N. laryngeus recurrens und Truncus sympathicus in 40%, unterhalb der A. subclavia lag sie in 6,6% und oberhalb davon in 57%, häufiger gedoppelt als einfach, vor. In ca. 43% wurden Anastomosen mit dem Ganglion cervicothoracicum und in etwas über 13% mit Rr. interganglionares oberhalb davon festgestellt (Caliot u. Mitarb. 1984).

Anastomosen zwischen N. phrenicus und Halssympathicus (Ganglion cervicothoracicum)

Verbindungen zwischen N. phrenicus und Ganglion cervicothoracicum, die unterhalb der A. subclavia nach dorsal verliefen, fanden sich oberhalb der Arterie in 13%; auch Anastomosen zwischen Truncus sympathicus und N. phrenicus wurden aufgelistet. An insgesamt 53% der Präparate (rechts und links) fehlten Anastomosen zwischen N. phrenicus und Ganglion cervicothoracicum im Bereich der A. subclavia.

An der linken Seite zweigt vom N. phrenicus ein Ast zum Truncus sympathicus ab in 23% unterhalb und in 20% oberhalb der A. subclavia.

Fila radicularia und Radices der Spinalnerven

Fila radicularia dorsalia

Linea radicularis dorsalis und Nervenfasern

Die hinteren Wurzelfäden treten in der Linea radicularis dorsalis ins Rückenmark ein. Wir untersuchten an einem großen Untersuchungsgut die Länge der Eintrittszone der Hinterwurzelfäden (Lang u. Bartram 1982) (Tab. 5).

Über die Länge der Linea radicularis dorsalis für die einzelnen Rückenmarksegmente wurden uns aus der Literatur lediglich Messungen von Marzotko (1959) bekannt. Dieser Forscher legte unter anderem Meßergebnisse von 3 Erwachsenen vor. Die Linea radicularis dorsalis C 1 wurde von ihm nicht vermessen.

Verständlicherweise liegen bei dem verhältnismäßig geringen Untersuchungsgut Marzotkos die Grenzwerte innerhalb der von uns vermessenen Streubreiten. Mittelwertberechnungen wurden von Marzotko nicht durchgeführt.

Tabelle 5 Lineae radiculares dorsales, Länge (mm) (aus Lang, J., C.-Th. Bartram [1982])

	Links						Rechts					
	Mittel	Min.	Max.	s	%	n	Mittel	Min.	Max.	s	%	n
C1	3,8	0,5	10	3,3	76	21	4,7	0,3	12	4,0	67	21
C2	8,0	5	12,5	2,2	60	23	7,4	5	10	1,2	70	23
C3	12,1	7,5	19	3,0	74	19	11,2	8,5	15	1,7	70	23
C4	12,3	8,5	18	2,4	67	18	12,7	9	20	2,7	55	22
C5	12,5	8,5	15	1,8	82	17	12,1	8,5	18	2,6	58	26
C6	11,8	8,5	16,5	2,2	71	17	12,3	8	16	2,1	58	26
C7	11,6	7,5	15	1,9	71	17	11,4	8	16	2,0	67	27
C8	11,2	8	14	1,5	71	17	10,8	7	16	1,9	69	26

Die Intervalle zwischen den Lineae radiculares dorsales haben wir nicht vermessen. Ziehen (1899) betonte schon, daß diese im Bereich der hinteren Wurzeln größer als an den vorderen seien, worauf schon Huber (1744) und Asch (1750) hinwiesen.

Verlauf und Funktion der Nervenfasern
(Abb. 108 und 110)

Schon Lissauer (1885) war bekannt, daß die feineren Fasern der Radix dorsalis größtenteils an der lateralen Peripherie des Wurzelquerschnittes verlaufen (nahe der Linea radicularis dorsalis). Ranson u. Billingsly (1916) waren nach Durchschneiden lateraler Hinterwurzelteile der Meinung, daß die nichtmyelinisierten seitlichen Fasern der Hinterwurzeln nicht nur Schmerz-, sondern auch protopathische Temperaturempfindungen leiten. Nach Spivy u. Metcalf (1959) sind nach Durchtrennung medialer Teile der Radices dorsales evozierte Potentiale des ventralen Thalamus vermindert, Blutdruck und evozierte Tegmentumpotentiale nicht verändert. Snyder (1977) stellte an Katzen und Affen fest, daß bei Affen die marklosen Fasern am Eintritt der Hinterwurzeln ins Rückenmark am ventralen und lateralen Rand der Wurzelbündel verlaufen und den Tractus dorsolateralis (Lissauer-Bündel) erreichen. Sindou u. Mitarb. (1974) betonen erneut (wie Lavdowsky 1891, Koelliker 1893/96, und Edinger 1893), daß ein gliales (Oligodendrozyten) Segment der Fila radicularia dorsalia vorliegt und ein peripheres, das von Schwann-Zellen umhüllt ist. Der Übergang liegt ihren Befunden zufolge im Mittel 1 mm vom Rückenmark entfernt und entspricht auch dem Übergang von Endoneuriumabschnitt in den Piamater-Abschnitt (Piaring) von Schaffer (1894) und Tarlov (1937a, b). Schaffer betonte allerdings, daß Gliasegmente bis zu 3 mm lang sein können. Sindou u. Mitarb. (1974) ermittelten mit Bodian- und Luxolblautechniken, daß im peripheren Segment der Fila radicularia dorsalia myelinisierte Fasern und nichtmyelinisierte irregulär vorliegen. 1 mm außerhalb des Piaringes ziehen die marklosen Fasern ventrolateral, zentral davon ebenfalls, gelegentlich jedoch auch ebenso zahlreich ventromedial am Wurzelfaden. Am Eintritt ins Rückenmark verlaufen die dünnen Fasern schräg nach vorn außen zum Lissauer-Bündel, die dicken nach medial zur Hintersäule. Bekanntlich wurden von Head die Begriffe epikritische und protopathische Empfindungen geprägt. Die epikritischen (phylogenetisch jüngeren) Fasersysteme besitzen dicke und schnelleitende Axone, die protopathischen dünne und langsam leitende. Zu diesen gehören auch die langsamen Schmerzfasern (C-Fasern), die nach Handwerker u. Zimmermann (1976) auch von Hitze- und Schmerzrezeptoren sowie von Gefäßnerven ausgehen. Ihre Spinalganglienzellen sind kleiner als jene der dickeren Fasern. Eine Hemmung der dünnen, langsam leitenden Fasern zu apikalen Dendriten des Tractus spinoreticulothalamicus kann schon im Hinterhorngebiet durch Kollateralen der Aβ-Fasern erfolgen. Auch die intramedulläre (und zerebrale) Weiterleitung erfolgt nach Hassler (1976) über marklose Fasern, die den sogenannten zweiten Schmerz zum Gebiet des unterschiedlich definierten Nucleus limitans (intralaminäre Thalamuskerne) weiterleiten, der ebenfalls von Thalamuskernen der epikritischen Bahn gehemmt werden kann. Swanson u. Mitarb. (1965) wiesen auf die kongenitale generalisierte Anästhesie hin und untersuchten das Rückenmark und die Spinalganglien eines 12jährigen Jungen mit dieser Erkrankung, stellten das Fehlen der kleinen Spinalganglienzellen fest und konnten den Tractus dorsolateralis (Lissauer) bei ihm nicht nachweisen. Die durch die Hinterwurzeln eintretenden Nervenfasern wendeten sich nach medial in die Hintersäulen und -stränge; der sonst regelmäßig vorkommende laterale Abschnitt zum oberflächlichen Abschnitt des dorsalen Hintersäulengraus fehlte. Innerhalb der Fila radicularia dorsalia kamen im Gegensatz zur normalen Faserpopulation fast nur dicke Fasern vor.

Anzahl der Fila radicularia dorsalia

Über die Zahl der Fila radicularia dorsalia konnten wir in der von uns durchgemusterten Literatur nur allgemeine Angaben auffinden. So schreibt z. B. Clara (1959), „daß ihre Wurzeln aus 5–10 Bündeln von Nervenfasern, Fila radicularia (Wurzelfäden), welche einen kleinen Fächer bilden, dessen Spitze gegen das entsprechende Foramen intervertebrale gerichtet ist, bestehen". Unsere Grenzwerte der Filaanzahl liegen bei 0 und 28 (Tab. **6**). Das einmal einzeln bei C7 links nachgewiesene Filum mag auf den ersten Blick überraschen und einen Zählfehler vermuten lassen. Abgesehen vom Filum radiculare dorsale C1,

Tabelle 6 Fila radicularia dorsalia, Anzahl (aus Lang, J., C.-Th. Bartram [1982])

	Links						Rechts					
	Mittel	Min.	Max.	s	%	n	Mittel	Min.	Max.	s	%	n
C1	3,0	1	10	2,6	86	21	2,3	1	6	1,3	52	21
C2	6,4	3	13	2,6	82	23	6,0	2	10	2,1	74	23
C3	8,4	5	17	3,2	75	20	8,5	4	21	3,3	79	24
C4	7,8	5	14	2,2	79	19	8,1	4	25	4,1	91	23
C5	8,3	5	13	2,2	67	18	9,4	5	28	4,5	88	26
C6	8,4	3	14	2,6	74	19	8,9	6	13	2,0	73	26
C7	8,2	1	17	3,1	79	19	8,3	4	17	2,7	70	27
C8	7,7	4	12	1,9	80	20	7,0	4	10	1,7	62	26

das auch unseren Befunden zufolge rechts in 5%, links in 9% fehlt (Abb. 114), hat jedoch Adamkiewicz (1886) schon auf das gelegentliche Fehlen einzelner Brustwurzeln hingewiesen.

Abstiegswinkel und Länge der Fila radicularia dorsalia

Den Abstiegswinkel der Fila radicularia dorsalia des Halsbereiches haben wir bei ventral flektiertem Kopf ermittelt (Tab. 7). Außerdem ist ein absoluter mittlerer Abstiegswinkel sowie der Minimal- und Maximalbereich des mittleren Winkels und jeweils für den Minimalwinkel der kleinste aufgefundene Winkel sowie für den Maximalwinkel dessen größter in unsere Messungen eingegangen. Daß das Rückenmark gegenüber der Wirbelsäule im Wachstum zurückbleibt und deshalb die meisten Nervenwurzeln absteigen, wird seit langem diskutiert. Pfitzner (1884) hat dieses Problem erstmals genauer bearbeitet und ausdrücklich darauf hingewiesen, daß bei Neugeborenen annähernd dieselben Verhältnisse wie bei Erwachsenen vorliegen. Von ihrem Eintritt in die Wurzeltaschen an verlaufen nach Pfitzner insbesondere die unteren Brustnerven sogar mit stumpfen Winkeln bis unter 90° nach seitwärts und aufwärts, ein Befund, der erst in jüngerer Zeit beachtet wurde und derzeit als Angulus bezeichnet wird.

Bei C2 schwankt nach Marzotkos (1959) Befunden die Länge des kranialsten Filum radiculare dorsale zwischen 10,0 und 13,0 mm, links zwischen 11,5 und 12,0 mm. Bei C3 liegen die Grenzwerte bei 14,5 und 18,0 mm rechts und 16,0 und 19,5 mm links. Bei C4 ergaben sich Maße zwischen 16,5 und 23,0 an der rechten und 18,0 und 23,0 mm an der linken Seite. Dann kommt es zu einer zunehmenden Verlängerung der entsprechenden Filalängen bis zu C8, in dessen Bereich das längste der kranialen Fila rechts zwischen 19,0 und 29,5 mm, links zwischen 20,5 und 29,5 mm lang war. In dieser Segmenthöhe betrug die Länge des kaudalsten Filums rechts zwischen 12,0 und 21,5 mm, links zwischen 11,0 und 17,5 mm. Sunderland (1974) vermaß jeweils die Nervenwurzellängen zwischen C5 und T1 am Ober- und Unterrand einer Wurzel und kam im entsprechenden Halssegmentbereich für den Oberrand auf Längen zwischen 15 und 17 mm, für den Unterrand auf Längen zwischen 11 und 12 mm. Winkelmaße, wie wir sie ermittelten, sind uns nicht bekanntgeworden.

Anastomosen der Fila radicularia dorsalia mit dem N. accessorius
(Abb. 114, Tab. 8)

Erstmalig wiesen auf die Anastomosen des 1. N. cervicalis mit der Pars spinalis n. accessorii nach Angaben von Zie-

Tabelle 7 Mittlerer Abstiegswinkel der Fila radicularia dorsalia (gegenüber der Transversalen in °) im Halsabschnitt (aus Lang, J., C.-Th. Bartram [1982])

	Links						Rechts					
	Mittel	Min.	Max.	s	%	n	Mittel	Min.	Max.	s	%	n
C1	−0,9	+25,0	−45	20,6	71	21	−1,8	+25	−45	17,1	81	21
C2	−17,1	+10	−43,5	16,1	60	23	−18,2	+10	−61	19,1	65	23
C3	−43,4	−25	−60	12,5	59	17	−39,4	−25	−60	11,6	52	21
C4	−44,4	−20	−62,5	12,0	75	16	−38,6	−11,5	−62,5	11,8	75	20
C5	−42,9	−22,5	−57,5	12,2	57	14	−37,7	−7,5	−63	13,9	67	21
C6	−44,5	−22,5	−60	13,2	67	12	−41,5	−15	−75	14,6	91	22
C7	−51,6	−25	−62,5	12,0	83	12	−47,6	−22,5	−67,5	13,3	51	21
C8	−58,5	−35	−67,5	10,7	78	9	−55,9	−42,5	−73	8,3	68	19

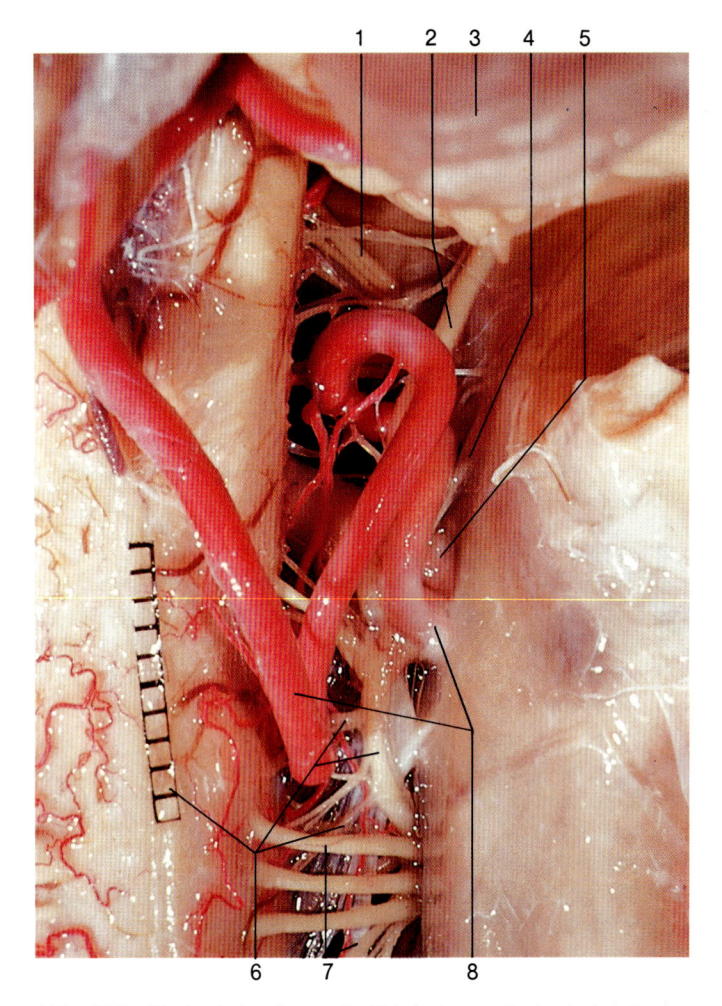

Abb. 114 Verlauf der A. cerebelli inferior posterior bei extraduralem Ursprung, Ansicht von dorsal.
1 N. hypoglossus
2 N. accessorius
3 Cerebellum
4 erste Zacke des Lig. denticulatum
5 A. vertebralis
6 Millimeterpapier, N. accessorius und Wurzelfäden
7 Fila radicularia dorsalia C2
8 A. cerebelli inferior posterior und Perforationszone der Dura

hen (1899) Huber (1744) und von Asch (1750) hin. Auch Arnold (1833), J. Müller (1833) und Hyrtl (1836) waren diese Verbindungen bekannt. Bersonders eingehend befaßten sich Hilbert (1878) und Kazzander (1891) mit diesem Problem. Ob die an der Verbindungszone zwischen Radix dorsalis und Pars spinalis n. accessorii gelegene Anschwellung das Spinalganglion von C1 ist (wie Kazzander unter anderem annimmt) oder Spinalganglienzellen für Spannungsrezeptoren im M. sternocleidomastoideus und M. trapezius enthält, ist bislang umstritten und kann mit den von uns angewendeten Methoden nicht entschieden werden. Daß es sich um Wucherungen des Bindegewebes oder Anhäufungen von Amyloidkörperchen handelt, wie Ziehen (1899) für einen Teil der Verdickungen annimmt, lehnen Weibel u. Fields (1969) ab.

Eigene histologische Untersuchungen ergaben bei der Mehrzahl der Anschwellungen Ganglienzellhaufen. An einigen Präparaten fanden sich jedoch histologisch auch im Bereich der Accessorius-Halsnerven-Verbindungen Schwannome. Wir betonen, daß außer im zervikalen Abschnitt der Pars spinalis n. accessorii auch in deren intrakraniellem Verlauf Ganglien vorkommen. Die Faserdicke der Anastomosen mit dem N. accessorius wurde unserer Kenntnis nach bisher nicht vermessen; auf die verhältnismäßig häufigen Verbindungen von C3 mit der Pars spinalis n. accessorii (9%) machen wir offenbar erstmalig aufmerksam.

Anastomosen der Radices dorsales
(Abb. 115, Tab. 9)

Auf intersegmentale Anastomosen haben schon die alten Anatomen aufmerksam gemacht. So unterscheidet z. B. Hilbert (1878) aufsteigende und absteigende Wurzelbündel 1. und 2. Ordnung, intermediäre, sich gabelnde, aufwärts und abwärts steigende Anastomosen sowie Ansae centrifugales und centripetales. Über eine prozentuale Aufschlüsselung und die Dicke der Faserdurchmesser sind uns keine Untersuchungen bekanntgeworden. Pallie u. Manuel (1968), auf deren Angaben sich auch Warwick u. Williams (1973) stützen, waren der Meinung, daß diese intersegmen-

Tabelle 8 Anastomosen der Fila radicularia mit dem N. accessorius (+ = nachgewiesene Anastomosen) (aus Lang, J., C.-Th. Bartram [1982])

	Segment	n	n+	Vorkommen (%)	Faserbündel	Durchmesser (µm)
Links						
	C1	21	11	52	1–3	373
	C2	23	12	52	1–2	232
	C3	22	2	9	1 × 3 u. 1 × 1	3 × 200 u. 175
Rechts	Segment	n	n+	Vorkommen (%)	Faserbündel	Durchmesser (µm)
	C1	22	18	82	1–3	372
	C2	23	8	35	1–2	174
	C3	23	2	9	je 1	250 u. 350

Fila radicularia und Radices der Spinalnerven

talen Anastomosen gehäuft in unteren zervikalen und lumbosakralen Bereichen vorlägen, ein Befund, den wir für den unteren Zervikalbereich bestätigen können, da an unserem Untersuchungsgut die häufigste Anastomosen zahl links zwischen C5 und C6 mnit 56% (ebenso wie zwischen C4 und C5 rechts in 56% und zwischen C6 und C7 rechts in 58%) vorlag. Betont sei jedoch, daß bei C2 bis C3 links eine Anastomosenzahl von 61% nachgewiesen werden konnte. Pallie (1959) konnte im Bereich der Hinterwurzeln der Halsnerven zwischen 3 und 8 intersegmentale Anastomosen auffinden.

Besonderheiten der Radices dorsales

Pfitzner (1883) beobachtete einmal einen akzessorischen Spinalnerv von 1,5 mm Dicke, der zwischen T11 und T12 dorsal austrat. Am Nerv befand sich intrazisternal ein Spinalganglion, aus dem 2 Fäden hervorgingen. Einer schloß sich dem 11., der andere dem 12. Thorakalnerv an. Eine entsprechende vordere Wurzel fehlte. Die hintere Wurzel setzte sich aus 3–4 Fila radicularia zusammen und ging etwas näher an der Medianen als die des 11. und 12. Thorakalnervs aus dem Rückenmark hervor.

Interessant sind der (den derzeitigen Lehrbuchautoren weitgehend unbekannte) Befund von Hilbert (1878) von Anastomosen zwischen vorderer und hinterer Wurzel sowie die offenbare Entdeckung Kupffers der Rr. meningei nn. spinalium, die meist entlang des Lig. denticulatum ziehen und aus der Dura mater stammen sowie kleinere Plexus subarachnoideales bilden können.

Auch ich (Lang 1981, Abb. 364) konnte einen Faden zur Dura beobachten und bezeichnete ihn als aberrierenden Wurzelfaden von C2. Diese Nerven besitzen (neben den sogenannten Nn. sinuvertebrales) wohl eine praktisch-ärztliche Bedeutung.

Daß eine strenge segmentale Gliederung weder im Wurzelabschnitt noch innerhalb der Medulla spinalis vorliegt, ist seit langem bekannt (Ziehen 1899) und schon durch die intersegmentalen Anastomosen unwahrscheinlich.

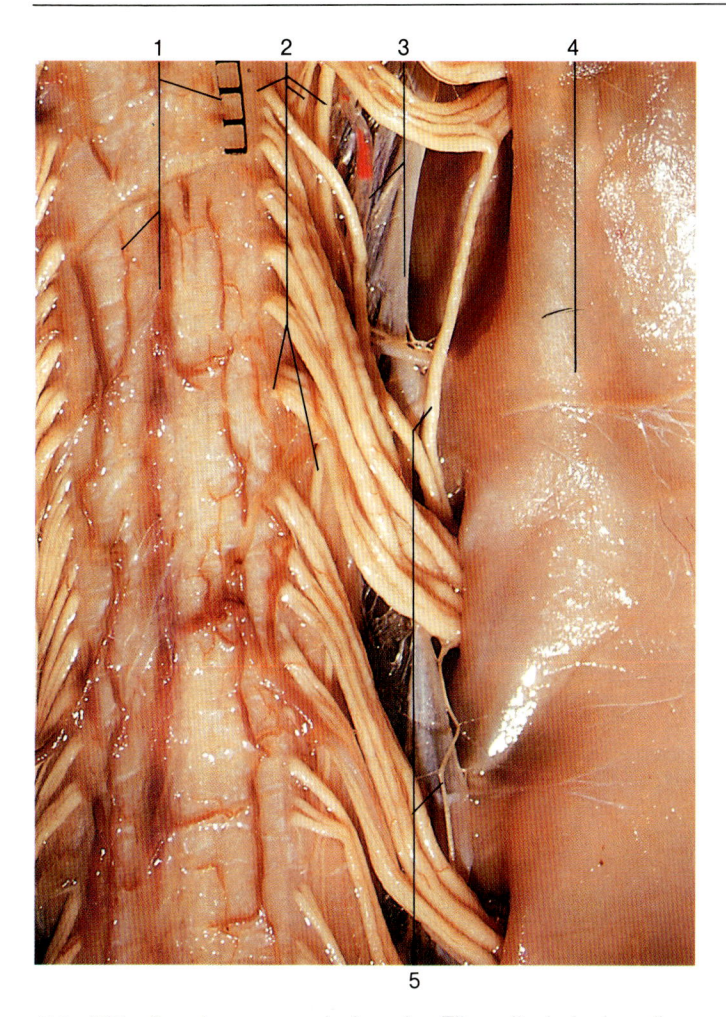

Abb. 115 Anastomosen zwischen den Fila radicularia dorsalia.
1 Funiculus dorsalis und Sulcus medianus posterior, Zone und Millimeterpapier
2 Fila radicularia dorsalia C5 und Fasern des N. spinalis accessorius
3 Lig. denticulatum
4 Dura mater, seitwärts verlagert
5 Anastomosen zwischen den Fasern von C4/C5 und C5/C6

Tabelle 9 Intersegmentale Anastomosen, dorsal (+ = nachgewiesene Anastomosen) (aus Lang, J., C.-Th. Bartram [1982])

	Links					Rechts				
	n	n+	Vorkommen (%)	Fasern	Mittel	n	n+	Vorkommen (%)	Fasern	Mittel
C1–2	21	5	24	1	330	21	6	29	1	275
C2–3	23	14	61	1–2	237	23	12	51	1	321
C3–4	20	7	35	1	236	24	11	46	1	232
C4–5	19	9	47	1	297	23	13	56	1	204
C5–6	18	10	56	1–2	315	26	14	54	1	268
C6–7	19	7	37	1	275	26	15	58	1	279
C7–8	19	10	53	1	223	27	13	48	1	279
C8–T1	20	4	20	1	228	26	9	35	1–2	273

Fila radicularia ventralia
Anzahl und Meßwerte

Über die Länge der Areae radiculares ventrales der von uns untersuchten Segmente liegen uns aus der Literatur keine vergleichbaren Angaben vor (Tab. **10**). Deren Breite wird seit alters her mit ca. 2 mm angegeben, ein Wert, der an der oberen Grenze der von uns errechneten Mittelwerte liegt (Tab. **11**).

Die Gesamtzahl aller Fasern in den Radices ventrales liegt nach Agduhr (1934) zwischen 197256 und 228862 (Silberimprägnierung) (zit. nach Blinkov u. Glezer 1968). Interessant ist, daß Stilling (1859) die Gesamtfaserzahl aller Vorderwurzeln bei einer 26jährigen Frau mit 303265 bestimmte, ein Befund, der mit den 100 Jahre später erzielten Ergebnissen gut übreinstimmt. Betont sei, daß Coggeshall u. Mitarb. (1975) in jeder Radix ventralis zwischen C1 und S4 zwischen 13 und 51% marklose Fasern nachwiesen. Angaben über Faserzahlen pro Flächeneinheit konnten wir auch für die Vorderwurzeln nicht auffinden. Über die Länge der Radices ventrales im Subarachnoidealraum gibt Abb. **105** Auskunft.

Vorderwurzelausrisse

Cullheim u. Mitarb. (1989) setzten Vorderwurzeln nach vorherigen Ausrissen ins Rückenmark bei Katzen ein. Sie sind der Meinung, daß α-Neurone und möglicherweise auch γ-Motoneurone die Vorderwurzeln wieder reinnervieren. Dies wurde nachgewiesen durch segmentale Reflexaktivitäten ihrer Axone.

Intersegmentale Anastomosen der Radices ventrales

Über die intersegmentalen Anastomosen der Radices ventrales konnten wir nur allgemeine Angaben – etwa, daß solche seltener als an den Radices dorsales vorkommen (Henle 1879) – auffinden. In unserem Untersuchungsgut liegen diese am häufigsten im oberen Zervikalbereich, weniger häufig in anderen Rückenmarkabschnitten vor, bei C1/C2 z. B. rechts in 10%, links in 14%, bei C4/C5 rechts in 18%, links in 21%. Interessant ist der Hinweis von Hilbert (1878), der Verbindungen zwischen vorderer und hinterer Wurzel feststellte, wie auch wir.

Tabelle 10   Länge (mm) der Areae radiculares ventrales (aus Lang, J., C.-Th. Bartram [1982])

	Rechts						Links					
	x̄	Min.	Max.	s	%	n	x̄	Min.	Max.	s	%	n
C1	7,9	4,5	11,0	1,7	62	21	8,9	5,0	15,0	2,0	82	22
C2	12,6	9,0	17,0	2,5	59	22	12,3	6,5	16,5	2,4	77	22
C3	12,1	7,5	18,0	2,0	68	22	11,6	8,5	14,0	1,7	63	19
C4	12,3	8,5	16,0	1,4	91	22	12,1	8,5	17,0	2,1	76	17
C5	13,4	7,5	19,0	2,2	77	26	13,1	9,5	16,0	1,8	63	16
C6	13,5	9,0	19,0	2,4	56	27	13,5	10,5	18,0	2,8	64	14
C7	12,4	8,5	17,0	2,4	71	28	12,0	9,0	18,0	2,3	73	15
C8	11,1	8,0	14,5	2,1	69	26	11,1	8,5	14,5	1,8	63	16

Tabelle 11   Breite (mm) der Areae radiculares ventrales (aus Lang, J., C.-Th. Bartram [1982])

	Rechts						Links					
	x̄	Min.	Max.	s	%	n	x̄	Min.	Max.	s	%	n
C1	1,6	1,0	2,4	0,39	57	21	1,7	1,0	2,2	0,37	73	22
C2	1,8	0,9	3,1	0,57	68	22	1,6	1,0	2,5	0,42	64	22
C3	1,7	0,8	3,0	0,55	77	22	1,7	0,9	2,6	0,38	79	19
C4	1,8	1,0	2,8	0,50	56	22	1,7	1,0	3,2	0,57	76	17
C5	1,9	0,9	3,0	0,61	69	26	2,0	1,3	2,9	0,52	69	16
C6	1,9	0,7	3,0	0,65	52	27	1,9	1,0	2,8	0,61	79	14
C7	2,0	1,0	3,4	0,62	64	28	1,9	1,0	3,1	0,61	73	15
C8	1,9	1,0	3,0	0,59	69	26	1,9	1,3	2,9	0,50	62	16

Vaginae radiculares
Ostien
(Abb. **116** und Tab. **12** und **13**)

Aus Tab. **12** ist ersichtlich, daß nicht nur, wie von Lanz (1928, 1929) angab, im thorakalen Bereich am häufigsten 2 Eingänge in die Duratasche jeweils für die Radix ventralis und die Radix dorsalis vorliegen. Wir konnten nachweisen, daß diese Verhältnisse auch im zervikalen Bereich mit ähnlicher Häufigkeit vorkommen. Tab. **13** erklärt, weshalb die getrennten Eingänge bei makroskopischer Untersuchung im thorakalen Abschnitt zuerst beschrieben worden sind: Mit Ausnahme der oberen Halssegmente, an denen ähnliche Verhältnisse vorliegen, sind die transversalen Abstände der Eingänge beider Durataschen für vordere und hintere Wurzeln im thorakalen Bereich ca. 1 mm voneinander entfernt, während von C3 an und auch in lumbalen Segmenten die mittleren Abstände weniger als 1 mm betragen. Frykholm (1951), der die unteren zervikalen Nervenwurzeln und deren Hüllsysteme untersuchte, wies darauf hin, daß jede Wurzeltasche 2 Öffnungen besitzt, eine ventrale und eine dorsale, welche durch ein Duraseptum voneinander getrennt sind. Jedes Wurzelostium führe in eine individuelle Wurzeltasche. Diese stelle eine laterale Aussackung des Durasackes dar und sei durch eine Fortsetzung der Arachnoidea ausgekleidet. Wir betonen, daß im zervikalen Bereich gelegentlich auch nur eine Duratasche (mit der angewendeten Methode) nachweisbar war, jedoch auch 3 und sogar 4 Pori durales ausgebildet sein können. Bei Vorliegen von mehr als 3 Wurzeltaschen treten im allgemeinen die Hinterwurzelfäden in die überzähligen Pori durales der Vagina radicularis ein (Abb. **116**).

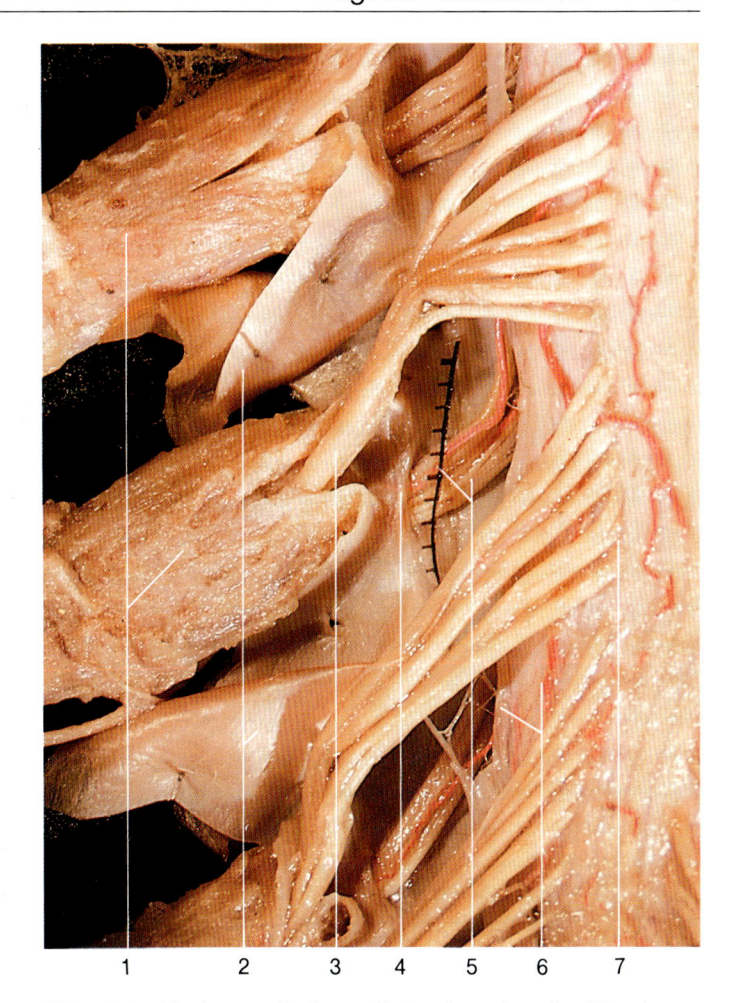

Abb. **116** Vaginae radiculares, Ostien (von dorsal eröffnet).
1 Ganglia spinalia C5 und C6
2 Dura mater, seitverlagert
3 Radix dorsalis C6
4 Durasporn zwischen Wurzeltascheneingang für Radix dorsalis und Radix ventralis
5 Radix ventralis C6 und Millimeterpapier
6 Lig. denticulatum
7 Linea radicularis dorsalis

Ostiumstenose

Frykholm (1947) legte eine Reihe von Halswurzeln im Bereich der Wurzeltaschenostien unter Lokalanästhesie frei und betont, daß betroffene Nervenwurzeln nicht frei verlagert werden können, ohne Schmerzen auszulösen. Wenn der Eingang in die Duratasche jedoch verengt ist und eine sogenannte Ostiumstenose vorliegt, und zwar am

Tabelle **12** Anzahl der Durataschen pro Segment (t = Taschenanzahl, V = Vorkommen in %)

	Links								Rechts							
	n	t_1	V	t_2	V	t_3	V	t_4	V	n	t_1	V	t_2	V	t_3	V	t_4	V
C1	17	2	12	15	88					21	3	14	18	86				
C2	18			11	61	7	39			22	1	4	16	73	5	22		
C3	18	1	5,5	9	50	7	39	1	5,5	21	1	10	16	76	3	14		
C4	16	4	25	11	69	1	6			23			20	87	3	13		
C5	16	1	6	15	94					23	3	13	18	78	2	9		
C6	16	1	6	15	94					25	1	4	23	92	1	4		
C7	15	1	7	14	93					23			23	100				
C8	15			15	100					24	2	8	22	92				

98 Canalis vertebralis und Inhalt

Tabelle 13 Mittlerer Abstand für 2 Durataschen pro Segment (mm)

	Links						Rechts					
	Mittel	Min.	Max.	s	%	n	Mittel	Min.	Max.	s	%	n
C1	1,31	0,1	3,6	1,2	89	15	0,95	0,1	3,0	0,9	83	18
C2	1,06	0,2	2,8	0,8	64	11	0,79	0,1	3,0	0,7	81	16
C3	0,46	0,1	1,0	0,3	67	9	0,78	0,1	2,0	0,6	78	18
C4	0,49	0,1	1,0	0,3	54	11	0,40	0,1	1,0	0,2	80	20
C5	0,35	0,1	1,5	0,3	93	15	0,32	0,1	0,8	0,2	72	18
C6	0,52	0,1	2,0	0,5	87	15	0,50	0,2	1,5	0,4	78	23
C7	0,59	0,2	2,0	0,5	86	14	0,48	0,2	1,2	0,3	78	23
C8	0,79	0,2	2,0	0,4	80	15	0,59	0,1	1,8	0,4	77	22

oberen Umfang des Ostiums, lösen geringe Drücke und leichte Verlagerungen starke Schmerzen aus. Verlagerungen der Hinterwurzeln hatten bei seinen Patienten Schmerzen in jenen distalen Extremitätenbereichen zur Folge, die vorher parästhetisch oder gefühllos waren. Nach Eröffnung der Duratasche konnten die Nn. radiculares ohne besondere Schmerzen nach aufwärts verlagert werden. Im Anschluß daran dislozierte er die Radix ventralis, wobei häufig Schmerzen, jedoch anderen Charakters, auftraten: Tiefenschmerz in proximalen Extremitätenabschnitten und im Schultergürtel, hauptsächlich in jenen Muskelgruppen, die vorher verhärtet waren. Nach Durchschneidung des von ihm so genannten Septum interradiculare konnte auch die vordere Wurzel ohne Schmerzgefühl verlagert werden. Frykholm betont, daß eine normale Vorderwurzel bei leichten Verlagerungen kein Schmerzgefühl auslöst und nur eine vorherige Kompression der Wurzel die Schmerzen erzeugt. Auch Frykholms Befunde sprechen dafür, daß auch in den Radices ventrales Schmerzbahnen (Tiefenschmerz) verlaufen.

Besonderheiten

Durch die Eingänge der einzelnen Wurzeltaschen ziehen vordere und hintere Wurzelbündel, umgeben von Arachnoidea, in meist getrennte Wurzeltaschen ein. Die Arachnoidea verschmilzt meist einige Millimeter zentral des Ganglion spinale mit der vorderen und der hinteren Wurzel und bildet wohl einen Teil des inneren Nervenhüllsystems. Die Dura mater der Wurzeltaschen geht ununterbrochen in das Stratum fibrosum perineurii über.

Auch Frykholm konnte wie wir innerhalb der Vaginae-radiculares-Arachnoidea Corpora arenacea feststellen. Er wies darauf hin, daß die Arachnoidea im Bereich der Wurzeltaschenostien häufig verdickt ist und deshalb oft kein Kontrastmittel (bei Myelographie) in die zervikalen Wurzeltaschen eindringen kann.

Angulation der Radices und der Wurzeltaschen

Sunderland (1974) betont, daß einige Nervenwurzeln innerhalb des gemeinsamen Durasackes bis zu einer Ebene von 8 mm unterhalb des Zentrums des zugehörigen Foramen intervertebrale deszendieren und dann in scharfem Winkel nach oben in die Wurzeltaschen einziehen. Von Lanz (1929) untersuchte die Faserung der Dura mater auch am Eingang in die Wurzeltaschenbezirke und stellte insbesondere deren Anordnung entgegen Traktionen in den Vordergrund seiner Betrachtungen. Frykholm (1951) betont, daß axiale Zugwirkungen oder Komprimierungen des Halses keine deutlichen Veränderungen der Nerven oder ihrer Angulationen im Bereich der Wurzeltascheneingänge zur Folge hatten. Bei Ventralflexion stellte er eine geringe Dislokation nach oben sowie eine Aufwärtsverlagerung des gesamten Durasackes fest. Die Angulation jedoch blieb dieselbe. Einen nach aufwärts gerichteten Verlauf der Vaginae radiculares bezeichnete Frykholm als Inklination, die später von Kubik u. Müntener (1969) genau untersucht wurde.

Aszendierende scharfwinkelige Wurzeltaschen finden sich häufiger im unteren zervikalen und oberen thorakalen Bereich und kommen seinen Befunden zufolge bei unter 25jährigen in 40%, bei 25–40jährigen zwischen 71 und 76% vor, worauf O'Connell (1956) und Nathan u. Feuerstein (1970) hinwiesen. Reid (1960) betont, daß in den gewöhnlichen anatomischen Beschreibungen der Verlauf der Nervenwurzeln (gemeint sind Wurzelscheiden im Halsbereich) als transversal oder etwas nach abwärts geschildert wird. Nach Untersuchung von insgesamt 80 Sektionspräparaten und Einstellung des Kopfes in die aufrechte Position konnte er einen aszendierenden oder rein queren Verlauf bei C5 in 5,1%, bei C6 in 10,2%, bei C7 in 12,8%, bei C8 in 27,5% und bei T1 in 41,2% feststellen. Bei Beugung von Hals und Kopf stellte er eine Verlagerung der Wurzelscheide von 1,5 (0–5) mm bei C5 von 6,8 (3–12) mm bei T1 fest. Beugung von Hals und Rumpf hatten bei C5 keine signifikante Verlagerung zur Folge, bei T1 jedoch eine solche von 4,5 mm. Auch Rückwärtsbeugung von Hals und Kopf bewirkte keine Verlagerung, bei T1 jedoch eine Abwärtsverlagerung von 4,7 mm im Mittel. Betont sei, daß ihm die Untersuchungen von Lanz unbekannt waren.

Arachnoidalzysten

Nach Epstein (1969) können Arachnoidalzysten oder -divertikel proximal der Hinterwurzel des Ganglion spinale oder direkt am Wurzelbereich auftreten; niemals wurden sie in der Zone der ventralen Wurzelregion beobachtet. Die

Zysten kommunizieren in der Regel mit dem Spatium subarachnoideum und können nach bestimmten Manövern angefüllt oder entleert werden. Ihr Halsgebiet kann weit oder verengt sein. Die Zysten sind von Arachnoidalgewebe ausgekleidet. Die äußere Hülle ist ein Abkömmling der Dura mater. Spinale extradurale Zysten enthalten keine Nervenfasern. Wegen der unterschiedlichen Ausbildung der Zysten wurde angenommen, daß es sich hierbei um kongenitale Mißbildungen handelt. Ihre Form kann zylindrisch oder sackähnlich oder auch in Form multipler Säcke (Abb. 88 von Epstein) erscheinen. Einige der Zysten wurden 5–10 mm distal des Durasackes beobachtet. Kurz u. Mitarb. (1989) untergliederten in erweiterte Wurzelscheiden, perineurale Zysten (im Bereich des Ganglion spinale), meningeale Diverticula (im Hinterwurzelgebiet und mit Wand aus Dura und Arachnoidea), meningeale Zysten (mit verengtem Halsgebiet), extradurale arachnoidale Diverticula (die Dura mater fehlt als Überzug der Zysten) sowie extradurale arachnoidale Zysten (wie vorher aber mit engem Halsgebiet). Sie betonen, daß der Zysteninhalt jeweils identisch mit dem Liquor cerebrospinalis war (nach Abbot u. Mitarb. 1957 sowie nach Strully u. Heiser 1954).

Gefäße

Arterien
(Abb. **86, 117a, 117b** und **118**)

A. vertebralis

Als Hauptquellgefäß für die Arterien des Halsmarks gilt mit Recht die A. vertebralis. Betont sei, daß die Zweige der Arterie mit allen benachbarten Halsarterien regelmäßige, wenn auch unterschiedliche Anastomosen besitzen.

Auch Turnbull u. Mitarb. (1966) wiesen wie frühere Forscher (Adamkiewicz 1881, 1882a, Kadyi 1886) darauf hin, daß das Halsmark vorzüglich aus der A. vertebralis versorgt wird. Auch die Dura mater, die Halswirbel und der umgebende Muskelmantel erhalten Zustrom aus der A. vertebralis sowie je nach Höhenlage unterschiedlich aus der A. cervicalis profunda, der A. cervicalis ascendens, der A. occipitalis und dem Truncus costocervicalis.

In ca. 90% entspringen die rechte und die linke A. vertebralis aus den Aa. subclaviae. An unserem Material geht die linke Arterie in 6,3% vom Arcus aortae ab (Weiteres, auch über die Länge der Aa. subclaviae bis zum Abgang der Arterie, deren prävertebrale Strecke und Weite, ist an Abb. **43** abzulesen). Auch Abgänge der A. vertebralis aus der A. thyroidea inferior und der A. carotis communis dextra und zweiwurzelige Ursprünge wurden beobachtet. Der Eintritt in die Foramina transversaria der Wirbelsäule erfolgt am häufigsten bei C6 (ca. 90%), nächsthäufig bei C5 (ca. 5%), in je 2% bei C4 und C7 und in 1% auch bei C3. Anschließend verläuft die Arterie (umgeben von einem Venennetz) durch die Foramina

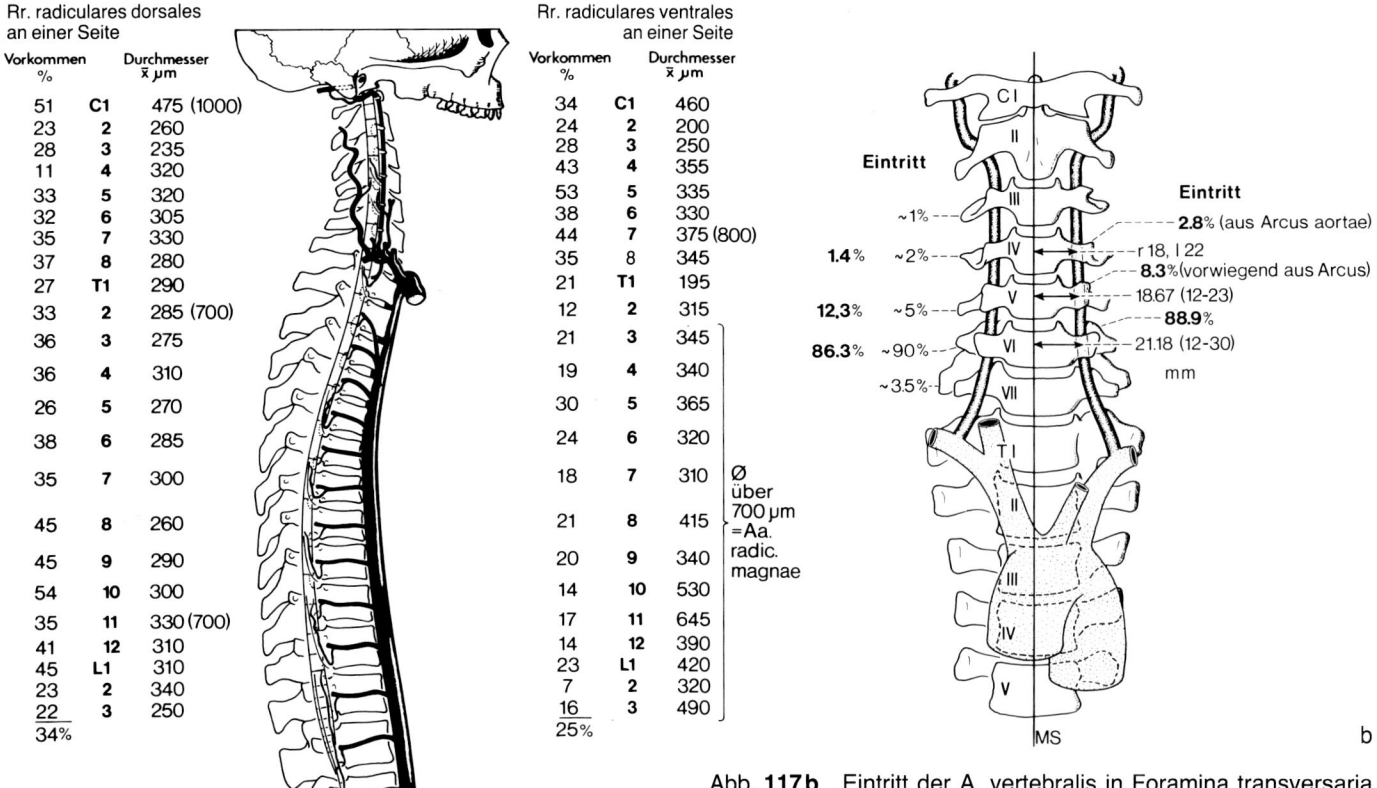

Rr. radiculares dorsales an einer Seite			Rr. radiculares ventrales an einer Seite		
Vorkommen %		Durchmesser x̄ μm	Vorkommen %		Durchmesser x̄ μm
51	C1	475 (1000)	34	C1	460
23	2	260	24	2	200
28	3	235	28	3	250
11	4	320	43	4	355
33	5	320	53	5	335
32	6	305	38	6	330
35	7	330	44	7	375 (800)
37	8	280	35	8	345
27	T1	290	21	T1	195
33	2	285 (700)	12	2	315
36	3	275	21	3	345
36	4	310	19	4	340
26	5	270	30	5	365
38	6	285	24	6	320
35	7	300	18	7	310
45	8	260	21	8	415
45	9	290	20	9	340
54	10	300	14	10	530
35	11	330 (700)	17	11	645
41	12	310	14	12	390
45	L1	310	23	L1	420
23	2	340	7	2	320
22	3	250	16	3	490
34%			25%		

Ø über 700 μm = Aa. radic. magnae

Abb. **117a** Rr. radiculares dorsales und ventrales (jeweils an einer Seite gemessen). Vorkommen in Prozent und mittlere Durchmesser (Extremwerte) (nach Lang u. Baldauf 1983)

Eintritt:
- ~1%
- 1.4% ~2%
- 12,3% ~5%
- 86,3% ~90%
- ~3.5%

Eintritt:
- **2.8%** (aus Arcus aortae)
- r 18, l 22
- **8.3%** (vorwiegend aus Arcus)
- 18.67 (12-23)
- **88.9%**
- 21.18 (12-30) mm

Abb. **117b** Eintritt der A. vertebralis in Foramina transversaria (bestimmt an 145 Vertebralarterien unseres Materials). An der linken Seite sind in dünnerer Schrift Prozentzahlen größerer Untersuchungsreihen angegeben. Je weiter kranial eine Vertebralarterie in die Foramina transversaria eintritt, desto weiter medial ist deren prävertebraler Verlauf. Auch hervorragende Chirurgen des Halsgebietes können durch einen derartigen Gefäßverlauf irritiert werden (MS = Mediansagittallinie).

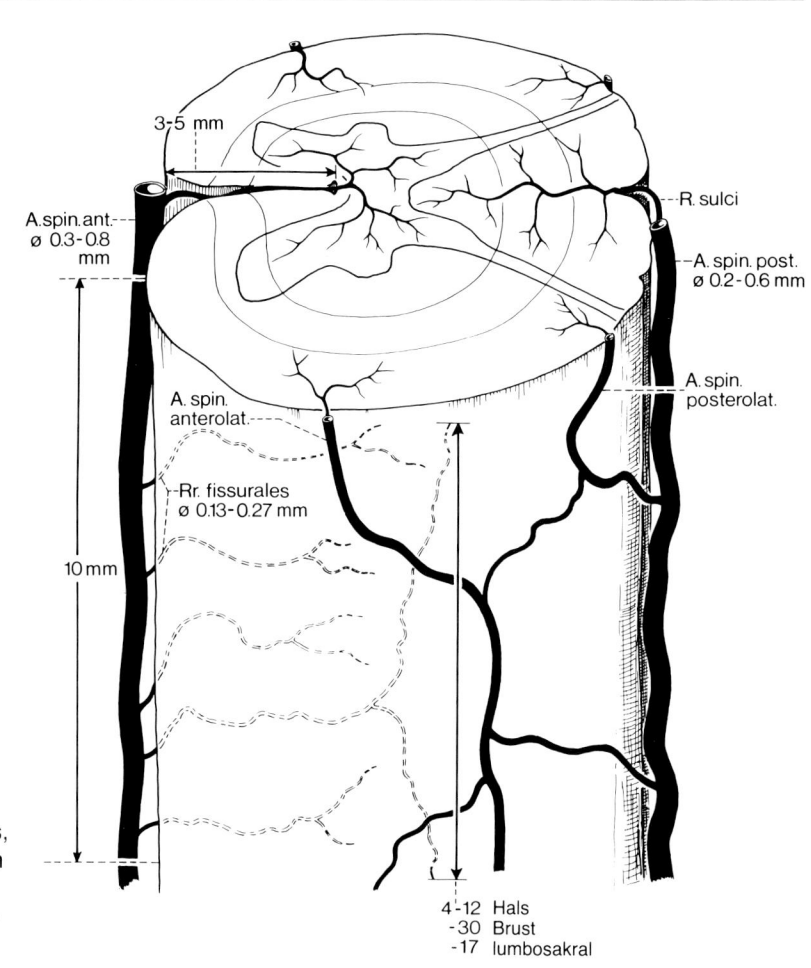

Abb. 118 Feinere Gefäßversorgung des Rückenmarks, Tiefe der Fissura mediana anterior, Rückenmarkarterien und deren Versorgungszonen sowie Anzahl der Zweige in der Fissura mediana anterior aus der A. spinalis anterior auf 1 cm Länge des Rückenmarkes.

transversaria in etwas über 89% geradlinig nach aufwärts. Krümmungen unterschiedlichen Ausmaßes in diesem Abschnitt fanden sich in fast 11%. Auch Schlingen nach medial bei C4, C5 und C6 lagen an unserem Untersuchungsgut vor. Über die paramedianen Abstände der A. vertebralis gibt Abb. **117b** Auskunft.

Die Pars atlantica der A. vertebralis muß bei Drehbewegungen von Atlas und Kopf verlängert werden (nach Stevens 1985 um 50–67%). Dieser Gefäßabschnitt (gemessen vom Discus C2/C3 bis zum Eintritt in das Foramen transversarium atlantis) ist in unserem Material 39 (19–56) mm lang. Schon früher wurden an diesem Gefäßabschnitt vermehrt elastische Fasern festgestellt (Lang 1965). Durch manuelle Therapie, zu ausgiebige Kopfdrehbewegungen u. a. können insbesondere bei arthrotischen oder zu englumigen gegenseitigen Arterien vertebrobasiläre Insuffizienz sowie das Powers-Syndrom, Nystagmus, okuläre Dysmetrie, Diplopie u. a. auftreten.

Über die in unserem Material bestimmten Rückenmarkgefäße der A. vertebralis gibt Abb. **117a** Auskunft. Aus der A. spinalis anterior erfolgt wahrscheinlich der Blutdurchstrom nach abwärts. Die Rr. radiculares ventrales des Halsmarks stehen mit *dieser wichtigen Arterie sowie mit anderen Rückenmarkarterien in Verbindung.*

Schädigungen der Rückenmarkarterien

Bekanntlich hängt die Durchblutung des Rückenmarks vom Perfusionsdruck im Gefäß, von der Viskosität des Blutes und vom Gefäßwiderstand ab. Akute Myelomalazien können durch Schädigung der A. spinalis anterior hervorgerufen werden, fortschreitende z.B. auch nach Strahlenschädigungen u. a. Jörg (1986) betont z.B., daß diese ohne Bezug zur körperlichen Belastung und zu jeder Tageszeit entstehen können. Beim A.-spinalis-anterior-Syndrom treten zunächst segmentale Parästhesien und gürtelförmige Schmerzen, später Para- oder seltener Tetraparesen und dissoziierte Sensibilitätsstörungen auf (Weiteres bei Jörg 1986). Auch progrediente Rückenmarkinfarkte sowie vaskuläre Myelopathien im höheren Alter werden von Jörg angeführt.

Übrige Arterien

Die am häufigsten aufgefundenen Rückenmarkarterien und deren Versorgungsgebiete zeigt Abb. **118**.

Die A. cervicalis profunda (Ursprung am hinteren Umfang der A. subclavia häufig gemeinsam mit der A. intercostalis suprema) entläßt regelmäßig im unteren Bereich der Halswirbelsäule Zweige zum Spinalkanal. Bekanntlich verläuft die A. cervicalis profunda am häufigsten unterhalb des Querfortsatzes von C7 und über dem R. ventralis C8 nach dorsokranial und anschließend an der Seitenfläche des M. semispinalis cervicis in Richtung Processus spinosus axis.

Die A. cervicalis ascendens entspringt am häufigsten aus dem Truncus thyrocervicalis, seltener aus der A. cervicalis superficialis oder aus einem Truncus, der auch die A. thyroidea inferior entläßt, oder direkt aus der A. subclavia. Sie verläuft dann meist am medialen Rand des M. scalenus anterior kranialwärts und gibt insbesondere Rr. musculares für den M. longus colli sowie den M. longus capitis und die Mm. scaleni und levator scapulae ab. Gewöhnlich dringen 3–4 Zweige zu den Canales intervertebrales vor und anastomosieren mit Zweigen der A. vertebralis.

Auch der Truncus costocervicalis kann Rückenmarkarterien abgeben.

Die A. occipitalis entspringt meist aus dem hinteren Umfang der A. carotis externa, selten aus dem Teilungswinkel der A. carotis communis, sehr selten aus der A. carotis interna. Sie verläuft dann zuerst zwischen den Aa. carotides externa und interna aufwärts, dann schräg über die A. carotis interna und die V. jugularis interna nach medial zum Venter posterior m. digastrici. Anschließend verläuft sie fast horizontal und sagittal zwischen Atlasquerfortsatz und Incisura mastoidea nach dorsal. Nach der Seite zu ist das Gefäß auf dieser Strecke vom M. sternocleidomastoideus abgedeckt (ein in Beziehung zu diesem Muskel oberflächlicher Verlauf ist extrem selten [Lang 1981, Abb. 367]). Bei medialem oder lateralem Verlauf kann das Gefäß den R. mastoideus, der auch der A. auricularis posterior entstammen kann, abgeben. Dorsal erscheint die Arterie unter dem M. splenius capitis und gibt Äste zu den Nackenmuskeln ab, die mit Zweigen der A. vertebralis anastomosieren. Deshalb kann auch diese Arterie zur Versorgung des Rückenmarks beitragen.

Auf die Anastomosen haben in jüngerer Zeit insbesondere Houdart u. Mitarb. (1965) aufmerksam gemacht (zit. nach Lazorthes u. Mitarb. 1971). Lazorthes u. Mitarb. konnten durch postmortale Injektionen in den Truncus costocervicalis die A. spinalis anterior, die A. cervicalis profunda und auch streckenweise die A. vertebralis auffüllen. Sie betonen auch, daß bei Unterbrechung eines dieser Gefäße der Blutzustrom über diese Anastomosen zum Vertebralisgebiet bedeutsam ist.

Grenzgebiete der arteriellen Versorgung liegen im zervikothorakalen Übergangsgebiet, im mittleren Brustbereich und am thorakolumbalen Übergang des Rückenmarks vor.

Innervation der Rückenmarkgefäße

Die pialen Gefäße des Rückenmarks sind nach Stöhr (1932) von nicht myelinisierten Fasern versorgt, welche die Pia über das perivaskuläre sympathische Netz und möglicherweise auch über die dorsalen Wurzeln erreichen. Clark (1929) konnte an den ins Rückenmark eintretenden Arterien feine, nicht myelinisierte Fasern, die von den Piagefäßen herstammen, erkennen. Die Kapillaren und Venen besitzen nach Blau u. Rushworth (1958) keine Nervenfasern.

Venen
Übersicht

An der Rückenmarkoberfläche liegen die Vv. medullares, die in Vv. radiculares ventrales und dorsales einziehen (Weiteres bei Lang u. Baldauf 1983).

Die größeren Abstromgefäße (Rückenmarkvenen) liegen in der Cavitas epiduralis und den Canales intervertebrales. Voneinander abgegrenzt werden die Plexus venosi vertebrale interni anterior und posterior (dünner) sowie Vv. basivertebrales, die den Zustrom von den Wirbelkörpern darstellen. Durch die Canales intervertebrales ziehen die Vv. intervertebrales zu Nachbarvenen der Wirbelsäule. Sie stehen mit dem Plexus venosus suboccipitalis, den Vv. vertebrales, der V. cervicalis profunda sowie den Plexus cervicales externi anterior und posterior in Verbindung.

Cavitas epiduralis und größere Abstromgefäße

Die Cavitas epiduralis wird innen von der Dura mater und ihren Ausläufern (Wurzeltaschen, Bänder), außen von den dem Wirbelkanal zugewandten Periostanteilen der Wirbel, dem Lig. longitudinale posterius und den Ligg. flava begrenzt. Im Bereich der Foramina intervertebralia sowie im dorsalen Spalt zwischen den beiderseitigen Ligg. flava bestehen größere (Canales intervertebrales) und kleinere (zwischen den Ligg. flava) Verbindungen zur Außenseite der Wirbelsäule. In der Cavitas verlaufen die dünnwandigen Plexus venosi vertebrales interni anteriores und posteriores. Zwischen den Venenplexus liegen lockere Fettorgane mit fast flüssigem Fett. Die Plexus selbst sind klappenlos, ebenso die Verbindungsvenen zum Plexus vertebralis externus (Vv. intervertebrales).

Plexus venosus vertebralis internus anterior
(Abb. **89** und **119**)

Der vordere Plexus in der Cavitas epiduralis besteht in der Regel aus 2 häufig miteinander anastomosierenden Längsgefäßen im Mittelbereich oder (häufiger) etwas seitlich des Lig. longitudinale posterius. Auch unter diesem Band ziehen Venen, die insbesondere das Blut aus den Wirbelkörpern abführen. Nach Clemens (1961) sind diese Venen im Halsgebiet ca. 2 mm breit.

Plexus venosus vertebralis internus posterior

Auch dorsal ist in der Regel ein Längsvenenpaar mit reichlichen Queranastomosen entwickelt, das im unteren Halswirbelbereich in der Regel stärker verzweigt erscheint. Es erhält Zustrom von Venen der Dura mater. Quer verlaufende Gefäße verbinden den vorderen und den hinteren Venenplexus miteinander.

Vv. basivertebrales

Aus den Wirbelkörpern ziehen durch größere Venenpforten an der Rückseite die Vv. basivertebrales aus und ergießen sich in den Plexus venosus vertebralis internus anterior oder in Vv. intervertebrales.

Vv. intervertebrales
(Abb. **120**)

Die Wurzeltaschen sind von einem dichten Venenplexus, der die Plexus venosi vertebrales interni mit den Plexus

Venen 103

Abb. 119 Transversalschnitt durch Wirbelsäule in Höhe des Ganglion spinale C3, von unten (67jähriger Mann).
1 V. jugularis interna und R. dorsalis lateralis C3
2 Processus articularis inferior C2, Anschnitt
3 A. vertebralis und Ganglion spinale C3,
4 Lig. longitudinale posterius und Millimeterpapier an Medulla spinalis
5 Corpus axis, Dura mater und Pia mater
6 Plexus venosi vertebrales interni anterior und posterior
7 M. erector spinae
8 Lamina axis und Dura mater
9 Fila radicularia ventralia und dorsalia
10 V. cervicalis profunda

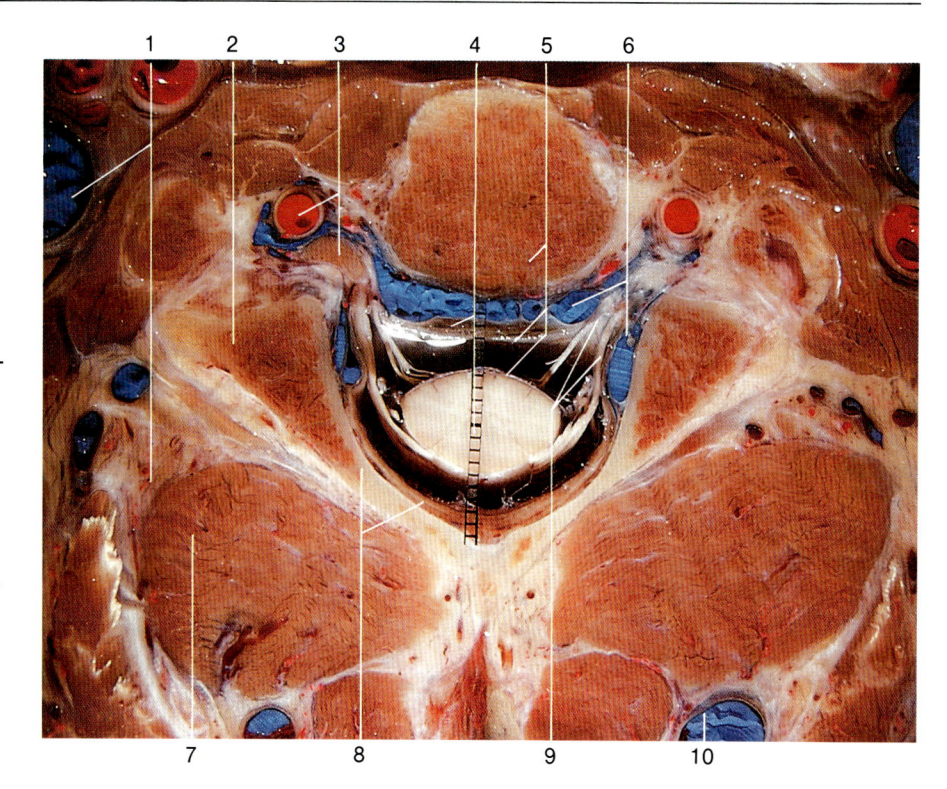

Abb. 120 A. vertebralis, Verlauf in den Foramina processus transversi (Korrosionspräparat), von der Seite.
1 A. vertebralis, Austritt aus Axis
2 Processus articulares superior und inferior C4 und Millimeterpapier
3 Sulcus n. spinalis C4 und Tubercula
4 Muskelzweige der A. vertebralis
5 V. jugularis interna
6 V. cervicalis profunda
7 Foramen intervertebrale zwischen C5 und C6 mit A. vertebralis und Vv. intervertebrales
8 Tuberculum caroticum und A. vertebralis, Pars praevertebralis
9 Discus intervertebralis C5/C6, Zone

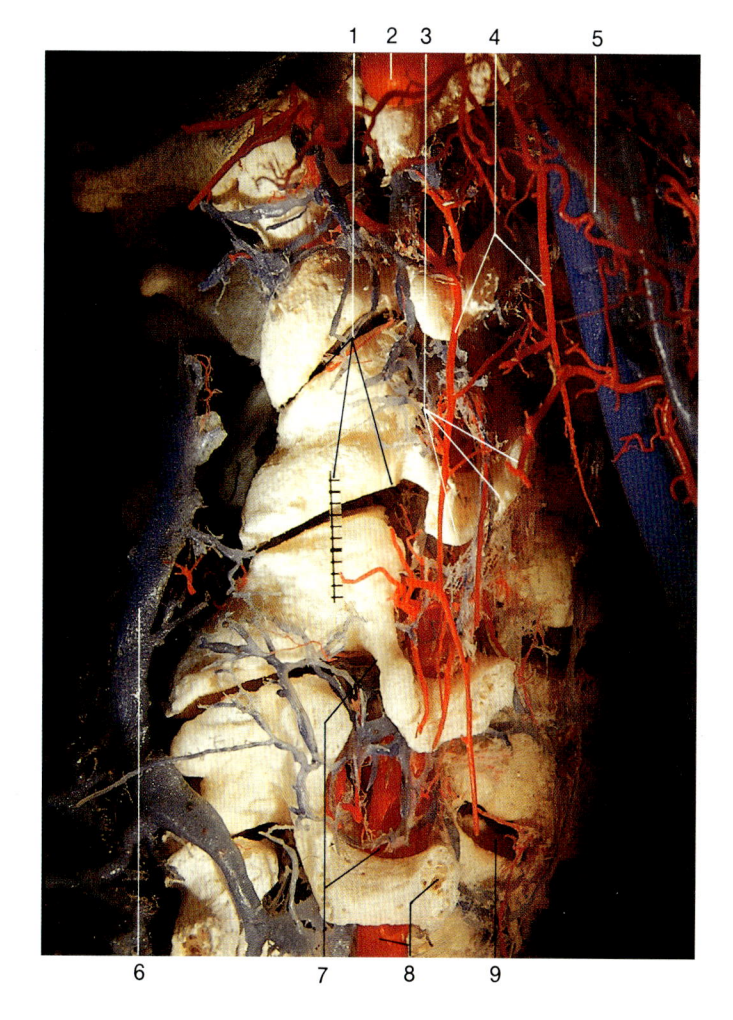

venosi vertebrales externi (anterior und posterior) verbindet, umgeben. Der Blutabstrom im Halsgebiet erfolgt vorwiegend in die Vv. vertebrales, jedoch auch in die Vv. cervicales profundae, in den Plexus venosus suboccipitalis sowie in die Plexus venosi vertebrales externi posterior und anterior. Auch die V. cervicalis ascendens erhält Zustrom von den Vv. intervertebrales. Alle Emissarien des subokzipitalen Bereiches stehen mit ihnen in Verbindung.

Plexus venosus vertebralis externus posterior

An der Rückseite der Wirbelbögen besteht ein Geflecht aus klappenlosen weitmaschigen Venen, das sich vom Hinterhaupt nach abwärts erstreckt. In den Plexus münden Knochenvenen, Venen aus den Gelenken und Bandapparaten sowie auch Vv. intervertebrales ein. Sein Abfluß erfolgt insbesondere in die V. cervicalis profunda.

Plexus venosus suboccipitalis

Ein besonders weitlumiger Venenplexus liegt in der Regel zwischen Hinterhaupt und Atlas vor. In ihm münden die Emissarien in der Umgebung des Foramen magnum (V. emissaria condylaris, Sinus marginalis) sowie Verbindungen mit der V. jugularis interna, der V. occipitalis und dem starken Venengeflecht, das die A. vertebralis umgibt, ein. Auch Verbindungen zum Plexus venosus canalis hypoglossi und zum Plexus venosus caroticus internus liegen vor.

V. vertebralis

Aus dem Plexus venosus suboccipitalis entwickelt sich die V. vertebralis, welche in der Regel ein Venengeflecht darstellt, das die A. vertebralis umgibt. Sie verläuft durch die Foramina transversaria meist bis C7, seltener bis zu C6 nach abwärts, steht mit den Vv. intervertebrales und der V. cervicalis profunda in Verbindung und verläßt dann durch das 6. oder 7. Intervertebralloch die Halswirbelsäule nach vorn und unten. Wir konnten in unserem Untersuchungsgut auch Anastomosen mit der V. jugularis bei C3 nachweisen.

V. cervicalis profunda

Die V. cervicalis profunda entwickelt sich ebenfalls aus dem Plexus venosus suboccipitalis und zieht, dem M. semispinalis cervicis anliegend, nach abwärts. Einzelne Venenstrecken senken sich in den Muskel ein, Verbindungen bestehen mit dem Plexus venosus vertebralis externus posterior und mit Venen des Wirbelkanals sowie mit Vv. cervicales ascendentes und Rr. ascendentes der Vv. transversae cervicis. Bei C4/C5 hat die Vene einen Durchmeser von 4,1 (2,3–5,5) mm (Partenheimer 1983).

Der Abstrom der V. cervicalis profunda erfolgt in der Regel zwischen C7 und T1, seltener auch zwischen C6 und C7 nach vorn und unten zur V. brachiocephalica.

Plexus venosus vertebralis externus anterior

Der Plexus venosus vertebralis externus anterior stellt ein Venennetz dar, dessen Einzelstrecken in der Regel nur wenige Millimeter weit sind. Er steigt entlang dem Innenrand des M. longus colli abwärts. Gewöhnlich senkt sich der Plexus in die V. intercostalis suprema ein, die an der rechten Seite verhältnismäßig dünn ist und sich in die V. azygos ergießt. Der Plexus ist links unten stärker entwickelt. Der Abstrom erfolgt entweder in die V. azygos oder in die V. hemiazygos.

Blutversorgung von Halswirbel, Dura mater und Cavitas epiduralis

Harris u. Jones (1956) untersuchten die Durchblutung von C3–C7. Ihrer Meinung nach werden diese von Rr. spinales der A. vertebralis versorgt. Wir betonen, daß sich auch andere Arterien an der Blutversorgung beteiligen. Die Zweige treten meist ventral der Nervenwurzeln in den Canalis vertebralis ein und sind in tieferen Ebenen dicker als in höheren. Innerhalb eines jeden Foramen intervertebrale teilt sich ein R. spinalis in 3 Hauptäste: Einer zieht entlang der Nervenwurzeln in Richtung Rückenmark, anastomosiert mit den Aa. spinales anterior und posterior und gibt rekurrente Zweige zum Nerv ab.

Ein kleineres Gefäß versorgt die Laminae, die Ligg. flava und die Muskeln. Ein dritter, dickerer Zweig bildet einen dorsalen Arterienplexus für die Wirbelkörper aus. Ein weiterer Zweig verläuft an der Vorderfläche der Wirbelkörper unterhalb der Pediculi und der Querfortsätze und liegt den Kapseln der Hemiarthroses laterales unmittelbar auf. Ein anderer überkreuzt die Wirbelkörper tief zum Lig. longitudinale posterius und anastomosiert mit dem gegenseitigen gleichartigen Ast. Von diesen horizontalen Anastomosen gehen aszendierende und deszendierende Zweige ab, die mit benachbarten Anastomosen eingehen.

Die Hinterflächen der Wirbelkörper werden durch vordere Spinalkanaläste der Aa. vertebrales beider Seiten versorgt. Diese Zweige ziehen um jeden Pediculus herum und bilden ein kontinuierliches Arkadennetz mit Queranastomosen unter dem Lig. longitudinale posterius. Die Zustromgefäße entstehen aus feinen Zweigen der A. vertebralis oft unmittelbar außerhalb der Canales intervertebrales. Sie zweigen sich in auf- und absteigende Äste auf. In der unteren Halsregion kommen eine oder mehrere Aa. spinales aus der A. cervicalis profunda vor. Die Hauptblutversorgung der Wirbelkörper erfolgt durch diesen Arterienplexus. Das größte Gefäß dringt in der hinteren Mittellinie oder paramedian etwa bis zur halben Wirbelkörpertiefe ein und teilt sich dann in auf- und absteigende Gefäße. Auch kleinere Gefäße ziehen von hinten her in die Wirbelkörper. Die übrigen vorderen und lateralen Abschnitte der Wirbelkörper werden von der anterolateralen Oberfläche durch einen oder zwei laterale Zweige versorgt, die unterhalb der Querfortsätze eindringen und in ein kleines Mittelliniengefäß übergehen. Nach Crock u. Yoshizawa (1977) werden die vorderen und seitlichen Flächen der Halswirbel von einem Arteriennetz versorgt, das aus direkten Ästen der A. vertebralis und Zweigen des Truncus thyrocervicalis gespeist wird. Außerdem entläßt die A. thyroidea inferior nach oben longitudinale Arterienketten am inneren Rand des M. longus colli bis zum Atlas nach kranial.

Von C6 ziehen auch Zweige der A. vertebralis in der Nachbarschaft des M. longus colli aufwärts und außerdem transversal jeweils in der Mitte eines Wirbelkörpers bis zum Axis. Besonders weit werden diese Anastomosen beim Subclavian-steal-Syndrom (Baker u. Mitarb. 1975).

Die aszendierenden und deszendierenden Zweige dieser Gefäße ziehen unter den M. longus colli.

Eine A. canalis vertebralis (spinalis) posterior entsteht ebenfalls aus der A. vertebralis, welche insbesondere die Versorgung von innen her übernimmt. Zweige aus den Aa. cervicales ascendens und profunda sowie absteigenden Zweigen der A. occipitalis versorgen insbesondere die Außenseite der Wirbelbögen und die Dornfortsätze.

Nach Crock u. Yoshizawa (1977) ziehen jeweils zwischen 2 benachbarten Nervenwurzeln 2 Hauptstämme an die Seitenfläche der Dura mater und transversal zur hinteren Mittellinie, wo sie miteinander anastomosieren. Diese nicht benannten segmentalen Arterien versorgen die Seiten- und Hinterflächen des Durasackes. Die Vorderfläche wird auf ähnliche Weise von Meningealästen der Aa. radiculares versorgt.

Blutversorgung von Atlas und Axis

Die Aa. nutriciae dringen an den Wirbeln von dem Gefäßnetz an der Außenseite der Wirbelkörper durch das Periost in die Knochen ein und verlaufen radiär auf das Zentrum zu, wo einzelne von ihnen gemeinsam mit den beiden stärksten Aa. nutriciae des R. anterior canalis spinalis einen Gefäßring bilden. Die meisten Gefäße ziehen in der ventrolateralen und dorsokranialen Seite in den Wirbelkörper und geben aszendierende und deszendierende Äste ab. Wirbelbögen und Quer- und Dornfortsätze werden von außen durch feine Zweige der Rr. dorsales mediales und laterales versorgt. Meist ist ein bedeutendes Foramen nutricium im Massiv der Querfortsätze nachzuweisen. Die in den Knochen eindringenden Gefäße führen ihr Blut dem Knochenmark zu, während die Corticalis durch Vermittlung von Volkmann-Gefäßen versorgt wird.

Blutversorgung des Dens axis

3 Hauptgruppen von Arterien versorgen den Dens axis und die Ligg. alaria und transversum atlantis: A. ascendens anterior, A. ascendens posterior und A. dentalis lateralis.

Die Arterien des Axis entstammen sämtlich der A. vertebralis (Fischer u. Mitarb. 1976). Periostgefäße gehen von den vorderen und hinteren segmentalen Arterien des Wirbelkanals ab; weitere Versorgungsgefäße entstammen den Rr. ventralis und dorsalis. Diese beiden Arterienbögen, einer an der vorderen Fläche der ersten beiden Halswirbel, der andere an der hinteren seitlichen Hälfte des Corpus axis und Dens, anastomosieren miteinander.

Anastomosen zwischen Densarterien und Gefäßen des Corpus axis kommen bei Erwachsenen vor. Die am schlechtesten vaskularisierte Zone scheint im Halsgebiet des Dens vorzuliegen.

Die paarige A. ascendens anterior entstammt dem vorderen und medialen Umfang der A. vertebralis. Die linke entspringt meist etwas weiter distal als die rechte. Beide Gefäße verlassen zwischen C1 und C2 den Wirbelkanal und ziehen innerhalb des M. longus colli medial- und aufwärts. In der Mittelzone des Corpus axis anastomosieren die Gefäße miteinander und dringen in die Vorderfläche von C2 ein, und zwar am vorderen medialen Umfang. Sie versorgen zunächst vordere Gelenkkapselabschnitte des Dens axis, verlaufen dann hinter dem Arcus anterior atlantis und dringen in vordere seitliche Flächen der Basis des Dens axis ein. In Höhe der Ansatzzone des Lig. alare gelangt ein Ast an den hinteren unteren Umfang des Bandes und versorgt das Band selbst, benachbarte Knochenabschnitte und die Gelenkkapsel. Oberhalb des Lig. alare verbindet sich der Hauptstamm mit der A. ascendens posterior.

Die ebenfalls paarige A. ascendens posterior entspringt jederseits aus hinteren und medialen Umfängen der A. vertebralis, wobei das linke Gefäß gewöhnlich größer ist als das rechte. Es zieht zwischen Pediculus und Corpus axis nach oben, wobei kleine Zweige in den Knochen eindringen und zum Lig. longitudinale posterius und zur Membrana tectoria ziehen. Es verläuft dann hinter dem Lig. transversum atlantis und 1–2 mm seitlich des lateralen Umfangs des Dens axis nach aufwärts, wendet sich nach medial und überkreuzt die hintere Oberfläche des Lig. alare. In dessen medialem Umfang geht ein großer Ast nach vorn und unten an den lateralen Rand des Dens ab. In diesem Gebiet anastomosiert dieser Zweig mit der A. ascendens anterior: *apikale Arkade*. Von der Arkade dringen Gefäßchen in den Apex dentis, ins Lig. apicis dentis, ins Lig. alare und ins periartikuläre Gewebe ein.

Zahlreiche kleine Aa. laterales aus der A. carotis interna ziehen durch das Spatium retropharyngeum hindurch und gehen gegenüber der Axismitte Anastomosen mit der A. ascendens anterior ein. Weiter kranial kommt es zu erneuten Anastomosen mit Zweigen der aszendierenden Arterie. Die meisten Äste dieses Gefäßes dringen in die Seitenflächen des Dens axis ein (Schiff u. Parke 1973).

Canales intervertebrales

Zwischen Atlas und Hinterhaupt und zwischen Atlas und Axis gibt es keine Canales intervertebrales. In den Nomina anatomica ist ein Foramen intervertebrale angegeben, das von der Incisura vertebralis inferior des darüberliegenden und der Incisura vertebralis superior des nächstunteren Pediculus begrenzt wird. Betont sei, daß im Bereich der Halswirbelsäule im unteren vorderen Abschnitt der Uncus corporis vertebrae, im oberen vorderen Abschnitt auch ein Teil der nächstoberen Wirbelkörperseitenfläche den Rand bildet (Abb. 121).

Im hinteren oberen Abschnitt begrenzt die Kapsel der Articulatio zygapophysialis das „Foramen". In Wirklichkeit besteht im Boden- und Dachbezirk ein 15–20 mm langer Kanal, dessen vorderer und medialer Teil von der Pars transversaria der A. vertebralis in der Regel von C6 an nach aufwärts durchzogen wird. Diese ist vom venösen Plexus (V. vertebralis) umgeben und – meist dorsal – vom N. vertebralis begleitet. Betont sei, daß das Foramen transversarium bei C7 enger ist – auch unterteilt sein kann – und die ganze oder einen Zweig der V. vertebralis einschließt. Der dorsale Bereich des Canalis intervertebralis wird von den Radices ventralis und dorsalis und dem Ganglion spinale sowie deren Hüllen, Begleitgefäßen und Fett eingenommen. Im lateralen Bezirk des Canalis intervertebralis verläuft an der Bodenregion des Sulcus n. spinalis der R. ventralis, der Rückwand angelagert der R. dorsalis – in der Regel schon in einen dünneren medialen und einen dickeren lateralen Ast zergliedert. Die normalerweise gerundeten Eingänge in die Canales intervertebrales gehören den Pediculi an.

Der mediale Eingangsbezirk in den Canalis intervertebralis ist oben und unten von den *Pediculi* begrenzt, die nach Frykholm (1951) mit der Sagittalebene Winkel von etwa 45°, nach Veleanu (1975), der 350 mazerierte Halswirbelsäulen und 120 Präparate studierte, mit der dorsalen Fläche der Wirbelkörper Winkel von 145–156° bilden: pedikulosomatischer Winkel (Abb. 122). Frykholm betont, daß bei C8 der Canalis intervertebralis mehr nach lateral (wie im Brustbereich) verläuft und mit der Sagittalebene Winkel von ca. 60° einschließt, ein Befund, der sich auch an unserem Untersuchungsgut ergibt.

Veleanu bezeichnet das nach hinten oben ansteigende Profil des Processus articularis superior als *Processus pyramidalis* und betont wie Penning (1968) und Mestdagh (1969), daß dieser Fortsatz die Höhe des Uncus corporis des zugehörigen Wirbels erreichen und auch überragen kann. Putz (1981) vermaß diese über die oberen Wirbelkörperflächen vorragenden Anteile der Processus articulares superiores. Bei C3 liegt der Mittelwert dieses Maßes bei ca. 2,5 mm, bei C4 bei etwas über 5 mm, bei C5 bei ca.

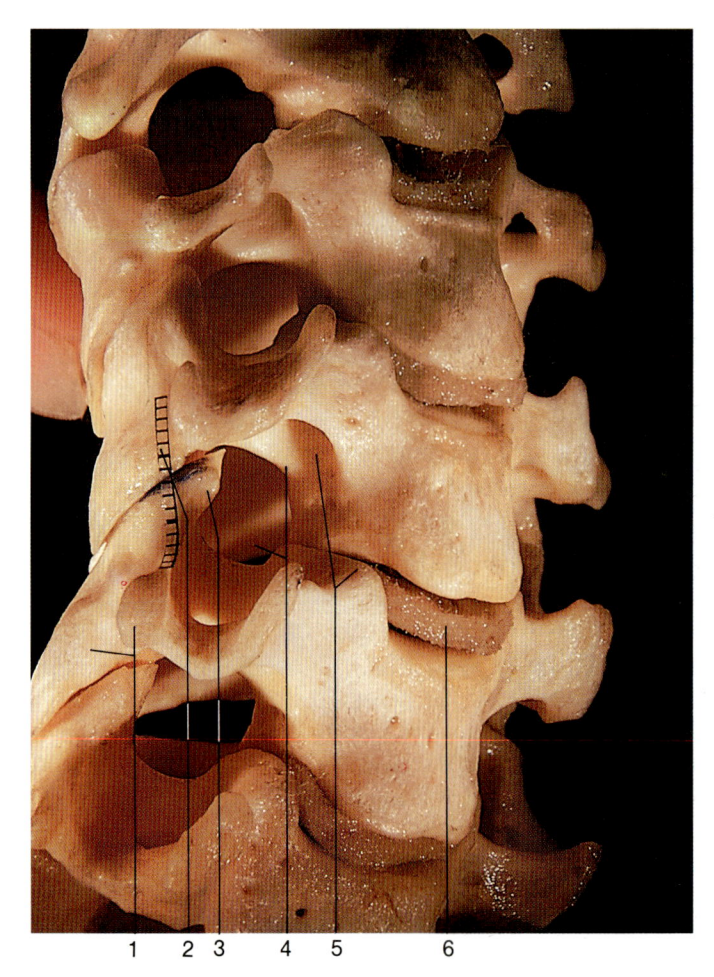

Abb. 121 Foramen intervertebrale bei Hyperlordosierung.
1 Processus spinosus C4 und Tuberculum posterius
2 C3 dorsal verlagert
3 Processus articularis superior, C4 engt Foramen intervertebrale ein
4 Foramen intervertebrale, Randbezirke
5 Foramen transversarium und Processus uncinatus
6 Symphysis intervertebralis C3/C4 (Zone)

6 mm, bei C6 bei ca. 7 mm und bei C7 bei ca. 8 mm. Unter das Niveau der unteren Wirbelkörperflächen ragen die Processus articulares inferiores zwischen C4 und C7 stets weniger als 5 mm vor. Die höchsten Werte ergaben sich bei C3, die geringsten bei C6. In solchen Fällen vertieft sich die Incisura vertebralis inferior.

Canales intervertebrales 107

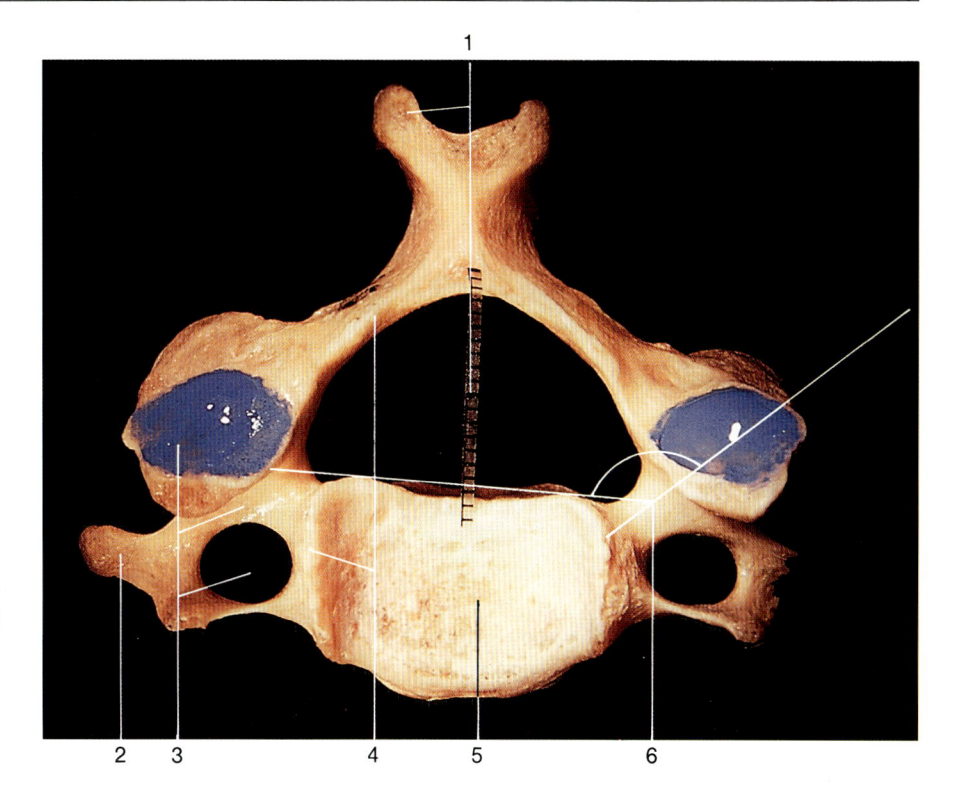

Abb. 122 Vertebra C3 von oben.
1 Processus spinosus, Endknopf und Foramen vertebrale, Millimeterpapier
2 Tuberculum posterius
3 Processus articularis superior, Canalis radicularis (Boden) und Foramen processus transversi
4 Uncus corporis und Arcus
5 Corpus vertebrae
6 Pediculuswinkel 142°

N. vertebralis

Anatomie

Kimmel (1961) untersuchte den N. vertebralis histologisch an 22 Feten und stellte fest, daß erstmals bei 47 mm langen Keimlingen derartige Nerven feststellbar sind. An unserem Untersuchungsgut geht der N. vertebralis am häufigsten vom Ganglion cervicothoracicum ab, oft in Form von 2 Ästen. Er ist mit Zweigen der Radices ventralis und dorsalis (sowie mit dem Ganglion spinale) verknüpft und begleitet die A. vertebralis an ihrer hinteren und medialen Seite in das Foramen transversarium hinein. Er gibt Rr. meningei zur Dura mater, insbesondere im vorderen und seitlichen Umfang, sowie *Rr. ad plexum venosum vertebralem internum anteriorem* ab. Außerdem bestehen nach Kimmel sogenannte Rr. communicantes profundi zum 5. und 6. Halsnervenstamm, seltener auch zum 4., die sich auch in unserem Untersuchungsgut auffinden lassen. Zweige der Rr. ad plexum venosum vertebralem begleiten die Aa. und Vv. radiculares sowie den epiduralen Venenplexus. Oberhalb von C3 wird der die A. vertebralis begleitende Nervenplexus bei Feten sehr viel feiner. Gelegentlich ziehen auch vom 2. Halsganglion Fasern in den perivertebralen Nervenplexus ein. Kimmel vermutet, daß auch aus dem *Ganglion cervicale superius* Fasern zum Plexus vertebralis, und zwar über den R. communicans griseus des 1. Halsnervs, entlassen werden. Wir konnten derartige Verbindungen bei einem 40 cm langen Feten und bei Erwachsenen nachweisen. Weitere Verbindungen bestehen über Rr. communicantes grisei C2 und C3. Feine Äste begleiten die Aa. vertebralis und basilaris sowie deren Zweige bis einschließlich der A. cerebelli superior. Nach Pederson u. Mitarb. (1956), die im lumbalen Bereich Untersuchungen durchführten, darf angenommen werden, daß von sympathischen Ganglien nicht nur die Dura mater, Blutgefäße und das Spatium epidurale versorgt werden, sondern auch einige Fasern in den Anulus fibrosus eindringen; histologische Schnitte durch die Rr. meningei zeigten zahlreiche dünne und dicke myelinisierte Fasern. Im lumbalen Bereich wurden stets Fasern zum Ganglion spinale und auch zum R. communicans nachgewiesen. Anastomosen mit nächstoberen und unteren Nerven sind die Regel. Auch Roofe (1940) erbrachte den Nachweis, daß Nerven in tiefen Abschnitten des Lig. longitudinale posterius und des Anulus fibrosus vorliegen. Ehrenhaft (1943) sah Nervenfasern innerhalb des Anulus, ebenso Tsukada (1939). Im Lig. longitudinale posterius kommen zahlreiche freie und eingekapselte Nervenendigungen vor (Stilwell 1956). Auch in das Lig. flavum dringen von außen her Nervenfasern, die aus Muskelzweigen stammen, ein. Andere Fasern begleiten Blutgefäße in den Bandapparat (Spurling u. Mitarb. 1937).

Beeinträchtigungen

Starke Osteophytenbildungen am Seitenbezirk der Unci corporum vertebrarum, Dehnungen und Zerrungen, insbesondere im Bereich der Articulationes atlantoaxiales, können theoretisch den N. vertebralis bzw. den Plexus vertebralis direkt irritieren und Spasmen der Hirngefäße auslösen. Auch der Hörsturz kann von Spasmen der Aa. labyrinthi hervorgerufen sein! Da von Zweigen des N. vertebralis auch Knochen, Bänder und Dura mater versorgt werden, ist nicht auszuschließen, daß Beeinträchtigung dieser Strukturen sowie der Symphyses intervertebrales Irritationen des Nervs zur Folge haben kann.

Kunert (1970) weist darauf hin, daß Reizzustände des N. vertebralis eine ähnliche Symptomatik wie jene des Ganglion cervicothoracicum verursachen (zervikozephales Syndrom). Weiteres siehe Lang (1983a).

Muskelmantel

Übersicht

Der Mantel der um die Halswirbelsäule und die Kopfbasis angeordneten Muskeln kann als Kegel aufgefaßt werden. Besonders kräftig und zahlreich sind die Dorsalflektoren und Rotatoren in rückwärtigen und seitlichen Abschnitten entwickelt: *Nackenmuskeln*.

Vorn sind nur zwei reine Ventralflektoren der Kopfgelenke entwickelt und nur ein reiner Seitneiger für die Kopfgelenke. Die Lateralflexion jedoch ist Nebenwirkung zahlreicher anderer Muskeln und kann durch Zusammenwirkung mehrerer Muskeln verstärkt werden: *seitliche und vordere Muskeln*.

Als reine Ventralflektoren gelten die Mm. longus capitis, longus colli und rectus capitis anterior.

Abgesehen von den Mm. trapezius und sternocleidomastoideus, die dem Accessoriusblastem entstammen, setzt sich der M. erector spinae mit Ausstrahlungen bis zum Kopf fort. Dieser autochthone Rückenmuskelabschnitt wird von Rr. dorsales der Halsnerven innerviert. Im kranialsten Bereich ist dieses Muskelsystem reich gefiedert: *Mm. suboccipitales*. Der M. erector spinae läßt sich in ein Longitudinalsystem, in ein Transversospinalsystem und in ein Spinotransversalsystem zergliedern.

Das *Longitudinalsystem* besteht im wesentlichen aus längs verlaufenden Faserzügen, die in der Medianen als Mm. spinalis, interspinalis, in der Gegend der Querfortsatzreihe als M. iliocostalis verlaufen.

Das *transversospinale System* umfaßt die Mm. semispinales, deren Fasern 4–5 Segmente, jeweils von Quer- zu Dornfortsätzen aufwärtsstrebend, überspringen, und den M. multifidus, der 2–3 Segmente in gleicher Richtung überspringt, und die Mm. rotatores longi und breves mit kürzeren Fasern. Das *spinotransversale System* besteht lediglich aus den Mm. splenii capitis und cervicis (Abb. **123**).

Pars descendens (oberflächliche Muskelschicht) des M. trapezius

Beschreibung des Muskels

Der Muskel heftet sich im Gebiet der Protuberantia occipitalis externa und der Linea nuchae superior an. An seinem oberen Ende liegt ein Sehnenblatt unterschiedlicher Breite vor. Medial grenzt der Muskel an das Lig. nuchae. Ursprünge stammen durch dessen Vermittlung von den Wirbeldornen und dem Lig. supraspinale. An unserem Untersuchungsgut ist das Ursprungsfeld rechts im Mittel 26,6 mm und links 28,9 (5–58) mm breit (Schmidt 1979).

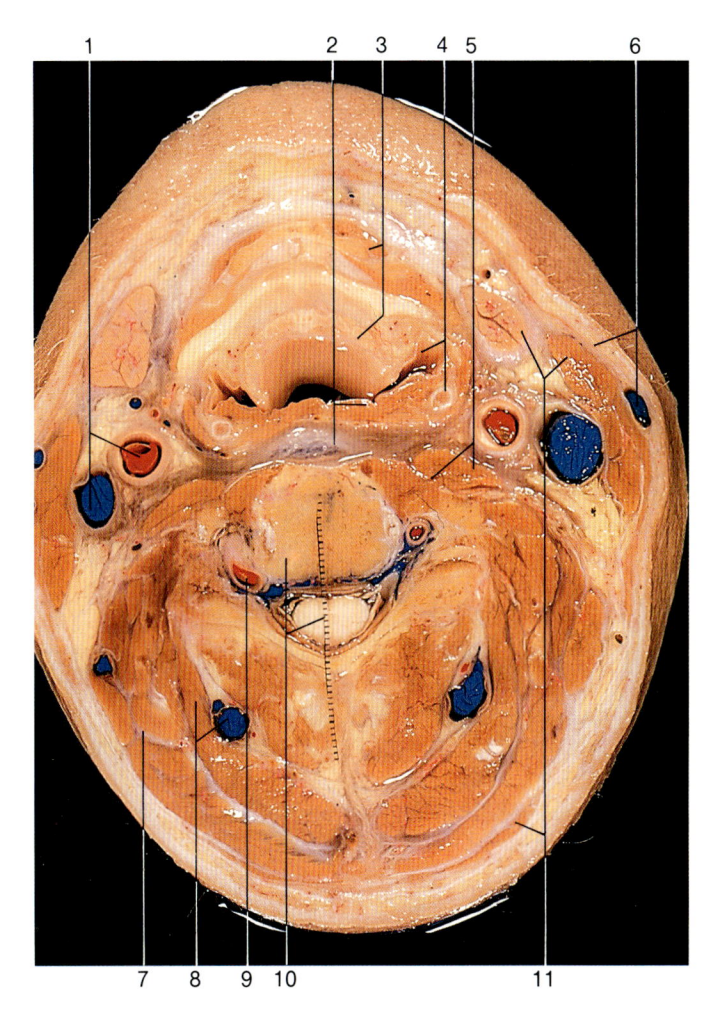

Abb. **123** Transversalschnitt durch den Hals in Höhe von C4, von unten.
1 V. jugularis interna und A. carotis communis
2 Bindegewebe und Pharynx
3 Os hyoideum, Epiglottis
4 Recessus piriformis und oberes Horn der Cartilago thyroidea
5 prävertebrale Muskeln und tiefe Halsarterie
6 Platysma und V. jugularis externa
7 M. splenius capitis
8 Mm. semispinales capitis und cervicis und tiefe Halsvene
9 A. vertebralis, schräger Verlauf
10 oberer Teil des Corpus C4 und Rückenmark, Millimeterpapier
11 Glandula submandibularis, Mm. sternocleidomastoideus und trapezius

Beim männlichen Untersuchungsgut macht die mittlere Breite 30,3 mm und beim weiblichen 22,6 mm aus. Aus lateralen Bezirken des Ursprungsfeldes bilden sich 2–4 cm lange Sehnenfasern, aus medialen gewöhnlich kurze, die dann in Fleischfasern übergehen. Der seitliche Rand der Pars descendens m. trapezii ist in unserem Material 166 (130–195) mm lang und im Mittel 6,3 mm dick. Vom 5. Halswirbeldornfortsatz an beginnt eine platte Ursprungssehne, die sich bis zum 1.–3. Brustwirbeldorn erstrecken kann. So entsteht eine rautenförmige oder ovale Aponeurose, die mit der gegenseitigen zusammen das Speculum rhomboides (= Lindenblattsehne der Siegfriedsage) bildet. Die Aponeurose reicht an der Unterfläche weiter lateralwärts als an der Oberfläche. Ihre Länge mißt gewöhnlich 8–9 cm, ihre Breite für beide Seiten zusammen bis 8 cm (Zillinger 1983). Die Pars descendens enthält Bündel vom Hinterhaupt und vom Lig. nuchae bis zum 6. Halswirbeldorn, die anfangs steil, weiter unten immer mehr transversal verlaufen. Sie winden sich über die Nackenbasis nach vorn und bilden in unteren Abschnitten die seitlichen Halskonturen. Ihr Ansatz erfolgt am akromialen Drittel der Clavicula, an deren dorsokranialem Rand bis an die Dorsalfläche des Lig. conoideum und den Ursprung des M. subclavius.

Nervendurchzug

Der N. occipitalis major tritt in der Regel 23,5 (11–39) mm paramedian an der rechten und 23,2 (11–36) mm paramedian an der linken Seite durch den Muskel. Die Durchtrittsstelle liegt im Mittel 18 mm unterhalb der Protuberantia occipitalis externa (Schmidt 1979).

Der N. occipitalis tertius zieht häufig zwischen den kranialen Muskelfasern hindurch. Gelegentlich gelangt er, wie der N. occipitalis major und die A. occipitalis, von einem Sehnenbogen am okzipitalen Ursprung überlagert, an die Subcutis. Am Würzburger Untersuchungsgut tritt der N. occipitalis tertius im Mittel 54 (19–112) mm kaudal der Protuberantia occipitalis externa und 7 (1–20) mm paramedian durch den Muskel.

In der Nachbarschaft des Acromion zieht häufig ein starker dorsaler Ast der Nn. supraclaviculares zwischen den Bündeln der Pars descendens an die Oberfläche.

Plexus accessoriocervicalis: Der N. accessorius erhält normalerweise bereits unter dem M. sternocleidomastoideus Zuschüsse aus C2 (die das Caput claviculae versorgen), zieht nach dorsokaudal zum Vorderrand des M. trapezius und dringt zwischen mittlerem und kaudalem Drittel der Pars descendens an die Unterfläche des Muskels. Zweige von Nn. cervicales C3 und C4 schließen sich in außerordentlich unterschiedlicher Weise dem Plexus an oder dringen getrennt in den Muskel ein.

Blutversorgung

Der Hauptzustrom erfolgt über die A. transversa cervicis, für die bei schwacher Ausbildung vikariierend die A. cervicalis superficialis eintreten kann. Kraniale Teile werden von Zweigen der A. occipitalis und der A. vertebralis versorgt. Variationen siehe Lang (1979).

Mittlere Muskelschicht
(Abb. **124**)

M. levator scapulae
Beschreibung des Muskels

Der Muskel entspringt an der Massa lateralis atlantis (ist dort 9,1 [4–13] mm breit) und von Processus transversi der drei folgenden Halswirbel.

Die kräftige Ursprungssehne umgreift die Massa lateralis atlantis von lateral und etwas von ventral. Auch die zweite, noch starke Zacke drängt sich etwas ventral unter der ersten hervor. Die unteren, schlankeren Ursprünge gehen mit langen Sehnen von den Tuberula posteriora der Querfortsätze von C3 und C4 ab. Die oberen zwei Zacken sind stets mit denen des M. splenius cervicis, die unteren mit denen des M. longissimus cervicis eine Strecke weit verschmolzen. Ventral grenzt der Muskel an die Ursprünge der Mm. scaleni medius und posterior, dorsal und medial an die Mm. splenius cervicis, longissimus cervicis und rhomboideus minor. Der Muskel überlagert die Mm. longissimus cervicis und iliocostalis cervicis und wird seinerseits vom Ursprungsgebiet des M. sternocleidomastoideus sowie von der Pars descendens m. trapezii überlagert.

Der Muskel verläuft eine Strecke weit am Boden des seitlichen Halsdreieckes zu seinem Ansatz an der kranialen Ecke der Margo medialis scapulae, wobei er medial auf eine kurze Strecke mit der Sehne des M. rhomboideus minor verschmilzt (1. Zacke). Die Bündel der 3. und 4. Zacke ziehen dann zum ventralen Abschnitt der Margo medialis. Die Ansatzzone ist 42 (20–60) mm breit. Die Dicke des Muskels wurde mit 10 (6–18) mm, sein Querschnitt mit 102 (38–174) mm^2 bestimmt (Zillinger 1983).

Nervenversorgung

2–5 Rr. musculares aus Rr. ventrales ziehen teils direkt, teils durch Vermittlung des N. dorsalis scapulae in den Muskel ein. Der Nerv für die Atlaszacke stammt aus C3 oder C2 und C3 und tritt oberflächlich in Höhe des 3. Halswirbelquerfortsatzes in den Muskel. Der aus C3 stammende Muskelast dringt zwischen 4. und 5. Querfortsatz in das Muskelfleisch; in die 2. Zacke zieht ein Ästchen aus C4 in Höhe des 6. Querfortsatzes, in die 3. Zacke ebenfalls ein Zweig aus C4 in Höhe des 7. Querfortsatzes. Die unterste Zacke erhält Nervenfasern aus dem N. dorsalis scapulae (C4 und C5) in Höhe des 1. Interkostalraumes (Eisler 1912).

Variation: Nicht selten fehlt der Ast aus C2, manchmal der aus C5.

Blutversorgung

Die Versorgung des Muskels erfolgt hauptsächlich durch die A. transversa cervicis, weniger stark durch die Aa. cervicalis superficialis und cervicalis ascendens. Variationen siehe Lang (1979).

Mm. splenii capitis und cervicis
(Abb. 125)

Beschreibung der Muskeln

Unter dem M. trapezius greifen die Mm. splenii capitis und cervicis von der unteren Hals- und der oberen Brustwirbeldornfortsatzreihe nach seitlich und oben an das Hinterhaupt bzw. an die Halswirbelsäule. Die Muskeln sind dem spinotransversalen System zugeordnet, da ihr Ansatzgebiet am Hinterhaupt mit Processus transversi der Halswirbel homologisiert wurde. Bei typischer Ausbildung ist von der Insertion aus eine Trennung in einen M. splenius capitis und einen M. splenius cervicis durchführbar.

Der M. splenius capitis entspringt kranial fleischig vom Lig. nuchae in Höhe des 3. Halswirbeldornes, kaudal davon sehnig von den Processus spinosi von C7 und der ersten 2–3 Brustwirbel und vom Lig. supraspinale. Der Muskel ist platt und vierseitig begrenzt und windet sich nach lateral und kranialwärts um die tiefer gelegene Nakkenmuskulatur. Mit der Vertikalen bildet der Muskel mittlere Winkel von 44,5° (20–68°), mit der Transversalen von 45,5° (22–70°). Seine Dicke beträgt im Mittel 6,7 (3–14) mm, seine Breite 51,5 (31–72) mm. Der Muskelumfang wurde im Mittel mit 111 (72–163) mm bestimmt. Daraus ergibt sich eine etwaige Kraftentfaltung dieses annähernd parallelfaserigen Muskels von etwa 980 N.

Sein Ansatz erfolgt kurzsehnig an der Seitenfläche des Processus mastoideus, dicht an dessen Spitzenbereich und an vorderen Abschnitten der Linea nuchae superior.

Das Bogenmaß der Ansatzzone ist in unserem Untersuchungsgut im Mittel etwa 62 (43–105) mm breit. Das Projektionsmaß besitzt eine mittlere Breite von 54 (40–89) mm.

Der M. splenius cervicis entspringt sehnig von den Processus spinosi (T 3–5 (6) und vom Lig. supraspinale.

Kranial fleischig, kaudal über längere Sehnenbündel entsteht ein parallelfaseriger, platter und schmaler Muskel-

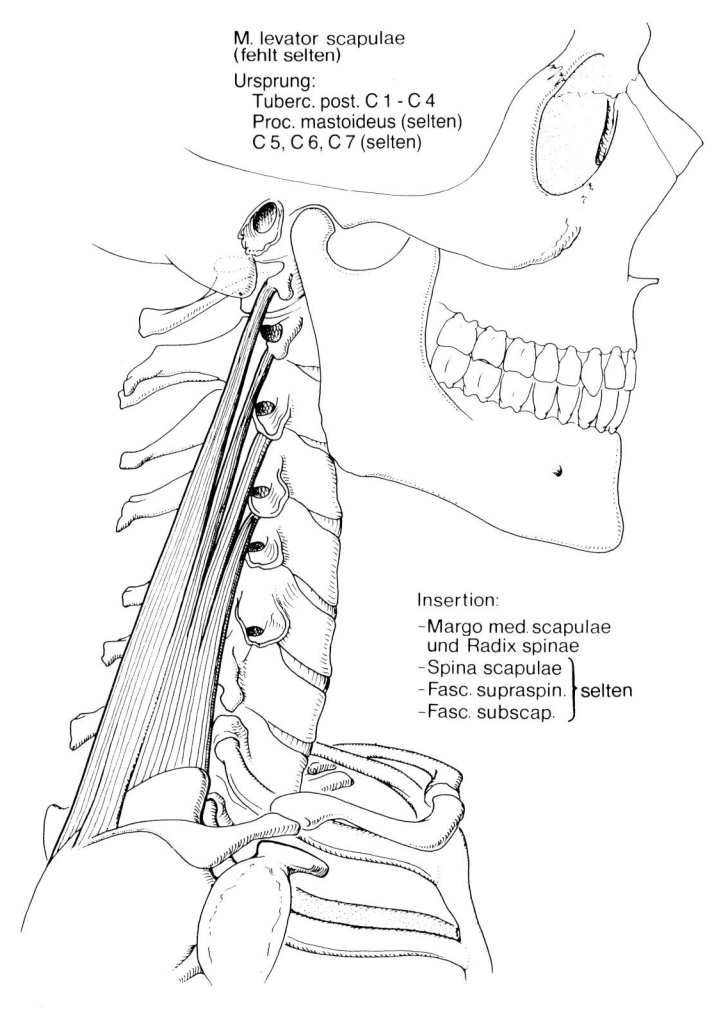

Abb. 124 M. levator scapulae, Ursprungs- und Ansatzvariationen.

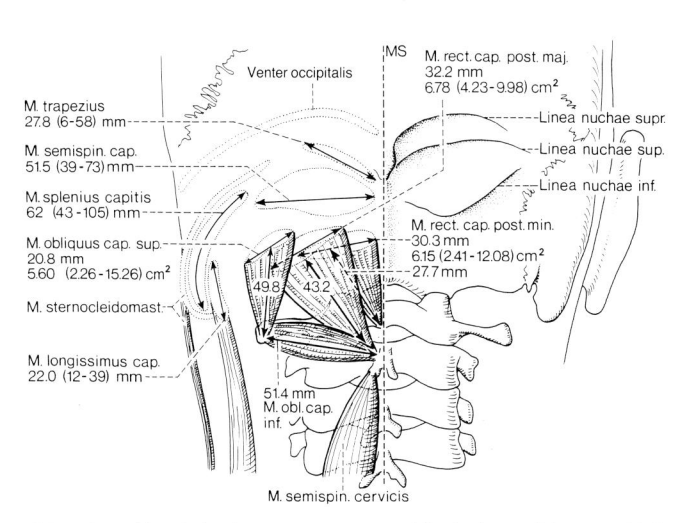

Abb. 125 Kraniale Ansatzzonen von Muskeln und kurzen Nackenmuskeln (MS = Mediansagittalebene) (Maße sowie Längenplazierung der Ansatzzonen nach Schmidt 1979, Weth 1979 und eigenem Material).

bauch, der steiler als der M. splenius capitis nach oben zieht und seitwärts die tiefer gelegenen Muskeln umfaßt. Der Muskelbauch wird kranial immer mehr vom M. splenius capitis überlagert und gliedert sich in 2–3 ungleich starke Zacken auf. Seine kräftigste oberste Zacke zieht an den dorsalen und unteren Umfang der Massa lateralis atlantis, die zweite an den hinteren Umfang des Tuberculum posterius des Processus transversus axis, die dritte, dünnere an das von C3. Variationen siehe Lang (1979).

Variationen

1. Nach Bergman u. Mitarb. (1988), die eine Übersicht über die Variationen zusammenstellten, kann der M. splenius vollständig fehlen (sehr selten).
2. Manchmal ist der M. splenius vollständig in 2 Abschnitte zerlegt.
3. Verbindungen mit den Mm. longissimus capitis, iliocostalis, levator scapulae und serratus posterior superior sind nicht allzu selten (M. splenius cervicis accessorius). Dieser Muskel geht von den Processus spinosi der unteren Halswirbel und oberen Brustwirbel ab, verläuft oberflächlich zum Hauptteil des M. splenius und inseriert am Processus transversus atlantis (ca. 8%).

Als M. splenius capitis accessorius wird ein Ansatz des Muskels am Processus mastoideus oder am Os occipitale bezeichnet. Betont sei, daß der M. splenius von Rr. laterales der Rr. posteriores der Halsnerven versorgt wird.

Lagebeziehungen

Der Ursprung des Muskels deckt den Verlauf der Vasa occipitalia nach dorsal gegen die Oberfläche ab.

Nervenversorgung

In die Mm. splenii capitis und cervicis ziehen regelmäßig Fasern aus seitlichen Ästen der Rr. dorsales von (C1) C2–4.

M. iliocostalis cervicis

Beschreibung des Muskels

Der Muskel entspringt mit mehreren Zacken von der 5.–1. oder bis zur 10. Rippe (Partenheimer 1983). Seine Faserbündel verlaufen dachziegelförmig übereinanderliegend an die Tubercula posteriora der Processus transversi von C3–C6. Variationen siehe Lang u. Wachsmuth (1979).

Nervenversorgung

Fasern der Rr. dorsales aus T1 und T2, seltener auch aus C8 und T1.

M. longissimus cervicis und M. longissimus capitis

Beschreibung der Muskeln

Der M. longissimus cervicis entspringt an unserem Material (Partenheimer 1983) meist vom 1. bis 6. Brustwirbelquerfortsatz mit platten, schmalen Sehnen sowie von Processus transversi. Eine dorsale Randportion des M. longissimus cervicis ist häufig in Höhe von T5–8 mit dem M. longissimus thoracis sowie dem M. longissimus capitis verbunden. Der Ansatz erfolgt an den Dorsalflächen der Querfortsätze C2–C7. In 11,4% ist die Ansatzzone bis auf die Massa lateralis atlantis vorgeschoben. Variationen siehe Lang (1979).

Der M. longissimus capitis entspringt von den Wurzeln der Querfortsätze des 5., 6. und 7. sowie der ersten 3–5 Brustwirbel. Seine Bündel ordnen sich zu einer annähernd sagittal gestellten Muskelplatte, wobei die am weitesten kaudal entspringenden Fasern dorsal, die kranialen ventral verlaufen. Kranial besteht meist eine Schaltsehne. Der Muskel ist an unserem Untersuchungsgut im Mittel 3,5 (1–10) mm dick und 19 (11–32) mm breit und besitzt einen Umfang von im Mittel 41 (22–70) mm. Er kann damit eine maximale Kraft von ca. 133,8 N entfalten. Mit der Vertikalen bildet er Winkel von im Mittel 20° (6–40)°), mit der Transversalen von 70 (50–84°) (Schmidt 1979).

Sein Ansatz erfolgt am Hinterrand des Processus mastoideus, tiefer als die Mm. splenius capitis und sternocleidomastoideus. Im Würzburger Untersuchungsgut ist der Muskelansatz im Mittel 25,1 (13–42) mm (Bogenmaß) breit. Das Projektionsmaß beträgt (wegen der Schädelwölbung) nur 22 (12–39) mm.

Der Ursprung des M. semispinalis capitis wird vom Muskel abgedeckt. Seine Insertion reicht dicht an den Ursprung des M. digastricus heran.

Nervenversorgung

Rr. laterales aus Rr. dorsales für den M. longissimus cervicis stammen aus C4–T2, die des M. longissimus capitis aus C1–C3 (C4). Sie treten von der Medialfläche in den Muskel ein. In kaudale Abschnitte dringen Fasern sowohl medial als auch lateral ein. Variationen siehe Lang u. Wachsmuth (1979).

M. semispinalis cervicis und M. semispinalis capitis
(Abb. **126**)

Beschreibung der Muskeln

Beide Muskeln gehören zum transversospinalen System des M. erector spinae.

Der M. semispinalis cervicis entspringt meist vom 1.–5., seltener vom 6. oder 7. (17%) Brustwirbelquerfortsatz. Platte Ursprungssehnen lagern sich oberflächlich dicht nebeneinander und reichen bis zur Mitte des Muskels kranialwärts.

Die besonders breite und fleischige oberste Zacke zieht an die kaudale Kante des Processus spinosus C2 bis an dessen Wurzelgegend. Sie verdeckt die übrigen Zacken, die sich mit platten Sehnen anheften.

Sein Ansatz erfolgt in 50% an den Processus spinosi C2–5. Seine Oberfläche wird teilweise vom M. longissimus, von den Mm. spinales sowie vom M. semispinalis capitis abgedeckt.

Nervenversorgung

Der Muskel wird von Rr. mediales der Rr. dorsales C3–6 (C7) versorgt. Variationen siehe Lang (1979).

Mittlere Muskelschicht 113

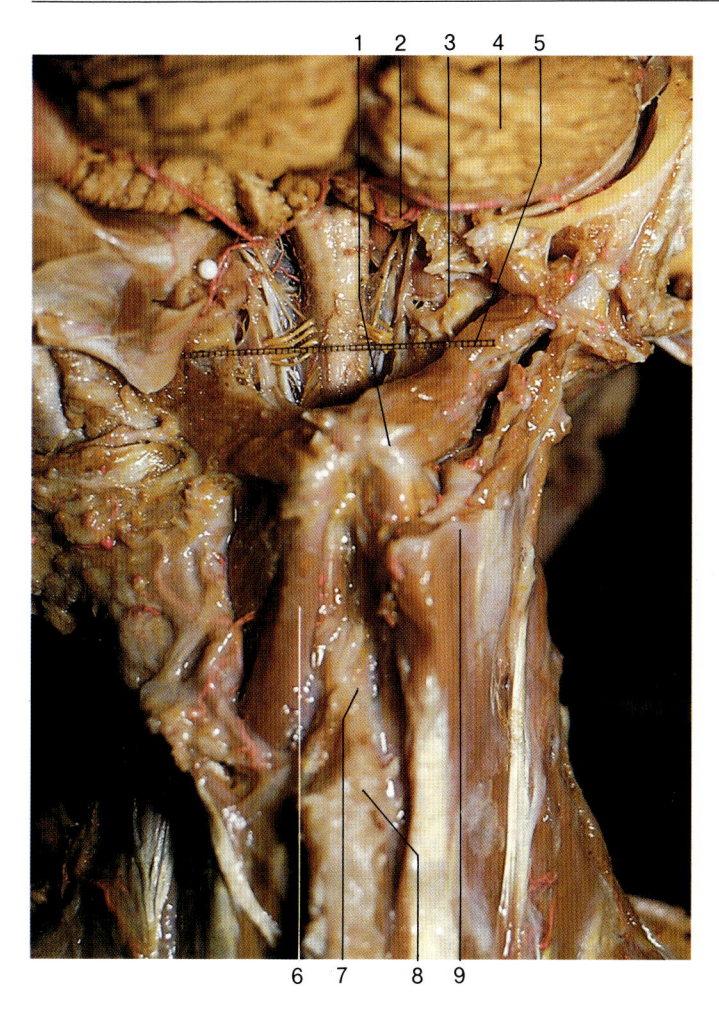

Abb. 126 Mm. semispinales capitis und cervicis (59jährige Frau).
1 Processus spinosus axis
2 A. inferior posterior cerebelli
3 A. vertebralis an Duradurchtritt
4 Cerebellum
5 M. obliquus inferior, Millimeterpapier
6 M. semispinalis cervicis
7 Lig. nuchae
8 Dornfortsatzreihe und Lig. supraspinale
9 M. semispinalis capitis, abgeschnitten

M. semispinalis capitis
Beschreibung des Muskels

Der Muskel geht am häufigsten von den Querfortsätzen von C3 bis T3, seltener T4, T6, T7 oder T8 ab. An C3–6 greift er von der Wurzel des Querfortsatzes auf die lateralen Umfänge der Processus articulares inferiores über. Von C7 abwärts sind die dorsokranialen Flächen des Processus transversi Ursprungsorte. Es entsteht ein mächtiger Muskel mit ungleicher vierseitiger Fläche. Er grenzt medial an das Lig. nuchae und die Processus spinosi der oberen Brustwirbel. Der seitliche Muskelteil wird von einer, der mediale teilweise von zwei Schaltsehnen durchsetzt. Eine lange, in der Mitte schmale und platte Schaltsehne beginnt an der Oberfläche etwa in Höhe des 2. Brustwirbeldorns und reicht bis in Höhe des Processus spinosus C6. Der Muskel ist im Würzburger Untersuchungsgut im Mittel 9,28 (3–20) mm dick und 55 (39–79) mm breit und besitzt einen mittleren Umfang von 116 (84–160) mm und damit eine mögliche Kraftentfaltung von 1071,8 N.

Sein Ansatz erfolgt an der Pars nuchalis der Squama occipitalis zwischen den Lineae nuchae superior und inferior in einem etwa 3,2 cm breiten und etwa 2 cm hohen, in sagittaler Richtung ausgedehnten Feld. Oberflächliche Fasern ziehen fleischig, tiefe sehnig ein. Die tiefen Bündel stammen von den letzten Hals- und den ersten Brustwirbeln. Der Mittelpunkt des Muskelansatzes liegt im Mittel 62 (50–82) mm paramedian im Bogenmaß und 51,5 (39–73) mm im Projektionsmaß. Beide Ansatzmaße stehen in statistisch gesicherter Beziehung zur Schädelbreite. Je breiter der Schädel gestaltet ist, desto breiter entwickelt sich das Ansatzfeld.

Die Ursprungssehnen an den Halswirbeln liegen den Capsulae articulares der Wirbelgelenke eng an und sind an ihnen über Bindegewebezüge verankert. Sie überbrücken die Austrittsstellen der Rr. dorsales der Halsnerven.

Nervenversorgung

Der N. occipitalis major durchsetzt das kraniale Muskelstück meist nahe dessen medialem Rand und tritt im Mittel 14,7 (2–60) mm paramedian und 33,8 (14–60) mm kaudal der Protuberantia occipitalis externa in den Muskel ein. Variationen siehe Lang (1979).

M. multifidus
(Abb. **127**)

Beschreibung des Muskels

Vom M. semispinalis cervicis läßt sich ein darunterliegender M. multifidus abgrenzen, dessen Fasern im Gegensatz zu ihm nur 2–3 Wirbel überspringen.

Ebenso wie der M. semispinalis gehört der Muskel zum transversospinalen System und bezieht deshalb seine Ursprünge von den Processus transversi C4 (in 50%) an abwärts. Nach Eisler (1912) überspringen seine oberflächlichsten Bündel wenigstens 3, höchstens 5 Wirbel.

Der Ansatz des Muskels erfolgt an Processus spinosi aller Halswirbel bis aufwärts zum Axis (in 93%). Häufig greift er am Kaudalrand der Fortsätze ventral bis zum Wurzelgebiet der Bögen. Die Insertionszacke am Dorn von C2 erhält Portionen aus Ursprüngen von C4 und C5 bis T1. Die Ursprünge liegen an den Dorsalumfängen kaudaler Gelenkfortsätze der Halswirbel und greifen in der Tiefe gelegentlich noch auf die Dorsalfläche des Bogens über. Die Ansätze an den Dornspitzen von C2 sind sehnig, die in der Tiefe vorwiegend fleischig.

Nervenversorgung

Die Innervation stammt aus medialen Zweigen der Rr. dorsales von C3 abwärts (bis L5 und S1). Sie ziehen im Halsbereich über die Ursprungszacken des M. multifidus jeweils vom nächstunteren Wirbel und über oder durch die Mm. rotatores nach kaudal und medial in den Muskel. Variationen siehe Lang (1979).

Muskelmantel

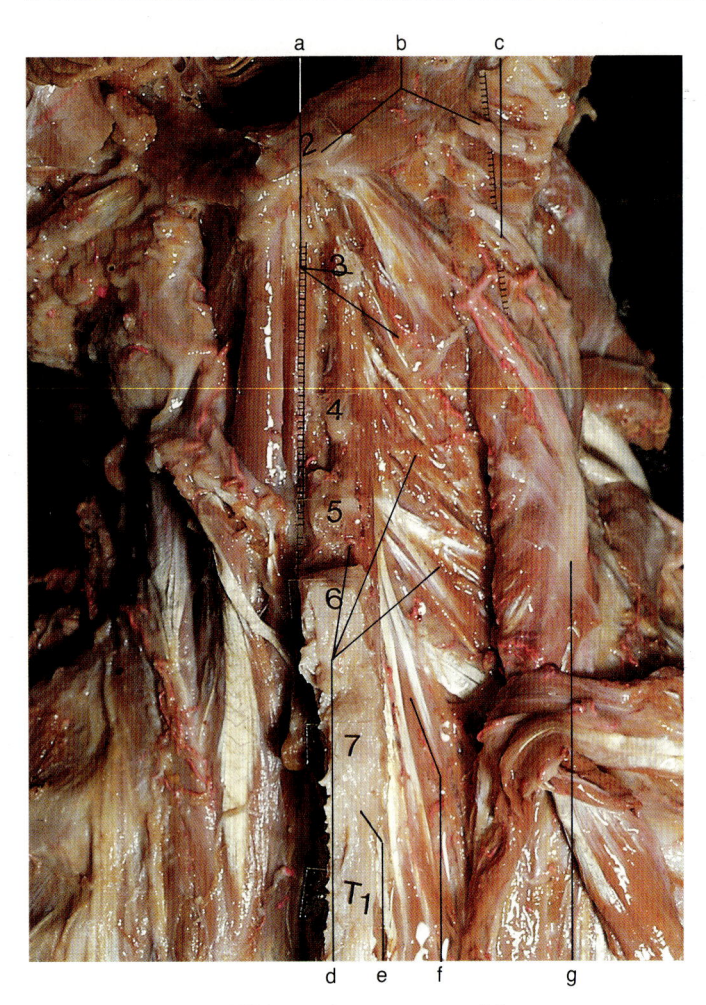

Abb. 127 Mm. multifidus und rotatores cervicis.
a Dornfortsatz C3 und tiefe Fasern des M. multifidus
b Processus spinosus axis, gedoppelt, und N. occipitalis major auf Millimeterpapier
c R. dorsalis lateralis C3
d Mm. rotatores cervicis und Mm. interspinales C5/C6
e Dornfortsatz C7
f untere Fasern des M. multifidus
g oberflächliche Schicht des M. semispinalis, seitverlagert

Mm. rotatores cervicis
Beschreibung der Muskeln

Die Mm. rotatores longi ziehen steiler als in der Brustwirbelsäule kranialwärts zur übernächsten Dornwurzel; auch die kurzen nehmen kranialwärts immer mehr longitudinale Richtung an. Im medialen Raum zwischen Gelenkfortsätzen und Dornwurzeln ziehen die Bündel mehr longitudinal, in lateralen etwas schräg nach median aufsteigend.

Nervenversorgung

Die Innervation erfolgt von medialen Zweigen der Rr. dorsales, die den M. multifidus innervieren. Ein solcher Zweig geht im Halsbereich als kranialwärts umbiegender Ast in die Dorsalfläche der Muskeln ein.

Mm. interspinales cervicis
Beschreibung der Muskeln

Die kurzen Muskeln entspringen von den Processus spinosi C2–C6. Die Bäuche der ersten vier segmentalen Muskeln bilden eine annähernd sagittal eingestellte, longitudinal gefaserte Platte mit dickem, dorsalem Rand. Der vom 6. Halswirbeldorn kommende Muskel ist oft platt zylindrisch und geht mit dem gegenseitigen konvergierend nach abwärts.

Die oberen vier Muskeln setzen an den Kranialflächen der benachbarten Dornhälften an, der von C6 am kranialen Umfang oder etwas seitlich des Endkopfes des 7. Halsdornes.

Nervenversorgung

Die Nervenfasern entstammen stets Zweigen des R. medialis aus dem R. dorsalis des gleichen Segments. Sie gehen nicht erst durch den M. multifidus. Die Mm. interspinales longi werden gleichartig versorgt. Variationen siehe Lang (1979).

M. spinalis cervicis
Beschreibung des Muskels

Der Muskel entspringt von den Dornen der unteren Hals- und obersten Brustwirbel, dort über dem M. spinalis thoracis (vom 6. Hals- bis 2. Brustwirbeldorn) und vom Lig. nuchae und verläuft neben diesem. Sein Ansatz erfolgt an den oberen Halswirbeldornen bis zum Processus spinosus axis aufwärts.

Nervenversorgung

Die Innervation erfolgt von Rr. dorsales und von deren medianen Zweigen, die auch die Mm. interspinales versorgen. Variationen siehe Lang (1979).

Mm. intertransversarii posteriores cervicis
Beschreibung der Muskeln

Die tief gelegenen Muskeln haben ihren ursprünglichen, segmentalen Charakter bewahrt und verbinden zwei übereinanderliegende Wirbelquerfortsätze miteinander; eine dorsomediale Pars medialis kann von einer Pars lateralis seitlich durch den Nervenverlauf abgegrenzt werden. Die Innervation der Muskeln durch Rr. dorsales laterales läßt sie klar von Mm. intertransversarii laterales abgrenzen (Eisler 1912, Cave 1937).

Die Muskeln entspringen am unteren Umfang der Massa lateralis atlantis, kaudal der Insertion des M. obliquus capitis inferior und lateral der des M. splenius cervicis und von Tubercula posteriora der übrigen Halswirbel. Entsprechend der starken Ausladung der Massa lateralis zieht der oberste Muskel nach unten und medial und heftet sich z. T. dorsokranial am Tuberculum dorsale des Axisquerfortsatzes an. Häufig ist er schaltsehnig mit der Longissimuszacke verbunden und breitet sich nicht selten über einen Sehnenbogen medialwärts auf den Processus articularis inferior oder den Bogen des Axis aus.

Der zweite M. intertransversarius posterior entspringt schmal von der Kaudalfläche des seitlichen Endhöckers des

Axis und heftet sich kranial und dorsal an das Tuberculum posterius C3 sowie an die dort inserierende Longissimussehne.

Von C3 nach abwärts greift der Ursprung häufig vom Tuberculum posterius ventralwärts unter den Boden der Querfortsatzrinne.

An C5 und C6 kann sich der Ursprung mehr auf den Kaudalumfang und die Dorsalfläche des Tuberculum posterius beschränken. Die kaudalen Enden dieser segmentalen Muskeln inserieren am kranialen Rand der nächstfolgenden Tubercula posteriora und an den sich daran anheftenden Sehnen.

Nervenversorgung

Die Nervenzweige stammen aus Rr. dorsales des gleichen Segmentes. An den obersten ziehen Zweige aus C2, die in den Dorsalrand und in die mediale Fläche eintreten. Häufig spaltet der R. dorsalis ein Faserbündel ab, das von der Medialkante her durch einen der Muskeln dringt, ihn teilweise versorgt und sich jenseits wieder mit dem Truncus vereinigt. Dadurch werden ein medialer und ein dorsaler Abschnitt des Muskels in ein Nervenloch „eingeschlossen", von dessen dorsalem Ende in der Regel Fäden für die Mm. iliocostalis und longissimus cervicis abgehen. Die Nervenpforte grenzt die Pars medialis von der Pars lateralis ab. Variationen siehe Lang (1979).

Mm. suboccipitales
(Abb. 125)

Vier Muskeln spannen sich zwischen der Unterfläche der Pars nuchalis der Squama occipitalis und den oberen zwei Halswirbeln aus: Mm. suboccipitales.

M. rectus capitis posterior major
(Abb. 128)

Der Muskel geht vom Processus spinosus C2 an dessen seitlicher und oberer Fläche dicht neben der Medianen ab. Die kurzen Sehnen gehen in einen fleischigen Muskelbauch über, der sich kranialwärts verbreitert und so torquiert, daß die am weitesten ventral entspringenden Bündel medial, die am weitesten dorsal entspringenden lateral und vorn liegen. Der Ansatz erfolgt am und unterhalb des transversalen Schenkels der Linea nuchae inferior.

Am Würzburger Untersuchungsgut ist der Muskel rechts im Mittel 44,0, links 42,4 (34,0–57,5) mm lang. Sein Ursprung ist rechts im Mittel 11,6, links 11,8 mm breit. Sein Ansatzbereich ist 23,0–49,0 mm breit. Weiteres siehe Abb. 125. Variationen siehe Lang (1981).

M. rectus capitis posterior minor
(Abb. 129)

Der Muskel entspringt am Tuberculum posterius des Arcus posterior atlantis. Seine mediale Kante grenzt meist unmittelbar an den kontralateralen Muskel und verläuft nach oben und seitwärts zum medialen Drittel der Linea nuchae inferior und zu einem unterhalb davon gelegenen Knochenabschnitt. Variationen siehe Lang (1983a).

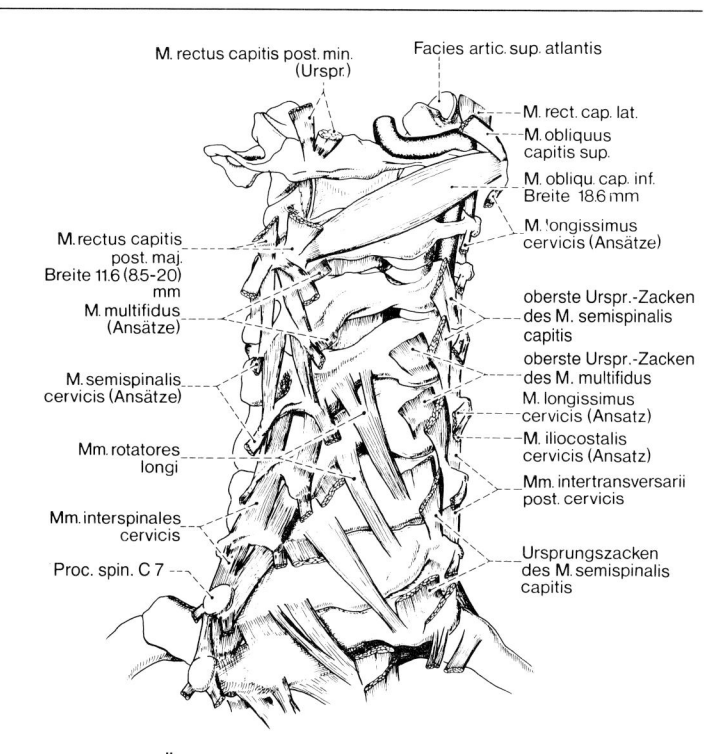

Abb. **128** Übersicht der Ursprungs- und Ansatzzonen der dorsalen Halsmuskeln (nach Toldt u. Hochstetter 1979).

M. obliquus capitis superior

Sein Ursprung erfolgt an der hinteren Lamelle des Foramen transversarium atlantis mit einer Breite von 7,4 (5–10) mm. Sein platter Muskelbauch zieht dorsokranialwärts entweder in sagittaler Richtung oder mit geringer Ablenkung nach medial. Er setzt an einem leicht grubig vertieften Feld seitlich des sagittalen Schenkels der Linea nuchae inferior an. Weiteres siehe Lang u. Wachsmuth (1979).

M. obliquus capitis inferior

Der Muskel entspringt vom Processus spinosus axis zwischen dem Ursprung des M. rectus capitis posterior major und dem Ansatz des M. semispinalis cervicis und am Bogenabschnitt des Axis. Er setzt an der dorsokaudalen Lamelle des Foramen transversarium atlantis bis gegen die Wurzel des Arcus posterior an. Weiteres siehe Lang (1979).

Nervenversorgung

Aus dem N. suboccipitalis dringen Fasern in den lateralen Rand des M. rectus capitis posterior major ein. Die Innervation des M. rectus capitis posterior minor erfolgt von dem Nervenast, der vorher den M. rectus capitis posterior major versorgt hat. Stets zieht ein stärkerer Zweig aus dem medialen Ast des N. suboccipitalis über den hinteren Atlasbogen hinweg in die Ventralfläche des M. obliquus capitis inferior nahe an dessen kranialem Rand ein. Der M. obliquus capitis superior erhält laterale Zweige aus dem N. suboccipitalis, die in die kranioventrale Fläche eindringen. Häufig ziehen auch Fasern aus C2, die vorher den M. longissimus capitis und den M. obliquus inferior versorgt haben, in die Oberfläche des Muskels.

Muskelmantel

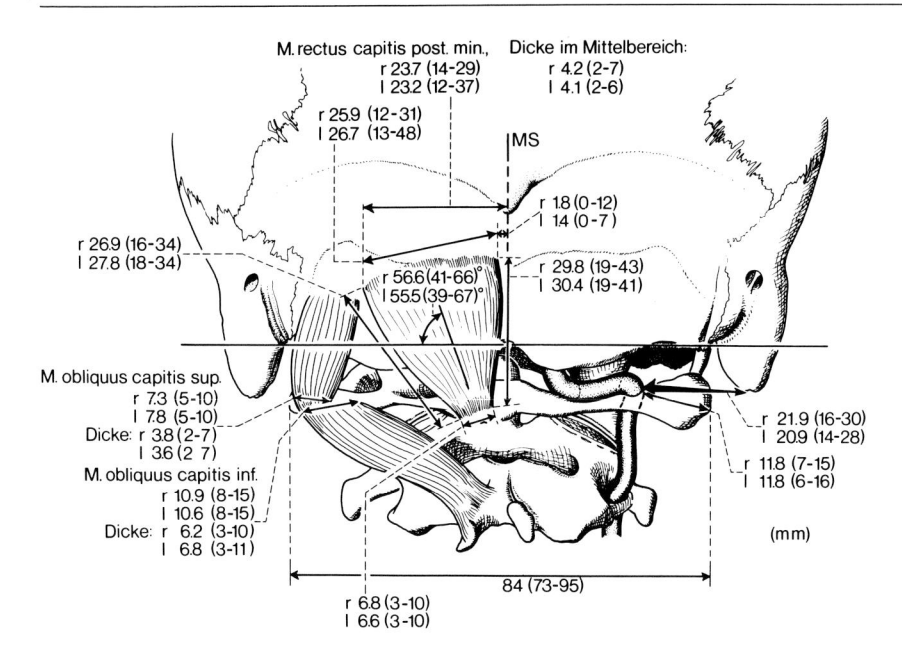

Abb. **129** Mm. rectus capitis posterior minor und obliquii capitis, Maße, sowie A. vertebralis und deren Abstände zur Spitze des Querfortsatzes des Atlas und des Processus mastoideus (MS = Mediansagittalebene) (nach Issing u. Lang 1989).

Blutversorgung

Der Blutzustrom erfolgt über Zweige der Aa. occipitales, cervicalis profunda und vertebrales, der Blutabstrom in die Plexus venosus suboccipitalis, vertebralis internus und externus sowie in die V. cervicalis profunda.

Funktion

Die kurzen, tiefen Nackenmuskeln haben zwar ein entsprechendes Drehmoment und sind auch genügend kräftig, um Bewegungen an den Kopfgelenken durchführen zu können. Sie dienen jedoch wohl überwiegend Haltungs- und Stellungskorrekturen, insbesondere der richtigen Einstellung des Atlas. Zahlreiche Muskelrezeptoren scheinen deshalb auch für die Feineinstellung besonders geeignet zu sein.

Trigonum suboccipitale

Zwischen beiden Mm. obliqui capitis und dem M. rectus capitis posterior major ist eine dreieckige Lücke ausgebildet, die als tiefes Nackendreieck bezeichnet wird. Teile des Arcus posterior atlantis, der A. vertebralis und ihres Venengeflechts sowie des R. dorsalis C1 (= N. suboccipitalis) lassen sich im tiefen Nackenbereich und in sowie dorsal der Membrana atlantooccipitalis posterior auffinden. Eine Übersicht über Ursprungs- und Ansatzzonen der dorsalen Halsmuskeln ist in Abb. **128** und **129** dargestellt.

Lig. nuchae

Fielding u. Mitarb. (1976) untersuchten an 8 Leichen das Lig. nuchae. Sie betonen erneut, daß der Oberrand am Schädel fixiert ist, der hintere Rand frei und der vordere an den Dornfortsätzen der Halswirbel und den dazwischen ausgespannten Ligamenten fixiert ist, und unterscheiden funikuläre und lamelläre Abschnitte. Der funikuläre Teil stellt ein rundliches Band am Hinterrand dar, beginnt an der Protuberantia occipitalis externa und erstreckt sich nach kaudal bis zur Spitze von C7. Unterhalb davon geht er ins Lig. supraspinale über. Der laminäre Abschnitt des Bandes stammt vom Vorderrand des funikulären Teils und befestigt sich an den Dornfortsätzen aller Halswirbel, dem Tuberculum posterius des Atlas und den dazwischenliegenden interspinösen Bandabschnitten. Der kraniale Teil befestigt sich außerdem an der Medianlinie des Schädels von der Protuberanz bis zum Hinterrand des Foramen magnum. Am Hinterrand des Lig. nuchae ist auch der M. trapezius befestigt, dessen aponeurotische Anteile mit den vertikalen Fasern des funikulären Abschnittes vermengt sind. Deshalb ist das Ligament in diesem Abschnitt oberflächlich verbreitert und erscheint im Querschnitt dreieckig. Der lamelläre Abschnitt ist extrem dünn und wenig widerstandsfähig. Die medialen Kanten der Mm. recti capitis posteriores minores sind am lamellären, die Mm. semispinalis capitis und splenius capitis von C4−C7 und der M. rhomboideus minor von C6−C7 am Übergang des funikulären in den lamellären Teil befestigt.

Das menschliche Lig. nuchae besteht hauptsächlich aus kollagenen Fasern und einem unterschiedlichen Anteil elastischer Fasern. Innerhalb des lamellären und funikulären Teils verlaufen die Fasern vorwiegend longitudinal.

Nervenfasern ziehen in das Lig. nuchae ein und stammen möglicherweise von propriozeptiven Rezeptoren.

Mediale prävertebrale Muskeln (vordere Teile des Muskelmantels)

(Abb. **130**)

Die prävertebralen Muskeln werden in eine laterale Gruppe, Mm. scaleni, intertransversarii laterales und rectus capitis lateralis, und in eine mediale Gruppe, Mm. longus colli, longus capitis, intertransversarii anteriores und rectus capitis anterior, untergliedert.

Mediale prävertebrale Muskeln 117

Die schmächtigere *Pars obliqua inferior* zieht von den Körpern der 2–3 oberen Brustwirbel zum Tuberculum caroticum. Der M. longus colli ist beim Mann im Mittel 15,9 (12,5–21,5) cm, bei Frauen zwischen 12,5 und 17,0 cm lang. Bei maximaler Rückbeugung erfolgt eine Längenänderung um 16% der Ausgangslänge.

In Höhe des Atlas hat der M. longus colli Querschnitte zwischen 0,5 und 0,8 cm^2 (bei über 65jährigen) und deshalb eine absolute Muskelkraft von 65 N. In Höhe von C3 erfolgt eine geringe Querschnittszunahme und abwärts eine Querschnittsabnahme. Die angegebenen Werte sind wahrscheinlich um 50–100% geringer als im mittleren Mannesalter (Wirsching 1972).

Die Dorsalfläche des Muskels liegt der Wirbelsäule an, teilweise getrennt durch die Mm. intertransversarii anteriores und das vordere Längsband. Der ventralen Fläche sind oben seitlich der M. longus capitis, medial, getrennt durch die Lamina praevertebralis fasciae cervicalis, der Pharynx und kaudal teilweise der Oesophagus und die Lobi dexter und sinister der Glandula thyroidea überlagert. Das untere Muskelende reicht ins hintere Mediastinum. Lateral des Muskels liegt der Stamm der A. carotis communis dem unteren Abschnitt auf und wird dann durch die A. thyroidea inferior von ihm getrennt. Die Insertion C6 deckt den Eintritt der A. vertebralis in das Foramen transversarium vorn ab.

Nervenversorgung

Der kraniale Teil erhält Zweige aus Rr. ventrales C2–5, die unter dem M. longus capitis nach medial ziehen. Der kaudale Teil wird von C6 versorgt.

Blutversorgung

Die Blutversorgung erfolgt von Zweigen der Aa. vertebralis, cervicalis ascendens und profunda, ferner von Ästen der Aa. thyroideae inferiores und Aa. intercostales. Variationen siehe Lang (1979).

M. longus capitis
(Abb. **131**)

Beschreibung des Muskels

Der Muskel entspringt mit vier Zacken von den Tubercula anteriora C3–C6 zwischen den Sehnen der Mm. longus colli und scalenus anterior.

Die gefiederten Zacken überlagern sich so, daß sie ventral am weitesten gegen den zugehörigen Querfortsatz absteigen und dachziegelförmig übereinandergelagert sind. Die Zacke von C3 erreicht die Unterfläche des kranialen Muskelbauches. Oberflächlich liegt eine breite, platte Schaltsehne zwischen Unterrand des Atlas und Oberrand von C4. Der Muskel liegt fast in seinem ganzen Verlauf in der Rinne zwischen Wirbelkörpern und Querfortsätzen.

Der M. longus capitis ist bei Männern zwischen 10,5 und 17 cm und bei Frauen zwischen 10,0 und 14 cm lang. Die mittlere Länge beträgt 12,0 cm. Bei maximaler Retroflexion kommt es zu einer Längenzunahme um 20%. Zwischen Hinterhaupt und Atlas ist der M. longus capitis am dicksten und besitzt (bei über 65jährigen) Querschnitte von

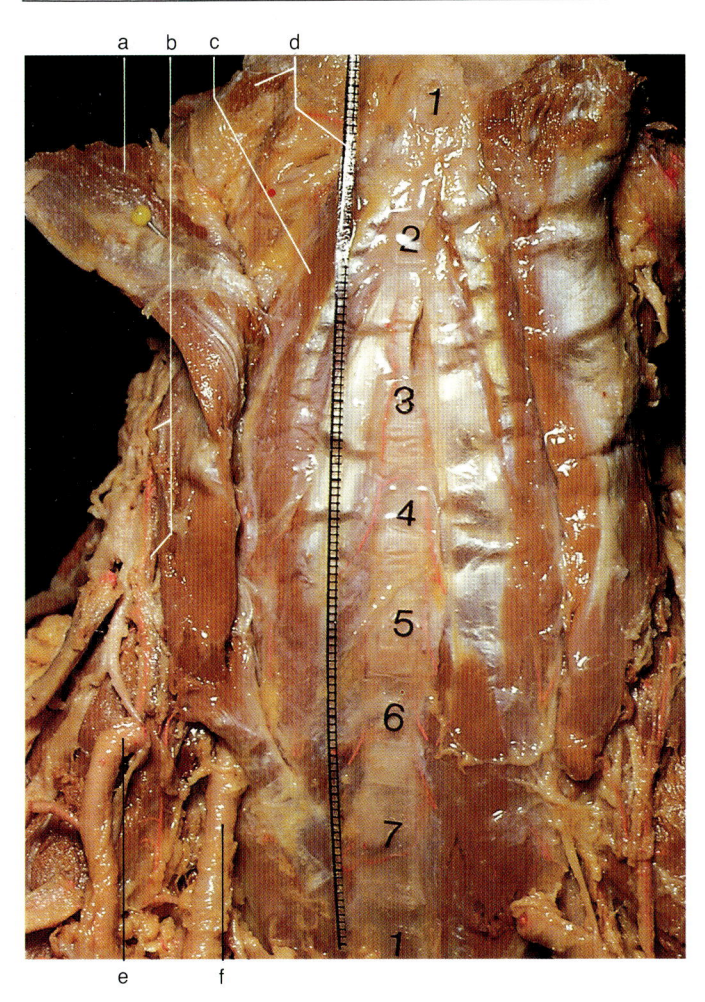

Abb. **130** Prävertebrale Muskeln (die Corpusbereiche der Wirbel sind numeriert).
a M. longus capitis, seitwärts verlagert
b A. cervicalis ascendens
c M. longus colli, Pars obliqua superior
d M. rectus capitis anterior und Millimeterpapier
e Truncus thyrocervicalis, aufgeschnitten
f A. vertebralis

M. longus colli

Beschreibung des Muskels

Obwohl eine Trennung das fast einheitliche Muskelfleisch künstlich zerlegt, wird eine Pars verticalis, die von den Körpern der drei kaudalen Hals- und der 2–3 kranialen Brustwirbel stammt und an Körpern von C2–C4 ansetzt, abgegrenzt.

Diese *Pars verticalis* ist der kräftigste und längste Abschnitt des Muskels. Der Ansatz in Höhe C2 erfolgt breitsehnig, wobei Sehnenfasern ins vordere Längsband und ins Periost einstrahlen. Durch intermuskuläre Sehnenfasern ist der Muskel auf der ganzen Strecke mit dem Lig. longitudinale anterius verbunden. Die ins vordere Längsband einstrahlenden Sehnenfasern sind am kräftigsten an deren Verwachsungen mit den Disci intervertebrales verankert (Wirsching 1972).

Eine *Pars obliqua superior* entspringt von den Querfortsätzen von C3–C5 und setzt seitlich des Tuberculum anterius atlantis an.

118 Muskelmantel

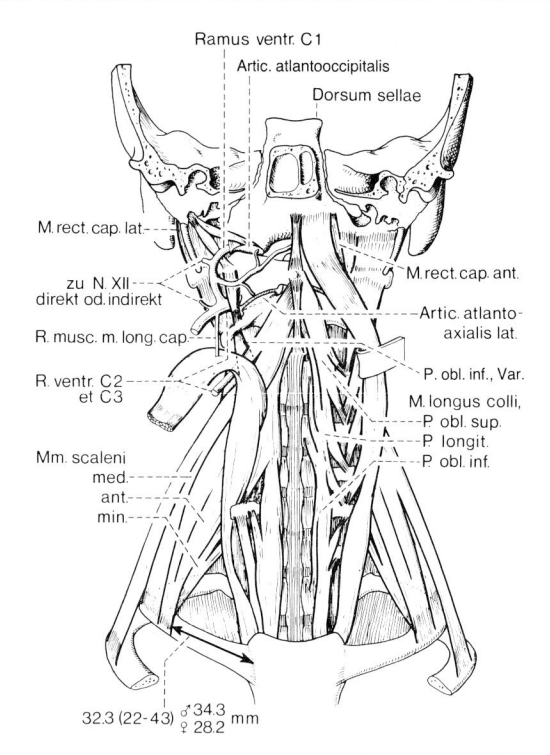

Abb. 131 Prävertebrale Muskeln und Rr. ventrales C1 und C2. Angegeben sind auch Messungen von Pahnke (1987) (medialer Ansatz des M. scalenus anterior an der 1. Rippe).

dem Sehnenabschnitt gelegene Muskelteil wird von C2 versorgt. In kaudale Teile gelangt ein kräftiger Zweig aus der Schlinge zwischen C2 und C3 (Abb. **131**).

Blutversorgung

Blutgefäße entstammen der A. cervicalis ascendens, der A. vertebralis und der A. pharyngea ascendens. Variationen siehe Lang (1979).

Mm. intertransversarii anteriores cervicis
(Abb. **132**)

Beschreibung der Muskeln

Die Muskeln gehören zur vorderen medialen Muskelgruppe. Sechs Muskelpaare liegen jederseits ventral der Rr. ventrales der Nn. cervicales. Das kranialste entspringt von einer grubigen Vertiefung an der Unterfläche der Massa lateralis atlantis und heftet sich an Wurzel und Oberrand der medialen Hälfte der ventralen Querfortsatzspange des Axis an.

Das zweite Paar entspringt kaudal von der Wurzel der ventralen Querfortsatzspange und von einer schmalen Fläche des Körpers kaudal der Articulatio atlantoaxialis lateralis. Es inseriert schmal oder fächerförmig leicht ausge-

$1,4-3,3\,cm^2$, in Höhe des Axis von $0,4-1,0\,cm^2$ (Wirsching 1972).

Er setzt an einem sichelförmigen Feld der Pars basilaris ossis occipitalis an, das medial und etwas hinter einer durch das Tuberculum pharyngeum gelegten Frontalen beginnt und mit seiner nach vorn gerichteten Konvexität diese Ebene rostralwärts überragt und dann lateralwärts reicht. Der Ansatz ist im Mittel 7,1 : 19,4 mm groß (Lang u. Issing 1989).

Der Knochen ist dort wulstförmig erhaben oder leicht grubig vertieft, mit niederer hinterer Abschlußleiste.

Der Muskel liegt der Membrana atlantooccipitalis anterior auf, der medialen Hälfte der Articulatio atlantooccipitalis, dem medialen Rand des M. rectus capitis anterior sowie einem Teil der Articulatio atlantoaxialis lateralis. Sein Seitenrand grenzt an den M. longus colli und die Ursprünge der Mm. scaleni. In der Rinne zieht die A. cervicalis ascendens aufwärts. Die Vorderfläche des Muskels grenzt über die Lamina praevertebralis fasciae cervicalis an den Pharynx und den seitlichen Lobus der Glandula thyroidea. Innerhalb der Lamina praevertebralis fasciae cervicalis, die den Muskel vorn überzieht, verläuft der Truncus sympathicus, vor der Faszie die große Nerven-Gefäß-Straße des Halses. Die Schaltsehne entspricht dem Gebiet, in dem die Skeletteile des Kehlkopfes bei Dorsalflexion des Halses und Schlingbewegung an die Wirbelsäule gepreßt werden.

Nervenversorgung

Der kraniale Abschnitt erhält Fasern aus C1 und C2, die miteinander eine Schlinge bilden und den kräftigen Nerv an den lateralen Rand des Muskels entlassen. Der unter

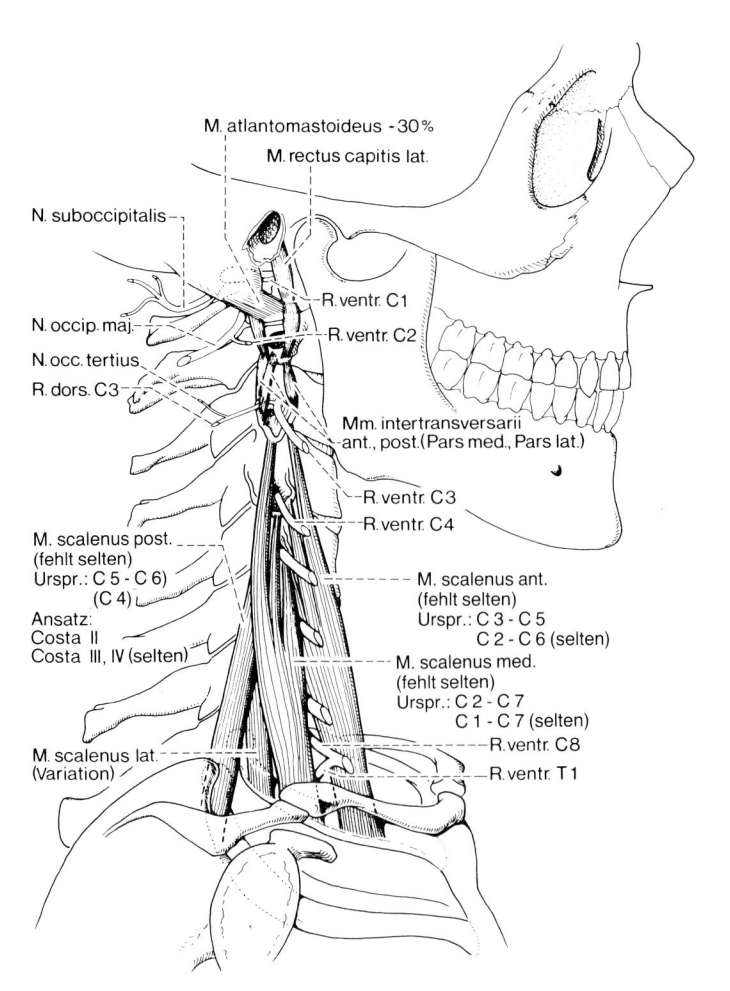

Abb. 132 Mm. intertransversarii und scaleni, Ursprungs- und Ansatzzonen. Angegeben ist auch ein M. atlantomastoideus (Variation).

breitet an der kranialen Kante der Ventralspange des nächstunteren Querfortsatzes.

Die folgenden Paare entspringen jeweils am Kaudalumfang eines Tuberculum anterius und setzen in derselben Weise an dem Kranialrand der Ventralspangen und dem Dorsalumfang der Tubercula anteriora an.

Abgesehen vom kranialsten sind die Muskeln von den Mm. longi capitis und colli und vom M. scalenus medius bedeckt. Ihre Dorsalflächen weisen zu den Vasa vertebralia, die sechste meist nur zur V. vertebralis, da die Arterie an der Medialseite des Muskels ins Foramen transversarium des 6. Halswirbelquerfortsatzes einzieht. Die lateralen Muskelränder grenzen an die Ursprungszacken der Mm. scalenus anterior und longus capitis.

Nerven- und Blutversorgung

Vom Anfangsabschnitt des dorsal an jedem Muskel vorbeiziehenden R. ventralis geht einzeln oder für eine kurze Strecke gemeinsam mit dem Ast für die Mm. longi capitis und colli oder scalenus anterior ein Zweig um die V. vertebralis herum in die Dorsalfläche der Muskeln. Die Blutversorgung entstammt benachbarten Gefäßen. Variationen siehe Lang (1979).

M. rectus capitis anterior
(Abb. 133)

Der kleine, platte Muskel entspringt dünnsehnig von der Ventralfläche der Massa lateralis atlantis bis zu deren Gelenkteil. Er zieht in Form eines verschobenen Vierecks parallelfaserig nach medial und kranial zur Pars basilaris ossis occipitalis. Er geht an einer kleinen, transversalen Leiste vor dem Condylus occipitalis 8,2 (5–16) mm vor dem Basion und vor der äußeren Öffnung des Canalis hypoglossi ab (Weiteres bei Lang u. Issing 1989).

Ventral ist der Muskel medial vom M. longus capitis abgedeckt. Lateral ziehen die A. carotis interna und die A. pharyngea ascendens über den Muskel hinweg. Das Ganglion cervicale superius trunci sympathici liegt der Vorderfläche, der N. hypoglossus dem Seitenrand und der R. ventralis C1 dem Unterrand an. Die Dorsalfläche des Muskels grenzt an die Articulatio atlantooccipitalis. Variationen siehe Lang (1979).

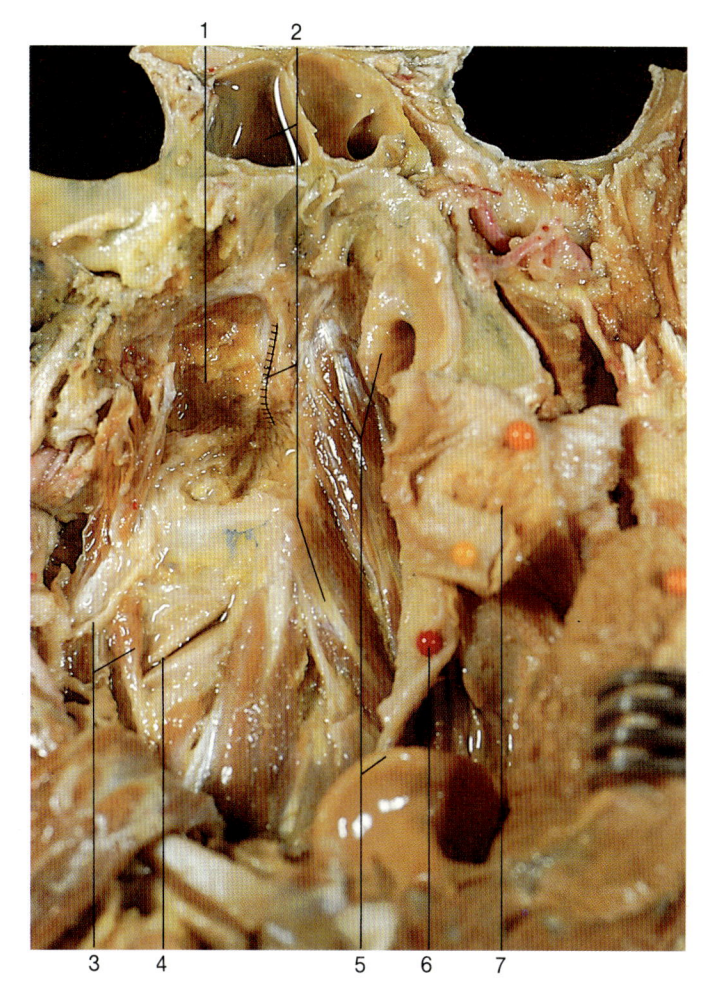

Abb. 133 Abtragungsfläche der Mm. longus capitis und rectus capitis anterior, Ansicht von vorne und unten.
1 Abtragungszone der Mm. longus capitis und rectus capitis anterior
2 Sinus sphenoidalis dexter, Millimeterpapier und M. longus colli
3 Nervenfaserbündel von C2 und M. intertransversarius C1/C2
4 Articulatio atlantoaxialis lateralis
5 M. longus capitis, Torus tubarius und Epiglottis
6 Pharynxschleimhaut nach links verlagert
7 Uvula nach links verlagert

Laterale prävertebrale Muskeln
(Abb. 132)

Pars lateralis der Mm. intertransversarii posteriores cervicis
Beschreibung der Muskeln

Diese Muskeln liegen dorsal der Rr. ventrales und lateral der Rr. dorsales der Halsnerven. Die segmentalen Muskeln greifen vom Atlas bis C7 abwärts.

Der oberste der Muskeln entspringt am Kaudalumfang der Massa lateralis atlantis und setzt am Kranialumfang des Processus transversus axis an. Die Muskeln verlaufen schräg kaudal- und medialwärts. Die abwärts folgenden weichen in der Richtung wenig von der Longitudinalen ab und entspringen jeweils am unteren Umfang der Tubercula posteriora eines Querfortsatzes, in dessen dorsaler und ventraler Nachbarschaft und von der Kaudalfläche der Sulci nervosi. Die Insertion beschränkt sich meist auf den kranialen Teil der nächstfolgenden Tubercula posteriora.

Nervenversorgung

Normalerweise löst sich ein kleines Ästchen aus einem R. ventralis am Boden der Querfortsatzrinne des Nervs und wendet sich kranialwärts in die Ventralfläche des Muskels nahe seiner Insertion. Der Nerv kann auf eine kurze Strecke mit dem jeweiligen R. dorsalis n. spinalis vereinigt sein und dann von der Medialkante her in den Muskel eindringen. In solchen Fällen ist eine klare Abgrenzung zwischen lateralen und dorsalen Intertransversarii nicht oder nur teilweise durchführbar (Eisler 1912). Variationen siehe Lang (1979).

M. rectus capitis lateralis

(Abb. 134)

Beschreibung des Muskels

Der Muskel entspringt fleischig von der vorderen Spange des Foramen transversarium. Er zieht platt-rundlich und 15 (12–17) mm breit und ebenso lang, manchmal zylindrisch zur Außenfläche der Pars lateralis ossis occipitalis. Seine Dorsalfläche grenzt an den M. obliquus capitis superior, seine mediale an die Articulatio atlantooccipitalis. Der R. ventralis C1 tritt in dem Winkel zwischen den Mm. recti capitis lateralis und anterior nach vorn. Seitlich grenzt der Muskel an den hinteren Bauch des M. digastricus sowie an den Stamm des N. facialis. Die A. occipitalis verläuft lateral der Insertionszone entlang. Ventral liegt dem Muskel die V. jugularis interna und lateral der N. accessorius an.

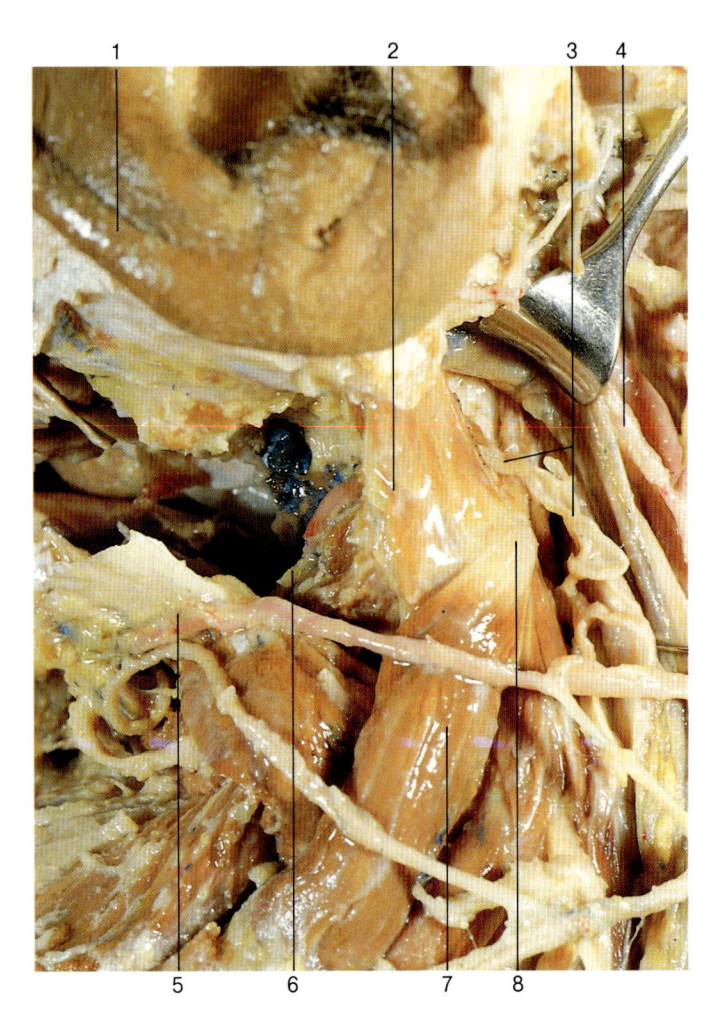

Abb. 134 Kraniozervikaler Übergang von lateral.
1 Außenohr
2 M. rectus capitis lateralis
3 Nervenschlinge C1/C2
4 Nerven-Gefäß-Bündel, nach vorne verlagert
5 A. occipitalis, abwärts verlagert
6 A. vertebralis, Pars atlantica
7 M. splenius cervicis
8 seitlicher Fortsatz des Atlas

Nerven- und Blutversorgung

Der Muskel erhält aus der Nervenschlinge zwischen R. ventralis C1 und C2 seine Rr. musculares. Kleine Zweige aus benachbarten Arterien ziehen in den Muskel ein.

Lamina praevertebralis fasciae cervicalis

Die mediale und laterale Gruppe der prävertebralen Muskeln wird von der Lamina praevertebralis nach vorn zu abgedeckt. Zwischen den Muskeln heftet sich das Blatt an die Wirbel. Seine seitlichen Fortsätze überziehen die Mm. scaleni als laterale, prävertebrale Gruppe und setzen sich, um die Mm. levator scapulae und splenii herumziehend, in die Fascia nuchae fort (Eisler 1912). Nach kranial reicht die Lamina praevertebralis bis an die Schädelbasis, kaudalwärts begleitet sie die Mm. scaleni medius und posterior an die Außenfläche des Thorax. Vom M. scalenus anterior zieht sie sich über die Dorsalfläche der Clavicula, und vom Rand der 1. Rippe zieht sie in das Bindegewebe der Pleurakuppel ein. Medial davon endet sie am kaudalen Ende des M. longus colli.

Medial der A. carotis interna und der sie begleitenden Nerven geht die Lamina praevertebralis in die Fascia stylopharyngea über, die vor dem Gefäß-Nerven-Strang zum Griffelfortsatz verläuft. Die seitliche Fortsetzung der Lamina praevertebralis begleitet dann die Vorder- und Seitenflächen der Mm. recti capitis anterior und lateralis und spaltet sich medial des Warzenfortsatzes in drei Blätter auf:

1. Ein kräftiger Faserzug umfängt den Hinterrand des M. digastricus und heftet sich, nach vorn umbiegend, an die Innenfläche des Warzenfortsatzes an.
2. Die seitliche Fortsetzung der Lamina praevertebralis zieht in das Bindegewebe um den M. longissimus ein.
3. Eine dorsale Ausstrahlung geht in das dichte Bindegewebe der Fascia nuchae, insbesondere in die Bindegewebeschicht zwischen M. semispinalis und M. splenius capitis, über.

Etwa von C3 an treten zwischen M. longus colli und M. longus capitis ziemlich starke Bindegewebebündel schräg nach unten und vorn in den bindegewebigen Überzug der Pharynxmuskulatur, in die bindegewebige Kapsel der Schilddrüse und nach unten vorn bis an den Rand der Mm. sternohyoideus und sternothyroideus.

Pforten der Lamina profunda

Das lockere, mehrblättrige Bindegewebe der Lamina praevertebralis wird in der Nachbarschaft der Processus transversi meist spitzwinklig von Ästen der Halsnerven durchsetzt.

In die Faszie eingewoben, verläuft der Grenzstrang des Truncus sympathicus kranial über den M. longus capitis und weiter abwärts am Seitenrand des M. longus colli.

Lamina superficialis

Die Lamina superficialis der Fascia cervicalis scheidet vorn und seitlich den M. sternocleidomastoideus, hinten den M. trapezius ober- und unterflächig ein. Sie erstreckt sich bis zur Linea nuchae superior, zur Außenfläche des Processus mastoideus und zum Unterkiefer sowie zur Clavicula und zur Vorderkante des Manubrium sterni, sich im unteren Drittel verdünnend, nach abwärts.

Im kranialen Ansatzgebiet des M. sternocleidomastoideus geht die Faszie in eine filzige Platte über, die sich auf die Außenfläche der Glandula parotidea, die Vasa facialia und den Unterkieferwinkel und nach hinten als sehnige Struktur in das Anheftungsgebiet des M. trapezius fortsetzt. Dort geht sie in die Fascia nuchae über.

Die sehnigen Verstärkungen im kranialen Drittel des M. sternocleidomastoideus hängen wahrscheinlich mit der Dorsalflexion des Kopfes zusammen (Eisler 1912), bei der die Mm. trapezius, sternocleidomastoideus, splenius und semispinalis capitis anschwellen, wie auch mit dem Einfluß der darüberliegenden elastischen Haut.

Mm. scaleni und Plexus brachialis

M. scalenus posterior

In der Regel entspringt der Muskel an den Tubercula posteriora C5 und C6 und verläuft um den dorsalen Rand des M. scalenus medius herum. Mit einer dünnen Aponeurose setzt er an der Außenfläche der 2. Rippe an. Häufig überlagert er den Ansatz des M. scalenus medius. Der Muskel kann auch weiter aufwärts bis zur 4. Rippe entspringen und Ansätze der 1., 3. und selten auch 4. Rippe besitzen. Seine Innervation erfolgt durch Rr. musculares aus C7 und C8.

M. scalenus medius

Nach Eisler (1912) entspringt der M. scalenus medius in der Regel mit fünf sehnigen Zacken vom lateralen Rand der Querfortsätze C3–C7. Cave (1932/33) betonte, daß der Ursprung des M. scalenus medius in 61% von C1–C7, in 15% von C2–C7 und in 10% von C3–C7, in ebenfalls 10% von C3–C6 erfolgt. Bei den unteren 5 Halswirbeln geht der Muskel in der Regel von der intertuberkulären Lamelle (zwischen den Tubercula anterius und posterius) ab, häufiger nach dorsal bis zum Tuberculum posterius, seltener bis zum Tuberculum anterius nach vorn. Insbesondere wenn die Mm. longus colli und longus capitis stark entwickelt sind, entspringt der M. scalenus medius nicht von den Tubercula anteriora C6, seltener auch C3, sondern von der intertuberkulären Lamelle.

Der M. scalenus medius setzt mit der Hauptmasse seiner Fasern an der oberen Fläche der 1. Rippe dorsolateral vom Sulcus a. subclaviae an. Nach Sunderland u. Bedbrook (1949) setzt der M. scalenus medius in 15% auch an der vorderen Rippenfläche an und kommt damit in direkten Kontakt mit dem M. scalenus anterior bzw. überschneidet ihn. Die A. subclavia ist dann in eine V-förmige Muskelrinne eingelagert. Sunderland u. Bedbrook sind der Meinung, daß Lumenveränderungen der A. subclavia im Bereich der Scalenuslücke eine Folge der Drücke der umgebenden Muskeln sind. Seitliche Fasern können auch in die Faszie des 1. Interkostalraumes und an den oberen Rand der 2. Rippe gelangen.

M. scalenus anterior
(Abb. **132**)

Der M. scalenus anterior entspringt mit 3 bis 4 Zacken von den Tubercula anteriora C3–C5 bzw. C2/C6. Er setzt vor dem Sulcus a. subclaviae an der 1. Rippe an. Gelegentlich ist ein kleiner Rippenhöcker in der Ansatzzone ausgebildet (Tuberculum m. scaleni anterioris). Sehr selten fehlt der Muskel, oder der Ansatz liegt dorsal der A. subclavia (LeDouble 1897). Der M. scalenus anterior ist in diesen Fällen mit dem M. scalenus medius verschmolzen. Die A. subclavia kann dann mit dem Plexus brachialis das Muskelfleisch durchsetzen (Eisler 1912).

Der Muskel kann auch an einer Halsrippe entspringen, mit dem M. scalenus medius Bündel austauschen oder innig mit den Mm. intertransversarii zusammenhängen. Sato (1973) bezeichnete im Anschluß an Eisler (1912) die segmentalen Muskeln zwischen Rr. dorsales und Rr. ventrales der Spinalnerven als Mm. intervertebrales laterales.

Nervenversorgung

Die Innervation stammt sowohl von Rr. ventrales als auch von Rr. dorsales. In letzterem Fall werden die Muskeln als Mm. intertransversarii posteriores bezeichnet. Gehen ihre Nerven von Rr. ventrales ab, handelt es sich um Mm. intertransversarii anteriores, stammen sie von der Bifurkationszone der Nn. spinales, dann handelt es sich um Rr. intermedii. Nach Sato werden die Mm. intertransversarii posteriores cervicis sowohl von Rr. dorsales als auch von Rr. ventrales der zugehörigen Spinalnerven versorgt (Eisler 1912). Diese kleinen Muskeln wie auch die Mm. scaleni anterior und medius können insbesondere in kranialen Abschnitten des Hiatus scalenorum von Rr. ventrales durchsetzt werden.

Der M. scalenus anterior wird bekanntlich von kurzen Zweigen der Rr. ventrales C2–C6 versorgt. Der R. muscularis aus C6 verläuft unter dem Tuberculum caroticum hindurch. Es ist denkbar, daß Reizungen der Nn. spinales durch unkarthrotische Prozesse oder sklerosierte und erweiterte Aa. vertebrales (Pars transversaria) sowie andere Beeinträchtigungen von Nerv und Muskel Spasmen erzeugen und die betroffenen Rr. ventrales zu schädigen in der Lage sind. Betroffen sein könnten die Segmente C4 (N. phrenicus u. a.), C5 (Nn. dorsalis scapulae, suprascapularis, subscapularis, thoracicus longus), C6 (N. suprascapularis, subscapularis, thoracicus longus, thoracodorsalis u. a.) sowie von C5 an auch die Nn. axillaris, radialis, musculocutaneus und medianus.

Interhiatale Muskelfaserbündel
(Abb. **135**)

Kirgis u. Reed (1947) (112 Präparate) fanden in jedem Fall Muskelfasern vom unteren und hinteren Umfang der Foramina intervertebralia zum oberen Abschnitt des M. scalenus anterior. Sie waren der Meinung, daß durch Anspannung dieser Fasern Drücke auf die Rr. ventrales des Plexus brachialis ausgeübt werden können. In ca. 40% liegen an unserem Untersuchungsgut nichtlehrbuchmäßige Ursprünge der Mm. scaleni anterior und medius vor. Am häufigsten sind Ursprungszacken des M. scalenus anterior von Tubercula posteriora C4 und C5 entwickelt, die entweder hinter der Radix ventralis C5 und zwischen C5 und C6 nach vorn zum Hauptmuskel ziehen oder bei tieferem Ursprung auch innerhalb von C6 den Hiatus scalenorum durchkreuzen. Auch Y-förmige Ursprungszacken von den Tubercula anteriora und posteriora C4 kommen vor und zügeln die Rr. ventrales C5 und C6 oder auch nur C6 nach vorn. Schließlich wurden Abgliederungen der Rr. ventrales C6 und C7 durch Ursprünge des M. scalenus anterior am Tuberculum posterior C6, die zwischen der Radix ventralis C6 und C7 nach ventral zum M. scalenus anterior zogen, beobachtet.

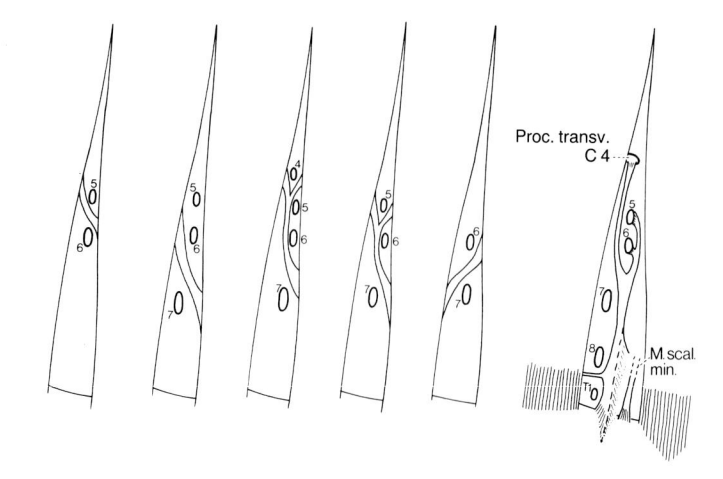

Abb. 135 Intrahiatale Muskelbündel. An unserem Material kommen diese variablen Ursprünge der Mm. scaleni anterior und medius in ca. 40% vor. Mit Zahlen sind die Rr. ventrales des Plexus cervicalis angegeben. Rechts ist ein seltener Ursprung des M. scalenus minimus skizziert.

Hiatus scalenorum, Plexus brachialis und A. subclavia

Übersicht

Der französische Anatom und Chirurg Riolan (1577–1657) führte 1626 den Terminus Mm. scaleni in die anatomische Nomenklatur ein. Hyrtl (1880) betonte, daß Scalenos Triangulus bedeutet und nur alle drei zusammen als Scalenus bezeichnet werden dürften oder von Partes anterior, media und posterior scaleni gesprochen werden müßte. Die Scalenuslücke ähnelt einem spitzwinkligen Dreieck. Der vordere lange Schenkel wird begrenzt vom M. scalenus anterior, der hintere vom M. scalenus medius, der untere kurze Teil (in sehr unterschiedlicher Weise) von der 1. Rippe. Von oben nach unten treten durch die Lücke in der Regel die Rr. ventrales C5, C6, C7. Durch den Hiatus scalenorum im schmalen Basisbereich ziehen hinten die vereinigten Rr. ventrales C8 und T1 und vorn die A. subclavia. Der M. scalenus posterior ist von vorn her kaum sichtbar und hat keine Beziehungen zum Hiatus scalenorum. Alle drei Mm. scaleni entspringen von der Seitengegend der Halswirbelsäule und divergieren während ihres Verlaufs nach abwärts, wo sie teils mehr vorn an der 1., teils mehr hinten auch an der 2. (3.) Rippe ansetzen.

Regelhafte Entwicklung vorausgesetzt, ist der hintere seitliche Rand des M. scalenus anterior und damit die vordere Begrenzung des Hiatus scalenorum an unserem Untersuchungsgut 76,5 (58–95) mm lang; in ca. 26% (Sonderfälle) ergaben sich mittlere Längen von 66,3 (55–77) mm für diese Strecke (Menzler 1983).

Der Vorderrand des M. scalenus medius besitzt an unserem Untersuchungsgut eine mittlere Länge von 74,9 (56–95) mm; in 7,14% (Sonderfälle) machte die mittlere Länge 65,5 (57–74) mm aus. Die Breite des Hiatus scalenorum an der 1. Rippe beträgt in unserem Untersuchungsgut 8,3 (0–19) mm.

Der M. scalenus anterior setzt am hinteren Abschnitt des Oberrandes der 1. Rippe an: Tuberculum m. scaleni anterioris. Seitlich und dahinter liegt die Ansatzzone des M. scalenus medius. Ventrolateral der Grube für die A. subclavia entspringt die oberste Zacke des M. serratus anterior. Ventromedial des Ansatzes des M. scalenus anterior findet sich häufig eine Rinne für die V. subclavia. Die Breite der Ansatzzone des M. scalenus anterior bestimmten wir offenbar zum ersten Mal. An unserem Untersuchungsgut beträgt diese, am Hinterrand der 1. Rippe vermessen, im Mittel 16,15 (7,2–23,0) mm. Die Breite des Ansatzes des M. scalenus medius an der 1. Rippe macht 23,2 (15,0–28,0) mm aus. Die Bodenbreite des Hiatus scalenorum beträgt 8,3 (0–19) mm. Der Hiatus scalenorum wird unten durchzogen vom Truncus inferior (seltener auch vom R. ventralis T1) und der A. subclavia (Menzler 1983).

M. scalenus minimus
(Abb. 136 und 137)

Nach Macalister (1874) kommt der Muskel in 40% vor. Telford u. Mottershead (1948) fanden ihn in 34%. Durch

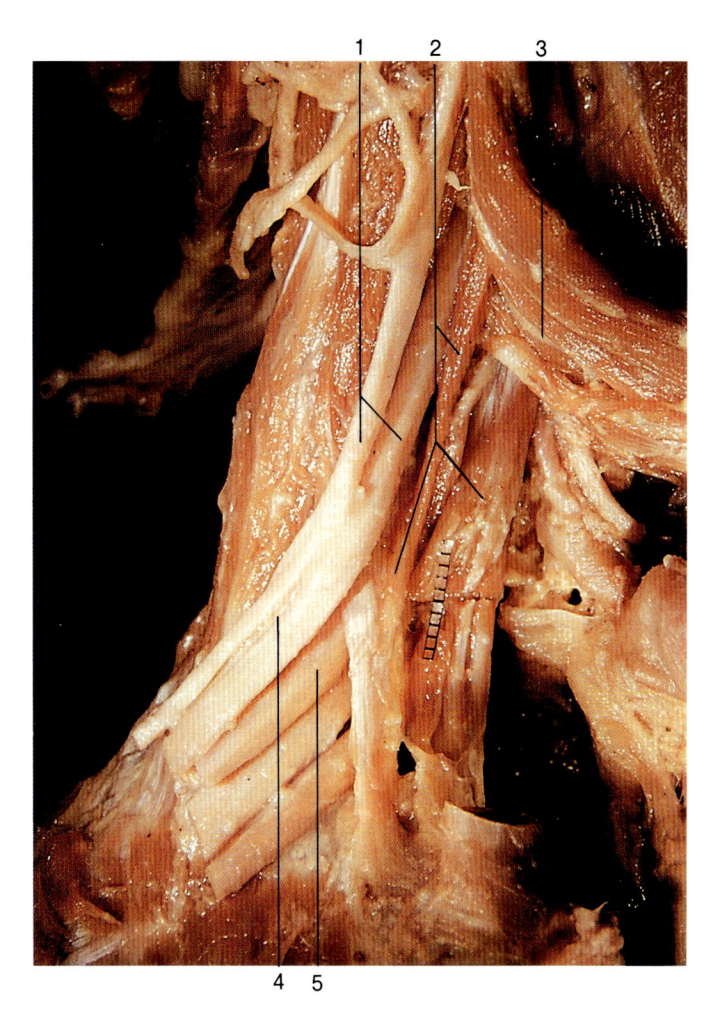

Abb. 136 M. scalenus minimus, von seitlich.
1 Rr. ventrales C5 und C6
2 M. scalenus minimus, Ursprung von Tubercula anteriora C6 und C7
3 M. scalenus anterior, nach vorn verlagert
4 Truncus superior
5 Truncus medius

A. subclavia, Verlauf
ant. und post. 2%
ant. < 1%

M. scalenus minimus
39%
Ursprung: C 6/C 7
C 5 (selten)
Ansatz: Costa I
Länge: 38-60
Dicke: 2,1-7,0 mm

Lig. vertebro-suprapleurale
Ursprung: C 7/T 1

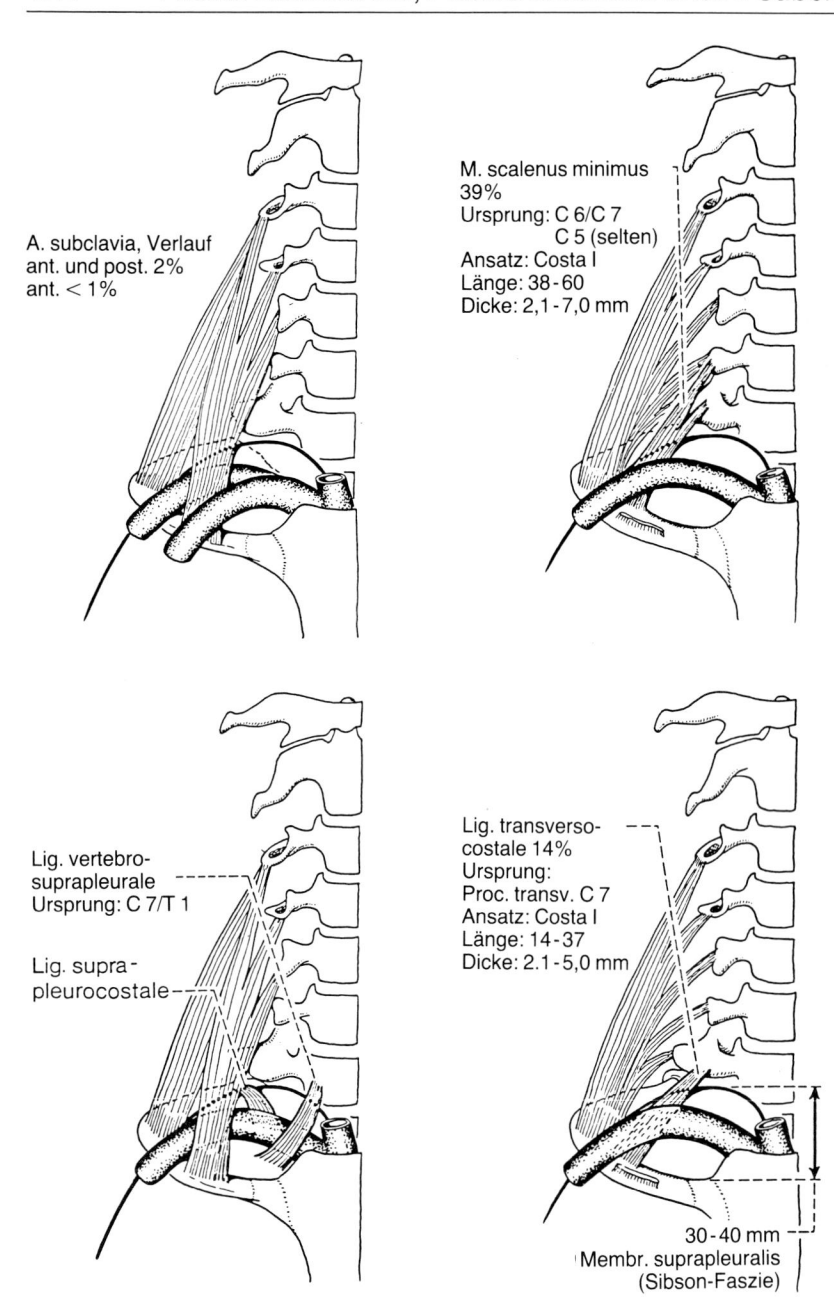

Lig. suprapleurocostale

Lig. transversocostale 14%
Ursprung: Proc. transv. C 7
Ansatz: Costa I
Länge: 14-37
Dicke: 2.1-5,0 mm

30-40 mm
Membr. suprapleuralis
(Sibson-Faszie)

Abb. **137** Seltener Verlauf der A. subclavia (nach Schwegel 1859), Vorkommen des M. scalenus minimus (an unserem Material), des Lig. vertebrosuprapleurale sowie des Lig. transversocostale und Lage der Membrana suprapleuralis in Beziehung zum Querfortsatz T1 und zur 1. Rippe.

unser Untersuchungsgut wurden die Schätzungen von Macalister bestätigt (39,28%). Okamoto (1924) fand den Muskel in 54% bei Erwachsenen und in 72% bei Kindern. Es darf angenommen werden, daß Okamoto auch Bindegewebefasern, die den Muskelverlauf nachzeichneten, in seine Zählung einbezog. Der Muskel entspringt von den Processus transversi C7/C6, seltener auch C5 und reicht nach abwärts zum Innenrand der 1. Rippe zwischen den Ansätzen der Mm. scaleni anterior und medius. Stott (1928) fand auch Ansätze an der oberen und unteren Fläche der 1. Rippe, gelegentlich im Bereich des Ansatzes des M. scalenus anterior. Ein eigenes Tuberculum an der Ansatzzone des Muskels konnte Stott in 11% rechts und 12,6% links nachweisen. Die Länge des M. scalenus minimus schwankt zwischen 38 und 60 mm, seine Breite zwischen 2,1 und 7,0 mm, seine Dicke zwischen 0,8 und 5,0 mm. Alle Autoren weisen darauf hin, daß der Muskel in der Regel zwischen A. subclavia und Plexus hindurchzieht und am ehesten den R. ventralis T1 zu schädigen imstande ist.

Zervikalsyndrom

Mumenthaler u. Schliack (1977) sowie deren Mitarbeiter trennten ein oberes Zervikalsyndrom (Beeinträchtigungen der Aa. vertebrales: Nacken-Hinterkopf-Schmerzen, Schwindel, Ohrensausen, synkopale Bewußtseinsstörungen, Sehstörungen u. a.) und ein mittleres Zervikalsyndrom, das sich mit den Wurzelsyndromen C3–C5 deckt, voneinander ab. Beim mittleren Zervikalsyndrom entstehen Nacken-Schulter-Schmerzen, Schädigungen des N. phrenicus (Roemheld-Komplex) und paroxysmale Tachykardien. Das untere Zervikalsyndrom betrifft die Segmente C6–C8. Hierbei bestehen Wurzelschmerzen, die durch Pressen und Husten gesteigert werden können, außerdem neuralgiforme Schmerzen, Muskelspasmen u. a.

Scalenussyndrom

Eine Engzone für den Truncus inferior des Plexus brachialis und die A. subclavia liegt im Hiatus scalenorum. Nach Naffziger u. Grant (1938) beschrieb Bramwell (1903) erstmalig die Symptome des Scalenussyndroms (als Folge von Drücken gegen eine normale 1. Rippe). Murphy (1906) vermutete, daß der M. scalenus anterior selbst hierfür verantwortlich sei, und zwar deshalb, weil Halsrippen den Plexus und die A. subclavia nach vorn verlagern und gegen den Muskel pressen können. Adson u. Coffey (1927) nahmen an, daß der M. scalenus anterior den Plexus und die A. subclavia gegen die 1. Rippe presse. Puusepp (1931) sprach von einem „costo-interscalene trigone". Naffziger u. Grant (1938) machten besonders die Angulation des Plexus im Bereich des Hiatus scalenorum (bei abwärts verlagertem Plexus) für das Syndrom verantwortlich. Telford u. Mottershead (1948) beobachteten (wie frühere Autoren) eine scharfe sichelförmige Insertion des M. scalenus anterior (12mal an 102 Präparaten), die den Truncus inferior des Plexus brachialis beeinträchtigen könnte. Auch ein weit nach medial reichender Ansatz des M. scalenus medius kann den Plexus und die A. subclavia schädigen. Einen M. scalenus minimus (M. albinus) fanden diese Autoren in 34%. Die Sehne des Muskels zieht zwischen Arterie und Plexus hindurch und kann den R. ventralis T1, den Truncus inferior, die A. subclavia oder auch den Plexus beeinträchtigen.

Thoracic-outlet-Syndrom

Als Apertura thoracica superior gilt anatomisch die obere Begrenzung der 1. Rippe, gemeinsam mit T1 und dem Oberrand des Sternums. Da der R. ventralis T1 das Foramen intervertebrale T1/2 verläßt, dürfen die Schädigungen desselben sowie die des R. ventralis T2 bei abwärts verlagertem Plexus brachialis und auch Durchflußstörungen der A. subclavia als Thoracic-outlet-Syndrom bezeichnet werden. Einflußbehinderungen der V. subclavia stellen ein Thoracic-inlet-Syndrom dar. Schädigungen der Rr. ventrales C5−C8 gehören strenggenommen nicht zum Thoracic-outlet-Syndrom. C8 tritt bekanntlich oberhalb der 1. Rippe aus.

Yamaga u. Mitarb. (1988) wiesen darauf hin, daß 90% der Patienten mit Thoracic-outlet-Syndrom Störungen des Plexus brachialis und 10% auffallende Gefäßstörungen haben. 25% ihrer Patienten mit Thoracic-outlet-Syndrom hatten Kopfschmerzen, Schwindel, Schlaflosigkeit, Nausea, Anorexie u. a. Diese Befunde werden auf Störungen des autonomen Nervensystems zurückgeführt.

Costae cervicales, benachbarte Strukturen und Syndrome

Costae cervicales
(Abb. **138**)

Lindskog u. Howes (1937) betonten, daß Galen von Pergamon (129–199) bereits auf das gelegentliche Vorkommen von Halsrippen hinwies. Die erste Resektion einer Halsrippe führte Murphy (1906) durch (zit. nach Clagett 1962). Murphy betonte, daß Halbertsma (1858) schrieb, wenn eine Halsrippe mehr als 5,6 cm lang ist, verläuft die A. subclavia über ihr; bei Halsrippen mit einer Länge von 5,1 cm oder weniger zieht sie über die 1. Brustrippe hinweg. Murphy beschrieb auch einen Fall von Stifler (1896), bei dem die Halsrippe mit C6 artikulierte. Am häufigsten erfolgt die Artikulation jedoch mit dem Körper und dem Querfortsatz von C7 oder nur mit dessen Querfortsatz. Fischer (1858) fand eine bizipitale (2köpfige) Halsrippe, deren oberes Köpfchen zwischen C6 und C7 und mit dem Tuberculum des Processus transversus C7 artikulierte. Nach Beck (zit. nach Murphy 1906) sind – wenn entwickelt – in 67% die Halsrippen beiderseits, in 33% nur unilateral angelegt.

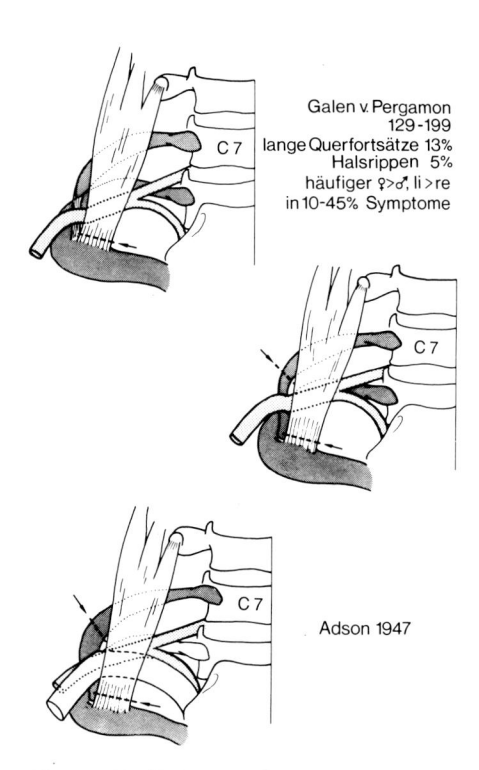

Abb. **138** Unterschiedlich lange Costae cervicales (nach Adson 1947) und Beeinträchtigungen des Plexus brachialis. Adson gibt an, wie entweder der M. scalenus anterior oder auch die Halsrippe abgetragen wird.

Ungewöhnlich lange Querfortsätze von C7 kommen in 13% vor. Kurze unbewegliche Rippenspangen (4,5%) beeinflussen den Hiatus scalenorum kaum. Traska konnte an über 1000 Röntgenbildern in 5% Halsrippen nachweisen, die eine unterschiedlich lange Strecke über den Querfortsatz hinaus reichten und frei endeten oder über eine Bandverbindung an der 1. Rippe ansetzten. In 1,6% ist die Halsrippe bandartig, knorpelig oder knöchern mit dem 1. Rippenknorpel verbunden; in 1,2% ist sie knorpelig im medialen Gebiet der Knorpelzone mit der 1. Rippe verknüpft und verhält sich deshalb wie die 1. Brustrippe. Die langen Halsrippen setzen häufig an einem kleinen Tuberculum an und können den unteren Abschnitt des Hiatus scalenorum von dorsal her einengen. Betont sei, daß Adson u. Coffey (1927) nur in 0,056% Halsrippen auffinden konnten, von denen 55% völlig symptomlos waren. Es gibt aber Chirurgen, die jede nachgewiesene Halsrippe entfernen (van Dongen 1985). Die Halsrippen fanden sich an 219 Frauen und 84 Männern.

Sie kamen häufiger links als rechts vor. Plexusbeeinträchtigungen wurden jedoch häufiger an der rechten Seite beobachtet. Nach Yates u. Raine (1930) kommen sie in 0,5–1% vor und verursachen in 10% Symptome. Halstead (1916) betonte, daß die von Halsrippen hervorgerufenen Schädigungen in 65,3% Nervenläsionen, in 29,4% Nerven- und Gefäßstörungen und in 5,3% nur vaskuläre Schädigungen (A. subclavia) waren.

Ist eine Halsrippe entwickelt, so tritt die A. cervicalis profunda zwischen dieser und C7 hindurch nach dorsal. Zuweilen gibt die A. cervicalis profunda eine akzessorische A. vertebralis ab, die dann im Canalis transversarius oder durch akzessorische Foramina transversaria aufsteigt und in den tiefen Halsmuskeln endet. Nach Cruveilhier (1877) gibt die A. cervicalis profunda einen R. descendens ab, der zwischen den langen Rückenmuskeln bis zur Rückenmitte hinabreichen kann.

Variationen der 1. Rippe

Coote (1861) resezierte eine 1. Rippe wegen einer Exostose, die an der A. subclavia ein Aneurysma hervorgerufen hatte. Todd (1912) wies eingehend auf die Variabilität der 1. Brustrippe hin. Haven (1939) diagnostizierte (röntgenologisch bei 5000 Fällen) 38 fehlgebildete 1. Rippen und 37 Halsrippen. Etter (1944) fand an 40 000 Röntgenbildern 31 abnorme 1. Rippen und 68 Halsrippen. Die erste Beschreibung dieser Fehlbildung erfolgte 1740 durch Hunauld und wurde 1744 publiziert (nach Turner 1871). Die fehlerhaft entwickelte 1. Brustrippe ging regelhaft vom

1. Brustwirbel ab und vereinigte sich mit der 2. Rippe, die größer war, als dies in der Regel der Fall ist. Turner (1882/83) beschrieb unterschiedliche Formen bizipitaler Rippen. Diese sind im dorsalen Abschnitt zweigeteilt. Das obere Köpfchen kann z. B. mit dem Unterrand von C7, am Discus intervertebralis C7/T1 und mit dem Processus transversus T1 artikulieren oder auch nur mit dem Discus und T1. Das untere Rippenköpfchen hat ebenfalls unterschiedliche Artikulationsflächen. Helm (1895) beschrieb 16 Fälle dieser Fehlbildung. Nach Brickner u. Milch (1925) wies Keen (1907) erstmals auf neuralgische Beschwerden, die durch diese Fehlbildung entstanden waren, hin. Es werden unterschieden: 1. Rippen, die das Sternum nicht erreichen, wobei die Verbindung mit der 2. Rippe in der Gegend des Ansatzes des M. scalenus anterior erfolgt oder im Gebiet des Sulcus a. subclaviae knöchern oder durch Bänder mit dieser oder mit dem Sternum. Auch Untergliederungen in einen sternalen und einen vertebralen Abschnitt wurden nachgewiesen (u. a. von Luschka [1863]). Betont sei, daß außerordentlich selten, wenn überhaupt, spontane Frakturen der 1. Rippe durch Muskelkontraktion vorkommen. Gelegentlich wurden außer diesen Streßfrakturen auch traumatische Frakturen beschrieben. Schließlich gibt es Entwicklungsstörungen (multiple Ossifikationszentren u. a., Exostosen und Rippenmißbildungen bei Hemivertebrae). Die A. subclavia kann extrem hoch liegen. Die Durchblutung des Armes ist in diesen Fällen häufig reduziert. Stopford u. Telford (1919) wiesen auf Irritationen der sympathischen Fasern im Truncus inferior hin. Gelegentlich kommt auch ein Horner-Syndrom mit Ausfall der Schweißsekretion der Gesichtshälfte, des Halses und der oberen Extremität vor.

In einem Fall der Patienten von White u. Mitarb. (1945) konnte der Plexus brachialis über die darunterliegende Knochenprominenz hinweggerollt werden, wobei Parästhesien in der Extremität nachgewiesen wurden. Die protopathische Sensibilität war dabei mehr beeinträchtigt als die epikritische (Wilson 1940). Es wurde Thrombose der A. subclavia oder deren Kompression nachgewiesen. Die Durchschneidung des M. scalenus anterior führte in der Regel nicht zu Beschwerdefreiheit. Es wurde Resektion der 1. Rippe empfohlen.

Membrana suprapleuralis (Sibson-Faszie)

Die Pleurakuppel überragt bekanntlich die Zone des 1. Rippenknorpels beim Erwachsenen um 30–40 mm, nicht jedoch das Rippen-Hals-Gebiet. Sie ist durch eine kuppelförmige Faszie, die Membrana suprapleuralis, verdickt, die vorn am Innenrand der 1. Rippe, hinten am Vorderrand des Processus transversus C7 befestigt ist. In der Regel entläßt der M. scalenus minimus Fasern zu dieser Membran, die auch als Ausstrahlung des Muskels aufgefaßt werden kann. Fasern des M. scalenus minimus bis zur Membrana suprapleuralis sind an unserem Untersuchungsgut zwischen 14 und 27 mm lang und zwischen 4 und 10 mm breit. Ihre Ansatzlänge schwankt zwischen 0,6 und 27 mm.

Lig. transversocostale
(Abb. **137**)

An unserem Untersuchungsgut findet sich in etwas über 14% ein Bandapparat zwischen Processus transversus von C7 und 1. Rippe. Dessen Breite beträgt zwischen 2,1 und 5 mm, seine Länge 14,0–37,0 mm. Die Breite am Ansatz schwankt zwischen 0,8 und 2,0 mm. Auch dieser Bandapparat kann die Rr. ventrales T1 (T2) und unter Umständen auch den R. ventralis C8 oder die A. subclavia beeinträchtigen. Diese Strukturen verlaufen abgewinkelt über den Bandapparat hinweg.

Falconer u. Weddell (1943) wiesen wohl erstmalig auf eine *Plexusschädigung* durch das Band hin. Ein Lig. transversocostale (Lig. scaleni mediale [Bonney 1965]) schädigte in 5 von 8 Fällen von Gilliatt u. Mitarb. (1970) die Rr. ventrales C8 und stärker T1, in 3 den ganzen Truncus inferior.

Dieser Befund weist auf die von uns festgestellte sehr unterschiedliche Länge der Rr. ventrales des Armplexus hin (Abb. **143a**). Außerdem kann das Lig. transversocostale mehr medial oder mehr lateral an der 1. Rippe ansetzen. Bei den Patienten von Gilliatt u. Mitarb. waren am häufigsten die Muskeln lateraler Thenarabschnitte geschädigt, hauptsächlich die Mm. adductor brevis und opponens pollicis.

Bonney (1965) beschrieb 13 Fälle, bei denen der Truncus inferior des Plexus brachialis durch das Band zwischen Processus transversus C7 und 1. Rippe geschädigt war. Schmerzen und Parästhesien lagen bei 11 weiblichen und einem männlichen Patienten (15–76 Jahre) am medialen Umfang des Unterarms und an Fingern vor. Die Schmerzen entstanden bzw. verstärkten sich bei Armbewegungen, besonders Armheben.

Muskelschwächen wurden in den Mm. flexor carpi ulnaris, flexor digitorum profundus und flexor pollicis longus u. a. nachgewiesen. In allen Fällen war der Truncus inferior durch den Bandapparat geschädigt: operative Durchschneidung nach Abdrängen der Mm. sternocleimastoideus, omohyoideus, scalenus anterior, Abwärtsverlagern der A. subclavia, Durchtrennen der Membrana suprapleuralis und Darstellen der Cupula pleurae. Die Operation brachte in allen Fällen sehr gute Ergebnisse (auch ein Schwirren der A. subclavia, das vorher bei zwei Patienten vorlag, war später nicht mehr nachweisbar). Einmal entstand ein vorübergehendes Horner-Syndrom (Mitbeschädigung des Ganglion cervicothoracicum).

A. subclavia und Hiatus scalenorum
(Abb. **137**)

Entwicklung von Plexus brachialis und A. subclavia

Nach Ruge (1884) und Müller (1903, 1905) erfolgt bei Embryonen zwischen 8 und 11 mm Länge die Bildung des Plexus brachialis.

Die 4 unteren Halsnerven und der 1. Brustnerv gelangen in Richtung Extremitätenwurzel und bilden eine vertikal gestellte Platte. Diese teilt sich dann in zwei divergierende Stämme, zwischen denen die Humerusanlage liegt.

Der dorsale Stamm gelangt an die dorsale Extremitätenseite, der ventrale an die vordere. Aus der ventralen Platte sproßt eine kleinere Spitze aus, aus der dorsalen zwei, deren eine zum N. axillaris und deren andere zum N. radialis wird, der sich bei Embryonen von 11 mm in die Rr. superficialis und profundus teilt. Aus dem ventralen Stamm entstehen der N. musculocutaneus, der N. medianus und etwas weiter dorsal verlaufend der N. ulnaris. Die Wurzel der großen ventralen Nervenplatte ist bei 8–11 mm langen Embryonen von Gefäßen durchzogen, welche vorher bestehende Gefäßanlagen vor und hinter dem N. medianus miteinander verbinden. Diese Pforten tragen zur Entstehung der Medianusgabel bei oder verschwinden. Die Medianusgabel entsteht bei Embryonen zwischen 14 und 17,2 mm Länge. Von den ursprünglich drei Gefäßen, die den Plexusplattenteil durchziehen, bleiben nach Müller zwei, und zwar das oberste und das unterste, zurück. Die medial vom Plexus brachialis verlaufende Strecke wird bis zum zweiten Perforationsgebiet zur A. axillaris, eine andere zur A. transversa cervicis.

An der A. subclavia (Abb. 48) werden ein thorakaler Abschnitt (bis zum M. scalenus anterior), ein lateraler (im Hiatus scalenorum) und ein klavikulärer (bis zum Seitenrand der 1. Rippe) voneinander abgegrenzt. Der Sulcus a. subclaviae wurde von Todd (1911/12 – 200 1. Rippen) in 37,5% nicht aufgefunden und in 12,5% nur am Innenrand der 1. Rippe. Betont sei, daß schon die alten Anatomen Verläufe der A. subclavia vor dem M. scalenus anterior beobachteten: Schwegel (1859) unter 140 Fällen einmal sowie Dolgo-Saburoff (1933). Auch Inselbildungen der A. subclavia um den M. scalenus anterior wies Schwegel unter 140 Fällen dreimal nach. Die vor dem Muskel verlaufende Arterie verlief mit der V. subclavia und war schwächer als die regelhaft verlaufende entwickelt.

Auch Daseler u. Anson (1959) beobachteten einen bilateralen Verlauf der Aa. subclaviae vor dem M. scalenus anterior. Diese Autoren untersuchten auch die Lagebeziehungen zwischen A. subclavia und Cupula pleurae. An 34 von 55 Präparaten betrug der Abstand zwischen Pleurakuppel und Arterienbogen (höchster Punkt) 1–15 mm. Die Pleurakuppel überragt in diesen Fällen demnach den höchsten Punkt der A. subclavia. An 8 Präparaten rechts und 7 links lag der Scheitel der A. subclavia 6,1 (1,0–30) mm oberhalb der Kuppel. Beim oberen Grenzwert lag ein Aneurysma des Aortenbogens vor. Bei Ausschluß dieses Falles betrug der mittlere Abstand 4,2 mm. Sechsmal rechts und einmal links wurde die Cupula pleurae in gleicher Höhe mit dem obersten Punkt des Arterienbogens aufgefunden. An drei Objekten lag die Cupula pleurae oberhalb der Ebene des Bogenscheitels der A. subclavia und hinter diesem. Poker u. Mitarb. (1958) untersuchten röntgenologisch Länge und Kaliber der Aa. subclaviae. Die linke wurde in schräger Projektion, die rechte mit Hilfe von a.-p. Aufnahmen untersucht. Die rechte A. subclavia ist ihren Befunden zufolge im Mittel 6,1 cm, die linke 5,0 cm lang. Das mittlere Kaliber der rechten A. subclavia macht an ihrem Scheitelpunkt 0,6 cm, das der linken 0,9 cm aus.

In unserem Untersuchungsgut kommt es zu einer Formveränderung der A. subclavia im Bereich des Hiatus scalenorum (Abb. 143b). Eden (1939/40) konnte bei entwickelten Halsrippen deutliche Erweiterungen der A. subclavia distal des Hiatus scalenorum nachweisen. Dieser Befund wurde inzwischen vielfach bestätigt. Auch atheromatöse Wandveränderungen der Arterie mit Thrombenbildungen wurden beschrieben. Eden fand – im Gegensatz zu anderen Autoren – keine Seitenunterschiede bezüglich der Symptome bei Halsrippen.

Sympathische Fasern im Hiatus scalenorum
(Abb. **139**)

Schon Gordon (1901) und Todd (1912) wiesen darauf hin, daß innerhalb der Rr. ventrales T1 und T2 sowohl somatische wie auch sympathische Fasern verlaufen. Die meisten dieser Fasern ziehen seinen Befunden zufolge mit dem R. ventralis T1 und können durch Drücke auf den Truncus inferior geschädigt werden. Die sympathischen Fasern sind unregelmäßig verteilt zwischen den somatischen und finden

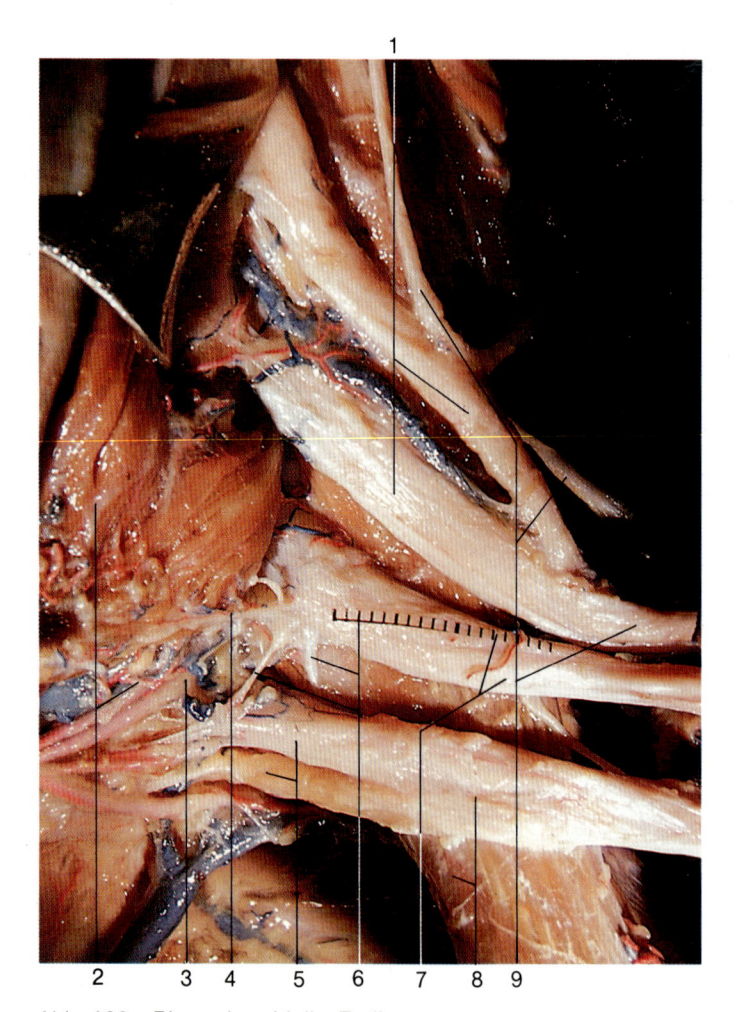

Abb. **139** Plexus brachialis, Freilegung.
1 Rr. ventrales C5 und C6
2 M. scalenus anterior, nach medial verlagert, und R. radicularis C7
3 A. cervicalis profunda (dünn entwickelt)
4 R. muscularis zu M. scalenus anterior
5 Rr. ventrales C7 und T1
6 R. ventralis C7 und Anastomosen mit C8
7 Truncus medius, Millimeterpapier
8 Truncus inferior und M. scalenus medius
9 N. phrenicus und Truncus superior

sich nur selten an der äußeren Zirkumferenz des Nervenstammes. Sunderland (1948) untersuchte an 34 Leichen die Verbindungen zwischen Truncus sympathicus und Plexus brachialis. Er fand:

1. Rr. communicantes albi, die nur aus dicken myelinisierten Fasern bestehen;
2. Rr. communicantes grisei, in denen nur nichtmyelinisierte Fasern vorkommen;
3. Rr. communicantes, in denen zahlreiche dünn myelinisierte Fasern mit Durchmessern von weniger als 3 µm nachgewiesen wurden;
4. Rr. communicantes, in denen nichtmyelinisierte und dick myelinisierte Fasern in unterschiedlicher Anzahl vorlagen.

Seinen Befunden zufolge verlaufen in allen Rr. ventrales, die den Plexus brachialis aufbauen, sympathische Fasern. Zu C5 und C6 gelangen sie über Rr. communicantes grisei aus dem Ganglion cervicale medium oder superius oder/und aus dem Ganglion cervicothoracicum und/oder von Rr. interganglionares. Der R. ventralis C7 erhält Sunderlands Befunden zufolge zwischen 1 und 3 Rr. communicantes grisei vom Ganglion cervicothoracicum und zusätzliche Fasern vom Plexus vertebralis. Die Rr. ventrales C8 und T1 erhalten postganglionäre Fasern vom Ganglion cervicothoracicum.

Lage des Truncus inferior

Im Untersuchungsgut von Sunderland (1948) und unserem eigenen wird die 1. Rippe in der Regel von Truncus inferior und nicht vom R. ventralis T1 überkreuzt. Die dem Knochen anliegenden Zonen sind der untere seitliche Umfang von T1 oder von T2 (falls sich dieses Segment an der Plexusbildung beteiligt). Gelegentlich beobachtete Sunderland eine Rotation des Truncus, wobei dann der hintere Umfang von C8 in Knochenkontakt lag. Sunderland stellte auch fest, daß der R. ventralis T1 in der Regel unifaszikulär, der von C8 aus mehreren Bündeln aufgebaut ist. Ganglienzellen kommen innerhalb der Rr. ventrales am häufigsten in C8 vor.

Einzug von Rr. communicantes in die Rr. ventrales

Nach Sunderland (1948) wird jeder R. ventralis des Plexus brachialis von 1–6 Rr. comunicantes erreicht. Sunderland betont wie frühere Forscher, daß Beeinträchtigungen der sympathischen Fasern des Plexus brachialis Zirkulationsstörungen zur Folge haben können. Er berichtete über einen 50jährigen Linkshänder, der seit 1933 zunehmend an vier Fingern der linken Hand Steife, Kälte und weiße Hautverfärbung (tagsüber) beobachtete. 1943 stellten sich starke Knochenschmerzen im Schulter- und Extremitätenbereich u. a. ein. Röntgenologisch wurde eine Hypertrophie des Processus transversus C7 und eine Halsrippe von 5 cm Länge festgestellt. Die A. subclavia und der Truncus inferior zeigten eine starke Angulation an der 1. Rippe mit Einengung der Arterie in dieser Zone.

Hiatus scalenorum und andere Arterien
(Abb. **140** und **141**)

Im Untersuchungsgut von Bean (1905) geht die A. transversa cervicis in 39% hinter dem M. scalenus anterior ab. Das Gefäß besitzt nach Faller (1952) in 54% Außendurchmesser von 2–3 mm, in 25% solche von 1–2 mm und in 4,5% Durchmesser bis zu 4 mm. Auch der Truncus costocervicalis, der die A. cervicalis profunda und die A. intercostalis suprema entläßt, kann hinter dem M. scalenus anterior im Bereich der Scalenuslücke entspringen. Diese Gefäße können bei arteriosklerotischen Wandveränderungen im Lückenbereich den Plexus schädigen. Im weiteren Verlauf zieht die A. transversa cervicis dann in 51% zwischen C6 und C7, in 43% zwischen C7 und C8, in 4,8% unter dem Truncus inferior nach dorsal und lateral. In 1% verläuft sie zwischen den Rr. ventrales C5 und C6.

Zugang von vorn zu A. subclavia und Plexus
(Abb. **29, 142** und **143**)

Beim Zugang von vorn zum Hiatus scalenorum wird in der Regel seitlich des M. sternocleidomastoideus vorgegangen. Dieser Muskel (und der M. trapezius) ist in die Lamina superficialis fasciae cervicalis eingescheidet. Über dem Muskel liegt das unterschiedlich ausgebildete Platysma. Der Muskel kann unmittelbar in den M. trapezius übergehen: M. cleidooccipitalis. Gelegentlich ziehen auch einzelne Faserzüge zwischen beiden Muskeln zur Clavicula. Selten kommt es zu eigenartigen Überkreuzungen (das Caput sternale der linken Seite zieht über das Caput sternale und das Caput claviculare der rechten Seite hinweg [Stott 1928]). Verhältnismäßig häufig kommen Variationen des M. omohyoideus vor, der in die Lamina praetrachealis der fasciae cervicalis eingescheidet ist.

Hedwig Frey (1915) beschrieb ein 5½ cm langes Muskelbündel (74jährige Frau), das vom Processus transversus

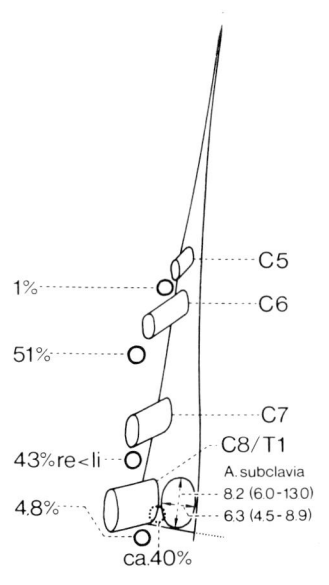

Abb. **140** Ursprung und Verlauf der A. transversa cervicis in Beziehung zum Plexus brachialis (nach Dean 1905 und aufgrund des eigenen Untersuchungsguts [Weite der A. subclavia]).

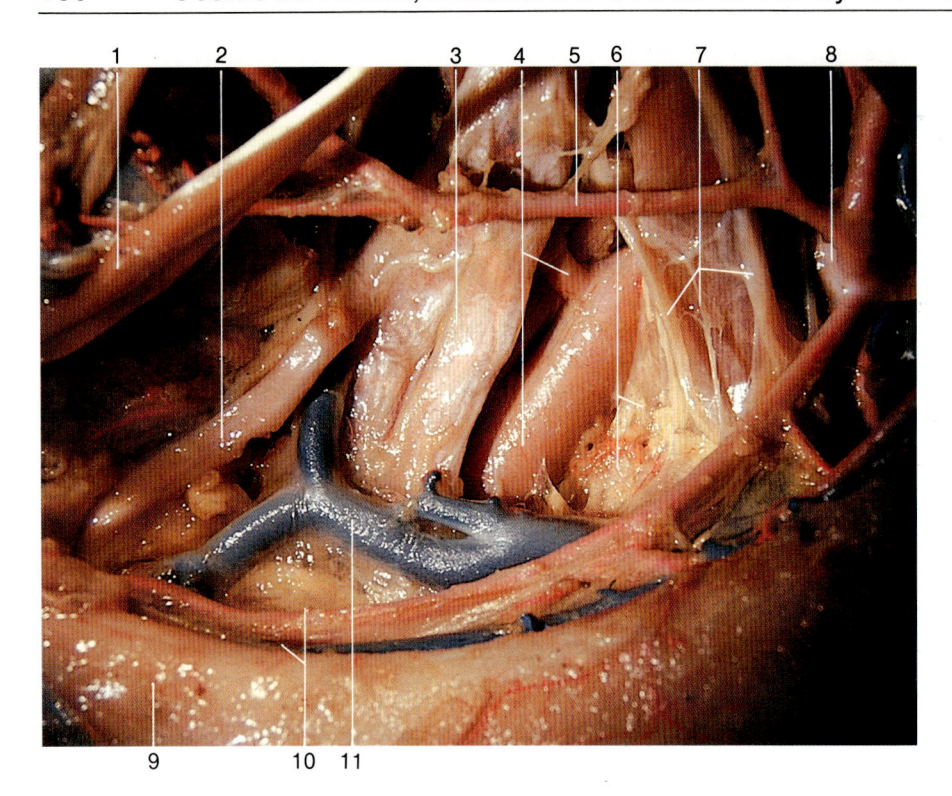

Costae cervicales, benachbarte Strukturen und Syndrome

Abb. 141 Plexus brachialis von seitlich und oben.
1. M. omohyoideus
2. N. suprascapularis
3. Plexus brachialis, Truncus superior
4. A. subclavia und A. transversa cervicis
5. A. cervicalis superficialis
6. Band und Fett über Pleurakuppel
7. M. scalenus anterior, N. phrenicus und Nebenphrenicus
8. Truncus thyrocervicalis
9. Clavicula
10. A. und V. suprascapularis
11. V. transversa cervicis

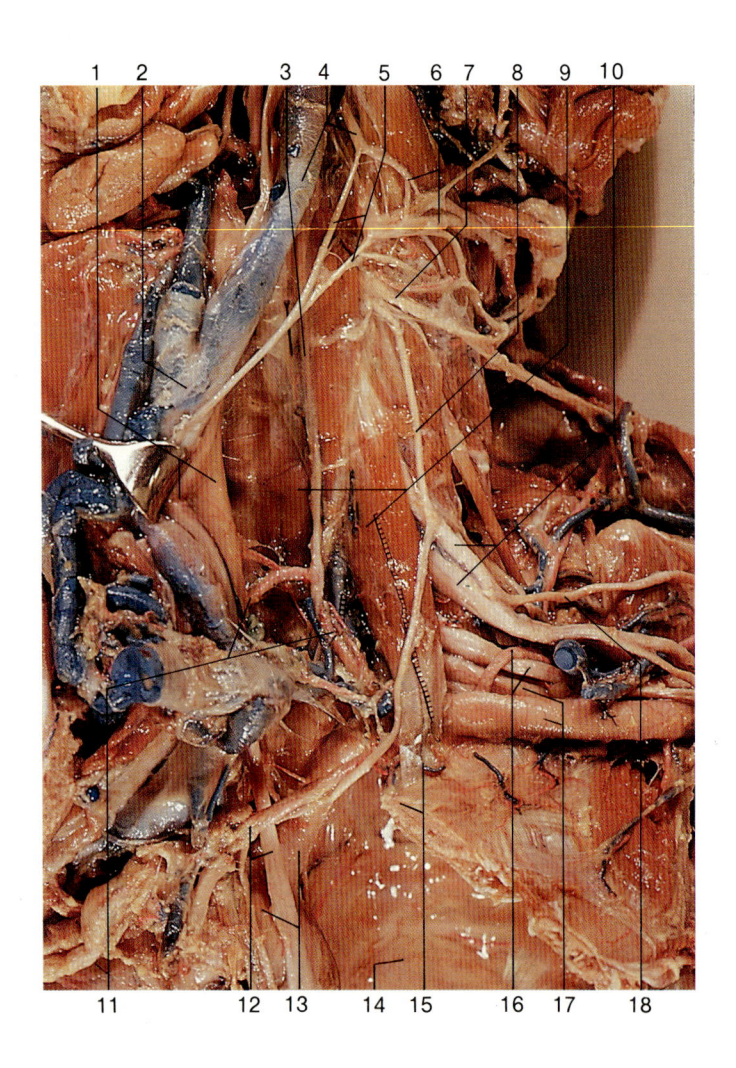

Abb. 142 Plexus brachialis.
1. A. carotis communis und N. vagus
2. Nerven-Gefäß-Strang und Eingeweide, nach medial abgehalten
3. Truncus sympathicus
4. R. ventralis C2 und V. jugularis interna
5. Rr. descendentes C2 und C3
6. Zweige zu Plexus cervicalis
7. N. suprascapularis aus C4
8. N. phrenicus
9. Mm. longus colli und scalenus anterior
10. Rr. ventrales C5/C6
11. A. thyroidea und Truncus thyrocervicalis
12. A. thoracica interna und N. vagus
13. A. subclavia und Arcus aortae
14. Cavitas thoracis
15. Costa I, Sägezone
16. A. transversa cervicis und R. ventralis C7
17. R. ventralis C8 und A. subclavia (3. Strecke)
18. N. suprascapularis

A. subclavia und Hiatus scalenorum

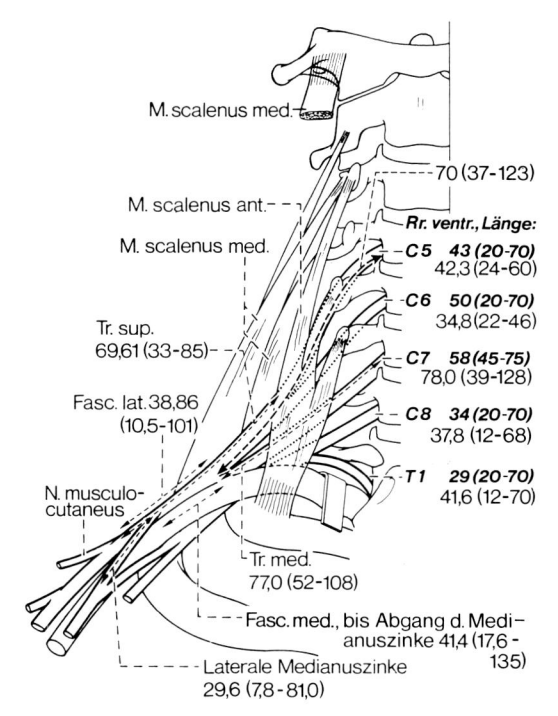

Abb. 143a Plexus brachialis, Längenmaße der Rr. ventrales des Plexus und einige Faszikel (nach Bonnel u. Rabischong 1981, Margono 1980 und Menzler 1983).

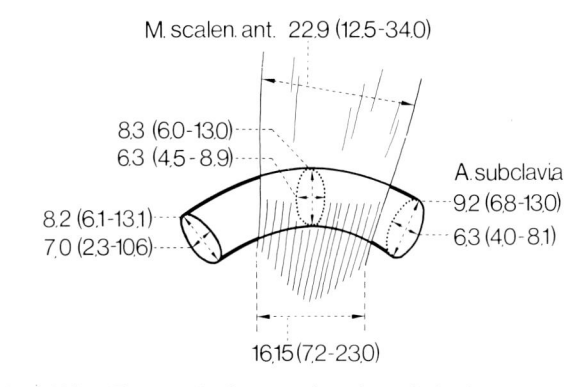

Abb. 143b Formveränderung der A. subclavia am Durchtritt durch den Hiatus scalenorum. Maße in mm (Grenzwerte).

C6 zur Clavicula zog. Die Insertion am Schlüsselbein war 17 mm breit und 5,5 cm von der Articulatio sternoclavicularis entfernt; die Länge der Clavicula betrug 14 cm. Der Muskel überkreuzte den M. omohyoideus an dessen Ventralfläche und wurde von Frey als M. omocervicalis gedeutet. Er kommt in ca. 2% vor.

Nach Abtrennen des M. omohyoideus oder Durchtrennen (seiner Variation) spannt sich über den Plexus bachialis und den prävertebralen Muskeln einschließlich der Mm. scaleni die relativ dicke Lamina praevertebralis fasciae cervicalis aus. Nach Durchtrennen der Faszienschicht kann zum M. scalenus anterior vorgegangen werden, bei Sicherung des N. phrenicus und Schonung der Cupula pleurae und der Membrana suprapleuralis (Sibson-Faszie). Hinter der A. subclavia verläuft in ca. 40% ein M. scalenus minimus.

Schumacker (1946) beschrieb Techniken zur Freilegung des Truncus brachiocephalicus und der A. subclavia: subperiostale Resektion eines Teiles der Clavicula, Freilegen des Truncus und proximaler Abschnitte der A. subclavia (evtl. nach Spaltung des Sternums in der Mittellinie in Höhe des 2. oder 3. ICR). Betont sei, daß die A. subclavia und die A. axillaris untereinander zahlreiche Anastomosen ausbilden und die A. subclavia deshalb ohne stärkere Folgen unterbunden werden kann (Blalock 1946). An unserem Material (Keßler 1990) verläuft der sagittale Abstand des Scheitels der A. subclavia im Mittel 45,5 (28–66) mm hinter der Clavicula. In Abb. **43** ist zu erkennen, daß der Scheitelpunkt der A. subclavia im Mittel 5,5 mm oberhalb der Clavicula liegt; er kann jedoch auch 25 mm unterhalb der Clavicula oder 27 mm oberhalb davon aufgefunden werden.

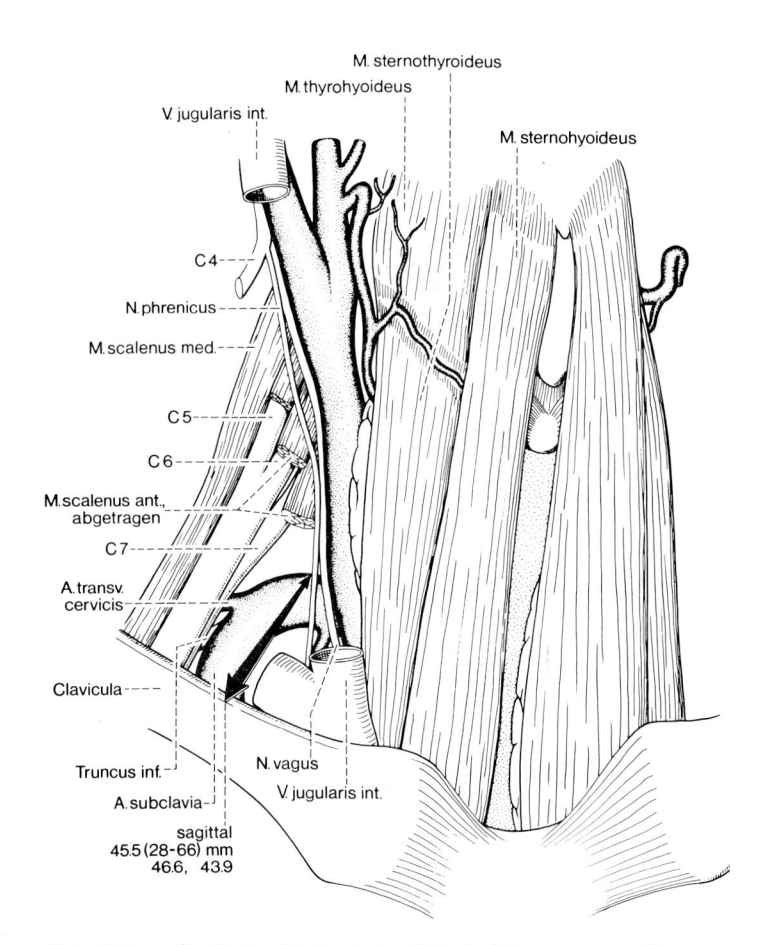

Abb. 143c Sagittaler Abstand des Subclaviabogens vom Oberrand der Clavicula (nach Keßler 1990). Der Mittelwert dieses Abstands macht 45,5 mm aus, rechts fand sich ein Mittelwert von 46,6, links einer von 43,9 mm (Grenzwerte – s. auch Abb.43).

Spatium costoclaviculare und kostoklavikuläres Syndrom

Das Spatium costoclaviculare ist von folgenden Strukturen begrenzt: vorn vom inneren Drittel der Clavicula und vom M. subclavius, hinten medial vom vorderen Drittel der 1. Rippe und den sich daran anheftenden Mm. scaleni. Nach Austritt aus dem Hiatus scalenorum verlaufen der Plexus brachialis, die A. subclavia und die V. subclavia zwischen dem vom M. subclavius unterpolsterten Clavicula und der 1. Rippe nach lateral unten. Kommt es zu Kompressionen des Plexus brachialis und der Vasa subclavia zwischen 1. Rippe und Clavicula, dann entsteht das kostoklaviculäre Syndrom (Bramwell 1903). Es bestehen ähnliche Beschwerden wie beim Scalenussyndrom. Zusätzlich ist der venöse Abstrom behindert (Thoracic-outlet-Syndrom). Schädigungen des Plexus brachialis an der kostoklavikulären Engzone haben meist eine untere Armplexusparese zur Folge. Seltener, z. B. bei Kallusbildungen nach Claviculafrakturen, sind auch obere Plexusanteile betroffen. Betont sei, daß zahlreiche Variationen des M. subclavius vorkommen, z. B. Muskelkopf zur 2. Rippe (Steinbach 1923), Züge zum Lig. coracoclaviculare und zum Processus coracoideus, Züge zur Scapula u. a. Clifffton (1947) fand (und durchtrennte) bei einem 35jährigen Patienten z. B. einen 3 cm dicken M. subclavius, der insbesondere den Venenabstrom behinderte.

Folgende weitere Variationen des M. subclavius wurden gefunden:

1. Gedoppelte Mm. subclavii. Gruber (1849) beschrieb Ursprünge dieser zweifach ausgebildeten Mm. subclavii von der Clavicula, vom Processus coracoideus, von der Spina scapulae und vom Gebiet der Incisura scapulae.
2. Diese Muskeln können vor und unterhalb des regelhaft entwickelten Muskels verlaufen (Henle 1871, Piersol 1907, von Bardeleben 1912, Løwenstein 1924 – zit. nach Hauge 1942).
3. Ein M. subclavius posterior kommt nach Krause (1880) in 7% vor. Auch an unserem Material wurde ein derartiger Muskel von Frau Professor Shoumura dargestellt. Zwischen Muskel und Clavicula zog die V. jugularis externa hindurch.
4. Nach Gruber (1849) kommen derartige Variationen häufiger links als rechts vor.

Die V. subclavia ist (zwischen Seitenrand der 1. Rippe und Einmündung in die V. jugularis) nach Moosman (1973) u. a. 3–4 cm lang und 7–18 mm weit (Loeweneck u. Mitarb. 1978) (Abb. **37**). Anderhuber (1982) weist erneut auf die Verwachsung der Adventitia der V. subclavia mit der Fascia clavipectoralis und dem Lig. costoclaviculare vorn und mit dem Periost der 1. Rippe und der Lamina praevertebralis sowie der Lamina praetrachealis fascia cervicalis hinten hin. Der Venenquerschnitt erweitert sich beim Heben des Schultergürtels und verengt sich bei dessen Absinken. Anderhuber (1982) untersuchte die Lumenveränderungen der Vene bei verschiedenen Schultergürtelstellungen (an 10 Leichen) und den Sulcus v. subclaviae. Der Sulcus schließt mit der Frontalebene Winkel zwischen 0,5 und 22° ein. In diesem Bereich verlaufen in der Regel die Trunci primarii inferiores des Plexus brachialis. Schon Todd (1912) wies darauf hin, daß sich das Absinken des gesamten Schultergürtels während der postnatalen Zeit bis zum Erwachsenenalter kontinuierlich nachweisen läßt und sich möglicherweise deshalb eine Raumbeengung im kostoklavikulären Zwischenraum für Plexus und Gefäße erst bei Erwachsenen entwickelt. Telford u. Mottershead (1948) untersuchten den Puls der A. radialis an 120 Medizinstudenten (70 männliche, 50 weibliche). Nach Absenken der Schulter durch Tragen eines schweren Gewichts wurde an 116 Probanden eine Verringerung und bei 38 ein Verschwinden des Radialispulses nachgewiesen. Bei Rücklagern der Schulter verminderte sich der Radialispuls bei 48% bei extremer Abduktion in 54%, bei Abduktion bis 90° in 7,5%. War der Arm zu 90° abduziert und der Proband gebeten zu adduzieren (gegen Widerstand), konnten Pulsveränderungen in 90% nachgewiesen werden: Kompression der Arterie durch Muskelkontraktionen. Bei den meisten Erwachsenen mit normaler Schulterlage liegt eine klavikuläre Elevation von 6° (0–10°) vor. Der Abstand des untersten Punkts der Clavicula von der 1. Rippe beträgt 2,2 cm (Telford u. Mottershead 1948). Bei Verlagerung des Schultergürtels nach dorsal wandert das akromiale Ende der Clavicula nach oben, und der Knochen kreuzt den Plexus brachialis oberhalb der Ebene der 1. Rippe.

Zentraler Venenkatheter zur V. subclavia

Die V. subclavia kann supra- oder infraklavikulär punktiert werden. Stern u. Mitarb. (1990) überprüften die Verletzungsmöglichkeiten von Nachbarstrukturen bei infraklavikulärem Zugang zur V. subclavia 1 cm unterhalb der Claviculamitte und bei Punktionsrichtung senkrecht zu einer Verbindungslinie Akromioklavikulargelenk/vordere Achselfalte mit einer Punktionsnadel. In immerhin 14% wurde eine falsche Vene, in 8% die A. subclavia und in 3% die Pleura getroffen (Weiteres s. Stern u. Mitarb. 1990, dort auch Literaturangaben).

Schultergürtel

Skeletteile

Clavicula

Übersicht über Entwicklung, Maße und Form

Die Clavicula entwickelt sich als Mischknochen. Der größte Teil des Schlüsselbeins ist knorpelig angelegt; ein mittlerer Abschnitt entsteht wahrscheinlich als Bindegewebeknochen. Die Verknöcherung des Knorpelanteils beginnt schon Ende der 5. und Anfang der 7. Embryonalwoche. Nach neueren Autoren ossifiziert die Clavicula in Form zweier Knochenzentren im Mesenchym zwischen 5. und 6. Lebenswoche. Beide Zentren vereinigen sich etwa am 44. Lebenstag miteinander. In medialen und lateralen Abschnitten bildet sich vor der Ossifikation jedoch ein sogenannter Vorknorpel, der mit dem Bindegewebeknochen bald fusioniert. Beim Neugeborenen sind die schulterblattnahe (akromiale) sowie die brustbeinnahe (sternale) Zone noch knorpelig und besorgen das Längenwachstum der Clavicula. Das akromiale Ende wird zur knorpelüberzogenen Facies articularis acromialis. Im sternalen Bereich tritt zwischen 14. und 19. Lebensjahr ein eigener Epiphysenkern auf, dessen Epiphysenfuge zwischen 21. und 24. Lebensjahr knöchern durchgebaut ist. Beim Erwachsenen ist die Clavicula 14,25 (12,8–17,0) cm lang. Bei britischen Frauen wurden z. B. mittlere Längen von 14 cm, bei britischen Männern von 15 cm aufgefunden. Die rechte Clavicula hatte bei Bajuwaren (Männer und Frauen) eine mittlere Länge von 14,41 cm, die linke eine von 14,71 cm (Weiteres bei Martin u. Saller 1959). Die Clavicula ist individuell unterschiedlich S-förmig gekrümmt, und zwar so, daß ihre medialen zwei Drittel eine nach vorn konvexe und ihr laterales Drittel eine nach dorsal konvexe Biegung aufweisen (Abb. **144**). Individuell sind diese Biegungen unterschiedlich stark. Bei kräftigen Männern macht z. B. der anteroposteriore Durchmesser der Extremitas sternalis 18 mm aus, der im Bereich der Krümmung nach vorn 14 mm und der der Extremitas acromialis 24 mm. Die Höhe der Clavicula im sternalen Bereich beträgt in diesen Fällen ca. 14 mm, im Bereich der Konvexität nach vorn 12 mm und am akromialen Ende 13 mm. Ab dem Querschnitt ist die Extremitas sternalis meist stumpf-dreieckig, die Extremitas acromialis oval – mit langer Achse horizontal – ausgebildet. Bei Individuen mit kräftigen Muskeln und bei herabhängenden Armen steht die Clavicula fast horizontal oder steigt seitwärts an.

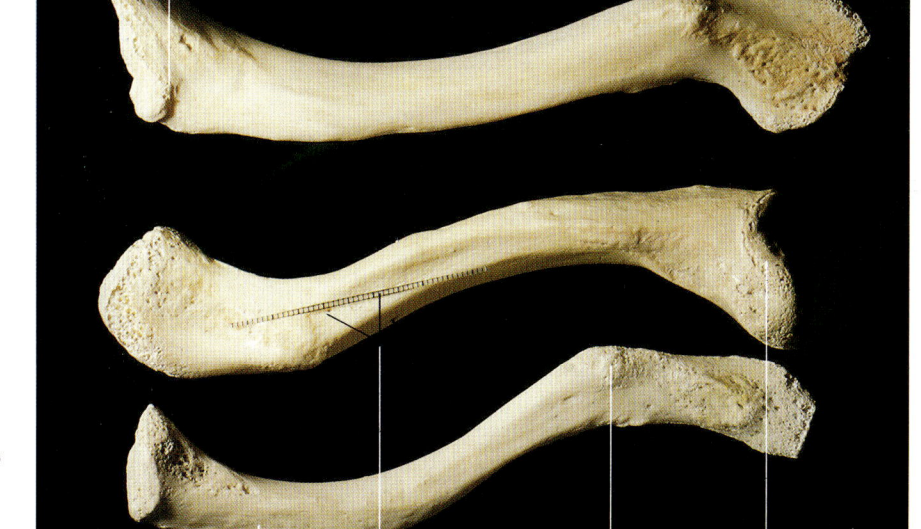

Abb. **144** Verschieden geformte und verschieden lange Claviculae, von unten.
1 Extremitas acromialis einer wenig durchgebogenen Clavicula
2 stark gebogene Clavicula, Ansatzzone des M. trapezius
3 starker Sulcus m. subclavii, Millimeterpapier und Foramen nutricium
4 Ansatzzone des Lig. costoclaviculare
5 Facies articularis sternalis

Die obere Fläche der Clavicula ist in ganzer Ausdehnung abtastbar; die untere Fläche entzieht sich im Bereich der Zone über der 1. Rippe und auch seitlich davon großteils der direkten Palpation.

Nerven- und Gefäßversorgung

Die Ernährung der Clavicula erfolgt über zahlreiche Gefäße. Am wichtigsten ist jedoch die A. nutricia aus der A. thoracoacromialis, die im Bereich der lateralen Drittelzone in die Unterfläche oder Rückfläche der Clavicula einzieht. Gelegentlich erreicht dieser Gefäßkanal auch den Mittelteil der Unterfläche. Auch an der Unterfläche des medialen Drittels der Clavicula sind oft Foramina nutricia ausgebildet. In etwa einem Fünftel finden sich an unserem Material Kanäle durch die Clavicula (Abb. **145**), durch die Gefäße und/oder Nn. supraclaviculares hindurchziehen.

Foramina

Nach Pahl (1945) wurden die Kanäle für Nerven in der Clavicula erstmalig 1847 von Bock entdeckt, dann von Gruber (1849) u. a. beschrieben. Nach Dos Santos (1984) sollen diese Kanäle in 6–7% vorkommen. In den Kanälen verlaufen einzelne der Nn. supraclaviculares. Pahl (1955) stellte sie bei der röntgenologischen Untersuchung eines Patienten fest.

Extremitas sternalis claviculae

Ravelli (1955a) wies auf die unterschiedlichen Formen des sternalen Claviculaendes hin. Er stellte eine sogenannte Fischmaulform des medialen Endes der Clavicula vor. Während des ersten Dezenniums soll das sternale Claviculaende pilzförmig, im zweiten becherförmig mit welligem, relativ scharf begrenztem Rand sein. Verknöcherungen der medialen Epiphysenkerne der Clavicula sollen bis zur Mitte des dritten Dezenniums vorkommen. Ab Mitte des dritten Dezenniums werden schon degenerative Erkrankungen beobachtet. Heiffer (1956) beschrieb bei 17jährigen z. B. flache Einsenkungen des medialen Claviculaendes, etwas später Zweiteilungen des medialen Epiphysenkerns, bei einer 54jährigen mit Arthrosis deformans eine Sattelform u. a. Er betont, daß ein Os parasternale während der Röntgenuntersuchungen oft übersehen wird und in ca. 10% vorkommt. Außerdem beschreibt er glattrandige Tubercula episternalia, die als flügelförmige Fortsätze des Manubrium sterni überragen und sich auch an der Gelenkflächenabbildung für die Clavicula beteiligen.

Kremser (1952) stellte z. B. eine Gelenkbildung zwischen Clavicula und Processus coracoideus vor.

Andere Mißbildungen und Variationen

Bei der Dysostosis cleidocranialis kommt es zur mangelhaften Ossifikation der desmal entstandenen Schädelknochen und Claviculateile.

Über Muskelursprungs- und Ansatzzonen sowie die Bezeichnungen der Teile der Clavicula orientiert Abb. **145**. Betont sei, daß neben der Facies articularis sternalis an deren Seitenrand gelegentlich eine Knorpelfläche besteht, die mit dem Knorpel der 1. Rippe artikuliert. In der Regel ist jedoch in dieser Zone ein Bandapparat als Fortsetzung des Lig. costoclaviculare ausgebildet.

Scapula
(Abb. **146** und **147**)

Das dreiseitig begrenzte und über große Flächen platt ausgebildete Schulterblatt besitzt eine Facies costalis und eine Facies dorsalis, einen oberen, einen seitlichen und einen medialen Rand und entsprechend drei Winkel (Anguli inferior, lateralis und superior). Die dem Brustkorb zugewendete Facies costalis ist zu einer Fossa subscapularis (für den gleichnamigen Muskel) ausgekehlt. An der Facies posterior geht etwas oberhalb des oberen Viertelpunktes die Spina scapulae nach seitlich und oben ab und

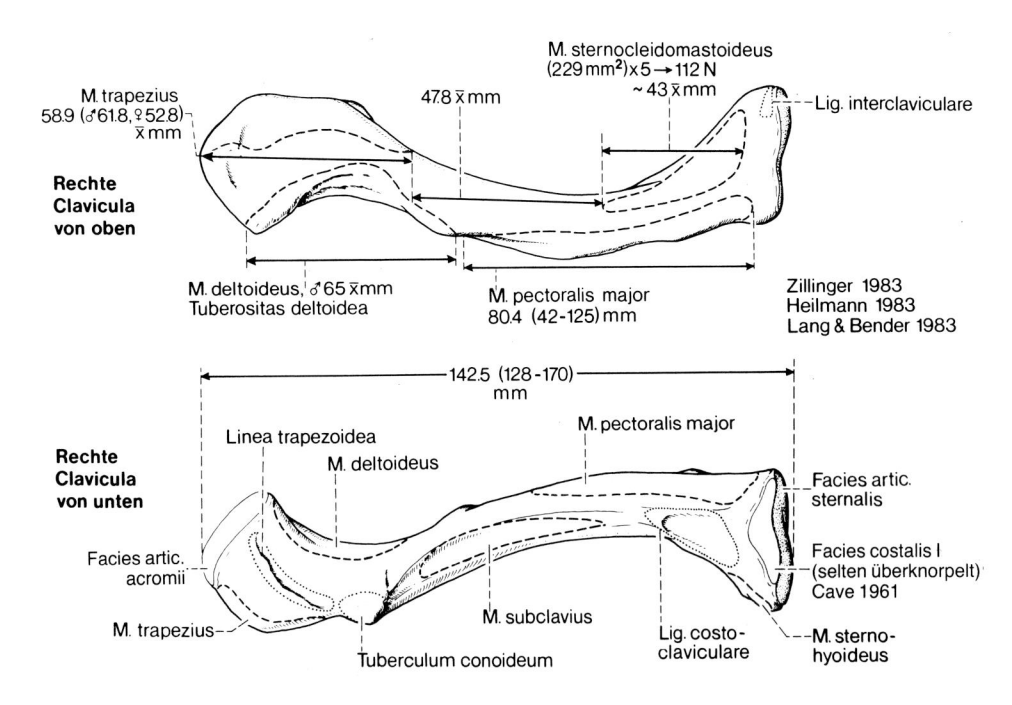

Abb. **145** Rechte Clavicula von oben und unten, Gesamtlänge sowie Plazierung der Ursprungs- und Ansatzzonen von Muskeln und Bändern.

Skeletteile 135

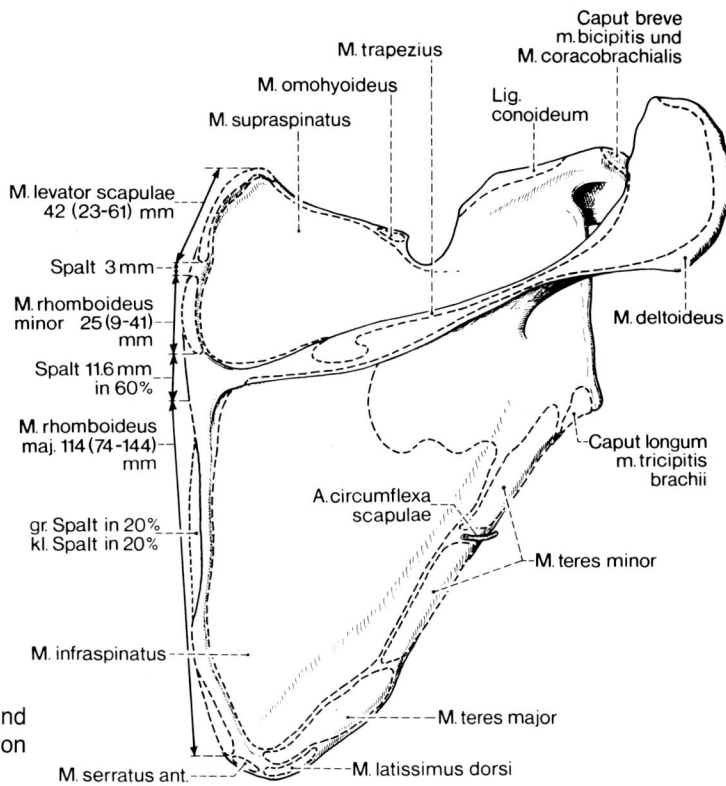

Abb. 146 Rechte Scapula von dorsal mit Ursprungs- und Ansatzzonen verschiedener Muskeln und einigen Maßen von Zillinger (1983).

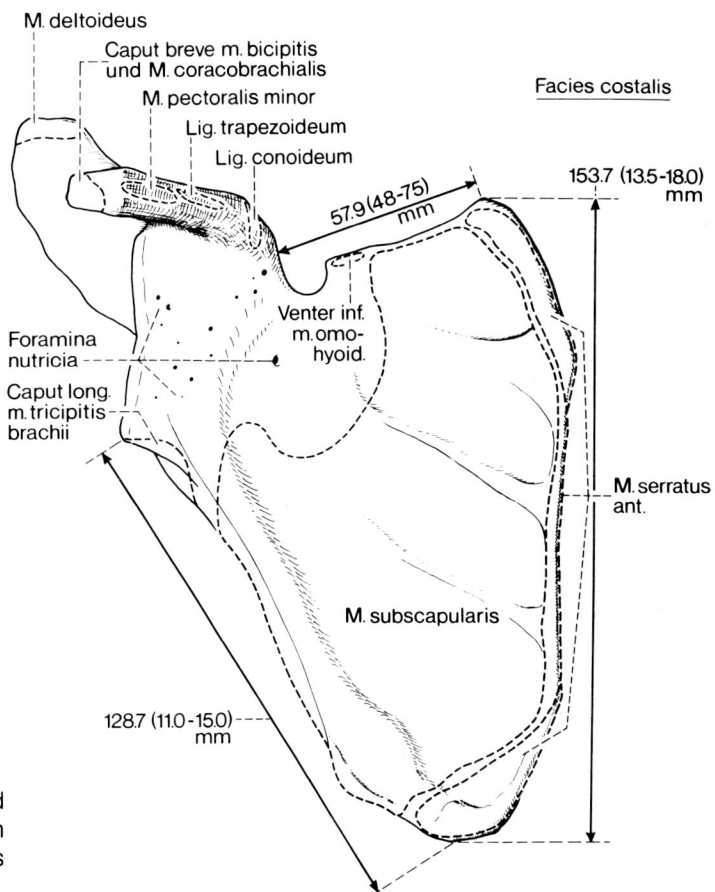

Abb. 147 Facies costalis der rechten Scapula, einige Maße und Muskelursprungs- und Ansatzzonen sowie die am häufigsten aufgefundenen Ursprünge des Bandapparates am Processus coracoideus.

läuft ins Acromion zur Verbindung mit der Clavicula nach vorn aus. Oberhalb davon befindet sich die Fossa supraspinata, unterhalb die größere Fossa infraspinata. Der Winkel, den das Acromion nach vorn bildet, ist der Angulus acromialis. Die Artikulationsfläche zur Clavicula wird als Facies articularis acromii bezeichnet. Die Fossa supraspinata geht seitlich der Abhebungszone der Spina scapulae über die Incisura spinoglenoidalis in die Fossa infraspinata über. Die Margo medialis scapulae hat eine Länge von 15,4 (13,5–18) cm. Am Angulus inferior sowie am Abgang der Spina scapulae ist der mediale Rand etwas verdickt und weicht oberhalb der Spina scapulae nach lateral zum Angulus superior ab. Die Margo superior ist zwischen oberem Winkel des Schulterblatts und Oberrand der Cavitas glenoidalis bei muskelkräftigen Individuen etwa 7 cm lang und besitzt an der lateralen Drittelzone eine Einziehung, die als Incisura scapulae bezeichnet wird (Abb. **148** und **149**). Zwischen Angulus superior und medialem Rand der Incisura scapulae (Zone) mißt die Margo superior an unserem Material 5,8 (4,8–7,5) cm. Medial davon ist der Knochen relativ dünn; lateral davon springt der Processus coracoideus etwas nach vorn oben und dann nach lateral umbiegend vor. Sein Wurzelgebiet ist etwa 2 cm breit und 1 cm dick, sein Endfortsatz 2 cm lang, 1,5 cm breit und 8 mm dick. Die Umbiegungsstelle des Acromion nach vorn wird als Angulus acromialis bezeichnet. Am Angulus lateralis liegt die Gelenkfläche für das Caput humeri auf (Cavitas glenoidalis). Diese seichte Grube ist etwa 38 mm lang und an ihrem unteren Abschnitt 25 mm breit, der obere, etwa ein Drittel umfassende Bereich besitzt nur eine Breite von etwa 18 mm. Ober- und unterhalb der Cavitas glenoidalis befinden sich die Tubercula supraglenoidale (Ursprung des langen Bizepskopfes) und infraglenoidale (für Caput longum m. tricipitis). Medial des Gelenkfortsatzes befindet sich das Collum scapulae. Die Margo lateralis ist zwischen Unterrand der Cavitas glenoidalis und Angulus inferior 12,9 (11–15) mm lang; ihr unteres, 4 cm langes Endstück weicht meist etwas nach medial ab. Im oberen Bereich und

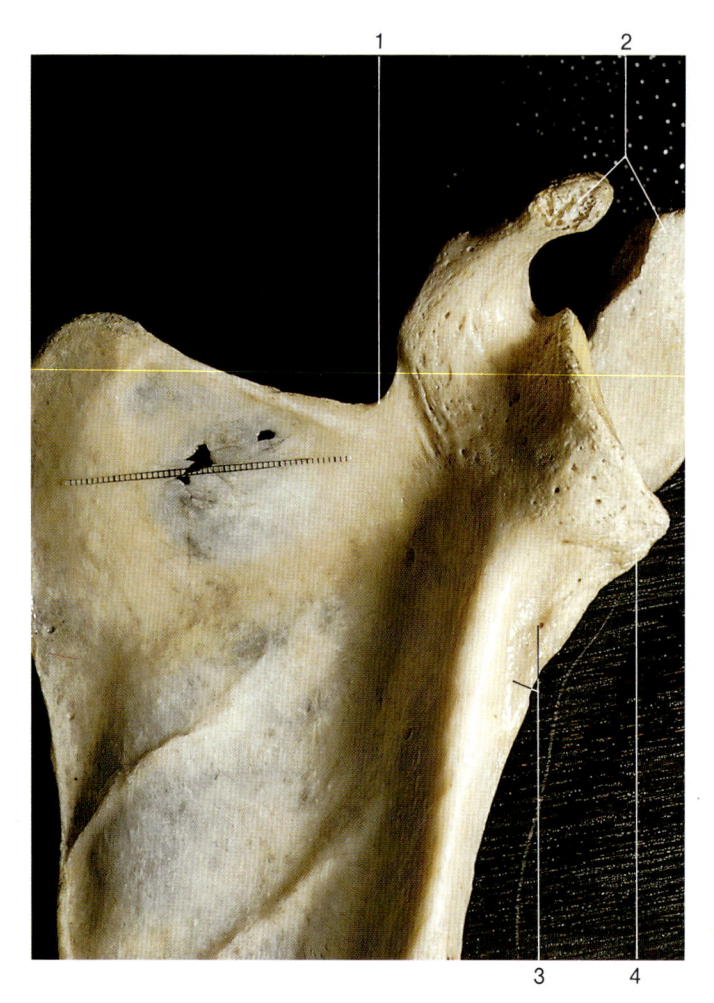

Abb. **148** Fehlen der Incisura scapulae (linke Scapula von vorn).
1 Zone der Incisura scapulae
2 Processus coracoideus und Acromion
3 Margo medialis scapulae, dicke Knochenzone mit Foramen nutricium
4 Tuberculum infraglenoidale

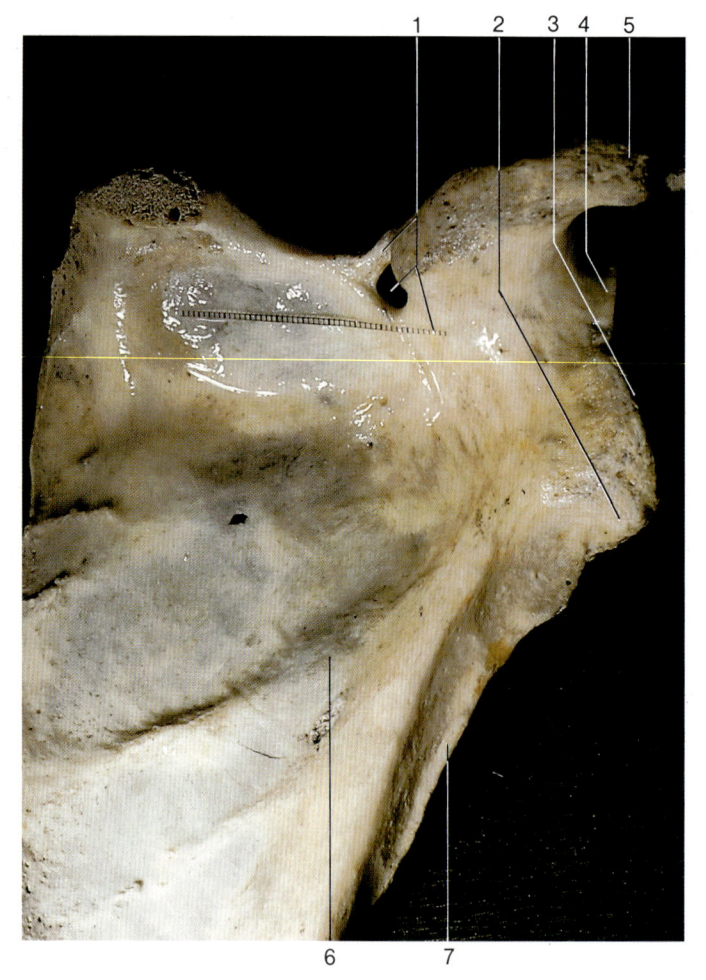

Abb. **149** Incisura scapulae, knöchern überbrückt, linke Scapula von vorne.
1 Knochenbrücke über Incisura scapulae und Millimeterpapier
2 Tuberculum infraglenoidale
3 Cavitas glenoidalis, Zone
4 Tuberculum supraglenoidale
5 Processus coracoideus
6 Facies costalis mit kräftiger Linea muscularis
7 Margo lateralis scapulae

etwa 4 cm oberhalb des Angulus inferior liegen die dicksten Zonen der Margo lateralis (bis zu 1 cm) vor. Auch im übrigen Abschnitt ist die Margo lateralis die dickste Scapularandzone. Im Gebiet der Fossa infraspinata (seltener auch supraspinata) wurden in unserem Material durchscheinend dünne bzw. dehiszente Scapulaflächen aufgefunden. Lediglich die an der Facies costalis vorliegenden Lineae musculares für sehnige Ursprünge des M. subscapularis bleiben in diesen Fällen meist erhalten.

Die meisten *Foramina nutricia* der Scapula liegen im Bereich der Facies costalis und auch der Facies posterior im Gebiet der Margo lateralis hinter der Cavitas glenoidalis und unter der Incisura scapulae. Auch an der Spina scapulae konnten wir an der Ober- und Unterseite meist Foramina nutricia erkennen. Die meisten Gefäße des Schulterblatts stammen von der A. circumflexa scapulae und der A. suprascapularis ab. Die A. circumflexa scapulae prägt etwas oberhalb der Mitte der Margo lateralis häufig Gefäßfurchen ein.

Sicht- und tastbare Knochenzonen der Scapula: Bei frei herabhängendem Arm liegt der Angulus inferior scapulae in der Regel über der 7. Rippe oder über dem 7. Interkostalraum. Er läßt sich durch Haut und Muskeln abtasten und wird beim Armheben während seiner Wanderung nach vorn sichtbar. Der Angulus superior und der obere Teil der Margo medialis sind von Muskeln bedeckt. Das Collum scapulae ist am unteren und dorsalen Umfang ebenso wie die Spina scapulae (im Bereich ihrer Crista und der Area triangularis) abzutasten. Der Angulus des Acromion sowie dessen laterale obere Fläche und Spitze sind ebenfalls der Palpation zugänglich. Die Spitze des Processus coracoideus kann (etwa 2,5 cm) unterhalb der lateralen Viertelzone der Clavicula gefühlt werden. Auch die Abtastung des Lig. coracoclaviculare ist möglich. Der untere Teil der Margo medialis scapulae sowie der Angulus inferior können beim Lebenden gefühlt werden.

Bänder und Gelenke

Am Schultergürtel werden die Ligg. coracoacromiale und transversa scapulae superius und inferius in den Nomina anatomica aufgelistet.

Der Articulatio acromioclavicularis sind das Lig. acromioclaviculare, der Discus articularis sowie das Lig. coracoclaviculare mit den Ligg. trapezoideum und coroideum zugeordnet. Zur Articulatio sternoclavicularis gehören der Discus articularis (der von Mörike 1965 als interartikulärer Bandapparat bezeichnet wurde) sowie die Ligg. sternoclaviculare anterius, sternoclaviculare posterius, costoclaviculare und interclaviculare.

Lig. coracoacromiale

Das Lig. coracoacromiale (Abb. **150**) erstreckt sich vom hinteren Umfang des Processus coracoideus zum Acromion und ist 3–3,5 cm lang. Es besteht zum größten Teil aus parallel verlaufenden kollagenen Fasern, in die aponeurotischen Abschnitte der Mm. trapezius und deltoideus eingewoben sind. Es gilt als Dach der Articulatio humeroscapularis und verhindert eine Verschiebung des Oberarmkopfes nach oben, nach oben vorn und nach hinten oben. Andererseits begrenzt es die Bewegungsfreiheit des Schultergelenks in diesen Richtungen. Der Schultergürtel muß sich beim Armheben über die Horizontale mitbewegen. Unter dem Band befindet sich das subakromiale Nebengelenk, die Bursae subacromialis und subdeltoidea und ein mehrschichtiges Verschiebegewebe.

Lig. transversum scapulae superius

Das Lig. transversum scapulae superius überbrückt die Incisura scapulae. Unter ihm verläuft der N. suprascapularis (C4–C6), über ihm die A. suprascapularis. Das in der Regel dünne Band erstreckt sich zwischen der Basis des Processus coracoideus und dem medialen Umfang der Incisura scapulae. Seine Verbreiterung oder Verknöcherung

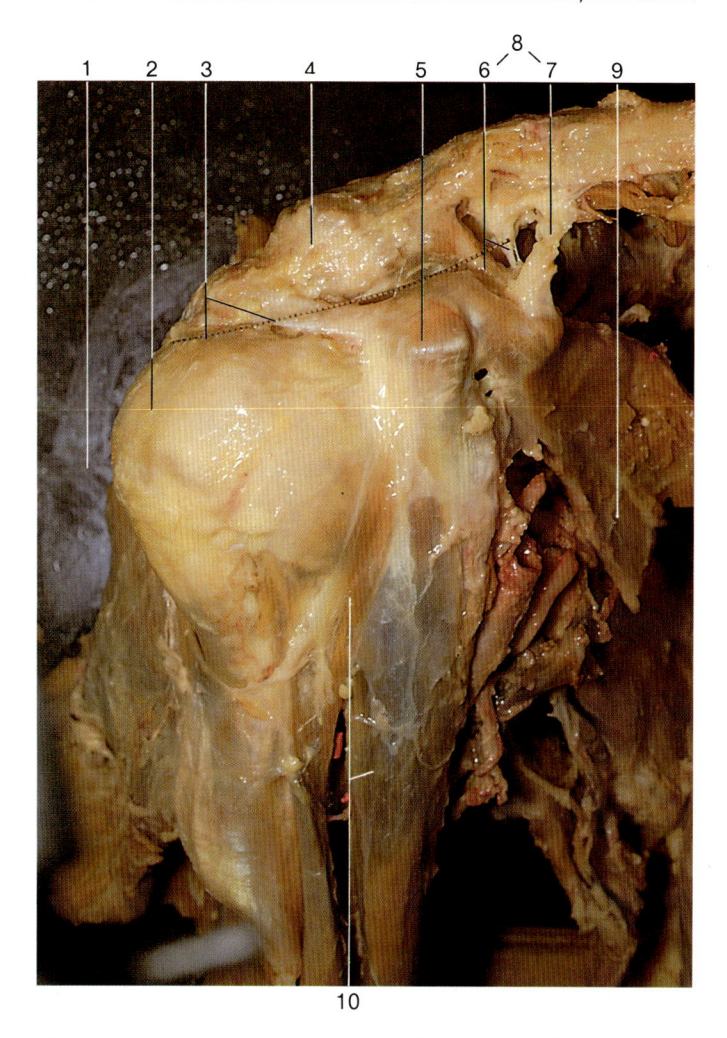

Abb. **150** Bänder des Schultergürtels von der Seite und etwas von vorn; M. deltoideus vorn abgetragen.
1 M. deltoideus
2 Capsula articularis capitis humeri
3 Millimeterpapier und Lig. coracoacromiale
4 Extremitas acromialis claviculae
5 Processus coracoideus, Spitze
6 Lig. trapezoideum (zweigeteilt)
7 Lig. conoideum
8 Lig. coracoclaviculare
9 M. pectoralis minor
10 Mm. coracobrachialis und biceps, Caput breve

Schultergürtel

kann zur Schädigung des N. suprascapularis führen (Abb. **149**). Gelegentlich zieht auch die A. suprascapularis unterhalb des Bandes nach dorsal.

Lig. transversum scapulae inferius

Das Lig. transversum scapulae inferius ist lockerer aufgebaut und wurde auch als Lig. spinoglenoidale bezeichnet. Es erstreckt sich vom lateralen Rand der Spina scapulae zum Rand der Cavitas glenoidalis scapulae. Dieser Bandapparat überbrückt bogenförmig den N. suprascapularis und die Vasa suprascapularia auf ihrem Weg zur Fossa infraspinata. Gelegentlich fehlt dieser Bandapparat. Seine Verdickungen können jedoch ebenfalls den N. suprascapularis schädigen. Dadurch entsteht eine Atrophie des M. infraspinatus.

Articulatio acromioclavicularis

Im Gelenk zwischen Acromion und Clavicula befindet sich nach den Nomina anatomica ein Discus articularis, der häufiger zu einem Meniscus umgebildet ist. Das Gelenk stellt ein funktionelles Kugelgelenk dar, da Bewegungen um 3 Hauptachsen möglich sind. Die Gelenkflächen sind fast plan oder schwach eiförmig gekrümmt. Es kommen zahlreiche Variationen der Gelenkflächen vor. An der Ober- und Unterseite verläuft das Lig. acromioclaviculare (superius und inferius) als verstärkte Kapselzone. Der Gelenkverbindung zugerechnet werden muß das *Lig. coracoclaviculare*, da es die Bewegungen der Articulatio acromioclavicularis einschränkt. Dieser Bandapparat wird in ein *Lig. trapezoideum* und in ein *Lig. conoideum* untergliedert. Das Lig. trapezoideum führt seinen Namen wegen seiner viereckigen Form. Es verläuft fast in der Sagittalen, liegt seitlich und vorn. In der Seitenansicht zieht es fast horizontal. Sein hinterer Abschnitt vereinigt sich mit dem Lig. conoideum. Das Band hemmt die Bewegung des Schulterblattes und der Articulatio acromioclavicularis nach vorn.

Das Lig. conoideum ist etwa dreieckig gestaltet, liegt mehr dorsal und medial mit einer Spitze am Processus coracoideus. Der skapuläre Ursprung des Lig. conoideum liegt unmittelbar ventral der Incisura scapulae, sein Ansatz am Tuberculum conoideum an der Unterfläche der Clavicula und etwas medial davon.

Die Nervenversorgung dieses Gelenks erfolgt über die Nn. suprascapularis, pectorales laterales und möglicherweise axillaris.

Die Gefäßversorgung erfolgt über Zweige der Aa. thoracoacromialis sowie suprascapularis. Das Band hemmt die Schulterblattbewegungen dorsalwärts.

Zwischen den Ligg. trapezoideum und conoideum liegt häufig eine Bursa, seltener lockeres Fettgewebe. Gelegentlich ist im Bereich dieses Bandapparats eine Gelenkfläche zwischen Clavicula und Processus coracoideus ausgebildet.

Articulatio sternoclavicularis
(Abb. **151**)

Die Artikulationsfläche des Sternums und die der Clavicula sind mit Faserknorpel überzogen. Am Sternum befindet sich eine unterschiedlich große Pfanne für die Clavicula, an

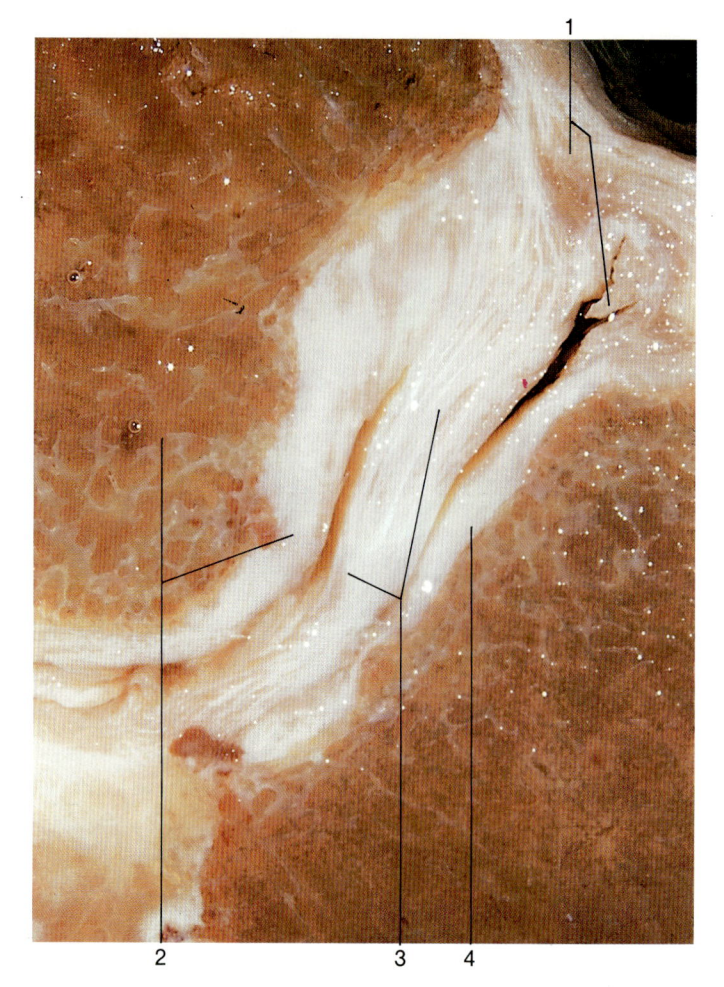

Abb. 151 Articulatio sternoclavicularis (Frontalschnitt)
1 Capsula articularis und Gelenkfalte
2 Extremitas sternalis claviculae mit Faserknorpel
3 Discus articularis, beachte Faserrichtung
4 Knorpel an sternaler Gelenkfläche

deren Bildung auch Reste der Ossa suprasternalia beteiligt sind.

Zwischen den Gelenkflächen liegt ein 2–5 mm dicker *Discus articularis* vor, der das Gelenk in 2 Kammern untergliedert. Die Gelenkfläche der Clavicula ist sehr viel größer als die des Sternums.

Die Gelenkkapsel der Articulatio sternoclavicularis ist an ihrer kranialen und kaudalen Seite dünn, vorn und hinten jedoch dicker. Deshalb wurden ein *Lig. sternoclaviculare anterius* und ein *Lig. sternoclaviculare posterius* voneinander abgegrenzt. Das Lig. sternoclaviculare anterius verläuft von der Clavicula schräg nach vorn und medial und heftet sich oberhalb des Manubrium sterni und am 1. Rippenknorpel an.

Das Lig. sternoclaviculare posterius ist dünner als das anteriore Band; seine Anheftung erfolgt an der Hinterfläche des oberen Abschnitts des Manubrium sterni und reicht bis zum sternalen Ende der Clavicula nach seitlich und aufwärts.

Das *Lig. interclaviculare* (Abb. **152**) stellt eine Verbindung zwischen beiden Claviculae oberhalb und unter der Incisura jugularis sterni dar und strahlt auch mit eini-

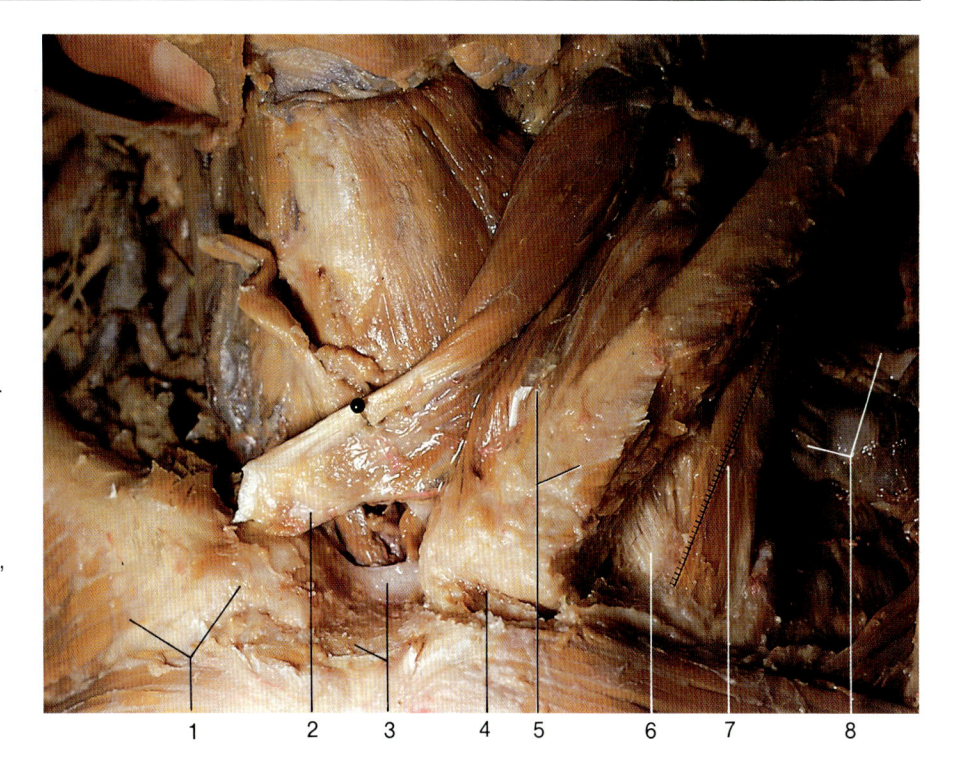

Abb. 152 Lig. costoclaviculare, M. subclavius und Lig. interclaviculare (linker Schultergürtel weit nach oben verlagert).
1 Extremitas sternalis der rechten Clavicula und M. pectoralis major
2 Caput sternale des M. sternocleidomastoideus, nach oben verlagert
3 Lig. interclaviculare und Manubrium sterni, Oberrand
4 Articulatio sternoclavicularis, eröffnet
5 Caput claviculare und Clavicula
6 Lig. costoclaviculare
7 M. subclavius, Millimeterpapier
8 V. und A. subclavia

gen Fasern in die Incisura aus. Ossa suprasternalia sind – wenn entwickelt – in das Band eingewoben. Nach oben zu geht dieser Bandapparat unmittelbar in die Lamina praevertebralis (profunda) der Fascia cervicalis über.

Das *Lig. costoclaviculare* erstreckt sich zwischen medialem Ende der Clavicula und medialem Ende der 1. Rippe sowie dem 1. Rippenknorpel. Es besteht aus einer vorderen und einer hinteren Schicht, die an der 1. Rippe aneinandergrenzen. Die Faserung der vorderen Schicht dieses Bandes verläuft von medial und unten nach lateral und oben zur Clavicula, jene der hinteren Schicht von unten seitlich nach oben medial. Zwischen beiden Schichten kann eine Bursa entwickelt sein.

Die Nervenversorgung der Articulatio sternocostalis erfolgt aus Nn. supraclaviculares mediales sowie dem N. subclavius. Die Arterien des Gelenkbereichs stammen aus den Aa. thoracica interna und suprascapularis.

Die Articulationes acromioclavicularis und sternoclavicularis sind funktionelle Kugelgelenke, da Bewegungen um 3 Hauptachsen möglich sind. In der Articulatio sternoclavicularis sind z. B. Rotationen der Clavicula sowie deren Anheben aus der Ausgangsstellung um 40–55°, Vorführen um 25–30°, Rückwärtsführen um 20–30°, Schwenken um 5° möglich. Die Rotation soll bis zu 35° erfolgen können.

Das Schultergelenk als funktionell-anatomischer Gelenkkomplex

Dolanc u. Mitarb. (1975) betonten, daß das Schultergelenk ein funktionell-anatomischer Gelenkkomplex sei:

1. Articulatio humeroscapularis (die in dieser Betrachtung ausgeschlossen ist);
2. Bursa subacromialis (subdeltoidea), welche ein zusätzliches „suprahumorales Gelenk" darstelle;
3. Sehne des Caput longum m. bicipitis mit ihrer Scheide;
4. Articulatio acromioclavicularis;
5. Articulatio sternoclavicularis;
6. thoracoskapuläre Verbindungen.

Um die Capsula articularis des Schultergelenks herum liegt die innere, aus Muskeln und Sehnen bestehende Rotatorenmanschette, die auch direkt mit der Gelenkkapsel verwoben ist. Gegenüber dem Acromion und dem Lig. coracoacromiale befindet sich die oft mehrkammerige Bursa subacromialis und mehrblättriges Verschiebegewebe.
Der M. deltoideus deckt diese beiden Schichten nach außen und von 3 Seiten her ab.

Die *Rotatorenmanschette* stellt die platten Endsehnen der Mm. subscapularis, supraspinatus, infraspinatus und teres minor dar. Diese ziehen fächerförmig über das Tuberculum minus (M. subscapularis) bis zum hinteren Abschnitt des Tuberculum majus humeri und trennen die eigentliche Articulatio humeroscapularis von der Bursa subacromialis ab. Letztere kommuniziert häufig mit der Bursa subdeltoidea (Reichelt 1983).

Articulatio humeroscapularis, Gefäßversorgung: Mosely u. Goldie (1963) untersuchten die Rotatorenmanschette des Schultergelenks auf ihre arterielle Versorgung. Sie wiesen auf Befunde von Laing (1956) hin, der auf die Bedeutung der A. anterolateralis aus der A. circumflexa humeri anterior besonders eingeht. Dieses Gefäß zieht im Sulcus intertubercularis aufwärts und beteiligt sich an der Versorgung des Oberarmkopfgebietes. Die Rotatorenmanschette erhält zahlreiche Gefäße aus der A. circumflexa humeri anterior, der A. suprascapularis sowie der A. subscapularis. An der Versorgung der Rotatorenmanschette beteiligen sich sowohl Knochengefäße als auch Muskelgefäße sowie Sehnengefäße, die von der Neugeborenenzeit bis ins hohe Alter nachweisbar sind. Eine kritische Zone für Rupturen und Kalkablagerungen in der Manschette aufgrund ihrer Gefäßversorgung liegt wohl nicht vor. Wenn überhaupt, dann liegt eine kritische Zone im Anastomosengebiet zwischen Knochen- und Sehnengefäßen.

Verletzungen und Erkrankungen des Schultergürtels
Periarthritis humeroscapularis

Von Duplay wurde 1872 die Bezeichnung Periarthritis humeroscapularis für degenerative Erkrankungen des Raums zwischen Rotatorenmanschette und Pfannendach (= Lig. coracoacromialie, Acromion) benutzt, von dem nach großen Statistiken (Steinbrocker 1966 u. a.) 85–90% aller Beschwerden im Schulterbereich ausgehen. Der Terminus Periarthritis humeroscapularis umfaßt eine Reihe von Krankheitsbildern:

1. Tendinitis calcarea: Hierbei kommen Kalkeinlagerungen in den Sehnen der Rotatorenmanschette häufig gemeinsam mit einer Perforation in die Bursa subacromialis vor.
2. Capsulitis und Bursitis adhaesiva: Hierbei handelt es sich um eine fortschreitende schmerzhafte Versteifung der Articulatio humeroscapularis.
3. Tendosynovitis bicipitis: Diese ist nach verschiedenen Autoren die häufigste Ursache des Schulterschmerzes.
4. Rupturen der Rotatorenmanschette.

Traumata
Überblick

Nach Traumata kann es zu Frakturen des Humeruskopfes, des Tuberculum majus, des Processus coracoideus und der Clavicula kommen. Schulterluxationen sind relativ häufig. Die Mitverletzung des Bandapparats zwischen Schulterblatt und Clavicula sind in Abb. **153** dargestellt.

Die Ruptur der Rotatorenmanschette kann traumatisch bedingt sein, ebenso die der langen Bizepssehne oder deren Luxation. Schließlich kommen noch Arthrosis deformans, Humeruskopfnekrose und Kompressionen des N. suprascapularis (s. oben) vor. Rathbun u. MacNab (1970) untersuchten die Vaskularisation der Rotatorenmanschette und stellten im Bereich unter dem Lig. coracoacromiale eine relative Avaskularität dar. Insbesondere für den Bereich des M. supraspinatus wurde dies schon früher betont.

Claviculafrakturen

Nach verschiedenen Autoren erfolgen die meisten Frakturen im mittleren Drittel der Clavicula, nächsthäufig im lateralen und selten in deren medialem Bezirk.

Als Nebenverletzungen bei Claviculafrakturen wurden Schäden der Vasa subclavia, des Plexus brachialis, der Rippen, der Ligamente und benachbarter Gelenke beobachtet.

Frakturen der Clavicula sind häufig. Intrauterin oder als Geburtstrauma wurden z. B. bei 300 Geburten Claviculafrakturen in 1,7% beobachtet (Enzler 1950). Insgesamt machen Claviculabrüche 10–15% der Knochenbrüche Erwachsener aus. Abgesehen von Frakturen nach Metastasen kann die Clavicula durch direkte oder häufiger durch indirekte Gewalteinwirkung brechen: Stürze auf die Hand, den Ellbogen oder die Schulter. In diesen Fällen bricht meist der Übergang vom medialen zum lateralen Zweidrittelbezirk der Clavicula, seltener erfolgen Trümmerfrakturen durch Längskompression. Auch sogenannte Hypomochlionfrakturen durch Biegen der Clavicula über die als Hebel wirkende 1. Rippe kommen – selten – vor.

Längsverschiebungen der Claviculafragmente wurden insbesondere nach Schrägbrüchen beobachtet. Die ganze obere und die ganze vordere Fläche der Clavicula sind sicht- und tastbar; daher ist die Diagnose relativ einfach. Die Schulter hängt herab und etwas nach vorn, der Arm rotiert durch das Übergewicht der Rotatoren in der Regel nach innen. Weiterhin bestehen Druckschmerz, Krepitation u. a. Die meisten Claviculafrakturen kommen zwischen 11. und 20. Lebensjahr vor (Rudbach 1985). Nächsthäufig wurden Frakturen bei 21- bis 30jährigen und 31- bis 40jährigen beobachtet. Eigenartigerweise findet sich eine weitere Häufigkeit (wenn auch nicht so stark) bei 51- bis 60jährigen.

Verletzungen der Articulatio acromioclavicularis

Bei immerhin fast 20% der Claviculafrakturen liegen gleichzeitig Sprengungen in der Articulatio acromioclavicularis vor (Rudbach 1985). Die Articulatio acromioclavicularis ist durch die Ligg. acromioclavicularia superius und inferius verstärkt. Eine Belastung bis zu 40 kg ist nach Rudbach möglich. Das Lig. coracoclaviculare mit seinen Anteilen, den Lig. conoideum und trapezoideum, soll eine Zugfestigkeit von etwa 80 kg besitzen (Schlosser u. Kuner 1980). Diesen Autoren zufolge werden Zerreißungen der Bänder im Schultereckbereich in 3 Schweregrade eingeteilt (nach Tossy). Bei Grad I ist das Lig. acromioclaviculare zerrissen, bei Grad II zusätzlich ein Teil des Lig. coracoclaviculare und bei Grad III sämtliche Bandverbindungen zwischen Clavicula und Scapula. Da in diesen Fällen das seitliche Ende der Clavicula das Acromion überragt, kommt ein sogenanntes Klaviertastenphänomen zustande (der M. sternocleidomastoideus zieht die Clavicula nach oben, der M. pectoralis major den Oberarm und die Schulter nach medial).

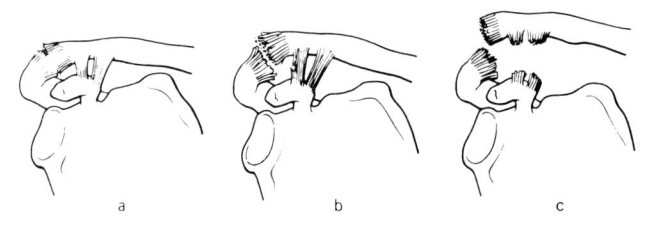

Abb. **153** Möglichkeiten der Zerreißung des Bandapparates zwischen Processus coracoideus, Acromion und Schlüsselbein (Schweregrade nach Tossy nach Engelhardt 1984). Bei Schweregrad I (**a**) ist das Lig. coracoacromiale zerrissen. Bei Schweregrad II (**b**) ist außer dem Lig. coracoacromiale das Lig. trapezoideum zerrissen. Bei Schweregrad III (**c**) sind außer dem Lig. acromioclaviculare beide Abschnitte des Lig. coracoclaviculare durchrissen.

Haut-Muskel-Lappen (myokutane Lappen)

Die gründlichsten Untersuchungen über die Hautgefäße legte wohl Manchot (1889) vor. Nach Tiwari u. Snow (1983) wurde ein Sternocleidomastoideuslappen von Couly u. Mitarb. (1975), ein Haut-Muskel-Lappen von Vasconez u. Mitarb. (1974) und die Rotation von Muskellappen von Palva (1963) vorgeschlagen. Bakamjian (1963) führte den Deltoideopectoralislappen für die Rekonstruktion bei der Kopf- und Halschirurgie ein. Frühere Untersucher waren Owens (1955), McGregor u. Morgan (1973) sowie McCraw u. Mitarb. (1977).

Pars descendens des M. trapezius
(Abb. 23, 24, S. 19 ff u. Abb. 154)

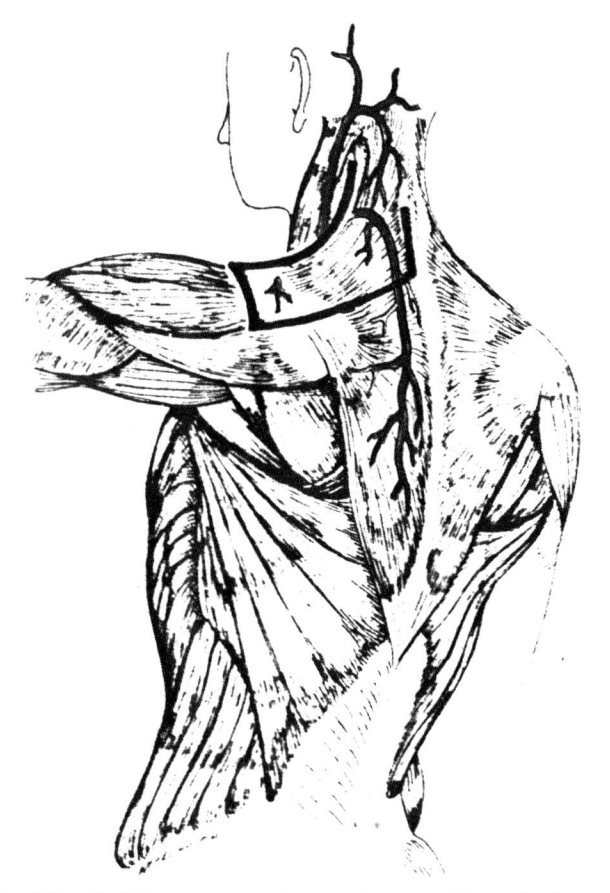

Abb. 154 Gefäßversorgung des myokutanen Trapeziuslappens (Pars descendens) (nach McCraw u. Mitarb. 1979 und Ariyan 1980). Oben ist der Verlauf der A. occipitalis, im Mittelbezirk die A. transversa cervicis, unten die A. suprascapularis angegeben.

McCraw u. Mitarb. (1979) und Ariyan (1980) empfahlen ähnlich wie Mütter (1842) die Verwendung eines sogenannten oberen Trapeziuslappens. Der Muskel bleibt im oberen Gebiet an seiner Gefäßversorgung durch die Aa. occipitalis, vertebralis und cervicalis profunda, wird im unteren Bereich durchschnitten und samt Muskel nach vorn verlagert. Der obere Bereich enthält nur Haut und Faszie. Der Lappen kann 6–10 cm breit und bis zu 30 cm lang sein (ohne Durchblutungsstörungen zu erleiden). Der N. accessorius sowie die Zweige des Plexus cervicalis zum Muskel sollen geschont werden; die Zweige der A. transversa cervicis zum unteren Abschnitt müssen unterbunden werden. Die A. occipitalis wird bei diesem Vorgehen nicht sichtbar. Auch die Aa. vertebralis und cervicalis profunda bleiben in situ. Der obere myokutane Trapeziuslappen erlaubt es, ein etwa 2 cm breites Feld im oberen hinteren Pharynxbereich an der ipsilateralen Tonsillen- und Wangenschleimhaut sowie im vorderen Halsgebiet abzudecken. Oben reicht der Lappen bis zur Fossa temporalis nach aufwärts.

M. sternocleidomastoideus
(S. 19 ff u. Abb. 23)

Nach McCraw u. Mitarb. (1979) werden zu Lappenbildungen nur die oberen zwei Drittel des Muskels verwendet. Im unteren Bereich wird das Hautgebiet der Regio clavicularis mitgenommen. Der Muskel erhält von oben nach unten Zweige der Aa. occipitalis, ihrer Rr. sternocleidomastoidei, der A. thyroidea superior und thyroidea inferior. Der Ast aus der A. thyroidea superior erreicht nach McCraw den Muskel etwa 5 cm oberhalb der Clavicula. Er muß bei der Lappenbildung unterbunden werden. Ein Zweig der A. occipitalis wird oberhalb des Sinus caroticus unterbunden. Ein weiterer Zweig dieses Gefäßes erreicht den Muskel in Höhe des 2. Halswirbels. Die Zweige der A. occipitalis, welche den 11. Hirnnerv zum Muskelzentrum begleiten, sowie die wenigen Gefäße aus der A. auricularis posterior sind nicht sichtbar. Der kranialste R. muscularis m. sternocleidomastoidei tritt 47 (27–69) mm distal der Spitze des Processus mastoideus etwa in die Muskelmitte der Unterfläche ein (Lang jr. u. Samii jr. 1990). Die Autoren weisen darauf hin, daß Zweige der vorgenannten Gefäße den Muskel durchziehen und die Haut versorgen. Nur der proximalste Teil der Haut kann abgelöst werden. Die Haut distal des Mittelabschnittes des Muskels soll in situ belassen werden, da dieses Gebiet auch die Brusthaut versorgt (bis 5 cm unterhalb der Clavicula). Mit diesem Haut-Muskel-Lappen können Gebiete im lateralen Abschnitt bis zum

Oberrand des Ohres, laterale Nasenabschnitte und im Mittelbereich Ober- und Unterlippe abgedeckt werden. Intraoral reicht der Lappen bis zum harten und weichen Gaumen nach oben. Das Mittelliniengebiet kann mit diesem Lappen vorn sowie hinten erreicht werden. Ariyan (1980) stellte erneut die Versorgungswege dieses Lappengebietes dar.

M. latissimus dorsi
(Abb. 155–157)

Nach Taylor und Daniel (1975) bildet die vordere Kante des M. latissimus dorsi die longitudinale Lappenachse. Das Gebiet erstreckt sich bis zur vorderen Achselfalte und nach distal bis zur 1. Rippe. Der M. latissimus dorsi wird vom N. thoracodorsalis versorgt, der geschont wird. Sein vorderes Hauptgefäß ist die A. thoracodorsalis. In 92% (nach Adachi 1928) geht das Gefäß gemeinsam mit der A. circumflexa scapulae aus der Teilung der A. subscapularis in Höhe der medialen Achsellücke hervor. Regelmäßig bestehen Anastomosen mit der A. thoracica lateralis. Watson u. Mitarb. (1979) verlagerten ein 15 × 26 cm großes Transplantat dieser Art. Cabanié u. Mitarb. (1980) berichteten über 30 Lappenbildungen, deren Länge zwischen 12 und 19 cm und deren Breite zwischen 4 und 14 cm betrug. Ausgezeichnete Beschreibungen lieferten auch Quillen (1979) und Ariyan (1980).

Platysma
(Abb. 158–160)

Nach Tiwari u. Snow (1983) wurde dieser Lappen erstmals von Futrell u. Mitarb. (1978) beschrieben. Der Muskel erhält eine mehrfache Gefäßversorgung, und zwar – von oben nach unten – aus der A. submentalis, aus der A. thyroidea superior und aus der A. cervicalis superficialis, aus der A. transversa cervicis, aus der A. thyroidea inferior im medialen unteren Gebiet sowie im alleruntersten Abschnitt auch aus perforierenden Zweigen der A. thoracica interna. Der Lappen fand Verwendung zur Abdeckung kleiner oberflächlicher Läsionen im Mundbodenbereich.

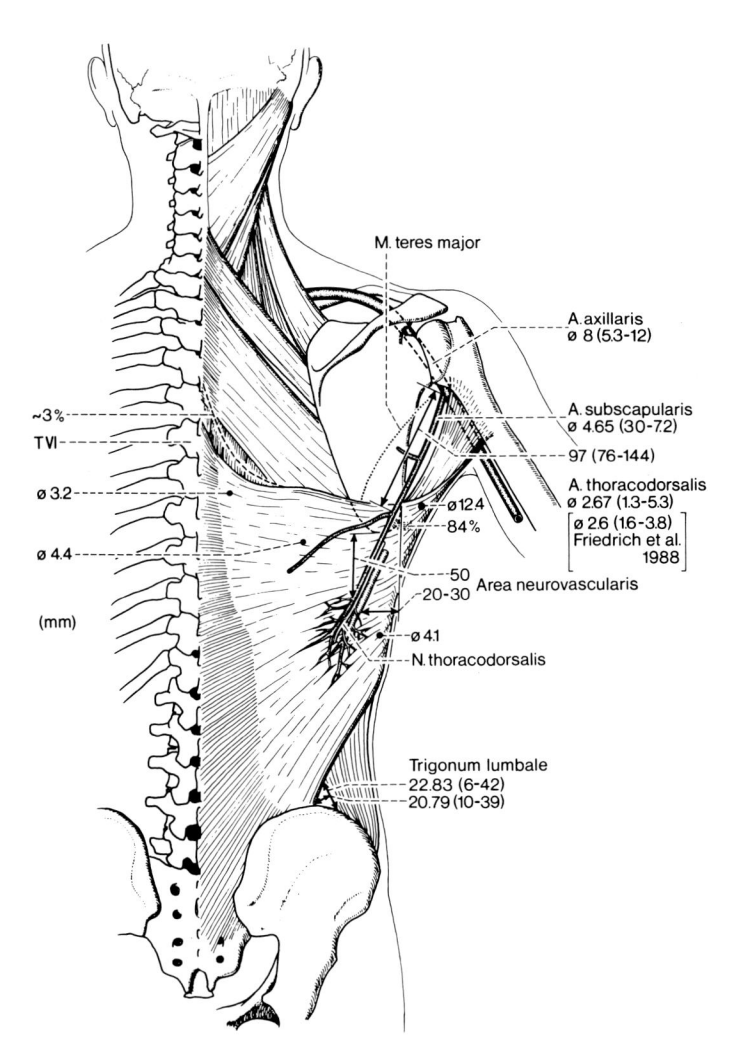

Abb. 155 Verlauf der A. subscapularis und der A. thoracodorsalis unter dem M. latissimus dorsi. Angegeben sind auch Weitenmaße der Gefäße an unserem Material sowie Umfangsmessungen verschiedener Abschnitte des M. latissimus dorsi und der Verlauf des N. thoracodorsalis. Auch Befunde von Friedrich u. Mitarb. (1988) sind aufgenommen. Sämtliche Messungen in mm (Grenzwerte) (nach Bäurle 1982 und Zillinger 1983).

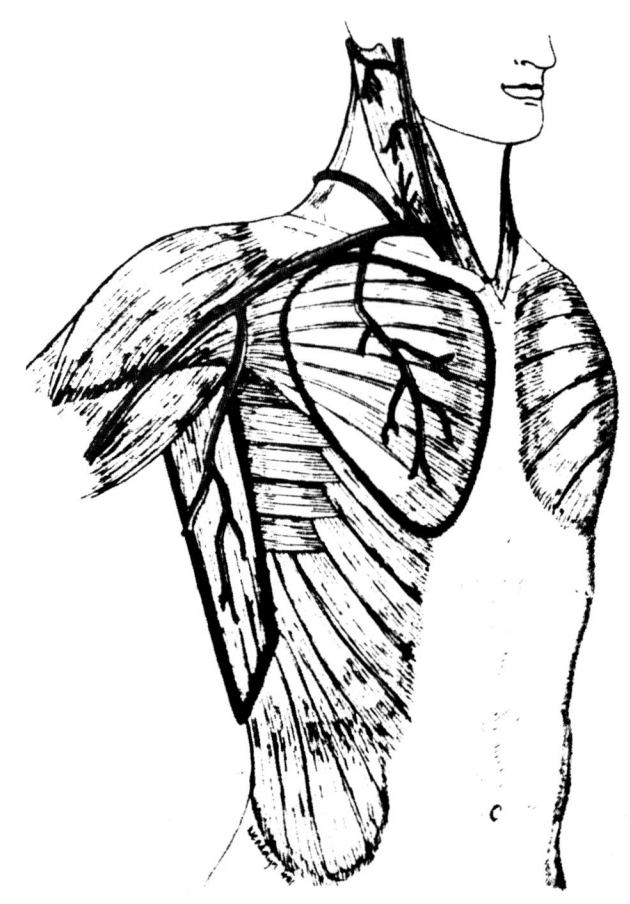

Abb. 156 Myokutaner Latissimus dorsi-Lappen (nach Taylor u. Daniel 1975, Watson u. Mitarb. 1979, Quillen 1979, Ariyan 1980 und Tiwara u. Snow 1983) (aus Fig. 2 von Ariyan 1980). M. pectoralis major mit A. thoracoacromialis und M. latissimus dorsi mit A. thoracodorsalis.

Platysma 143

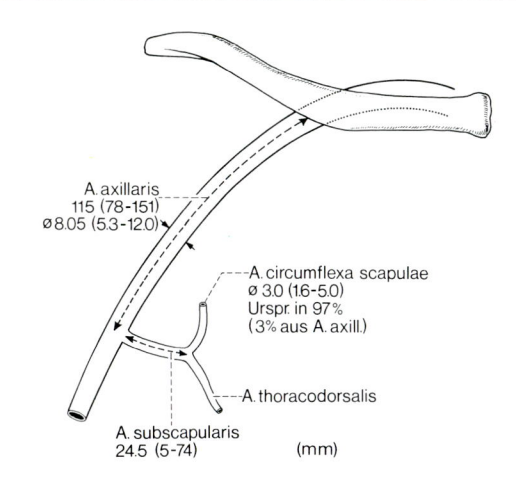

Abb. 157 Aa. axillaris, subscapularis, circumflexa scapulae und thoracodorsalis, Strecken, Weiten und Ursprungsgebiete an unserem Material von vorne – mit Clavicula. Sämtliche Werte in mm (Grenzwerte) (nach Bäurle 1982).

A. axillaris
115 (78-151)
ø 8.05 (5.3-12.0)

A. circumflexa scapulae
ø 3.0 (1.6-5.0)
Urspr. in 97%
(3% aus A. axill.)

A. thoracodorsalis

A. subscapularis
24.5 (5-74)   (mm)

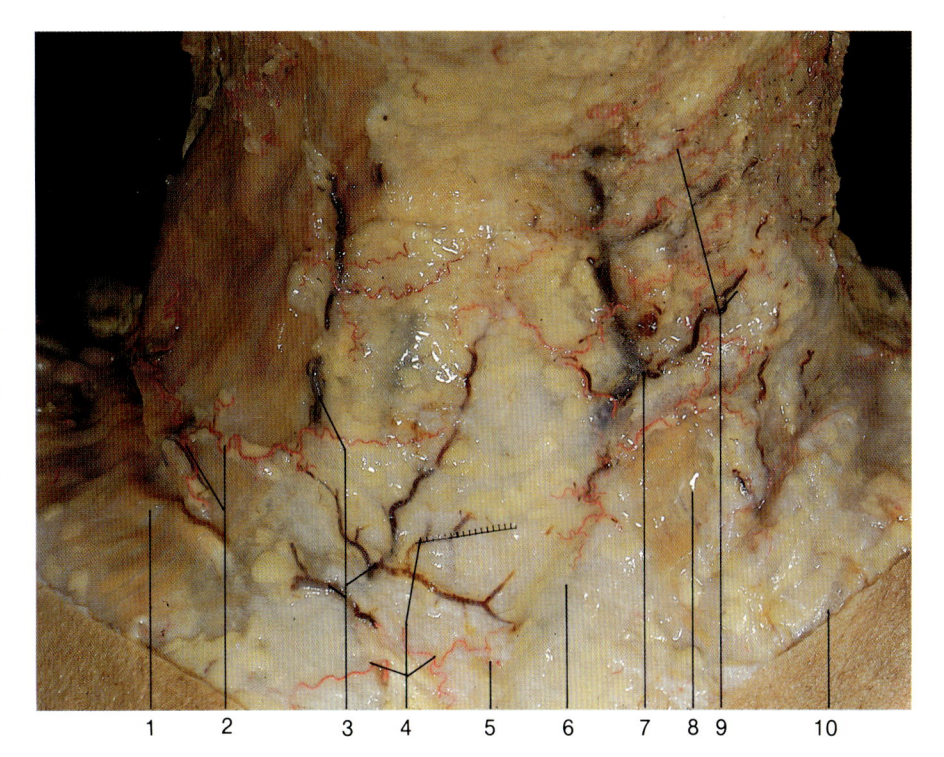

Abb. 158 Hautgefäße des Halses, von vorn.

1 Platysma, freipräpariert
2 quer verlaufende Zweige der A. cervicalis superficialis
3 oberflächliche Hautvenen
4 Millimeterpapier und Zweige der A. thyroidea inferior
5 Fett oberhalb der Incisura jugularis
6 M. sternocleidomastoideus
7 dickere Hautvenen über dem Platysma
8 Platysma, freipräpariert
9 Zweig der A. thyroidea superior und der A. submentalis
10 Hautschnitt an Clavicula

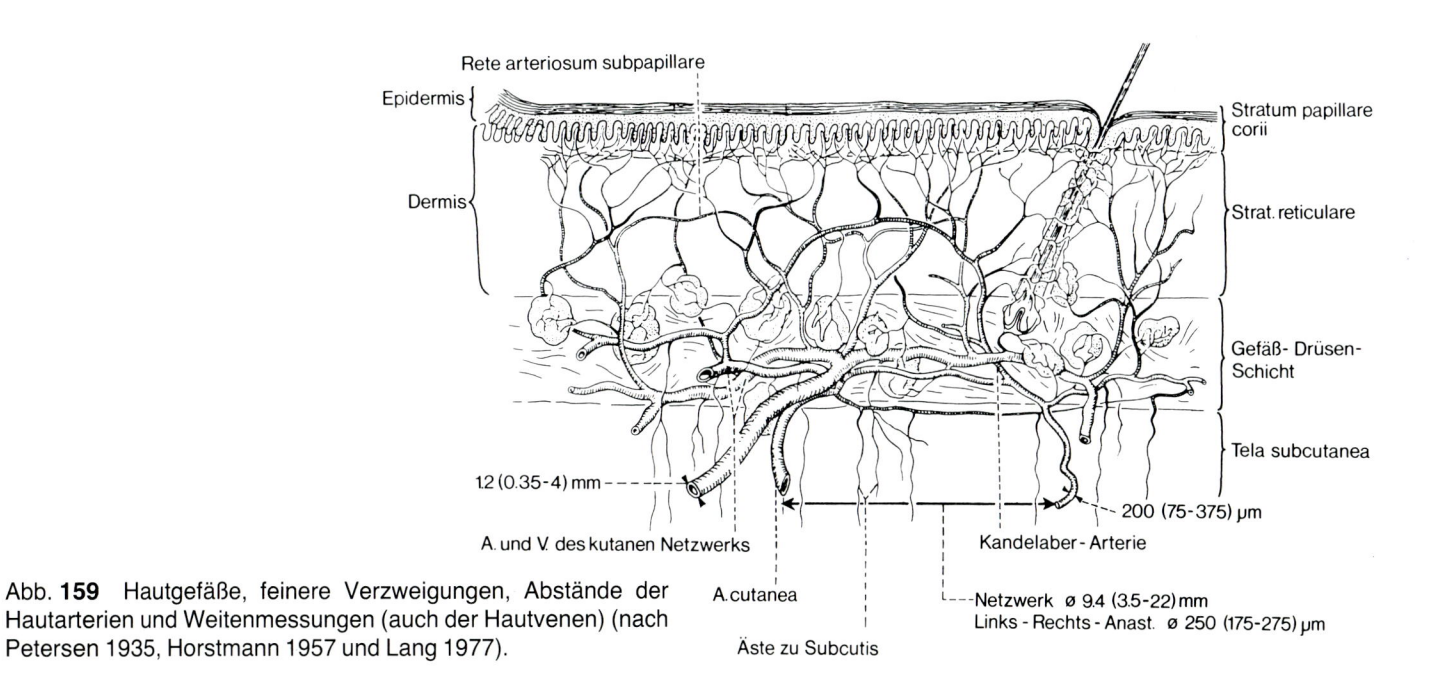

Abb. 159 Hautgefäße, feinere Verzweigungen, Abstände der Hautarterien und Weitenmessungen (auch der Hautvenen) (nach Petersen 1935, Horstmann 1957 und Lang 1977).

Rete arteriosum subpapillare
Epidermis
Dermis
Stratum papillare corii
Strat. reticulare
Gefäß-Drüsen-Schicht
Tela subcutanea
1.2 (0.35-4) mm
A. und V. des kutanen Netzwerks
A. cutanea
Äste zu Subcutis
Kandelaber-Arterie
200 (75-375) µm
Netzwerk ø 9.4 (3.5-22) mm
Links-Rechts-Anast. ø 250 (175-275) µm

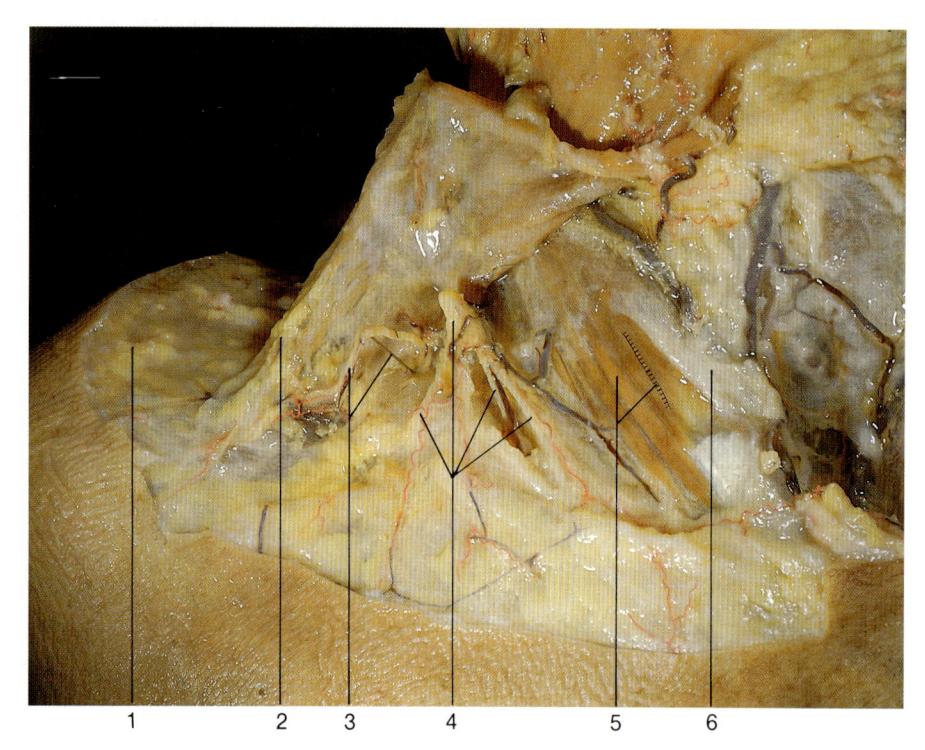

Abb. 160 Nn. supraclaviculares.

1 rechte Schultergegend
2 Platysma, nach oben verlagert
3 N. supraclavicularis lateralis, mit Stecknadel hochverlagert
4 Stamm und Zweige der Nn. supraclaviculares mediales und intermedii
5 M. sternocleidomastoideus, Millimeterpapier
6 Faszie, medial verlagert

Variationen des Platysmas:

1. Selten erreicht ein Teil des Platysmas das Unterlid: M. depressor palpebrae inferioris (Krause 1880).
2. In 32% verlaufen Fasern des Platymas zur Nackengegend = *M. occipitalis teres* = M. corrugator posticus = M. occipitalis minor.
3. Der M. occipitalis teres kann mit dem M. auricularis posterior zusammenhängen.
4. Bündel des Platysmas können vor dem Sternum zur 2. und 3. Rippen-Knorpel-Zone, zur gegenseitigen Fossa axillaris, reichen.
5. De Sousa (1964) untersuchte das Platysma elektromyographisch und stellte fest: Das Platysma kann die Haut der oberen Thoraxgegend nach oben ziehen, die Mundspalte erweitern, den Mundwinkel nach unten ziehen, als Hilfsmuskel beim Lachen und bei der Mundöffnung mitwirken, die Mandibula nach unten ziehen ohne Mundöffnung. Außerdem kontrahiert sich das Platysma bei plötzlichem Ein- und Ausatmen, bei Kopfstrecken und homolateraler Kopfrotation sowie beim Schlucken.

M. pectoralis major

Bergman u. Mitarb. (1988) stellten die wichtigsten Muskelvariationen zusammen:
 Ein M. sternalis kommt ihrer Zusammenstellung nach in 3–5% vor. Typisch entwickelt geht der Muskel von der Rectusscheide und der Faszie des M. obliquus externus ab und verläuft oberflächlich zum M. pectoralis major, zu den oberen chondralen Rippenteilen, zum Manubrium sterni oder zum Caput sternale des M. sternocleidomastoideus. Am Material anderer Autoren und an unserem eigenen Material liegt der Muskel häufiger vor (ca. 9%).

M. pectoralis quartus

Wenn entwickelt, geht der Muskel vom Übergangsbezirk zwischen Knorpel- und Knochenabschnitten der 5. und 6. Rippe ab und verläuft unter dem Unterrand des M. pectoralis major oder zum Septum intermusculare mediale (M. chondroepitrochlearis). Insgesamt sollen diese Variationen in 12–20% vorkommen.

Variation der Muskelursprünge und -ansätze am Processus coracoideus

1. Der M. pectoralis minor kann gelegentlich unterhalb des Processus coracoideus entspringen. Er entspringt dann von der Gegend des Tuberculum majus humeri; seine Sehne geht über den Rabenschnabelfortsatz hinweg, von dem sie durch eine Bursa abgetrennt ist.
2. Auch einseitiges oder beidseitiges Fehlen des M. pectoralis minor wurde beobachtet.
3. Ein M. chondrocoracoideus wurde mit Ursprüngen von der 6.–8. Rippe und der Rectusscheide beschrieben.
4. Ein M. pectoralis minimus kann vom Processus coracoideus abgehen und zum 1. Rippenknopel ziehen.
5. Wenn entwickelt (selten), entspringt ein M. sternochondrocoracoideus vom 3. Rippenknorpel und benachbarten Sternumteilen und verläuft zum Processus coracoideus.

Das Hauptgefäß des Muskel-Haut-Lappens ist die A. thoracoacromialis, welche von der ersten oder zweiten Strecke der A. axillaris unterhalb der Clavicula abgeht und die Fascia *clavipectoralis* medial des M. pectoralis minor oder medial von dessen Sehne durchsetzt (Abb. **161**). Der kurze Gefäßstamm verläuft zunächst meist oberhalb der V. cephalica und entläßt dann Rr. deltoidei, Rr. acromiales,

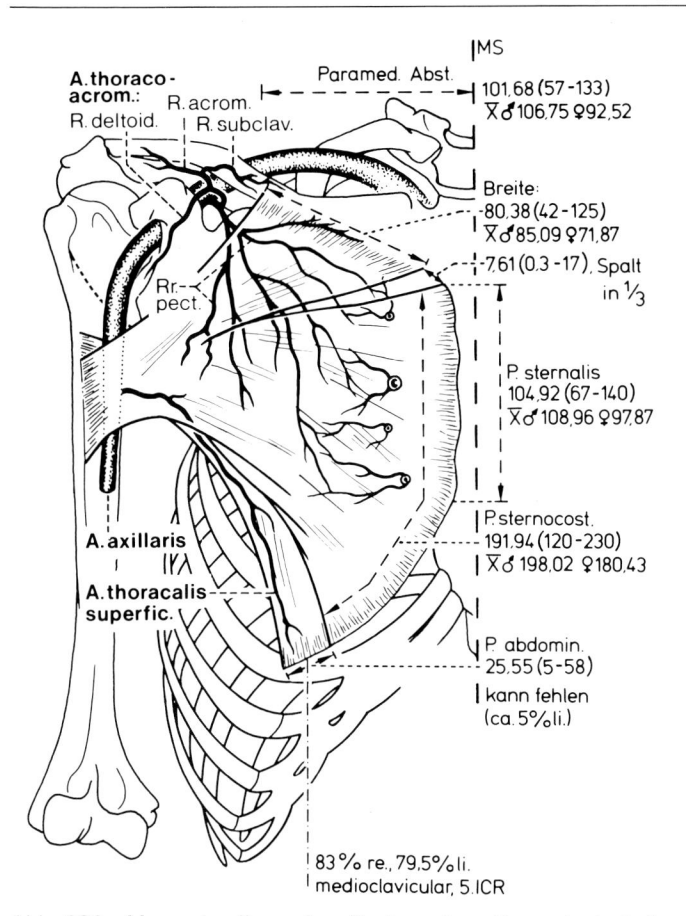

Abb. 161 M. pectoralis major, Breite seiner Pars clavicularis, sowie Länge seiner Partes sternalis, sternocostalis und abdominalis. Auch die paramedianen Abstände sind in mm (Grenzwerte) an der Abbildung abzulesen. Die wichtigsten Versorgungsgefäße (Rr. pectorales der A. thoracoacromialis sowie der A. thoracalis superficialis und der Rr. mammarii mediales der A. thoracica interna (MS = Mediansagittalebene) (nach Lang u. Bender 1983).

Rr. pectorales sowie Rr. claviculares. In der Regel sind die Rr. pectorales die größten Äste des Gefäßes und ziehen zwischen den Mm. pectorales major und minor unter der Faszie des M. pectoralis major zunächst vertikal nach abwärts und dann nach medial unten. Der (oder die) Arterie(n) werden von Vv. comitantes begleitet. Nach Tiwari u. Snow (1983) kann ein myokutaner Lappen (dessen Basis dieser Gefäßstiel darstellt) fast die ganze Haut über der Brustwand zwischen Mittellinie und mittlerer Axillarlinie umfassen. Bei Männern wird in der Regel ein Gebiet zwischen der Brustwarze und der Medianen bis zur 12. Rippe unten verwendet. Bei Frauen bevorzugen die Autoren eine Region unter und medial der Brust. Das untere Ende des Lappens kann sich bis ins untere Brustgebiet bzw. in das obere Gebiet der Bauchwand erstrecken. Die Autoren weisen darauf hin, daß die Mitnahme der Faszie unterhalb des M. pectoralis major empfehlenswert ist. Diese Lappenbildung wurde erstmals und gleichzeitig von Ariyan (1979) sowie von Baek u. Mitarb. (1979) beschrieben. Baek u. Mitarb. benutzten nur die Pars sternocostalis und die Pars abdominalis, Eitschberger u. Weidenbrecher (1981) bevorzugten eine Durchschneidung des vaskulären Bündels (Rr. pectorales der A. thoracoacromialis) mit einem Insellappen, der am distalen Ende befestigt bleibt. Der Muskel wird dann von perforierenden Ästen der A. thoracica interna ernährt. Tiwari u. Snow modifizierten die Methode von Baek u. Mitarb. (1979). Sie errichten zuerst eine Linie zwischen Processus coracoideus und unterem Ende des Processus xiphoideus und vermessen diese. Sie betonen, daß große Unterschiede der Elastizität der Haut bestehen. In der Regel liegt das Lappengebiet medial der Brustwarze. Die Haut wird rundlich und ein Lappen (der vorher vermessen wird) eingeschnitten und nach oben in Richtung Processus coracoideus geführt. Dieses Gebiet soll nicht erreicht werden, da die Haut darüber für den deltoideopektoralen Lappen möglicherweise notwendig ist. Haut und Subcutis werden in einer Schicht medial am lateralen Rand des Sternums und lateral etwas unter dem freien Rand des M. pectoralis major eingeschnitten. Die ersten 3 oder 4 Rr. perforantes der A. thoracica interna werden geschont: Der Lappen wird nicht an diesem Gebiet hochgehoben. Am freien Rand des M. pectoralis major wird dieser bis zu seiner Sehnenstrecke oben verfolgt. Anschließend wird der Muskel entlang dieser Kante vorsichtig vom darunterliegenden Bindegewebe abgelöst (Erhaltung der Faszie am Muskel). Wenn der Muskel freigelegt ist, wird der Insellappen scharf von der Brustwand angehoben. Blutungen aus Interkostalgefäßen (-arterien) werden gestillt. Die Autoren empfehlen, den Muskel mindestens 1–2 cm distal der Hautinzision abzutragen (um später den Defekt leichter decken zu können). Der Lappen wird dann mit dem Muskel hochgehoben, und die Vasa pectoralia an der Unterfläche des M. pectoralis major werden identifiziert. Dann wird der Muskel von seinem sternalen Ursprung scharf abgetragen. Anschließend wird die Sehne des M. pectoralis major durchschnitten und der M. pectoralis minor dargestellt (Abb. **162** und **163**). Die Vasa thoracica lateralia werden nun dargestellt und nicht unterbunden. Anschließend wird der Muskel medial und oberhalb seiner Sehne mobilisiert. Die V. cephalica soll geschont werden. Durchschneidung der Pars clavicularis des M. pectoralis major erlaubt eine größere Mobilität des Lappens. Blutungen bei diesem Vorgehen stammen aus Rr. deltoidei und acromiales der A. thoracoacromialis. Belassung einer gewissen Anzahl von Muskelgewebe schützt etwas vor Traumatisierung der Gefäße, insbesondere bei deren Torsion während der Rotation des Lappens. Wenn notwendig, werden zu diesem Zeitpunkt die Vasa thoracalia lateralia unterbunden. Mit diesem Lappen kann Haut des Halses oder des vorderen Abschnittes des Unterkiefers mit einer eventuell mitexzidierten Rippe rekonstruiert werden (Ergebnisse s. Raab 1990). Im Verlauf von etwas über 2 Jahren bildeten Tiwari u. Snow (1983) 72 myokutane Lappen; 66 davon waren M.-pectoralis-major-Lappen. Am häufigsten wurden Defekte in der Mundhöhle, im Oropharynx, im Laryngopharynx und Hautdefekte damit behandelt. Der deltoideopektorale Lappen wurde im Jahre 1963 von Bakamjian eingeführt.

Ducasse u. Mitarb. (1984) bestimmten den Durchmesser der A. thoracoacromialis mit 3,1 (1,5–4,2) mm und die Stammlänge des Gefäßes mit 15 (9–22) mm. Der R. pectoralis der A. thoracoacromialis ist der größte Stamm zum M. pectoralis major und geht in der Regel hinter dem

Haut-Muskel-Lappen (myokutane Lappen)

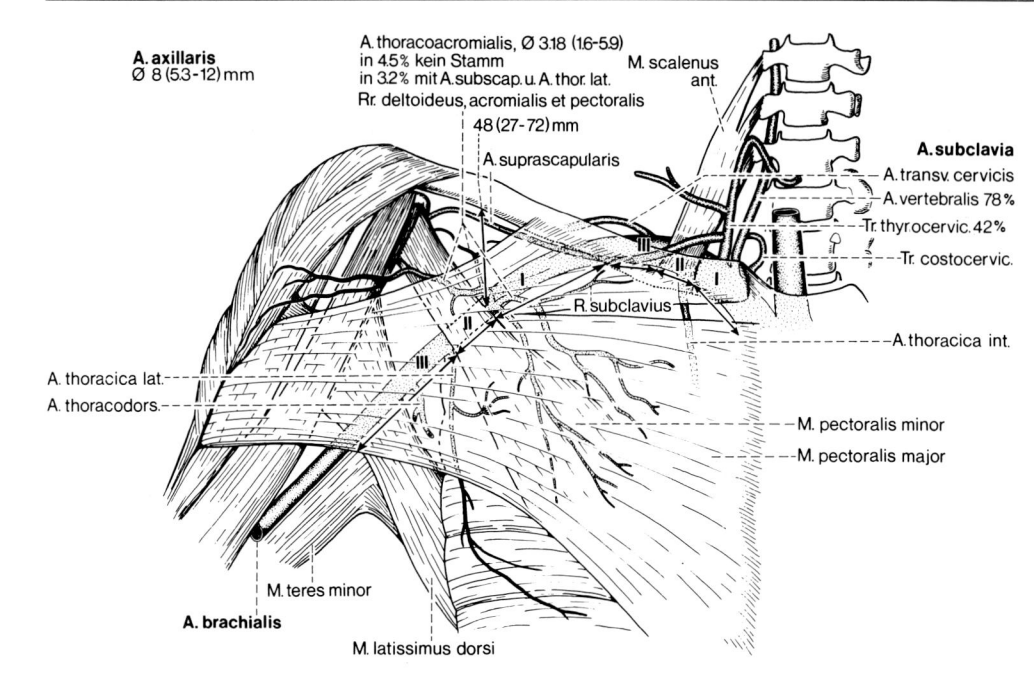

Abb. 162 Teilstrecken I, II und III der A. subclavia (vor, unter und distal des M. scalenus anterior) sowie der A. axillaris. I = zwischen Clavicula und medialem Rand des M. pectoralis minor, II = Verlauf unter dem M. pectoralis minor, III = Verlauf zwischen Seitenrand des M. pectoralis minor und Unterrand des M. pectoralis major. Angegeben sind auch die häufigsten Ursprünge der A. thoracica lateralis sowie der A. thoracodorsalis (nach Bäurle 1982).

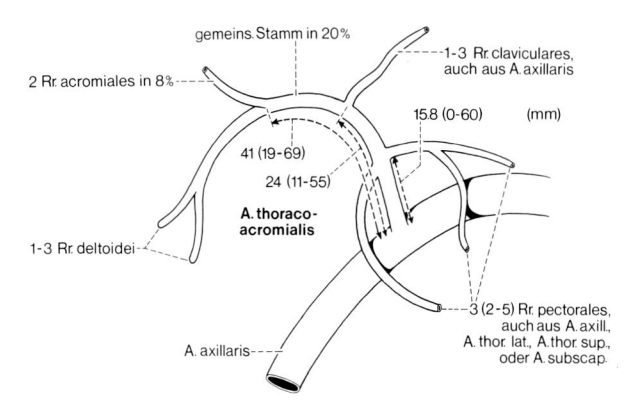

Abb. 163 A. thoracoacromialis, Länge des Stammes, Länge bis zur Verzweigung und Anzahl ihrer Äste (nach Bäurle 1982).

M. pectoralis minor und nahe an dessen Oberrand ab. Dann verläuft er unter der Oberfläche des M. pectoralis major zwischen Muskel und Faszie. Der R. thoracicus der A. thoracoacromialis ist nach Ducasse u. Mitarb. in den meisten Fällen 1,5 (1–2,5) mm weit; in etwa weniger als der Hälfte beträgt die mittlere Weite 2 mm. Die Autoren betonen, daß in 50% die Länge des gut vom R. pectoralis versorgten Gebietes des M. pectoralis major zwischen 100 und 110 mm beträgt. Kurze Pedikel (70–90 mm lang) fanden sie in 9 Fällen, lange Pedikel (100–140 mm lang) in 31 Fällen.

Die A. thoracica lateralis (superficialis) (Abb. **161** und **162**) konnte in etwa einem Drittel der Fälle nachgewiesen werden. Sie versorgt den M. pectoralis major insbesondere an dessen unterem Randgebiet. Nach Manktelow u. Mitarb. (1980) wurde dieses Verhalten in 73,3% festgestellt.

Rekonstruktion des Hypopharynx

Stell u. Mitarb. (1989) berichteten über 200 Hypopharynxrekonstruktionen nach Resektionen maligner Tumoren. Angewendet wurden 86 Deltoideopectoralislappen, 23 Jejunumtranspositionen, 22 Pectoralis-major-Lappen, 59 Magentranspositionen u.a. Die Überlebensdauer war bei allen Methoden gleich groß; Unterschiede ergaben sich bei der Dauer des Krankenhausaufenthaltes, der Stenosenentwicklung u.a.

Hautlappen

(Abb. **164**)

Nakajima u. Mitarb. (1981) studierten die von den Aa. transversa cervicis und suprascapularis versorgten Hautgebiete, Rabson u. Mitarb. (1985) die Hautgefäße bei Neckdissections und über dem Platysma.

Dos Santos (1984) empfahl als freies (gefäßversorgtes) Hautlappenareal ein Hautstück an der dorsalen Seite der Scapula. Dieses ist von einem Zweig der A. circumflexa scapulae versorgt und den Anatomen seit langem bekannt (Toldt-Hochstetter 1948, Band 2, Abb. 470). Dos Santos bezeichnete das Gefäß als „cutaneous scapular artery" und vermaß deren Länge mit 4 cm und deren Außendurchmesser mit 1,5–2,5 mm. Bei Männern ist der Außendurchmesser etwa 0,98 mm größer als bei Frauen. Er fand das Gefäß regelmäßig (35 Leichen).

Mittlerweile werden zahlreiche andere Hautgebiete in Form freier Transplantate mit Gefäßanastomosen verwendet. Auch Taylor u. Daniel (1975) befaßten sich mit der A. circumflexa scapulae. Sie betonen, daß die A. subscapularis am Ursprung 2–5 mm weit ist und vom 3. Abschnitt der A. axillaris abgeht (Abb. **157**). Ein Zweig des Gefäßes ist die A. circumflexa scapulae, ein anderer die A. thoracodorsalis (der in Richtung M. latissimus dorsi dicht mit seinem Nerv verläuft). An 18 von 20 Präparaten konnten Taylor u. Daniel (1975) 2–5 cm nach dem Ursprung einen

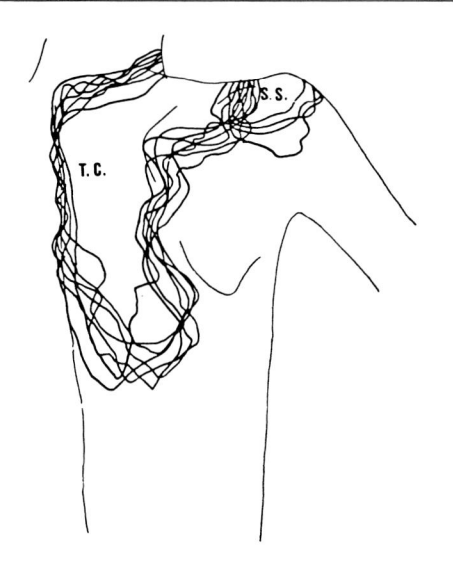

Abb. 164 Hautgebiete an der Dorsalseite der A. transversa cervicis (T.C.) sowie der A. suprascapularis (S.S.) (nach Nakajima u. Mitarb. 1981).

R. cutaneus der A. circumflexa scapulae darstellen. Viermal lag ein zusätzlicher direkter Hautast vor; in 2 Fällen waren direkte Hautäste nicht nachweisbar.

Suraler fasziokutaner Lappen

Le Huec u. Mitarb. (1988) untersuchten die Arterienversorgung der Wadenhaut im Hinblick auf surale Haut-Faszien-Lappen. Sie bezogen sich auf Manchot (1889), der 3 Zweige aus der A. poplitea (Aa. suralis medialis, lateralis und mediana) beschrieb. Sämtliche Arterien für diese Lappenbildung müssen die Fascia poplitea bzw. Fascia cruris posterior durchziehen.

Mit dem N. suralis zieht regelmäßig eine Arterie aus der A. poplitea oder einem Zweig für den M. gastrocnemius. Das Gefäß versorgt das obere Drittel, insbesondere der medialen Hälfte des Unterschenkels.

3–5 Arterien gehen von der A. fibularis ab. Diese ziehen zwischen Fibula und M. flexor hallucis longus im mittleren Drittel des Unterschenkels und zwischen dem M. soleus und dem M. peronaeus longus bis zum Übergang des mittleren und lateralen Drittels. Die Durchmesser dieser Gefäße wurden mit 0,3–1,2 mm bestimmt. Der 1. dieser Zweige geht 5–6 cm unterhalb des Fibulahalses ab; ein weiterer Zweig liegt 10–13 cm oberhalb der Spitze des Malleolus lateralis und ist im Mittel 0,9 mm weit. Die anderen perforierenden Gefäße liegen ober- und unterhalb davon und sind enger.

Aus der A. tibialis posterior gehen 4–5 kleine Arterien mit 1 oder 2 Vv. comitantes zur Haut. Sie ziehen zwischen Tibia und M. soleus im oberen Drittel des Unterschenkels und dann zwischen M. flexor digitorum longus und M. soleus im mittleren und unteren Drittel. In dieser Zone liegt dann die A. tibialis posterior und der N. tibialis dicht an der Faszie. Der Durchmesser dieser Gefäße liegt bei 0,5 und 1,8 mm. Die obere Gruppe dieser Gefäße liegt 22–24 cm oberhalb der Spitze des Malleolus medialis, eine intermediäre Gruppe 17–19 cm oberhalb der Spitze des Malleolus medialis und eine untere Gruppe (mit mindestens 2 Pediculi) 4–10 mm oberhalb der Spitze des Malleolus medialis.

Radialislappen

Auch fasziokutane Unterarmlappen von der Beugeseite mit Faszie und intermuskulären Septen samt A. radialis wurden für intraorale Defektdeckung benutzt. Die A. radialis wird entweder mit der A. facialis oder der A. thyroidea superior anastomosiert (Soutar u. Mitarb. 1983, Soutar u. McGregor 1986).

Brunner u. Mitarb. (1989) berichteten über die Verwendung von Radialislappen für Rekonstruktionen im Hals-, Zungen- und Pharynxbereich. Der mikrovaskuläre Anschluß der A. radialis wurde in End-zu-End-Technik am Stumpf der A. facialis oder der A. thyroidea superior durchgeführt, die Vene in End-zu-Seit-Anastomose der Begleitvenen mit unteren Schilddrüsenvenen verbunden.

Freies Dünndarmtransplantat

Reuther u. Mitarb. (1982, 1984) benutzten freie Dünndarmtransplantate mit mikrochirurgischen Gefäßanastomosen zur Wiederherstellung großer Tumordefekte der Mundhöhle und des Oropharynx. Bei 80% der Patienten verlief der Heilungsprozeß ungestört.

Literatur

Abbott, K. H., R. H. Retter, W. H. Leimbach: The role of perineurial sacral cysts in the sciatic and sacrococcygeal syndromes. J. Neurosurg. 14 (1957) 5–21

Abdel-Maguid, T. E., D. Bowsher: Interneurons and proprioneurons in the adult human spinal grey matter in the general somatic and visceral afferent cranial nerve nuclei. J. Anat. (Lond.) 139 (1984) 9–19

Ackermann, J. R.: Über die Kretinen, eine besondere Menschenart in den Alpen. Ettinger'sche Buchhandlung, Gotha 1790

Adachi, B.: Das Arteriensystem der Japaner, Bd. I und II. Verlag der Kaiserlich-Japanischen Universität, Kyoto 1928

Adachi, B., T. Kihara: Das Lymphsystem der Japaner. Kenkynsha, Tokio 1953

Adamkiewicz, A.: Die Blutgefäße des menschlichen Rückenmarkes. I. Theil. Die Gefäße der Rückenmarkssubstanz. S.-B. Akad. Wiss., math. natur. Kl., III. Abt. 84 (1881) 469–502

Adamkiewicz, A.: Die Blutgefäße des menschlichen Rückenmarkes. II. Theil. Die Gefäße der Rückenmarkoberfläche. S.-B. Heidelberg. Akad. Wiss. 85 (1882a) 101–130

Adamkiewicz, A.: Über den häufigen Mangel dorsaler Rückenmarkswurzeln beim Menschen. Arch. pathol. Anat. 88 (1882b) 388

Adson, A. W., J. R. Coffey: Cervical rib. A method of anterior approach for relief of symptoms by division of the scalenus anticus. Ann. Surg. 85 (1927) 839–857

Adson, A. W.: Surgical treatment for symptoms produced by cervical ribs and the scalenus anticus muscle. Surg. Gynecol. Obstet. 85 (1947) 687–700

Aeby, Ch.: Ein vierjähriger mikrocephaler Knabe mit theilweiser Verschmelzung der Grosshirnhemisphären. Arch. pathol. Anat. Physiol. klin. Med. 77 (1879) 554–557

Agduhr 1934: zit. nach Blinkov u. Glezer

Akaike, T.: Neuronal organization of the vestibulospinal system in the cat. Brain Res. 259 (1983) 217–227

Albers, D.: Eine Studie über die Funktion der Halswirbelsäule bei dorsaler und ventraler Flexion. Fortschr. Röntgenstr. 81 (1954) 606–615

Allen, K. L.: Neuropathies caused by bony spurs in the cervical spine with special reference to surgical treatment. J. Neurol. Neurosurg. Psychiat. 15 (1952) 20–36

Anderhuber, F.: Verlaufsrichtung und von den Schulterstellungen abhängige Querschnittsveränderungen der Vena subclavia. Morphol. med. 2 (1982) 21–28

Anderhuber, F.: Venenklappen in den großen Wurzelstämmen der Vena subclavia superior. Acta anat. 119 (1984) 184–192

Anderhuber, F., P. Lechner, N. P. Tesch: Eine sichere Methode zur infraklavikulären Punktion der Vena subclavia. Acta ant. 132 (1988) 234–241

Anderson, R. A., F. K. Sondheimer: Rare carotid-vertebrobasilar anastomoses with notes on the differentiation between proatlantal and hypoglossal arteries. Neuroradiology 11 (1976) 113–118

Andersson, R. M. D., M. M. Schechter: A case of spontaneously dissecting aneurysm of the internal carotid artery. J. Neurol. Neurosurg. Psychiat. 22 (1959) 195–201

Aoyagi, N., I. Hayakawa, T. Takizawa, M. Matsumoto: Spinal intradural arachnoid cysts. Report of two cases and a review of the literature concerning surgical indications. Neuro-Orthopedics 4 (1987) 89–98

Ariyan, S.: The pectoralis major myocutaneous flap. Plast. reconstr. Surg. 63 (1979) 73–81

Ariyan, S.: One-stage reconstruction for defects of the mouth using a sternomastoid myocutaneous flap. Plast. reconstr. Surg. 63 (1979) 618–625

Ariyan, S.: Pectoralis major, sternomastoid, and other musculocutaneous flaps for head and neck reconstruction. Clin. Plast. Surg. (Philad.) 7 (1980) 89–109

Arnold 1833: zit. nach Henle 1871

Arnold, G., P. Huhn, H. Clahsen: Zur topographischen Anatomie der V. jugularis interna im Hinblick auf verschiedene Punktionsverfahren und Komplikationen beim zentralen Venenkatheter. Verh. anat. Ges. 74 (1980) 809–811

Arnold, J.: Myelocyste, Transposition von Gewebskeimen und Sympodie. Beitr. pathol. Anat. 16 (1894) 1

von Asch, G. Th.: De primo pare nervorum medullae spinalis. Diss. Göttingen 1750

Aubaniac, R.: L'injection intraveneuse sous-claviculaire: avantages et technique. Presse méd. 60 (1952) 1456, zit. nach Anderhuber u. Mitarb. 1988

Backmund, H., in: Decker, K., H. Backmund: Pädiatrische Neuroradiologie. Thieme, Stuttgart 1970

Baek, S.-M., H. F. Biller, Y. P. Krespi, W. Lawson: The pectoralis major myocutaneous island flap for reconstruction of the head and neck. Head Neck Surg. 1 (1979) 293–300

Bakamjian, V.: A technique for primary reconstruction of the palate after radical maxillectomy for cancer. Plast. reconstr. Surg. 31 (1963) 103–117

Baker, R. A., A. E. Rosenbaum, G. H. Robertson: Segmental intervertebral anastomosis in subclavian steal syndrome. Brit. J. Radiol. 48 (1975) 101–107

Baldwin, W. M.: The topography of spinal nerve roots. Anat. Rec. 2 (1908) 155–156

Ball, M. J., A. D. Dayan: Pathogenesis of syringomyelia. Lancet 1972/II, 799–801

Banfai, I.: Die primäre kongenitale Ektasie der Vena jugularis interna. Z. Laryngol. Rhinol. Otol. 39 (1960) 325–329

Banyai, A. L.: Motion of the lung after surgically induced paralysis of the phrenic nerve. Arch. Surg. 37 (1938) 288–294

von Bardeleben, K.: Handbuch der Anatomie des Menschen. 1912

Barone, R.: La substance blanche de fibres dans la moelle épinière des mammifères. Rev. méd. vét. 111 (1960) 288–303

Barth, H., G. Lang, R. Warzok: Untersuchungen zur klinisch-topographischen Anatomie der Regio intervertebralis lateralis im Bereich des 3. bis 7. Halswirbelkörpers. Anat. Anz. 162 (1986) 175–193

Batujeff, N.: Eine seltene Arterienanomalie (Ursprung der A. basilaris aus der A. carotis interna). Anat. Anz. 4 (1889) 282–285

Bäurle: Wissenschaftliche Arbeit am Anatomischen Institut der Universität Würzburg. 1982

Bayford 1789: zit. nach Sasaki u. Mitarb.

Bean, R. B.: A composite study of the subclavian artery in man. Amer. J. Anat. 4 (1905) 303–328

von Bechterew, W.: Ueber eine bisher unbekannte Verbindung der grossen Oliven mit dem Grosshirn. Neurol. Zbl. 3 (1885) 194–196

von Bechterew, W.: Über die hinteren Nervenwurzeln, ihre Endigung in der grauen Substanz des Rückenmarkes und ihre centrale Fortsetzung im letzteren. Arch. Anat. Physiol. Anat. Abt. 1887, 126–136

von Bechterew, W.: Über das besondere, mediale Bündel der Seitenstränge. Neurol. Zbl. (Leipzig) 16 (1897) 680–682

Beck, C.: Die chirurgische Bedeutung der Halsrippe. J. Amer. med. Ass. 44 (1905) 1913–1915

Becker, R. F., J. A. Grunt: The cervical sympathetic ganglia. Anat. Rec. 127 (1957) 1–4

Benini, A.: Clinical features of cervical root compression C5–C8 and their variations. Neuro-Orthopedics 4 (1987) 74–88

Van den Bergh, R.: Evolution of the neurosurgical management of syringomyelia in the last two decades. Advanc. Neurosurg. 18 (1990) 109–112

Bergman, R. A., S. A. Thompson, F. A. Saadeh: Anomalous fascicle and high origin of latissimus dorsi compensating for absence of serratus anterior. Anat. Anz. 167 (1988) 161–164

Bernardi, L., P. Dettori: Angiographic study of rare anomalous origin of the vertebral artery. Neuroradiology 9 (1975) 43–47

Biedl, A.: Neurol. Zbl. 14 (1895) 434, 493, zit. nach Giok

Birbaumer, N., R. F. Schmidt: Biologische Psychologie. Springer, Berlin 1989

Blalock, A.: A study of the surgical treatment of congenital pulmonic stenosis. Ann Surg. 124 (1946) 879–887

Blau, J. N., G. Rushworth: Observations on the blood vessels of the spinal cord and their responses to motor activity. Brain 81 (1958) 354–363

Bleier, R., A. Leicher-Düber: Treffsicherheit von Palpation, Sonographie und Computertomographie in der präoperativen Beurteilung von Halslymphknotenmetastasen. Arch. Oto-Rhino-Laryngol, Suppl. 1988/II, S. 268. Springer, Berlin 1988

Blinkov, S. M., I. I. Glezer: Das Zentralnervensystem in Zahlen und Tabellen. Fischer, Jena 1968

Bocca, E., O. Pignataro: A conservation technique in radial neck dissection. Ann. Otol. Rhinol. Laryngol. 76 (1967) 975–987

Bocca, E.: Conservative neck dissection. Laryngoscope 85 (1975) 1511–1515

Bock (1847): zit. nach Pahl 1955

Bonnel, F., P. Rabischong: Anatomy and systematization of the brachial plexus in the adult. Anat. Clin. 2 (1981) 289–298

Bonney, G.: The scalenius medius band. A contribution to the study of the thoracic outlet syndrome. J. Bone Jt Surg. 47B (1965) 268–272

Boreadis, A. G., A. M. Rechtman, J. Gershorn-Cohen: The normal cervical lordosis. Radiology 74 (1960) 806–809

Boström, K., T. Greitz: Kinking of the internal carotid artery. A roentgenologic and histologic study. Acta radiol. Diagn. 6 (1967) 105–112

Boström, K., B. Liliequist: Primary dissecting aneurysm of the extracranial part of the internal carotid and vertebral arteries. Neurology 17 (1967) 179–186

Boyd, J. D.: Absence of the right common carotid artery. J. Anat. (Lond.) 68 (1933/34) 551–557

Bramwell, E.: Lesion of the 1st dorsal nerve root. Rev. Neurol. Psychiat. Infant. 1 (1903) 239

Breig, A.: Biomechanics of the central nervous system. Almqvist & Wiksell, Uppsala 1960

Brickner, W. M., H. Milch: First dorsal, simulating cervical rib – by maldevelopment or by pressure symptoms. Surg. Gynecol. Obstet. 40 (1925) 38–44

Brosig, H. J., J. Vollmar: Chirurgische Korrektur der Knickstenosen der A. carotis interna. Münch. med. Wschr. 116 (1974) 19

Bruce, A., R. Muir: On a descending degeneration in the posterior columns in the lumbo-sacral region of the spinal cord. Brain (New York) 19 (1896) 333–345

Brunner, F. X., R. Hagen, J. Müller: Möglichkeiten und Techniken mikrovaskulärer Defektrekonstruktion. Arch. Oto-Rhino-Laryngol. Suppl, 1989/II, S. 158–159. Springer, Berlin 1989

Bucy, P. C., J. F. Fulton: Ipsilateral representation in the motor and premotor cortex of monkeys. Brain (London) 56 (1933) 318–342

Burstein, R., K. D. Cliffer, G. J. Giesler jr.: Cells of origin of the spinohypothalamic tract in the rat. J. comp. Neurol. 291 (1990) 329–344

Burstein, R., J. Wang, R. P. Elde, G. J. Giesler jr.: Neurons in the sacral parasympathetic nucleus that project to the hypothalamus do not also project through the pelvic nerve – a double-labeling study combining Fluorogold and cholera toxin B in the rat. Brain Res. 506 (1990) 159–165

Büttner, W.: Untersuchungen an Hirnstamm und Kleinhirn mittels der Faserungsmethode. Z. Anat. Entwickl.-Gesch. 84 (1927) 534–543

Cabanié, H., J.-F. Garbé, J.-C. Guimberteau: Anatomical basis for the thoracodorsal axillary flap with respect to its transfer by means of microvascular surgery. Anat. clin. 2 (1980) 65

Cadarso, A. R., J. J. B. Goyanes: A rare case of tortuosity of the internal carotid artery. J. Anat. Physiol. (Lond.) 60 (1925/1926) 119–120

Cairney J.: Tortuosity of the cervical segment of the internal carotid artery. J. Anat. (Lond.) 58 (1924) 87–96

Caliot, P., V. Bousquet, P. Cabanie, D. Midy: The nerve loops crossing below the subclavian artery and their anatomical variations. Anat. clin. 6 (1984) 209–213

Cameron, S.: Tortuosity of internal carotid arteries. Brit. med. J. (London) 1902/I, 893–894

Cave, A. J. E.: Anatomical note. A note on the origin of the M. scalenus medius. J. Anat. (Lond.) 67 (1932/33) 480–483

Cave, J. E.: On the occipito-atlanto-axial articulations. J. Anat. (Lond.) 68 (1933/34) 416–428

Cave, J. E.: The innervation and morphology of the cervical intertransverse muscles. J. Anat. (Lond.) 71 (1937) 497–515

Cave, A. J. E.: The nature and morphology of the costoclavicular ligament. J. Anat. (Lond.) 95 (1961) 170–179

Chamberlain, W. E.: Basilar impression (platybasia). A bizarre development anomaly of the occipital bone and upper cervical spine with striking and misleading neurologic manifestations. Yale J. Biol. Med. 11 (1939) 487–496

Chiari, H.: Über Veränderungen des Kleinhirns infolge von Hydrocephalie des Grosshirns. Dtsch. med. Wschr. 17 (1891) 1172–1175

Chiras, J., M. Launay, A. Gaston, J. Bories: Thoracic vertebral artery. An anomaly of the vertebral artery. Neuroradiology 24 (1982) 67–70

Clagett, O. Th.: Research and proresearch. J. thorac. cardiovasc. Surg. 44 (1962) 153–166

Clara, M.: Das Nervensystem des Menschen, 3. Aufl. Barth, Leipzig 1959

Clark, S. L.: J. comp. Neurol. 48 (1929) 247, zit. nach Blau u. Rushworth

Clemens, H.-J.: Die Venensysteme der menschlichen Wirbelsäule. De Gruyter, Berlin 1961

Cliffton, E. E.: Neurovascular syndrome of the arm associated with hypertrophied subclavius muscle. Arch. Surg. 55 (1947) 732–742

Coggeshall, R. E., M. L. Applebaum, M. Frazen, T. B. III Stubbs, M. T. Sykes: Unmyelinated axons in human vertebral roots, a possible explanation for the failure of dorsal rhizotomy to relieve pain. Brain 98 (1975) 157–166

Conley, J.: Radical neck dissection. Laryngoscope 85 (1975) 1344–1352

Conso u. Mitarb. 1974: zit. nach Keßler 1990

Cook, A. W., Y. Kawakami: Commissural myelotomy. J. Neurosurg. 47 (1977) 1–6

Cook, A. W., P. W. Nathan, C. Smith: Sensory consequences of commissural myelotomy. A challenge to traditional anatomical concepts. Brain 107 (1984) 547–568

Cooley, D. A., Y. D. Al-Naaman, C. A. Carton: Surgical treatment of arteriosclerotic occlusion of common carotid artery. J. Neurosurg. 13 (1956) 500–506

Coote, H.: Pressure on the axillary vessels and nerve by an exostosis from a cervical rib-interference with the circulation of the arm-removal of the rib and exostosis-recovery. Med. Surg. Pract. (Med. Times & Gazette), 3rd August 1861, p. 108

Corning, H. K.: Lehrbuch der topographischen Anatomie. Bergmann, München 1913

Couly, G., J. M. Vaillant, A. Chanterelle: Myoplastie de rotation par le muscle sterno-cléido-mastodien, lors des hémimandibulectomies. Rev. Stomatol. (Paris) 76 (1975) 53–60

Crock, H. V., H. Yoshizawa: The Blood Supply of the Vertebral Column and Spinal Cord in Man. Springer, Wien 1977

Cruveilhier, J.: Traité d'anatomie humaine, 5ième éd., tome III angiologie, névrologie. Asselin, Paris 1877

Cullheim, S., T. Carlstedt, H. Linda: Motoneurons reinnervate skeletal muscle after ventral root implantation into the spinal cord of the cat. Neuroscience 31 (1989) 725–733

Cunningham, D. J.: Text Book of Anatomy. Wood, New York 1923

Czerwinski, F.: Variability of the course of external carotid artery and its rami in man in the light of anatomical and radiological studies. Folia morphol. (Warsz.) 40 (1981) 449–453

Dally, J. F. H.: An inquiry into the physiological mechanism of respiration, with especial reference to the movements of the vertebral column and diaphragm. J. Anat. Physiol. (Lond.) 43 (1908) 93–114

Daseler, E. H., B. J. Anson: Surgical anatomy of the subclavian artery and its branches. Surg. Gynecol. Obstet. 108 (1959) 149–174

Davis, H. K.: A statistical study of the thoracic duct in man. Amer. J. Anat. 17 (1914/15) 211–244

DeGaris, C. F.: Modes of origin of the subclavian artery in whites and negroes, with report of a case of anomalous right subclavian artery. Anat. Rec. 26 (1923) 235–240

De Jong, I. H., A. C. Klinkhamer: Left sided cervical aortic arch. Amer. J. Cardiol. 23 (1969) 285

Delitzin, S.: Über eine Varietät des Verlaufes der Arteria thyreoidea superior. Arch. Anat. Physiol. (1892) 105–106

Demme, K.: Über Gefässanomalien in der Pharynxgegend. Wien. med. Wschr. 48, 1901 (Abstr. in Rev. hebd. de laryngol. 1902, p. 225)

DeMyer, W.: Number of axons and myelin sheaths in the adult human medullary pyramids. Study with silver impregnation and ion hematoxylin staining methods. Neurology (Minneap.) 9 (1959) 42–47

Depreux, R., H. Mestdagh: Functional anatomy of the suboccipital articulation. Lille méd. 19 (1974) 122–125

De Sousa, O. M.: Estudo eletromiografico do M. Platysma. Folia clin. biol. 33 (1964) 42–52

Dolanc, B., A. Gächter, M. Dürig: Der Schulterschmerz aus orthopädischer Sicht. Ther. Umsch. 32 (1975) 380–386

Dolgo-Saburoff, B.: Zur Frage über die Lagebeziehungen zwischen der A. subclavia und der Scalenusmuskulatur beim Menschen. Anat. Anz. 76 (1933) 97–113

Dommisse, G. F.: The neuropathology of spinal cord injuries. Neuro-Orthopedics 5 (1988) 87–95

Donaldson, H. H., D. J. Davis: A description of charts showing the areas of the cross sections of the human spinal cord at the level of each spinal nerve. J. comp. Neurol. 13 (1903) 19–40

van Dongen, R. J. A. M.: Klinische Diagnostik und operative Erfahrung mit dem transaxillären Zugang beim TOS. In Hase, U., H.-J. Reulen: Läsionen des Plexus brachialis. De Gruyter, Berlin 1985 (S. 177–192)

Dos Santos, L. F.: The vascular anatomy and dissection of the free scapular flap. Plast. Reconstr. Surg. 73 (1984) 599–604

Le Double, A.-F.: Traite des variations du systeme musculaire de l'homme. Tome II. Librairie C. Reinwald, Schleicher Freres, Editeurs, Paris 1897

Doursounian, L., J. M. Alfonso, M. T. Iba-Zizen, B. Roger, E. A. Cabanis, V. Meininger, H. Pineau: Dynamics of the junction between the medulla and the cervical spinal cord: an in vivo study in the sagittal plane by magnetic resonance imaging. Surg. radiol. Anat. 11 (1989) 313–322

Drexler, L.: Röntgenanatomische Untersuchungen über Form und Krümmung der Halswirbelsäule in den verschiedenen Lebensaltern. Hippokrates, Stuttgart 1962

Dubreuil-Chambardel, L.: Variations sexuelles de l'atlas. Bull. Soc. anthropol. de Paris, Sér. 5, 8 (1907) 399

DuBrow, I. W., S. O. Burman, D. O. Elias, A. R. Hastreiter, R. J. Pietras: Aortic arch in the neck. J. thorac. cardiovasc. Surg. 68 (1974) 21–29

Dubrueil, J. M.: Les anomalies artérielles. 1847, zit. nach Jaensch

Duplay, S.: Periarthrite scapulohumérale. Arch. gén. méd. 2 (1872) 513

Dvorak, J., M. Gerber, J. Hayek, M. M. Panjabi, B. Rahn, P. Saldinger, E. Schneider, W. Wichmann: Rotationsinstabilität der oberen Halswirbelsäule. In Hohmann, D., B. Kügelgen, K. Liebig: Erkrankungen des zervikookzipitalen Übergangs. Neuroorthopädie, Bd. IV. Springer, Berlin 1988 (S. 37–60)

Eagle, W.: Elongated styloid process. Arch. Otolaryngol. 67 (1958) 172

Eden, K. C.: The vascular complications of cervical ribs and first thoracic rib abnormalities. Brit. J. Surg. 27 (1939/40) 111–139

Edinger, L.: Vorlesungen über den Bau der nervösen Zentralorgane des Menschen und der Tiere, 4. Aufl. Vogel, Leipzig 1893

Edington, G. H.: Tortuosity of both internal carotid arteries. Brit. med. J. 1901/II, 1526–1527

Ehrenhaft, J. L.: Development of vertebral column as related to certain congenital and pathological changes. Surg. Gynecol. Obstet. 76 (1943) 282–292

Eisler, P.: Die Muskeln des Stammes. In Bardelebens Handbuch des Menschen, Bd. II. Fischer, Jena 1912

Eitschberger, E., M. Weidenbrecher: Lappenplastiken im Mund und Oropharynx. HNO 29 (1981) 331–334

Engelhardt, G. H.: Unfallheilkunde für die Praxis (vormals Ehalt Unfallpraxis). De Gruyter, Berlin 1984

Enzler, A.: Die Claviculafraktur als Gelenkverletzung des Neugeborenen. Schweiz. med. Wschr. (1950) 1280–1283

Epstein, B. S.: The Spine – A Radiological Text and Atlas, 3rd ed. Lea & Febiger, Philadelphia 1969

Epstein, N. E., J. A. Epstein: Simultaneous ossification of the posterior longitudinal ligament in the cervical and lumbar spinal canal. Neuro-Orthopedics 8 (1989) 45–53

Etter, J. L. E.: Osseous abnormalities of the thoracic gage seen in forty thousand consecutive chest photoroentgenograms. Amer. J. Roentgenol. 51 (1944) 359–363

Ewald: zit. nach Günther

Eyring, E. J.: The biochemistry and physiology of the intervertebral disks. Clin. Orthop. 67 (1969) 16–28

Falconer, M. A., G. Weddell: Costo-clavicular compression of the subclavian artery and vein: relation to the scalenus anticus syndrome. Lancet 1943/II, 539–543

Faller, A., O. Schärer: Über die Variabilität der Arteriae thyreoideae. Acta anat. 4 (1947) 119–122

Faller, A.: Statistische Untersuchungen über Ursprung und Kaliber der Arteria transversa colli beim Menschen. Arch. Kreisl.-Forsch. 18 (1952) 161–167

Fearon, B., R. Shortreed: Tracheobronchial compression by congenital cardiovascular anomalies in children. Ann. Otol. 72 (1963) 949–969

Felix, W.: Anatomische, experimentelle und klinische Untersuchungen über den Phrenicus und über Zwerchfellinnervation. Dtsch. Z. Chir. 171, 1922, zit. nach Hjelmman

Ferraro u. Barrera 1935: zit. nach Warwick u. Williams

Fick, R.: Handbuch der Anatomie und Mechanik der Gelenke. Teil 3: Spezielle Gelenk- und Muskelmechanik. Jena 1911

Fielding, J. W., A. H. Burstein, V. H. Frankel: The nuchal ligament. Spine 1 (1976) 3–14

Fischer, J.: Wien. med. Wschr. 1858, zit. nach Murphy

Fischer, K.: Über die Arteria und den Nervus laryngeus superior, die Cartilagines thyroidea et cricoidea, Maße, Form und Formvarianten. Diss., Würzburg 1986

Fischer, L. P., J.-P. Carret, G. P. Gonon, Y. Sayfi: La vascularisation artérielle de l'axis. Bull. Ass. Anat. (Nancy) 60 (1976) 335–346

Flechsig, P.: Die Leitungsbahnen im Gehirn und Rückenmark des Menschen. Engelmann, Leipzig 1876

Flesch, M.: Varietäten-Beobachtungen aus dem Präpariersaale zu Würzburg in den Wintersemestern 1875/76 und 1876/77. Verh. phys.-med. Ges. Würzb., N. F. 13 (1879) 1–38

Francis, C. C.: Dimensions of the cervical vertebrae. Anat. Rec. 122 (1955) 603–610

Francis, C. C.: Certain changes in the aged male white cervical spine. Anat. Rec. 125 (1956) 783–787

Francke, J. P., A. Macke, J. Clarisse, J. C. Libersa, P. Dobbelaere: The internal carotid arteries. Anat. clin. (Berlin) 3 (1982) 243–261

Frank, E.: Fünf, teils seltene Sonderfälle des Nervus phrenicus. Anat. Anz. 103 (1956) 177–186

Franke, H.: Über das Karotissinus-Syndrom und den sogenannten hyperaktiven Karotissinus-Reflex. Schattauer, Stuttgart 1963

Frey, H.: Ein vertebro-claviculärer Muskel aus der Gruppe der supraclaviculären Gebilde. Gegenbaurs morphol. Jb. 49 (1915) 389–391

Friedenberg, Z. B., J. Edeiken, H. N. Spencer, S. C. Tolentino: Degenerative changes in the cervical spine. J. Bone Jt. Surg. 41 A (1959) 61–70

Friedländer, A.: Neurol. Zbl. 17 (1898) 351, 397, zit. nach Giok

Friedrich, W., C. Herberhold, W. Lierse: Vascularization of the myocutaneous latissimus dorsi flap. Acta Anat. 131 (1988) 97–102

Frykholm, R.: Deformities of dural pouches and strictures of dural sheaths in the cervical region producing nerve-root compression. A contribution to the etiology and operative treatment of brachial neuralgia. J. Neurosurg. 4 (1947) 403–413

Frykholm, R.: Lower cervical nerve roots and their investments. Acta chir. scand. 101 (1951) 457–471

Fuchs, E.: Untersuchung über die Gelenkflächen der Articulatio atlantooccipitalis. Diss., Würzburg 1980

Fullenlove, T. M.: Congenital absence of the odontoid process. Radiology 63 (1954) 72–73

Fuss, F. K.: Die Radix lateralis des Nervus ulnaris. Acta anat. 134 (1989) 199–205

Futrell, J. W., M. E. Johns, M. T. Edgerton, R. W. Cantrell, G. S. Fitz-Hugh: Platysma myocutaneous flap for intraoral reconstruction. Amer. J. Surg. 136 (1978) 504–507

Gabrielsen, T. O., J. J. Bookstein: Jugular venography by catheter approach from the arm. Radiology 91 (1968) 378–379

Gardner, W. J.: Anatomic features common to Arnold-Chiari and Dandy-Walker malformations suggest common origin. Cleveland clin. Quart. 26 (1959) 206–222

Gardner, J. W., F. Dohn: Trigeminal neuralgia-hemifacial spasm-Paget's disease. Brain 89 (1966) 555–562

Gerlach, J., H.-P. Jensen, H. Spuler, G. Viehweger: Die Persistenz der Arteria primitiva hypoglossica. Arch. Psychiat. Nervenkr. 203 (1962) 164–172

Gibbins, I. L.: Dynorphin-containing pilomotor neurons in the superior cervical ganglion of guinea pigs. Neurosci. Lett. 107 (1989) 45–50

Gibbins, I. L., J. L. Morris: Sympathetic noradrenergic neurons containing dynorphin but not neuropeptide Y innervate small cutaneous blood vessels of guinea pigs. J. autonom. nerv. Syst. 29 (1990) 137–150

Gierlich: Über den Eigenapparat des Conus terminalis. Arch. Psychiat. Nervenkr. 55 (1915) 572–596 (mit Tafeln XV-XVI und 1 Textfigur)

Gilliatt, R. W., P. M. le Quesne, V. Logue, A. J. Sumner: Wasting of the hand associated with a cervical rib or band. J. Neurol. Neurosurg. Psychiat. 33 (1970) 615–624

Giok, S.: The fasciculus intermediolateralis of Loewenthal in man. Brain 81 (1958) 577–587

Glees, P., R. A. Bailey: Mschr. Psychiat. Neurol. 122, 1951

Goetze, O.: Die effektive Blockade des Nervus phrenicus (radikale Phrenicotomie) Langenbecks Arch. Klin. Chir. (Berlin) 134 (1925) 595–646

Gombault, A., C. Philippe: Arch. Méd. exp. 6 (1894) 365, zit. nach Nathan u. Smith 1959

Gordon, T. E.: Brit. med. J. 1901/I, 1395, zit. nach Sunderland 1948

Gosepath, J.: Venöse Gefäßanomalien im Halsbereich, Z. Laryngol. Rhinol. Otol. 43 (1964) 517–522

Groen, G. J.: Contributions to the Anatomy of the Peripheral Autonomic Nervous System. Thesis, Amsterdam 1986

Groen, G. J., B. Baljet, J. Drukker: The innervation of the spinal dura mater: anatomy and clinical implications. Acta neurochir. 92 (1988) 39–46

Gross, R. E.: The Surgery of Infancy and Childhood. Saunders, Philadelphia 1953

Grote, W., C. W. Roosen: Die percutane Chordotomie. Langenbecks Arch. Chir. 342 (1976) 101–108

Gruber, W.: Neue Anomalien als Beiträge zur physiologischen, chirurgischen und pathologischen Anatomie. Förstner, Berlin 1849

Gruber W.: Über das Spatium interaponeuroticum suprasternale. Mém. Acad. Sci. St. Petersburg 1867

Guérin, J., B. Bioulac: The anatomical and physiological organization of motor activity in the spinal cord. Anat. clin. 1 (1979) 267–289

Günther, C.: Tonische Drehreaktionen auf den Kopf, das Becken und den Rumpf beim Menschen. Z. Hals-Nas.-u. Ohrenheilk. 7 (1924) 275–283

Gwinn, J. L., J. L. Smith: Acquired and congenital absence of the odontoid process. Amer. J. Roentgenol. 88 (1962) 424–431

Ha, H., C.-N. Liu: Cell origin of the ventral spinocerebellar tract. J. comp. Neurol. (Philad.) 133 (1968) 185–205

Häggqvist, G.: Analyse der Faserverteilung in einem Rückenmarkquerschnitt (Th 3). Z. mikr.-anat. Forsch. 39 (1936) 1–34

Halbertsma, J.: Über das Verhalten der Art. subclavia bei zufällig vorhandenen Halsrippen bei Menschen. Archiv. für die holländischen Beiträge zur Natur- und Heilkunde, Bd. I, 1858, zit. nach Okamoto

Halstead, W. S.: An experimental study of circumscribed dilation of an artery immediately distal to a partially occluding band, and its bearing on the dilation of the subclavian artery observed in certain cases of cervical rib. J. exp. Med. 24 (1916) 271–286

Hanaway, J., J. M. Smith: Synaptic fine structure and the termination of corticospinal fibers in the lateral basal region of the cat spinal cord. J. comp. Neurol. 183 (1979) 471–486

Handwerker, H. O., M. Zimmermann: Schmerz und vegetatives Nervensystem. Physiologie. In Sturm, A., W. Birkmayer: Klinische Pathologie des vegetativen Nervensystems. Fischer, Stuttgart 1976

Harley, H. R. S.: The development and anomalies of the aortic arch and its branches. With the report of a case of right cervical aortic arch and intrathoracic vascular ring. Brit. J. Surg. 46 (1959) 561–573

Harms, E.: Beiträge zur „traumatischen Achselvenenthrombose" bzw. Claudicatio venosa intermittens. Zbl. Chir. 65 (1938) 946–951

Harris, R. S., D. M. Jones: The arterial supply to the adult cervical vertebral bodies. J. Bone Jt Surg. 38 B (1956) 922–927

Hasebe, K.: Die Wirbelsäule der Japaner. Z. Morphol. Anthropol. 15 (1913) 259–380

Hassler, R.: Wechselwirkungen zwischen dem System der schnellen Schmerzempfindung und dem des langsamen, nachhaltigen Schmerzgefühls. Langenbecks Arch. Chir. 342 (1976) 47–61

Hauge, T.: On so-called traumatic thrombosis of the axillary vein. Acta chir. scand. 86 (1942) 533–552

Hautmann, W.: Wissenschaftliche Arbeit am Anatomischen Institut der Universität Würzburg 1978

Haven, H.: Neurocirculatory scalenus anticus syndrome in the presence of developmental defects of the first rib. Yale J. Biol. Med. 11 (1939) 443–448

Haworth, J. B., G. W. Keillor: Use of transparencies in evaluating the width of the spinal canal in infants, children, adults. Radiology 79 (1962) 109–114

Heilmann, P.: Praktische anatomische Befunde der oberflächlichen Halsschichten. Diss., Würzburg 1983

Hellweg: zit. nach Obersteiner 1900

Helm, F.: Einseitige rudimentäre Entwicklung der ersten Rippe nebst einer Anzahl anderer Anomalien am Thorax einer und derselben Person. Anat. Anz. 10 (1895) 540–554

Helms, J.: Über den Winkel zwischen Dens und Epistropheus. Diss., München 1963

Henle, J.: Handbuch der systematischen Anatomie des Menschen, Bd. III/2. Vieweg, Braunschweig 1871

Henle, J.: Handbuch der systematischen Anatomie des Menschen, 2. Aufl., Bd. III/2 (Nervenlehre). Vieweg, Braunschweig 1879

Herberhold, C.: Über die intrathyreoidalen Lymphbahnen des erwachsenen Menschen. In Zilch, M. J.: Lymphsystem und Lymphatismus. Barth, München 1963 (S. 643–684)

Herrschaft, H.: Cerebrale Durchblutungsstörungen bei extremer Schlingenbildung der A. carotis interna. Münch. med. Wschr. 46 (1968) 2694–2702

Hertel, G.: The width of the cervical spinal canal and the size of the vertebral bodies in syringomyelia. Europ. Neurol. 9 (1973) 168–182

Hilbert, R.: Zur Kenntnis der Spinalnerven. Diss., Königsberg 1878

Hinck, V. C., C. E. Hopkins, B. S. Savara: Sagittal diameter of the cervical spinal canal in children. Radiology 79 (1962) 97–108

His, W.: Die Entwicklung des menschlichen Rautenhirns vom Ende des ersten bis zum Beginn des dritten Monats. I. Verlängertes Mark. Abh. math.-phys. Kl. königl. sächs. Ges. Wiss. 17 (1890) 1

Hjelmman, G.: Zur Kenntnis der Wurzeln des Nervus phrenicus mit besonderer Berücksichtigung des sogenannten Nebenphrenicus. Acta Soc. Med. „Duodecim", Ser. B 13 (1931) 1–36

Hoche, A.: Über sekundäre Degeneration, speziell des Gowersschen Bündels. Arch. Psychiat. Nervenkr. 28 (1896) 510–544

Hochstetter, F.: Über die Entwicklung und Differenzierung der Hüllen des Rückenmarkes beim Menschen. Morphol. Jb. 74 (1934) 1–104

Hoffman, H. H., H. N. Schnitzlein: The numbers of nerve fibers in the vagus of man. Anat. Rec. 139 (1961) 429–434

Holzapfel, G.: Ungewöhnlicher Ursprung und Verlauf der Arteria subclavia dextra. Anat. Hefte 12 (1899) 373–531

Hommel, D.: Institutum quo quidquid novissime observatum agitatum scriptum vel perperactum est succincte dilucideque exponitur. Commercium litterarium ad rei Medicae et Scientiae Naturalis Incrementum, Norinbergae 1737 (pp. 161–168)

Hori, T.: Über die Anomalien des Hinterhauptbeines. Folia anat. jap. 3 (1925) 291–312

Horstmann, E.: Die Haut. In: Möllendorf, W. von, W. Bergmann: Handbuch der mikroskopischen Anatomie des Menschen, Vol. III/3. Springer, Berlin 1957 (198)

von Hößlin 1886: zit. nach Vierordt

Houdart, R., R. Djindjian, M. Hurth: L'artériographie des angiomes de la moelle: étude anatomique et perspectives thérapeutiques. Presse méd. 73 (1965) 525–530

Hovelacque, A., O. Monod, H. Evrard, J. Beuzart: Étude anatomique du nerf phrénique pré-veineux. Ann. Anat. pathol. méd.-chir. 13 (1936) 518–522

Huber 1744: zit. nach Henle 1871

Huelke, D. F.: A study of the transverse cervical and dorsal scapular arteries. Anat. Rec. 132 (1958) 233–245

Hughes, A. W.: Die Drehbewegungen der menschlichen Wirbelsäule und die sogenannten Musculi rotatores (Theile). Arch. Anat. Physiol., anat. Abt. 1892, 265–280

Hughes, A.: The development of the dorsal funiculus in the human spinal cord. J. Anat. (Lond.) 122 (1976) 169–175

Hunauld, P.: Examen de quelques parties d'un singe. Hist. Acad. roy. Sci. (Paris) 2 (1735) 516–523

Hunauld 1740: zit. nach Turner 1871

Huu, N., B. Vallèe, H. Person, N. H. Vu: Anatomical bases of transaxillary resection of the first rib. Anat. clin. 5 (1984) 221–233

Hyrtl, J.: Neue Beobachtungen aus dem Gebiete der menschlichen und vergleichenden Anatomie. Über mehrere im Menschen vorkommende Analogien derjenigen Arterie entdeckte. Med. Jb. d. öst. Staates 10 (1836) 457–466

Hyrtl, J.: Einige in chirurgischer Hinsicht wichtige Gefäßvarietäten. Med. Jb. d. öst. Staates 24 (1841) 17–38

Hyrtl, J.: Onomatologia anatomica. Braumüller, Wien 1880

Issing, P. R.: Über Messungen am Clivus, den Foramina an der Basis cranii externa und den oberen drei Halswirbeln. Diss. Würzburg 1987

Issing, P. R., J. Lang: Weitere Untersuchungen zur klinischen Anatomie der kraniocervicalen Region. Gegenbaurs morphol. Jb. 135 (1989) 455–461

Jaensch, P. A.: Eine seltene Abweichung im Verlauf der Arteria anonyma. Anat. Anz. 55 (1922) 138–144

Jansen, J., J. Hildebrandt, E. Markakis: Operative treatment of atypical trigeminal and facial pain: Symptoms of upper (C2, C3, C4) cervical root compression. International Symposium on the Surgery of the Lower Cranial Nerves. Organized by the Department of Neurosurgery, University Medical Center, Ljubljana, Yugolavia. May 31 – June 3, 1987 (Abstract)

Jansen, K. L. R., R. L. M. Faull, M. Dragunow, H. Waldvogel: Autoradiographic localisation of NMDA, quisqualate and kainic receptors in human spinal cord. Neurosci. Lett. 108 (1990) 53–57

Jazuta, K. Z.: Zur topographischen Anatomie der Carotidenarterien. Anat. Anz. 59 (1928) 148–153

Johnson, R. M., E. S. Crelin, A. A. White, M. M. Panjabi, W. O. Southwick: Some new observations on the functional anatomy of the lower cervical spine. Clin. Orthop. 111 (1975) 192–200

Jongkees, L. B.: Cervical vertigo. Laryngoscope 79 (1969) 1473–1484

Jörg, J.: Durchblutungstörungen des Rückenmarks. In Schirmer, M.: Querschnittlähmungen. Springer, Berlin (S. 381–394)

Juvara u. Dide: Bull. Soc. anat. Paris 1894, 25, zit. nach Cave 1932/33

Kadyi, H.: Über die Blutgefäße des menschlichen Rückenmarks. Anat. Anz. 1 (1886) 304–314

Kägi, J.: Beitrag zur Topographie der Arteria transversa colli. Eine Untersuchung an 134 Halshälften. Anat. Anz. 107 (1959) 168–186

Kantor, H.: Tiefe Teilung der Arteria carotis communis. Anat. Anz. 26 (1905) 492–496

Kato, I., T. Miyoshi, C. R. Pfaltz: Studies on habituation of vestibulospinal reflexes. Effects of repetitive optokinetic and vestibular stimuli upon the stepping. ORL 39 (1977) 195–202

Kato, K.: Innervation of the scapular muscles and its morphological significance in man. Anat. Anz. 168 (1989) 155–168

Kazzander, G.: Sulla radice dorsale del nervo ipiglosso nell' uomo e nei mammiferi domestici. Anat. Anz. 6 (1891) 444–450

Keen, W. W.: The symptomatology diagnosis, and surgical treatment of cervical ribs. Amer. J. med. Sci. 133 (1907) 173–218

Keene, M. F. L., E. E. Hewer: Some observations on myelination in the human central nervous system. J. Anat. (Lond.) 66 (1931) 1–13

Kelly, A. B.: Tortuosity of the internal carotid in relation to the pharynx. J. Laryngol. Otol. 40 (1925) 15

Kennard, M. A.: Corticospinal fibers arising in the premotor area of the monkey as demonstrated by the Marchi method. Arch. Neurol. Psychiat. 33 (1935) 698–711

Kerr, F. W. L., J. A. Brown: Pupillomotor pathways in the spinal cord. Arch. Neurol. (Chic.) 10 (1964) 262–270

Kerr, F. W. L.: The ventral spinothalamic tract and other ascending systems of the ventral funiculus of the spinal cord. J. comp. Neurol. 159 (1975) 335–356

Kertesz, A., N. Geschwind: Patterns of pyramidal decussation and their relationship to handedness. Arch. Neurol. (Chic.) 24 (1971) 326–332

Keßler, B.: Wissenschaftliche Arbeit am Anatomischen Institut der Universität Würzburg 1988

Keßler, B.: Über den extrakraniellen Verlauf der Arteria vertebralis sowie die großen Gefäße im oberen Thoraxraum. Diss., Würzburg 1990

Keswani, N. H., W. H. Hollinshead: Localization of the phrenic nucleus in the spinal cord of man. Anat. Rec. 125 (1956) 683–699

Key, A., G. Retzius: Studien in der Anatomie des Nervensystems und des Bindegewebes. Norstedt, Stockholm 1875

von Keyserlingk, D., U. Schramm: Diameter of axons and thickness of myelin sheaths of the pyramidal tract fibres in the adult human medullary pyramid. Anat. Anz. 157 (1984) 97–111

Kikuchi, T.: A contribution to the morphology of the ansa cervicalis and the phrenic nerve. Kaibogaku Zasshi 45 (1970) 242–281

Killien, F. C., A. R. Wyler, L. D. Cromwell: Duplication of the internal carotid artery. Neuroradiology 19 (1980) 101–102

Kimmel, D. L.: Innervation of spinal dura mater and dura mater of the posterior cranial fossa. Neurology (Minneap.) 11 (1961) 800–809

King, R. B.: Anterior commissurotomy for intractable pain. J. Neurosurg. 47 (1977) 7–11

Kirgis, H. D., A. F. Reed: Anatomical relations of possible significance in the production of the scalenus anticus syndrome. Anat. Rec. 97 (1947) 348

Kitamura, S., A. Sakai, T. Nishiguchi: A case of the left innominate vein passing behind the ascending aorta. Anat. Rec. 201 (1981) 567–572

Klinkosch, M.: Programme de anat. foetus cap. monstr. Pragae 1766 (pp 13–14)

Knese, K.-H.: Kopfgelenk, Kopfhaltung und Kopfbewegung des Menschen. Z. Anat. Entwickl.-Gesch. 114 (1949/50) 67–102

Koebke, J.: Kompression der A. carotis externa. Laryngol. Rhinol. 55 (1976) 913–917

Koebke, J.: Morphological and functional studies on the odontoid process of the human axis. Anat. Embryol. 155 (1979) 197–208

Koebke, J., H. Brade: Morphological and functional studies on the lateral joints of the first and second cervical vertebrae in man. Anat. and Embryol. 164 (1982) 265–275

von Kolliker, A.: Handbuch der Gewebelehre des Menschen. Engelmann, Leipzig 1893/96

Kojima, Y., T. Maeda, R. Arai, K. Shichikawa: Nerve supply to the posterior longitudinal ligament and the intervertebral disc of the rat vertebral column as studied by acetylcholinesterase histochemistry. I. Distribution in the lumbar region. J. Anat. (Lond.) 169 (1990), 237–246

Kommerell, B.: Verlagerung des Oesophagus durch eine abnorm verlaufende Arteria subclavia dextra (Arteria lusoria). Fortschr. Röntgenstr. 54 (1936) 590

Kornhuber, H. H.: Physiologie und Klinik des vestibulären Systems. Arch. klin. exp. Ohr.-, Nas.- u. Kehlk.-Heilkund. 194 (1969) 111–148

Koschorek, F., H. P. Jensen, B. Terwey: The dynamic evaluation of the cervical spinal canal and spinal cord by magnetic resonance imaging during movement. In Voth, D., P. Glees: Diseases in the Craniocervical Junction. De Gruyter, Berlin 1987

Krause, W.: Anatomische Varietäten. Hannover 1880

Krause, W.: Handbuch der menschlichen Anatomie, Bde. II und III. Hannover 1880

Kremser, K.: Gelenkbildung am Schlüsselbein. Fortschr. Röntgenstr. 77 (1952) 741–742

Krmpotić-Nemanić, J., P. Keros: Funktionale Bedeutung der Adaption des Dens axis beim Menschen. Verh. anat. Ges. 67 (1973) 393–397

Krmpotić-Nemanić, J., W. Draf, J. Helms: Chirurgische Anatomie des Kopf-Halsbereiches. Springer, Berlin 1985

Kubik, St., M. Müntener: Zur Topographie der spinalen Nervenwurzeln. Acta anat. 74 (1969) 149–168

Kuhlendahl, H.: Analyse der Biomechanik von Halswirbelsäule und Rückenmark. In Trostdorf, E., H. St. Stender: Wirbelsäule und Nervensystem. Thieme, Stuttgart 1970 (S. 16–18)

Kunert, W.: Halswirbelsäule und Durchblutungsstörungen im Vertebralis-Basilaris-Stromgebiet und ihre klinischen Erscheinungen. In Trostdorf, E., H. St. Stender: Wirbelsäule und Nervensystem. Thieme, Stuttgart 1970 (S. 63–68)

Kurz, L. T., R. S. Centeno, J. F. Alksne, S. R. Garfin: Perineural cysts of the sacral nerve roots. Neuro-Orthopedics 7 (1989) 24–31

Laing, P. G.: The arterial supply of the adult humerus. J. Bone Jt Surg. 38A (1956) 1105–1116

Landau, B. R., K. Akert, T. S. Roberts: Studies on the innervation of the diaphragm. J. comp. Neurol. 119 (1962) 1–10

Landzert, Th.: Der Sattelwinkel und sein Verhältnis zur Pro- und Orthognathie. Abh. Senckenberg. nat.-forsch. Ges. 6 (1866) 145–165

Lang, J., A. Emminger: Über die Textur des Lig. denticulatum und der Pia mater spinalis. Z. Anat. Entw.-Gesch. 123 (1963) 505–522

Lang, J.: Mikroskopische Anatomie der Arterien. Angiologica 2 (1965) 225–284

Lang, J.: Angioarchitektonik der terminalen Strombahn. In: Meessen, H.: Mikrozirkulation. Springer, Berlin 1977 (1–134)

Lang, J., W. Wachsmuth: Praktische Anatomie. Ein Lehr- und Hilfsbuch der anatomischen Grundlagen ärztlichen Handelns, Bd I/1B. Springer, Berlin 1979

Lang, J.: Klinische Anatomie des Kopfes: Neurokranium, Orbita, kraniozervikaler Übergang. Springer, Berlin 1981

Lang, J., F. A. Schlehahn: Über die postnatale Entwicklung der Fissurae orbitales. Gegenbaurs morphol. Jb. 127 (1981) 849–859

Lang, J., C.-Th. Bartram: Über die Fila radicularia der Radices ventrales et dorsales des menschlichen Rückenmarkes. Gegenbaurs morphol. Jb. 128 (1982) 417–462

Lang, J.: Clinical Anatomy of the Head. Neurocranium – Orbit – Craniocervical Regions. Springer, Berlin 1983a

Lang, J.: Funktionelle Anatomie der Halswirbelsäule und des benachbarten Nervensystems. In Hohmann, D., B. Kügelgen, K. Liebig, M. Schirmer: Halswirbelsäulenerkrankungen mit Beteiligung des Nervensystems. Neuroorthopädie I. Springer, Berlin 1983b (S. 1–118)

Lang, J., R. Baldauf: Beitrag zur Gefäßversorgung des Rückenmarks. Gegenbaurs morphol. Jb. 129 (1983) 57–95

Lang, J., E. Bender: Über die Musculi pectorales. Gegenbaurs morphol. Jb. 129 (1983) 307–323

Lang, J., P. Heilmann: Über die oberflächlichen Halsvenen. Gegenbaurs morphol. Jb. 129 (1983) 265–285

Lang, J., O. Schafhauser, S. Hoffmann: Über die postnatale Entwicklung der transbasalen Schädelpforten: Canalis caroticus, Foramen jugulare, Canalis hypoglossalis, Canalis condylaris und Foramen magnum. Anat. Anz. 153 (1983) 315–357

Lang, J.: Morphologie und funktionelle Anatomie der Lendenwirbelsäule und des benachbarten Nervensystems. In Hohmann, D., B. Kügelgen, K. Liebig, M. Schirmer: Lendenwirbelsäulenerkrankungen mit Beteiligung des Nervensystems. Neuroorthopädie II. Springer, Berlin 1984a

Lang, J.: Topographische Anatomie des Plexus brachialis und Thoracic-outlet-Syndrom. In Hase, U., H.-J. Reulen: Läsionen des Plexus brachialis. De Gruyter, Berlin 1984b

Lang, J., R. Baumeister: Postnatale Entwicklung der Gaumenbreite und -höhe und die Foramina palatina. Anat. Anz. 155 (1984) 151–167

Lang, J., E. Heilek: Anatomisch-klinische Befunde zur A. pharyngea ascendens. Anat. Anz. 156 (1984) 177–207

Lang, J., R. Maier, O. Schafhauser: Über die postnatale Vergrößerung der Foramina rotundum, ovale et spinosum und deren Lageveränderungen. Anat. Anz. 156 (1984) 351–387

Lang, J.: Topographische Anatomie des Plexus brachialis und Thoracic-outlet-Syndrom. De Gruyter, Berlin 1985a

Lang, J.: Anatomie der BWS und des benachbarten Nervensystems. In Hohmann, D., B. Kügelgen, K. Liebig: Brustwirbelsäulenerkrankungen. Engpaßsyndrome, Chemonukleolyse, evozierte Potentiale. Neuroothopädie III. Springer, Berlin 1985b

Lang, J.: Anatomy of the tentorial margin. Advanc. Neurosurg. 13 (1985) 173–182

Lang, J., Ch. Hack: Über Lage und Lagevariationen der Kanalsysteme im Os temporale. Teil 1. Kanäle der Pars petrosa zwischen Margo superior und Meatus acusticus internus. HNO 33 (1985a) 176–179

Lang, J., Ch. Hack: Über Lage und Lagevariationen der Kanalsysteme im Os temporale. Teil 2. Kanäle der Pars petrosa zwischen Meatus acusticus internus und Facies inferior partis petrosae. HNO 33 (1985b) 279–284

Lang, J., F. Schulz: Über die Variabilität der Nasenarterien. Gegenbaur Morphol. Jahrb. 131 (1985c) 551–566

Lang, J., W. Wachsmuth: Praktische Anatomie. Ein Lehr- und Hilfsbuch der anatomischen Grundlagen ärztlichen Handelns, Bd. I/1A (Kopf, übergeordnete Systeme). Springer, Berlin, 1985

Lang, J.: The anatomy of the larynx, pharynx and cervical oesophagus in relation to surgical voice restoration. In Herrmann, I. F.: Speech Restoration Via Voice Protheses. Springer, Berlin 1986a (pp. 100–115)

Lang, J.: Craniocervical region, osteology and articulations. Neuro-Orthopedics 1 (1986b) 67–92

Lang, J., K. Fischer, St. Nachbaur: Über Längenmaße und Querschnitte der Mm. cricoarytenoideus posterior et lateralis und Mm. arytenoidei. Gegenbaurs morphol. Jb. 132 (1986a) 231–243

Lang, J., K. Fischer, St. Nachbaur, W. Meuer: Über den Verlauf und die Zweige des N. laryngeus recurrens, der A. thyreoidea inferior und der A. laryngea inferior. Gegenbaurs morphol. Jb. 132 (1986b) 617–643

Lang, J.: The cranio-cervical junction – anatomy. In Voth, D., P. Glees: Diseases in the Craniocervical Junction. Anatomical and Pathological Aspects and Detailed Clinical Accounts. De Gruyter, Berlin 1987 (pp. 26–61)

Lang, J., J. Krauß: Klinische Anatomie der Hirnarterien und -venen. In B. Kügelgen, A. Hillemacher: Der zerebrale Gefäßprozeß in der ärztlichen Sprechstunde. Springer Berlin 1987 (S. 1–37)

Lang, J. jr., A. Samii jr.: Wissenschaftliche Arbeit am Anatomischen Institut der Universität Würzburg 1990

Lang, J., P. R. Issing: Über Messungen am Clivus, den Foramina an der Basis cranii externa und den oberen Halswirbeln. Anat. Anz. 169 (1989) 7–34

Lang, J., B. Keßler: About the suboccipital part of the vertebral artery and the neighbouring bone-joint and nerve relationships (in press)

Langer: zit. nach Fick

Langford, L. A.: Afferent und efferente Nervenfasern im linken Nervus phrenicus der Ratte – eine elektronenmikroskopische Analyse. Diss., Würzburg 1986

von Lanz, T.: Zur Struktur der Dura mater spinalis. Verh. anat. Ges. 37 (1928) 78–87

von Lanz, T.: Über die Rückenmarkshäute. I. Die konstruktive Form der harten Haut des menschlichen Rückenmarks und ihrer Bänder. Arch. Entwick.-Mech. Org. 118 (1929) 252–307

von Lanz, T., W. Wachsmuth: Praktische Anatomie. Ein Lehr- und Hilfsbuch der anatomischen Grundlagen ärztlichen Handelns Bd. II/1 (Hals). Springer, Berlin 1955

Lassek, A. M.: The human pyramidal tract. Arch. Neurol. Psychiat. 47 (1942) 422–427

Lassek, A. M.: The Pyramidal Tract: Its Status in Medicine. Thomas, Springfield/Ill. 1954

Lavdowsky, M.: Vom Aufbau des Rückenmarks. Arch. mikr. Anat. 38 (1891) 264–301

Lazorthes, G., A. Gouaze, J. O. Zadeh, J. J. Santini, Y. Lazorthes, P. Burdin: Arterial vascularization of the spinal cord. J. Neurosurg. 35 (1971) 253–262

Le Double, A.-F.: Traité des variations du système musculaire de l'homme, tome II. Librairie C. Reinwald. Schleicher, Paris 1897

Le Huec, J. C., D. Midy, D. Chauveaux, N. Calteux, P. Colombet, J. L. Bovet: Anatomic basis of the sural fascio-cutaneous flap: surgical applications. Surg. radiol. Anat. 10 (1988) 5–13

Lemmi, H., R. F. Daly, M. Kashgarian, J. Argires: A comparison of the level of bifurcation of the common carotid arteries in negroes and whites. Acta anat. 71 (1968) 22–27

von Lenhossek, M.: Die Nervenursprünge im Jacobson'schen Organ des Kaninchens. Anat. Anz. 7 (1892) 628–635

Lenz, H., H. Rohr: Zur radikulären Genese der sogenannten Relaxatio diaphragmatis. Fortschr. Röntgenstr. 103 (1965) 540–549

Levi, E.: Studien zur normalen und pathologischen Anatomie der hinteren Rückenmarkswurzeln. Arb. Neurol. Inst. Wiener Univ. 13 (1906) 62–77

Levin, P. M., F. K. Bradford: The exact origin of the cortico-spinal tract in the monkey. J. comp. Neurol 68 (1938) 411–422

Lewis u. Rogers 1939: zit. nach Mahoney u. Manning

Leyendecker, K.: Wirbelfrakturen. In Schirmer, M.: Querschnittlähmung. Springer, Berlin 1986 (S. 169–235)

Lichtenstein, B. W.: Distant neuroanatomic complications of spina bifida (spinal dysraphism) Arch. Neurol. Psychiat. 47 (1942) 195–214

Lindskog, G. E., E. L. Howes: Cervical rib associated with aneurysm of the subclavian artery. Report of a case and review of the recent literature. Arch. Surg. 34 (1937) 310–319

Lippert, H., R. Papst: Arterial variations in man. Classification and frequency. Bergmann, München 1985

Lissauer, H.: Beitrag zur pathologischen Anatomie der Tabes dorsalis und zum Faserverlauf im menschlichen Rückenmark. Neurol. Zbl. 4 (1885) 245–246

Lissauer, H.: Beitrag zum Faserverlauf im Hinterhorn des menschlichen Rückenmarks und zum Verhalten desselben bei Tabes dorsalis. Arch. Psychiat. Nervenkr. 17 (1886) 377–438 (und Tafel III)

Lissitzyn, M. S.: Ductus thoracicus. Arch. klin. Chir. 128 (1924) 215–225

Loeweneck, H.: Über die sensible Innervation der Articulationes intervertebrales. Diss., München 1966

Loeweneck, H., K. Schäfer, K. J. Pfeifer: Anatomische Hinweise zur Anlage von zentralen Venenkathetern. Chirurg 49 (1978) 615–619

Löhr, W.: Über die sogenannte „traumatische" Thrombose der Vena axillaris und subclavia. Dtsch. Z. Chir. 214 (1929) 263

Louis, R.: Spinal stability as defined by the three-column spine concept. Anat. clin. 7 (1985) 33–42

Louw, J. A., I. van de Werke: Elongated vertebral pedicles. Differential diagnosis and illustrative case reports. Neuro-Orthopedics 6 (1988) 44–48

Løwenstein, P. S.: Thrombosis of the axillary vein. An anatomic study. J. Amer. med. Ass. 82 (1924) 854–857

Lüderitz, C.: Über das Rückenmarksegment. Ein Beitrag zur Morphologie und Histologie des Rückenmarks. Arch. Anat. Physiol. 1881, 423–495

von Luschka, H.: Die Anatomie des menschlichen Halses, Bd. I/1. Laupp'sche Buchhandlung, Tübingen 1862

von Luschka, H.: Die Anatomie des Menschen, Bd. I/2 (Hals). Laupp'sche Buchhandlung, Tübingen, 1863

Macalister, A.: The muscular anatomy of the Gorilla. Proc. roy. Irish Acad., ser. II, 1, 1874, zit. nach Okamoto

Macalister: zit. nach Warwick u. Williams

Mahoney, E. B., J. A. Manning: Congenital abnormalities of the aortic arch. Surgery 55 (1964) 1–14

Malin, J. P.: Zur Ätiologie der Phrenicusparese. Nervenarzt 50 (1979) 448–456

Manchot, C.: Die Hautarterien des menschlichen Körpers, 2. Aufl. F. C. W. Vogel, Leipzig 1889

Manktelow, R. T., N. H. McKee, T. Vettese: An anatomical study of the pectoralis major muscle as related to functioning free muscle transplantation. Plast. reconstr. Surg. 65 (1980) 610–615

Marchi, V.: Sulle degerazioni consicutive all'estirpazione totale e parziale del cervelletto. Riv. sper. Freniat. 12 (1886) 50–56

Margono, F.: Wissenschaftliche Arbeit am Anatomischen Institut der Universität Würzburg 1980

Martin, R., K. Saller: Lehrbuch der Anthropologie, Bd. II. Fischer, Stuttgart 1959

Marzotko, D.: Winkel- und Längenmessungen an Leichen verschiedener Altersklassen als Beitrag zur Topographie der Spinalnervenwurzeln des Menschen. Wiss. Z. M.-Luther-Universität Halle-Wittenb., Math.-Nat. 8 (1959) 823–848

Mauersberger, W.: Cerebrale Durchblutungsstörungen und Parese des Nervus hypoglossus bei extremer Schlingenbildung der Arteria carotis interna. Neurochirurgia 17 (1974) 91–95

McCraw, J. B., D. G. Dibbell, J. H. Carraway: Clinical definition of independent myocutaneous vascular territories. Plast. reconstr. Surg. 60 (1977) 341–352

Mc Craw, J. B., W. P. Magee, H. Kalwaic: Uses of the trapezius and sternomastoid myocutaneous flaps in head and neck reconstruction. Plast. reconstr. Surg. 63 (1979) 49–57

McDonald, J. J., B. J. Anson: Variations in the origin of arteries derived from the aortic arch, in American whites and negroes. Am. J. phys. Anthropol. 27 (1940) 91–107

McGregor, M.: The significance of certain measurements of the skull in the diagnosis of basilar impression. Brit. J. Radiol. 21 (1948) 171–181

McGregor, I. A., G. Morgan: Axial and random pattern flaps. Brit. J. plast. Surg. 26 (1973) 202–213

McMurtry, A. A., M. D. Yahr: Extracranial carotid artery occlusion by an anomalous digastric muscle. J. Neurosurg. 24 (1966) 108–110

McRae, D. L.: Bony abnormalities in the region of the foramen magnum: correlation of the anatomic and neurologic findings. Acta radiol. (Stockh.) 40 (1953) 335

McRae, D. L.: The significance of abnormalities of the cervical spine. Amer. J. Roentgenol. 84 (1960) 3–25

Mekhail, N. A., N. N. Y. Nawar, Ph. A. Khairallah: New synapses associated with the granule-containing cells of rat sympathetic ganglia. Acta Anat. 133 (1988) 102–106

Melzack, R., P. D. Wall: Pain mechanisms: a new theory. A gate control system modulates sensory input from the skin before it evokes pain perception and response. Science 150 (1965) 971–979

Melzack, R.: Morphium und schwere chronische Schmerzen. Spektrum der Wissenschaft, April 4 (1990) 56–64

Mendell, L. M., P. D. Wall: Pre-synaptic hyperpolarisation: a role for fine afferent fibres. J. Physiol. (Lond.) 172 (1964) 274–294

Menzler, W.: Wissenschaftliche Arbeit am Anatomischen Institut der Universität Würzburg 1983

Mestdagh, H.: Anatomie fonctionelle du rachis cervical inférieur (de C_3 à C_7). Thèse méd., Lille 1969

Metz, H., R. G. Bannister, R. M. Murray-Leslie, J. W. D. Bull, J. Marshall: Kinking of the internal carotid artery. Lancet 1961/I, 424–426

Meuer, H.-W.: Anatomische Befunde zu den Aa. thyreoideae. Diss. Würzburg 1983

Meuser, W.: Stellatumblockade – stationär, ambulant, überhaupt? Arch. Oto-Rhino-Laryngol., Suppl. 1989/II. Springer, Berlin 1989 (174–176)

Michailow 1897: zit. nach Lissitzyn

Michel, D., M. Herbst, G. Gruner: Persistierende Vena cardinalis cranialis sinistra. Fortschr. Röntgenstr. 83 (1955) 621–637

Michna, H.: Collagen fibril dynamics in the anulus fibrosus induced by an anabolic steroid hormone. Acta Anat. 135 (1989) 12–16

Midy, D., B. Mauruc, P. Vergnes, Ph. Caliot: A contribution to the study of the facial artery, its branches and anastomoses; application to the anatomic vascular bases of facial flaps. Surg. radiol. Anat. 8 (1986) 99–107

Minkin, S.: Beitrag zur Frage über die Architektur des äußeren Schädelgewölbes. Z. Anat. Entwickl.-Gesch. 27 (1925) 312–343

Misch, M.: Beiträge zur Kenntnis der Gelenkfortsätze des menschlichen Hinterhauptes und der Varietäten in ihrem Bereich. Günther, Berlin 1905

Mitteregger, L.: Analyse des Nervenfaserspektrums des N. phrenicus des Menschen mit Hilfe der Acetylcholinesterasemethode. Anat. Anz. 146 (1979) 235–244

Mollier, S.: Über die Statik und Mechanik des menschlichen Schultergürtels unter normalen und pathologischen Verhältnissen. Festschrift zum 70. Geburtstag von Carl von Kupffer. Fischer, Jena 1899

Moorhead, T. G.: Tortuosity of the internal carotid arteries. Brit. med. J. 1902/I, 332

Moosman, D. A.: The anatomy of infraclavicular subclavian vein catheterization and its complications. Surg. Gynecol. Obstet. 136 (1973) 71–74

Mörike, K.: Zur Funktion und Herkunft des sogenannten Discus im Sternoclaviculargelenk. Morphol. Jb. 108 (1965) 212–236

Mortensen, J. D., St. Talbot, J. A. Burkart: Cross-sectional internal diameters of human cervical and femoral blood vessels: relationship to subject's sex, age, body size. Anat. Rec. 225 (1990) 115–124

Moseley, H. F., I. Goldie: The arterial pattern of the rotator cuff of the shoulder. J. Bone Jt Surg. (Lond.) 45 B (1963) 780–789

Moss, M. L.: The pathogenesis of premature cranial synostosis in man. Acta anat. 37 (1959) 351–370

Müller, E.: Beiträge zur Morphologie des Gefäßsystems. Anat. Hefte 22 (1903) 528–574

Müller, E.: Beiträge zur Morphologie des Gefäßsystems. II. Die Armarterien der Säugetiere. Anat. Hefte 27 (1905) 71–241

Müller, J.: Handbuch der Physiologie des Menschen. Hölscher, Koblenz 1833

Müller, Th.: Über die Verbreitung des N. glossopharyngeus im Bereich des Gaumens und die Anastomosen des N. hypoglossus im Spatium parapharyngeum. Diss., Würzburg 1985

Müller-Ruchholtz, E. R., E. Grund, F. Hauer, E. R. Lapp: Effect of carotid pressoreceptor stimulation on integrated system venous bed. Bas. Res. Cardiol. 74 (1979) 467–476

Mumenthaler, M., H. Schliack: Läsionen peripherer Nerven. Diagnostik und Therapie. Thieme, Stuttgart 1977 (5. Aufl. 1987)

Murphy, J. B.: The clinical significance of cervical ribs. Surg. Gynecol. Obstet. 3 (1906) 514–520

Mütter, Th. D.: Cases of deformity from burns, relieved by operation. Amer. J. med. Sci. 7 (1842) 66–80

Naffziger, H. C., W. T. Grant: Neuritis of the brachial plexus mechanical in origin. Surg. Gynecol. Obstet. 67 (1938) 722–730

Nakajima, H., Y. Maruyama, E. Koda: The definition of vascular skin territories with prostaglandin E_1 – the anterior chest, abdomen and thigh-inguinal region. Brit. J. plast. Surg. 34 (1981) 258–263

Nashold, B. S. jr., B. Urban, D. S. Zorub: Phantom relief by focal destruction of substantia gelatinosa of Rolando. In: Bonica, J. J., D. Albe-Fessard: Advances in pain research and therapy. Raven Press, New York 1976

Nathan, H., M. Feuerstein: Angulated course of spinal nerve roots. J. Neurosurg. 32 (1970) 349–352

Nathan, P. W., M. C. Smith: Fasciculi proprii of the spinal cord in man. Review of present knowledge. Brain 82 (1959) 610–668

Nathan, P. W., M. C. Smith: The rubrospinal and central tegmental tracts in man. Brain 105 (1982) 223–269

Nathan, P. W.: The neurological condition associated with polyarthritis and spondylitis. Amer. J. med. Sci. 152 (1916) 667–688

Naylor, A.: Intervertebral disc prolapse and degeneration. Spine 1 (1976) 108–114

Neuberger, H.: Über einige Arterienvarietäten am Hals. Anat. Anz. 41 (1912) 618–625

Nievergelt, K.: Luxatio atlanto-epistrophica bei Aplasie des Dens epistropheus. Schweiz. med. Wschr. 78 (1948) 653–657

Nitzsche, H.: Kombination einer seltenen Aortenbogenmißbildung (cervical aortic arch) mit einer A. lusoria. Fortschr. Röntgenstr. 132 (1980) 93–94

Nomina Anatomica; 4th ed., approved by the 10th International Congress of Anatomists, Tokyo 1975. Excerpta Medica, Amsterdam 1977

Nomina Anatomica; 6th ed. authorized by the Twelfth International Congress of Anatomists in London, 1985, together with Nomina Histologica, 3rd ed., and Nomina Embrylogica, 3rd ed., revised by Subcommittees of the International Anatomical Nomenclature Committee. Churchill-Livingstone, Edinburgh 1989

Northcraft, S. B., A. D. Morgan: A fatal case of traumatic thrombosis of the internal carotid artery. Brit. J. Surg. 32 (1944) 105

Oberholzer, R. J. H., W. O. Tofani: The neural control of respiration. Handbook of physiology, section 1 (Neurophysiology), vol. II. Washington 1960 (p. 1111), zit. nach Malin

Obersteiner, H.: Bemerkungen zur Helweg'schen Dreikantenbahn. Arb. Neurol. Inst. Wien Univ. 7 (1900) 286–300

Obersteiner, H.: Anleitung beim Studium des Baues der nervösen Centralorgane im gesunden und kranken Zustande, 4. Aufl. Deuticke, Leipzig 1901

O'Connell, J. E. A.: Discussion on cervical spondylosis. Proc. roy. Soc. Med. 49 (1956) 202–208

Okamoto, K.: Über das Foramen transversarium und die Eigentümlichkeiten des Querfortsatzes am 7. Halswirbel. Anat. Anz. 58 (1924) 401–430

Ono, K., H. Ota, K. Tada, H. Hamada, K. Takaoka: Ossified posterior longitudinal ligament. Spine 2 (1977) 126–138

Owens, N. A.: A compound neck pedicle designed for repair of massive facial defects: formation, development and application. Plast. reconstr. Surg. 15 (1955) 369–389

Pahl, R., 1945: zit. nach Pahl 1955

Pahl, R.: Doppelter Nervenkanal der Klavikula als diagnostische Fehlerquelle (zugleich ein Beitrag über das Foramen nervi supraclavicularis). Fortschr. Röntgenstr. 82 (1955) 487–491

Pahnke, J.: Wissenschaftliche Arbeit am Anatomischen Institut der Universität Würzburg 1986

Pahnke, J.: Wissenschaftliche Arbeit am Anatomischen Institut der Universität Würzburg 1987

Pallie, W.: The intersegmental anastomoses of posterior spinal rootlets and their significance. J. Neurosurg. 16 (1959) 188–196

Pallie, W., J. K. Manuel: Intersegmental anastomoses between dorsal spinal rootlets in some vertebrates. Acta anat. 70 (1968) 341–351

Pallis, Ch., A. M. Jones, J. D. Spillane: Cervical spondylosis. Brain (Lond.) 77 (1954) 274–289

Palmer, F. J.: Origin of the right vertebral artery from the right common carotid artery: angiographic demonstration of three cases. Brit. J. Radiol. 50 (1977) 185–187

Palva, T.: Middle ear surgery in northern europe. Arch. Otolaryngol. 78 (1963) 363–370

Pappas, C. T. E., A. R. Gibson, V. K. H. Sonntag: The anatomical basis of cruciate paralysis (noch nicht veröffentlichtes Manuskript)

Parry, C. H.: An inquiry into the symptoms and causes of the syncope anginosa, commonly called angina pectoris. Cruttwell, Bath 1799

Partenheimer, K.: Über einige Muskeln und Gefäße der Nackengegend und Bauteile der Wirbelsäule. Diss., Würzburg 1983

Payne, E. E., J. D. Spillane: The cervical spine. An anatomico-pathological study of 70 specimens (using a special technique) with particular reference to the problem of cervical spondylosis. Brain (Lond.) 80 (1957) 571–596

Peach, B.: Arnold-Chiari malformation with normal spine. Arch. Neurol. 10 (1964) 497–501

Peach, B.: Arnold Chiari malformation. Anatomic features of 20 cases. Arch. Neurol (Chic.) 12 (1965) 613–621

Pederson, H. E., C. F. J. Blunck, E. Gardner: The anatomy of lumbosacral posterior rami and meningeal branches of spinal nerves (sinuvertebral nerves). With an experimental study of their functions. J. Bone Jt Surg. 38 A (1956) 377–391

Penfield, W., D. F. Coburn: Arnold-Chiari malformation and its operative treatment. Arch. Neurol. Psychiat. 40 (1938) 328

Penning, L.: Functional pathology of the cervical spine. Radiographic studies of function and dysfunction in congenital disorders, cervical spondylosis and injuries. Excerpta Medica, Amsterdam 1968

Perlow, S., K. L. Vehe: Variations in the gross anatomy of the stellate and lumbar sympathetic ganglia. Amer. J. Surg. 30 (1935) 454–458

Petersen, H.: Histologie und mikroskopische Anatomie. Bergmann, München 1935

Pfaffenrath, V., R. Dandekar: Der zervikogene Kopfschmerz. In: Hohmann, D., B. Kügelgen, K. Liebig: Erkrankungen des zervikookzipitalen Übergangs. Spondylolisthesis. Wirbelsäule in Arbeit und Beruf. Springer, Berlin 1988 (S. 83–101)

Pfaltz, C. R., I. Kato: Vestibular habituation. Interaction of visual and vestibular stimuli. Arch. Otolaryngol. 100 (1974) 444

Pfitzner, W.: Ein Fall von accessorischen Spinalnerven. Gegenbaurs morphol. Jb. 8 (1883) 681–683

Pfitzner, W.: Über Wachstumsbeziehungen zwischen Rückenmark und Wirbelkanal. Gegenbaurs morphol. Jb. 9 (1884) 99–116

Philip, W. M.: Brachial neuralgia. Brit. med. J. 1950/I 981–991

Pick, J.: The Autonomic Nervous System. Morphological, Comparative, Clinical and Surgical Aspects. Lippincott, Philadelphia 1970

Piersol, G. A.: Human Anatomy. Including Structure and Development and Practical Considerations, vol. II. Lippincott, Philadelphia 1906

Pinto, J. E. B., A. J. Nazarali, J. M. Saavedra: Angiotensin II binding sites in the superior cervical ganglia of spontaneously hypertensive and Wistar-Kyoto rats after preganglionic denervation. Brain Res. 475 (1988) 146–150

Piscol, K.: Die offenen spinalen Schmerzoperationen (anterolaterale Chordotomie und kommissurale Myelotomie) in der modernen Schmerzbekämpfung. Langenbecks Arch. Chir. 342 (1976) 91–99

Platzer, W.: Funktionelle Anatomie der Wirbelsäule. Orthopädisches Symposium in Innsbruck, Oktober 1974

Polgar, F.: Über interaktuelle Wirbelverkalkung. Fortschr. Röntgenstr. 40 (1929) 292–298

Poisel, S., D. Golth: Zur Variabilität der großen Arterien im Trigonum caroticum. Wien. med. Wschr. 124, 1974

Poitevin, L.: Les défilés thoraco-cervico-brachiaux. Mem. Lab. Anat. Fac. Med. Paris 42, 1980, zit. nach Huu u. Mitarb.

Poker, N., N. Finby, I. Steinberg: The subclavian arteries: roentgen study in health and disease. Amer. J. Roentgenol. 80 (1958) 193–216

Prescher, A.: The differential diagnosis of isolated ossicles in the region of the dens axis. Gegenbaurs morphol. Jb. 136 (1990) 139–154

Prestar, F. J., R. Putz: Das Ligamentum longitudinale posterius – Morphologie und Funktion. Morphol. med. 2 (1982) 181–189

Putz, R.: Funktionelle Anatomie der Wirbelgelenke. In Doerr, W., H. Leonhardt: Normale und Pathologische Anatomie, Bd. XLIII. Thieme, Stuttgart 1981

Puusepp, L.: Kompression des Plexus brachialis durch die normale 1. Brustrippe (Verengung des Trigonum costo-interscalenicum). Folia neuropathol. eston. 11 (1931) 93–100

Quillen, C. G.: Latissimus dorsi myocutaneous flaps in head and neck reconstruction. Plast. reconstr. Surg. 63 (1979) 664–670

Raab, B.: Klinische Ergebnisse der myokutanen Musculus-pectoralis-major-Lappenplastik an der HNO-Klinik Würzburg in den Jahren 1981–1987 und Literaturvergleich alternativer Therapiemaßnahmen. Diss., Würzburg 1990

Rabson, J. A., D. J. Hurwitz, J. W. Futrell: The cutaneous blood supply of the neck: Relevance to incision planning and surgical reconstruction. Brit. J. plast. Surg. 38 (1985) 208–219

Rajanna, M. J.: Anatomical and surgical considerations of the phrenic and accessory phrenic nerves. J. int. Coll. Surgns. 10 (1947) 42–52

Ranson, S. W.: The tract of Lissauer and the substantia gelatinosa rolandi. Amer. J. Anat. 16 (1914) 97–126

Ranson, S. W., P. R. Billingsly: The conduction of painful afferent impulses in the spinal nerves. Studies in vasomotor reflex arcs. II. Amer. J. Physiol. 40 (1916) 571–584

Rathbun, J. B., J. MacNab: The microvascular pattern of the rotator cuff. J. Bone Jt Surg. 52 B (1970) 540–553

Ravelli, A.: Über eine eigenartige Form des sternalen Schlüsselbeinendes („Fischmaulform"). Fortschr. Röntgenstr. 82 (1955 a) 827–828

Ravelli, A.: Das Vakuum-Phänomen (R. Fick'sches Zeichen). Fortschr. Röntgenstr. 83 (1955 b) 236–240

Ravenel, M.: Die Massverhältnisse der Wirbelsäule und des Rückenmarks beim Menschen. Z. Anat. Entwickl.-Gesch. 2 (1877) 334–356

Read, W. T., M. Trotter: The origins of transverse cervical and of transverse scapular arteries in American whites and negroes. Amer. J. phys. Anthropol. 28 (1941) 239–247

Reichelt, A.: Ruptur der Rotatorenmanschette als Ursache indifferenter Schulterschmerzen. Dtsch. Ärztebl. 80 (1983) 25–31

Reid, G.: Three examples of right aortic arch. J. Anat. Physiol. 48 (1914) 174

Reid, J. D.: Ascending nerve roots. J. Neurol. Neurosurg. Psychiat. 23 (1960) 148–155

Reuther, J., U. Steinau, R. Wagner: Freie Dünndarmtransplantation mit mikrochirurgischen Gefäßanastomosen zur Wiederherstellung großer Tumordefekte der Mundhöhle – experimentelle und klinische Untersuchungen. In Scheunemann, H., R. Schmidseder: Plastische Wiederherstellungschirurgie bei bösartigen Tumoren. Springer, Berlin 1982 (S. 62–69)

Reuther, J., U. Steinau, R. Wagner: Reconstruction of large defects in the oropharynx with a revascularized intestinal graft: an experimental and clinical report. Plast. reconstr. Surg. 73 (1984) 345–356

Rexed, B.: The cytoarchitectonic organization of the spinal cord in the cat. J. comp. Neurol. 96 (1952) 415–496

Riolan (1577–1657): Anthropographia. Paris 1626 (p. 103)

Roberts, S. M.: Congenital absence of the odontoid process resulting in dislocation of the atlas on the axis. J. Bone Jt Surg. 15 (1933) 988–989

Rödel, R.: Wissenschaftliche Arbeit am Anatomischen Institut der Universität Würzburg 1986

Rödel, R.: Über Morphologie und Innervation der mimischen Muskulatur und den Verlauf der Äste des Nervus facialis im unteren Wangen- und Kinnbereich unter besonderer Berücksichtigung des Ramus marginalis mandibulae nervi facialis. Diss., Würzburg 1989

Roofe, P.: Innervation of the annulus fibrosus and posterior longitudinal ligament. Arch. Neurol. Psychiat. 44 (1940) 100–103

Rowe, L. D., L. D. Lowry, W. M. Keane, M. Fallenjad: Aortic arch anomalies in adult disorders of deglutition. Ann. Otol. 87 (1978) 498–508

Rudbach, G.: Zur operativen Behandlung der Claviculafraktur und der Akromioclaviculargelenksluxation. Diss., Würzburg 1985

Ruge, G.: Beiträge zur Gefäßlehre des Menschen. Morphol. Jb. 9 (1984) 329–388

Samra, K., W. B. Scoville, M. Yaghmai: Anastomosis of carotid and basilar arteries. Persistent primitve trigeminal artery and hypoglossal artery: report of two cases. J. Neurosurg. 30 (1969) 622–625

Sasaki, J., S. Masaki, T. Suzuki: Anomalous right subclavian artery. Pract. oto-rhino-laryngol. 30 (1968) 289–294

Sato, T.: Innervation and morphology of the musculi levatores costarum longi. Proc. Japan. Acad. 49 (1973) 555–558

Sauser, G.: Intrakranielle Manifestation des letzten Occipitalwirbels. Z. Anat. Entwickl.-Gesch. 104 (1935) 159–162

Schaffer J.: Die oberflächliche Gliahülle und das Stützgerät des weißen Rückenmarksmantels. Anat. Anz. 9 (1894) 262–264

Schärer, O.: Beitrag zur arteriellen Blutgefäßversorgung der Schilddrüse. Diss., Zürich 1946

Scheibel, M. E., A. B. Scheibel: Terminal pattern in cat spinal cord. III. Primary afferent collaterals. Brain Res. 13 (1969) 417–443

Schiff, D. C. M., W. W. Parke: The arterial supply of the odontoid process. J. Bone Jt Surg. (Boston) 55 A (1973) 1450–1456

Schliack, H., R. Schiffter, H. H. Goebel, I. Schiffter-Retzlaw: Untersuchungen zur Frage der Schweißdrüseninnervation im Bereich des Gesichts. Acta anat. 81 (1972) 421–438

Schliack, H.: Die Bedeutung der Schweißsekretion in der peripherneurologischen Differentialdiagnose. Diagnostik 7 (1974) 562–566

Schliack, H.: Zur Frage der Einflußzonen des oberen thorakalen Grenzstranges. Akt. Neurol. 3 (1976) 203–206

Schliack, H., H. Fuhrmann: Reversible Läsion des lumbalen Grenzstrangs bei Flankentrauma. Akt. Neurol. 7 (1980) 1–4

Schlosser, V., E. Kuner: Traumatologie, 3. Aufl. Thieme, Stuttgart 1980 (4. Aufl. 1988 unter Kuner/Schlosser)

Schmidt, H., E. Fischer: Die okzipitale Dysplasie. Thieme, Stuttgart 1960

Schmidt, H.-M.: Topographische Untersuchungen im Ansatzgebiet craniocervicaler Muskeln. Verh. anat. Ges. 73 (1979) 145–153

Schroeder, W. E., F. R. Green: Phrenic nerve injuries, report of a case. Anatomical and experimental researches, and critical review of the literature. Amer. J. med. Sci. 123 (1902) 196–220

Schrøtter: Krankheiten der Gefässe. In Nothnagel's Manual, Bd. III, zit. nach Hauge

Schultze, F.: Beitrag zur Lehre von der secundären Degeneration im Rückenmarke des Menschen nebst Bemerkungen über die Anatomie der Tabes. Arch Psychiat. Nervenkr. 14 (1883) 359–390 (und Tafel II, Abb. 1–5)

Schumacker, H. N., jr.: Incisions in surgery of aneurysms. Ann. Surg. 124 (1946) 586–598

Schwegel, A.: Ueber einige Gefäss-Varietäten des menschlichen Körpers mit Bezugnahme auf Chirurgie und Physiologie. Vjschr. prakt. Heilk. 2 (1859) 121–133

Sebileau, P.: Démonstrations d'anatomie. Steinheit, Paris 1892

Seda, H. J., J. B. Snow, jr: Diagnostic considerations in anomalous innominate arteries. Ann. Otol. 78 (1969) 511–517

Sensenig, E. C.: The early development of the meninges of the spinal cord in human embryos. Contr. Embryol. Carneg. Instn. 34 (1951) 145–157

Shealy, C. N., C. F. Tyner, N. Taslitz: Physiological evidence of bilateral spinal projections of pain fibers in cats and monkeys. J. Neurosurg. 24 (1966) 708–713

Shuford, W. H., R. G. Sybers: The Aortic Arch and Its Malformations. Thomas, Springfield 1974

Siedschlag, W.-D., G. Nisch, H. P. Molsen: On the symptomatology and neurosurgical treatment of senile ankylosing hyperostosis of the spine (Forestier). Advanc. Neurosurg. 18 (1990) 82–85

Simeone, F. A.: The lumbar sympathetic nerves. Acta chir. belg. 76 (1977) 17–26

Simpson, W. L., D. G. Graham: Injuries of the cervical thoracic duct. Ann. Otol. Rhinol. Laryngol. 52 (1943) 834–842

Sindou, M., C. Quoex, C. Baleydier: Fiber organization at the posterior spinal cord-rootlet junction in man. J. comp. Neurol. 153 (1974) 15–26

Sinha, J., D. J. Sharp, M. J. Evans: A congenital anomaly of the atlas associated with abnormal centres of ossification. Neuro-Orthopedics 4 (1987) 50–52

Sissmann, N. J.: Anomalies of the aortic arch complex. In Moss, A. J., F. H. Adams: Heart Disease in Infants, Children and Adolescents. Williams & Wilkins, Baltimore 1968 (pp. 414–415)

Sjöquist, O.: Studies on pain conduction in the trigeminal nerve. A contribution to the surgical treatment of facial pain. Acta Psychiat. Neurol. Scand. Suppl. 17 (1938) 9–139

Smith, G. M.: Tortuosity of internal carotid artery. Brit. med. J. 1902/I 1602

Smith, M. C.: The anatomy of the spinocerebellar fibers in man. I. The course of the fibers in the spinal cord and brain stem. J. comp. Neurol. 108 (1957) 285–352

Smith, M. C., P. Deacon: Topographical anatomy of the posterior columns of the spinal cord in man. Brain 107 (1984) 671–698

Snow, G. B., A. A. Annyas, E. A. van Slooten, H. Bartelink, A. A. M. Hart: Prognostic factors of neck node metastasis. Clin. Otolaryngol. 7 (1982) 185–192

Snow, G. B., A. J. M. Balm, J. W. Arendse, A. B. M. F. Karim, H. Bartelink, I. van der Waal, R. M. Tiwari: Prognostic factors in neck node metastasis. In Larson, D. L.: Cancer in the Neck. Evaluation and Treatment. MacMillan, New York 1986 (p. 53)

Snyder, S. H.: Opiate receptors and internal opiates. Sci. Amer. 236 (1977) 44–56

Søgard, I., M. Samii, J. M. Schröder: Distribution of nerve fibres in the extra-temporal branches of the facial nerves. In Samii, M., P. J. Jannetta: The Cranial Nerves. Springer, Berlin 1981

Soutar, D. S., L. R. Scheker, N. S. Tanner: The radial forearm flap: a versatile method of intra-oral reconstruction. Brit. J. plast. Surg. 36 (1983) 1–8

Soutar, D. S., I. A. McGregor: The radial forearm flap in intraoral reconstruction: the experience of 60 consecutive cases. Plast. reconstr. Surg. 78 (1986) 1–8

Spivy, D. F., J. S. Metcalf: Differential effects of medial and lateral dorsal root sections upon subcortical evoked potentials. J. Neurophysiol. 22 (1959) 367–373

Spurling, R. G., F. K. Bradford, F. M. Mayfield, J. B. Rogers: Hypertrophy of the ligamenta flava as a cause of low back pain. J. Amer. med. Ass. 109 (1937) 928

Steinbach, K.: Über Varietäten der Unterzungenbein- und Brustmuskulatur. Anat. Anz. 56 (1923) 488–506

Steinbrocker, O.: The painful shoulder. In Hollander, J. L.: Arthritis and Allied Conditions. Lea & Febiger, Philadelphia 1966

Stell, P. M., D. Adler, D. Bowdler: Die Rekonstruktion des Hypopharynx. HNO-Informationen 1/1989. Demeter, Gräfelfing 1989 (41)

Stern, J., J. W. Correll, N. Bryan: Persistent hypoglossal artery and persistent trigeminal artery presenting with posterior fossa transient ischemic attacks. J. Neurosurg. 49 (1978) 614–619

Stern, W., W. Sauer, W. Dauber: Punktionskomplikationen zentralvenöser Katheter aus anatomischer Sicht. Acta anat. 138 (1990) 137–143

Steven, A.: Die Dehnbarkeit der A. vertebralis. In Gutmann, G.: Arteria vertebralis: Traumatologie und funktionelle Pathologie. Springer, Berlin 1985 (S. 47–60)

Stifler: Zur Pathologie der Halsrippen. Münch. med. Wschr. 43 (1896) 544–545

Stilling, B.: Neue Untersuchungen über den Bau des Rückenmarks. Hotop, Kassel 1859

Stilwell, D. L.: The nerve supply of the vertebral column and its associated structures in the monkey. Anat. Rec. 125 (1956) 139–169

Stofft, E.: Das Ligamentum transversum atlantis als funktionell strukturierter Dens-Halteapparat. Anat. Anz. 123 (1968) 157–168

Stofft, E.: Zur Morphologie des Aufhängeapparates der Medulla spinalis im HWS-Bereich. Radiologe 12 (1973) 531–540

Stöhr, P., jr. in Penfield's Cytology and Cellular Pathology of the Nervous System, Vol. I. New York 1932 zit. nach Blau u. Rushworth

Stonelake, P. S., R. G. Burwell, J. K. Webb: Variation in vertebral levels of the vertebra prominens and sacral dimples in subjects with scoliosis. J. Anat. (Lond.) 159 (1988) 165–172

Stopford, J. S. B., E. D. Telford: Compression of the lower trunk of the brachial plexus by a first dorsal rib. With a note on the surgical treatment. Brit. J. Surg. 7 (1919) 168–177

Stott, C. F.: A note on the scalenus minimus muscle. J. Anat. (Lond.) 62 (1928) 359–361

Strully, K. J., S. Heiser: Lumbar and sacral cysts of meningeal origin. Radiology 62 (1954) 544–549

Stuart, W. J.: Operative injuries of the thoracic duct in the neck. Edinb. med. J. 22 (1907) 301–317

Sturm, R.: Gelenkspalt und Gelenkkapsel der Articulatio atlantoaxialis lateralis. Diss., Würzburg 1981

Sunderland, S.: The distribution of sympathetic fibres in the brachial plexus in man. Brain (Lond.) 71 (1948) 88–102

Sunderland, S., G. M. Bedbrook: Narrowing of the second part of the subclavian artery. Anat. Rec. 104 (1949) 299–307

Sunderland, S.: Mechanism of cervical nerve root avulsion in injuries of the neck and shoulder. J. Neurosurg. 41 (1974) 705–714

Swanson, A. G., G. C. Buchan, E. C. Alvord: Anatomic changes in congenital insensitivity to pain. Arch. Neurol (Chic.) 12 (1965) 12–18

Szentàgothai, J.: The anatomy of integrative units in the nervous system. In Recent Developments of Neurobiology in Hungary. Akademiai Kiado, Budapest 1967

Szentàgothai: zit. nach Blinkov u. Glezer

Szentàgothai-Schimert, J.: Die Endigungsweise der absteigenden Rückenmarksbahnen. Z. Anat. Entwickl.-Gesch. 111 (1942) 322–330

Takahashi, M., T. Okudera, M. Fukui, K. Kitamura: The choroidal and nodular branches of the posterior inferior cerebellar artery. Their values in the diagnosis of medulloblastomas. Radiology 103 (1972) 347–351

Tanaka, Y., H. Hara, G. Momose, S. Kobayashi, S. Kobayashi, K. Sugita: Proatlantal intersegmental artery and trigeminal artery associated with an aneurysm. J. Neurosurg. 59 (1983) 520–523

Tarlov, I. M.: Structure of the nerve root. I. Nature of the junction between the central and the peripheral nervous system. Arch. Neurol. Psychiat. 37 (1937a) 555–583

Tarlov, I. M.: Structure of the nerve root. II. Differentiation of sensory from motor roots; observations on identification of function in roots of mixed cranial nerves. Arch. Neurol. Psychiat. 37 (1937b) 1338–1355

Taylor, G. I., R. K. Daniel: The anatomy of several free flap donor sites. Plast. reconstr. Surg. 56 (1975) 243–253

Telford, E. D., S. Mottershead: Pressure at the cervicobrachial junction. An operative and antomical study. J. Bone Jt Surg. 30B (1948) 249–265

Theiler, K.: Studien zur Entwicklung der Ganglienleiste und doppelter Spinalganglien. Acta anat. 5 (1948) 206–216

Thoma, J., G. Gerull, M. Rowinski: Hörbahndiagnostik bei Zirkulationsstörungen im Hirnstamm. Laryngol. Rhinol. Otol. 61 (1982) 155–158

Thomson, A.: Mode and place of origin of the middle sacral artery. J. Anat. Physiol. 27 (1893) 184–187

Thomson, A.: Variation in the arrangement of the branches arising from the arch of the aorta. J. Anat. Physiol. 27 (1893) 189–192

Thomson, A.: Second annual report of the committee on collective investigation of the Anatomical Society of Great Britain and Ireland for 1891–92. J. Anat. Physiol. 27, 1893, zit. nach DeGaris

Thornton, M. W., M. R. Schweisthal: The phrenic nerve: its terminal divisions and supply to the crura of the diaphragm. Anat. Rec. 164 (1969) 283–290

Tiraboschi, R., G. Grupi, G. Locatelli, Siew Yen Ho, L. Parenzan: Cervical aortic arch with aortic obstruction: report of two cases. Thorax 35 (1980) 26–30

Tiwari, R., G. B. Snow: Role of myocutaneous flaps in reconstruction of the head and neck. J. Laryngol. Otol. 97 (1983) 441–458

Tkocz, I., K. R. Jensen: Eine echte Gelenkbildung zwischen Dens axis und Massa lateralis atlantis sinistra. Verh. anat. Ges. 81 (1987) 371–373

Todd, A. J., J. McKenzie: GABA-immunoreactive neurons in the dorsal horn of the rat spinal cord. Neuroscience 31 (1989) 799–806

Todd, T. W.: Relation of the thoracic operculum in reference to the anatomy of cervical ribs. J. Anat. Physiol. 46 (1911/12) 244

Todd, T. W.: "Cervical" rib: factors controlling its presence and its size. Its bearing on the morphology and development of the shoulder (with four cases). J. Anat. Physiol. 46 (1912) 244–288

Toldt, C., F. Hochstetter: Anatomischer Atlas, 27. Aufl. Bd. II. Urban & Schwarzenberg, München 1979

von Torklus, D., W. Gehle: Die obere Halswirbelsäule, 2. Aufl. Thieme, Stuttgart 1975 (3. Aufl. 1987)

Tower, S.: The pyramidal tract. In: The Precentral Motor Cortex, 2nd ed. University of Illinois Press, Urbana Ill. 1949 (pp. 149–172)

Tsukada, K.: Histologische Studien über die Zwischenwirbelscheibe des Menschen. I. Histologische Befunde des Foetus. Mitt. med. Akad. Kioto 24 (1938) 1057–1091 und 1172–1174

Tsukada, K.: Histologische Studien über die Zwischenwirbelscheibe des Menschen. II. Altersveränderungen. Mitt. med. Akad. Kioto 25 (1939) 1–29

Tsukada, K.: Histologische Studien über die Zwischenwirbelscheibe des Menschen. Mitt. med. Akad. Kioto 25 (1939) 207–209

Tulsi, R. S.: Growth of the human vertebral column. An osteological study. Acta anat. 79 (1971) 570–580

Türck, L.: Über secundäre Erkrankung einzelner Rückenmarksstränge und ihrer Fortsetzungen zum Gehirne. S.-B. Akad. Wiss. Wien, math.-naturw. Kl. 6 (1851) 288–312

Turnbull, I. M., A. Brieg, O. Hassler: Blood supply of cervical spinal cord in man. J. Neurosurg. 24 (1966) 951–965

Turner, W. J.: On the so-called two-headed ribs in whales and in man. J. Anat. Physiol. 5 (1871) 348–361

Turner, W. M.: Cervical ribs and the so-called bicipital ribs in man, in relation to corresponding structures in the cetacea. J. Anat. Physiol. 17 (1882–1883) 384–400

Turvey, T. A., R. J. Fonseca: The anatomy of the internal maxillary artery in the pterygopalatine fossa: its relationship to maxillary surgery. J. oral Surg. 38 (1980) 92–95

Unger, J.: Altersveränderungen der A. vertebralis des Menschen. Eine präparatorische, röntgenologische und histologische Studie. Diss., München 1982

Vasconez, L. O., J. III Bostwick, J. McCraw: Coverage of exposed bone by muscle transposition and skin grafting. Plast. reconstr. Surg. 53 (1974) 526–530

Veleanu, C.: Contributions to the anatomy of the cervical spine. Acta anat. 92 (1975) 467–480

Verhaart, W. J. C., W. Kramer: The uncrossed pyramidal tract. Acta psychiat. neurol. scand. 27 (1952) 181–200

Vierordt, H.: Anatomische, physiologische und physikalische Daten und Tabellen. Zum Gebrauche für Mediziner, 3. Aufl. Fischer, Jena 1906

Virchow, H.: Die sagittale Flexion am Hinterhauptsgelenk von Säugetieren. S.-B. Ges. Naturforsch. Freunde Berlin 1907, 43–69

Virchow, H.: Über die sagittal-flexorische Bewegung im Atlas-Epistropheus-Gelenk des Menschen. Arch. Anat. Physiol. anat. Abt. 294 (1909) 294–299

Virchow, R.: Untersuchungen über die Entwicklung der Schädelgrube im gesunden und krankhaften Zustande und über den Einfluss derselben auf Schädelform, Gesichtsbildung und Gehirnbau. Reimer, Berlin 1857

Virgin, W.: Experimental investigation into the physical properties of the intervertebral disc. J. Bone Jt Surg. 33B (1951) 607–611

Vogel, E. M.: Über den Nervus glossopharyngeus, den Nervus vagus und den Nervus accessorius im Spatium parapharyngeum. Diss., Würzburg 1986

Volkmann: zit. nach Fick

Wackenheim, A.: Roentgen Diagnosis of the Craniovertebral Region. Springer, Berlin 1974

Wallin, B. G., L. Stjernberg: Sympathetic activity in man after spinal cord injury. Outflow to skin below the lesion. Brain 107 (1984), 183–198

Warwick, R., P. L. Williams: Gray's Anatomy, 35th ed. Longman, London 1973

Weber, W., E. Weber: Wilhelm Webers Werke, hrsg. von F. Merkel, O. Fischer. Springer, Berlin 1894

Weibel, J., W. S. Fields: Tortuosity, coiling, and kinking of the internal carotid artery. I. Etiology and radiographic anatomy. Neurology (Minneap.) 15 (1965a) 7–18

Weibel, J., W. S. Fields: Tortuosity, coiling, and kinking of the internal carotid artery. II. Relationship of morphological variation to cerebrovascular insufficiency. Neurology (Minneap.) 15 (1965b) 462–468

Weibel, J., W. S. Fields: Atlas of Arteriography in Occlusive Cerebrovascular Disease. Thieme, Stuttgart 1969

Weil, A., A. Lassek: The quantitative distribution of the pyramidal tract in man. Arch. Neurol. Psychiat. 22 (1929) 495–510

Westphal, C.: Ueber eine Combination von secundär, durch Compression bedingter Degeneration des Rückenmarks mit multiplen Degenerationsherden. Arch. Psychiat. (Nervenkr.) 10 (1880) 788–804

Weth, U.: Beiträge zur Struktur und Funktion der Musculi suboccipitales. Diss., Würzburg 1979

White, J. C., M. H. Poppel, R. Adams: Congenital malformations of first thoracic rib; cause of brachial neuralgia which simulates cervical rib syndrome. Surg. Gynecol. Obstet. 81 (1945) 643–659

Wiedemayer, H., H. E Nau, F. Rauhut, L. Gerhard, V. Reinhard, W. Grote: Pathogenesis and operative treatment of syringomyelia. Advanc. Neurosurg. 18 (1990) 119–125

Wiegand, H., W. Winkelmüller: Behandlung des Deafferentierungsschmerzes durch Hochfrequenzläsion der Hinterwurzeleintrittszone. Dtsch. med. Wschr. 110 (1985) 216–220

Wiegand, H.: Das Deafferentierungskonzept. Neurochirurgia 33 (1990) 97–99

Williams, G. D., H. M. Aff, M. Schmeckebier, H. W. Edmonds, E. G. Graul: Variations in the arrangement of the branches arising from the aortic arch in American whites and negroes. Anat. Rec. 54 (1932) 247–251

Williams, G. D., H. W. Edmonds: Variations in arrangement of branches arising from the aortic arch in American whites and negroes. Anat. Rec. 62 (1935) 139–146

Williams, P. L., R. Warwick, M. Dyson, L. H. Bannister: Gray's Anatomy, 37th ed. Churchill Livingstone, Edinburgh 1989

Wilson, S. A. K.: Neurology, vol. II. Williams & Wilkins, Baltimore 1940 (pp. 1406–1416)

Windle, W. F., F. R. Zeiss, M. S. Adamski: Note on case of anomalous right vertebral and subclavian arteries. J. Anat. (Lond.) 62 (1928) 512–514

Wirsching, B.: Struktur und Funktion der prävertebralen und der Zungenbeinmuskulatur. Arch. orthop. Unfall-Chir. 73 (1972) 286–307

Wolf, B. S., M. Khilnani, L. Malis: Sagittal diameter of bony cervical spine canal and its significance in cervical spondylosis. J. Mt Sinai Hosp. 23 (1956) 283

Yakovlev, P. I., P. Rakic: Patterns of decussation of bulbar pyramids and distribution of pyramidal tracts on two sides of the spinal cord. Trans. Amer. neurol. Ass. 91 (1966) 366–367

Yamaga, M., K. Takagi, K. Morisawa, J. Ide, T. Ikuta: Quantitative evaluation of autonomic nervous dysfunction in patients with thoracic outlet syndrome. Neuro-Orthopedics 5 (1988) 83–86

Yano, K.: Zur Anatomie des Nervus phrenicus und Nebenphrenicus. Folia anat. jap. 3 (1925) 95–106

Yates, R. L., F. Raine in Graham, E. A.: Surgical Diagnosis. Saunders, Philadelphia 1930

Yazuta, K.: Zur Varietätenstatistik des Ursprunges und der Lage einiger Äste der Arteria subclavia. Anat. Anz. 63 (1927) 139–143

Yoshizawa, H., T. Ohiwa, H. Iwata, K. Nishizawa, H. Nakamura: High thoracic myelopathy due to ossification of the ligamentum flavum. Neuro-Orthopedics 5 (1988) 36–44

Yoss, R. E.: Studies of the spinal cord. Part I. Topographic localization within the dorsal spino-cerebellar tract in Macaca mulatta. J. comp. Neurol. 97 (1952) 5–20

Yoss, R. E.: Studies of the spinal cord. Part II. Topographic localization within the ventral-spino-cerebellar tract in the Macaque. J. comp. Neurol. 99 (1953) 613–638

Zentner, J., J. Gilsbach, J. Anagnostopoulos: Osteolytic destruction in the cervical spine in patients with ankylosing spondylitis. Neuro-Orthopedics 6 (1988) 53–58

Ziehen, Th.: Nervensystem. Erste bis dritte Abteilung. Centralnervensystem. I. Teil. Makroskopische und mikroskopische Anatomie des Rückenmarks. Makroskopische und mikroskopische Antomie des Gehirns. Fischer, Jena 1899

Zillinger, H.: Systematisch-anatomische Befunde zu Rumpf- Schultergürtel- und Rumpf-Oberarmmuskulatur. Diss., Würzburg 1983

Zuckerkandl, E.: Über ein abnormes Verhalten der Zungenschlagadern. Wien. med. Wschr. 31, 1881

Sachverzeichnis

A

Afferenzen, suprasegmentale 80
Anastomosen, intersegmentale 95
Angulus acromialis 136
– inferior 136
Ansa cervicalis profunda caudalis 14
– subclavia 91
Anulus fibrosus 66
Aortenbogen, zervikaler (s. auch Arcus aortae) 34
Arachnoidalzysten 98
Arcus aortae, Abgangs- und Verlaufsvariationen 32
– – Arterienabgänge 31 f
– – doppelter 31
– – zervikaler 33
– ductus thoracici 44 f
– posterior atlantis, Laminae 48
– – – Messungen 48
– venosus jugularis 25
Area(-ae) nervosa 21
– radiculares ventrales, Breite 96
– – – Länge 96
Arkade, apikale 105
Arnold-Chiari-Mißbildung 60
Arteria ascendens anterior 105
– – dentis posterior 105
– auricularis posterior 41
– axillaris 143, 146
– carotis communis 11
– – – Kinking 38
– – externa 11
– – – und Caput mandibulae 17
– – interna, Schleifenbildungen, Knickungen, Verbiegungen 38 f
– circumflexa scapulae 137, 143
– dorsalis scapulae 34
– facialis 18, 42
– – Zweige 18
– fibularis 147
– laryngea superior 40
– lingualis 41
– lusoria 32
– maxillaris 18
– – Zweige 18
– occipitalis 41
– pharyngea ascendens 17, 40
– postoccipitalis 17
– primitiva hypoglossica 17
– subclavia 123, 128, 146
– – Entwicklung 127
– – Erweiterungen 128
– – Freilegung 131
– – und Hiatus scalenorum 127 f
– – und Plexus, Zugang von vorn 129
– – Scheitelpunkt 33
– – Verlauf 124

– – – vor dem Musculus scalenus anterior 128
– subscapularis 142 f
– suprascapularis 34, 36, 137, 146
– temporalis superficialis 18
– – – Zweige 18
– thoracalis superficialis 146
– thoracoacromialis 142, 145 f
– – Länge 146
– thoracodorsalis 142, 146
– thyroidea ima 33
– – inferior 35
– – – Längenmaße 35
– – superior 40
– tibialis posterior 147
– transversa cervicis 34
– – – Ursprung 36
– – – scapulae s. Arteria suprascapularis
– vertebralis 100 f
– – Eintritt 100
– – Pars praevertebralis 33
– – Schlingen 101
– – Ursprung 33, 100
– – Ursprungsregion 33
– – Verlauf in den Foramina processus transversi 103
– – Zweige 101
Articulatio(-nes) acromioclavicularis 138
– – Verletzungen 140
– atlantoaxiales, Bewegungen 66
– atlantoaxialis, Flexion und Extension 67
– – laterale Flexion 67
– – lateralis, Nerven 62
– atlantooccipitalis, Nervenversorgung 61 f
– humeroscapularis, Gefäßversorgung 139
– sternoclavicularis 138
– – Discus articularis 138
– sternocostalis, Nervenversorgung 139
– zygapophysiales 60 ff
– – Blutgefäße 61
– – Capsulae articulares 61
– – Einstellung der Gelenkflächen 60 f
– – Nervenversorgung 61 f
Atlas 47
– Blutversorgung 105
– Breite 46
– Canalis vertebralis 55
– Gelenkflächen 56
– Oberseite, Strukturmerkmale und Maße 55
– Ponticulus dorsalis 56
– Unterfläche, Maße 56
– Variationen 57
Atlasassimilation 52, 54

Axis 47, 57 ff
– Blutversorgung 105
– Breite 58
– Maße seines Canalis vertebralis 58

B

Bahnen, aufsteigende 86
– extrapyramidale 84
– pupillomotorische 89
Bänder 63 ff
Barkow-Band 65
Basiläre Impression 54 f
Bursa atlantodentalis 65

C

Canalis(-es) intervertebrales, Inhalt 106
– vertebralis, Einengungen 71
– – Erweiterung bei Syringomyelie 71
– – Inhalt 70 ff, 88
– – noduläre Protrusionen 72
– – Osteophyten 72
– – prolabiertes Discusgewebe 72
– – Querdurchmesser 71
– – Sagittaldurchmesser 70
– – seitliche Elevationen 71 f
– – Transversaldurchmesser 71
Capsula articularis, ärztliche Bedeutung 62
Carotissinusreflex 16
Cavitas epiduralis, Venen 102
– glenoidalis 136
Clavicula, Ansätze 133
– Entwicklung 133
– Foramina 134
– Frakturen 140
– Krümmung 133
– Maße 133
– Nerven- und Gefäßversorgung 134
– Ursprungs- und Ansatzzonen von Muskeln und Bändern 134
Clivus 54
Coiling 38 f
Collum scapulae 136
Condylus(-i) occipitales 49, 54
– – Länge 51
– – paramediane Abstände 51
– – Winkel 51
– tertius 52
Corpus adiposum cervicis 21
– axis 57
– – Foramina nutricia 57
– – Medianfirst 57
– – Rückfläche 57

Costa(-ae) cervicales 126
– cervicalis, biziptal 126
– – und Arteria cervicalis 126
Cupula pleurae, Umgebung 30

D

Deafferenzierungsschmerzen 81
Decussatio pyramidum 83 f
Dens axis 47, 59 f
– – Blutversorgung 105
– – Einstellung 59 f
– – Fehlen 60
– – Höhe 57
– – und Synchondrose zwischen Dens und Corpus 59
Denticulatumzacke 74
– Ansatzzone zum Mittelpunkt des Duradurchtritts der Arteria vertebralis 75
– oberste 75
Discus(-i) intervertebrales 66
– – Bestandteile 66
Discusprolaps, medianer 64
Drehbewegungen, Begrenzung 67
– Umfang 67
Ductus thoracicus 44
Dünndarmtransplantat, freies 147
Dura mater spinalis 72 f
– – – Dicke 72
– – – obere Befestigung 72
– – – Vaginae radiculares 72
Durataschen, Anzahl 97
– mittlerer Abstand 98
Dysostosis cleidocranialis 134

E

Eagle-Syndrom 12
Extremitas sternalis claviculae, Form 134

F

Facies articularis sternalis 134
– – superior 57 f
Fascia cervicalis, Pforten der Lamina profunda 120
Fasciculus intermediolateralis 84
– semilunaris s. Schultze-Komma
– septomarginalis 83
Fasern, dicke und schnelleitende 92
– Kopfdrüsen 90
– marklose 92
– piloarrektorische 90
– sudorosekretorische 90
– vasomotorische 90

Faszien, Lamina praetrachealis 4
Filum(-a) radicularia dorsalia, Abstiegswinkel 93
– – – Anastomosen 94f
– – – Nervus accessorius 93f
– – – Anzahl 92
– – – Fasern 85
– – – Funktion 92
– – – gliales Segment 92
– – – Nervenfasern 91
– – – Oligodendrozyten 92
– – ventralia 96
Foramen(-ina) intervertebralia 47
– magnum, Formtypen 52
– transversarium 47, 58
Fossa infraspinata 136
– supraclavicularis minor 25
– supraspinata 136

G

Ganglion(-a) cervicale inferius 91
– – superius 91
– – – nervi vagi 16
– cervicothoracicum 91
– – Blockade 90
– stellatum s. Ganglion cervicothoracicum
– vertebralia trunci sympathici 35
Gefäßmißbildungen 31
Gelenkflächen, Knorpeldicke 61
Gelenkkapseln 61

H

Halsarterien 12
– Durchmesser 12
Halsmuskeln, dorsale, Übersicht über ihre Ursprungs- und Ansatzzonen 115
Hals, sicht- und tastbare Strukturen 3
Halsregionen 1f
Halsrippen s. Costae cervicales
Halsvenen, Durchmesser 12
Halswirbel, Bauteile 47
– Blutversorgung 104
– Unci 49
– Winkel 57
Halswirbelsäule, Anteflexion 46
– Bewegungen 66f
– Flexion und Extension 67
– Gefäßversorgung 61
– Länge 46
– Maße der Discushöhen 47
– – der Wirbelhöhen 47
– Nerven 62
– Retroflexion 46
– Skelett 46ff
Halswirbelsäulenform und Bewegungen 67
Hautarterien, Weitenmessungen 143
Hautgefäße, feinere Verzweigungen 143
Hautlappen 146
Hellweg-Dreikantenbahn 88
Hiatus scalenorum 123f
– – und andere Arterien 129
– – sympathische Fasern 128
Horner-Symptomenkomplex 90

I

Incisura scapulae, Fehlen 136
– – knöchern überbrückt 136
– spinoglenoidalis 136

K

Karotisbifurkation 15
Kinking 38f
Knorpelplatten 66
Kommissurotomie 87
Kondlyenwinkel 52
Kopflymphe und Halslymphe 43f
Kopfschmerz, zervikogener 69
Kostoklavikuläres Syndrom 132
Kraniozervikaler Übergang 49ff
– – Bänder und Gelenkkapseln 64f
– – Frontalschnitt 50f

L

Lamina externa durae matris 72
– praetrachealis 4
– praevertebralis 7
– – fasciae cervicalis 120
– superficialis 4
– – fasciae cervicalis 120
Lappen, suraler fasziokutaner 147
Ligamente zwischen Dura und Atlas 66
– zwischen Dura und Occiput 66
Ligamentum(-a) alare 65
– apicis dentis 64
– atlantoaxiale accessorium 65
– conoideum 138
– coracoacromiale 137
– – Länge 137
– coracoclaviculare 27, 138
– costoclaviculare 139
– costocoracoideum 27
– craniale durae matris 72
– cruciforme 64
– denticulatum 73ff
– – Aufbau 74
– – Entstehung 73f
– – Faserverlauf 73
– – Funktion 75f
– flavum 63
– – vorbuckelndes 64
– interclaviculare 138
– longitudinale anterius 63
– – posterius 63
– nuchae 116
– spinoglenoidale 138
– sternoclaviculare anterius 138
– – posterius 138
– transversocostale 124, 127
– transversum atlantis 64
– – occipitale 65
– – scapulae inferius 138
– – – superius 137
– trapezoideum 138
– vertebrosuprapleurale 124
Lordose, Kopf und Hals bei extremer 68
Lordosis cervicis, Maße 68

M

Margo lateralis 136
– medialis scapulae 136
– superior 136
Massa lateralis atlantis 47
Medulla oblongata, Sagittaldurchmesser 77
Membrana atlantooccipitalis anterior 65
– costocoracoidea 27
– suprapleuralis 127
– tectoria 64
Meniskoide Falten 62
Musculus(-i) atlantomastoideus, Variation 118
– iliocostalis cervicis 112
– interspinales cervicis 114
– intertransversarii cervicis 118
– – posteriores cervicis 114, 119
– latissimus dorsi, Lappen 142
– levator scapulae 110f
– – – Blutversorgung 110
– – – Nervenversorgung 110
– longissimus capitis 112
– – cervicis 112
– longus capitis 117
– – colli 117
– – – Querschnitte 117
– multifidus 113
– obliquus capitis inferior 115
– – – superior 115
– pectoralis major 146
– – – Gefäße 145
– – – Lappen 144
– – – Maße 145
– – quartus 144
– rectus capitis anterior 119
– – – lateralis 120
– – – posterior major 115
– – – – minor 115
– rotatores cervicis 114
– scaleni 11, 118
– – Nervenversorgung 121
– – und Plexus brachialis 121
– – scalenus anterior 121
– – medius 121
– – minimus 123f
– – posterior 121
– semispinalis capitis 112f
– – cervicis 112
– splenius capitis 18, 21
– – und cervicis 111
– – cervicis 21
– sternocleidomastoideus 18
– – Gefäßversorgung 19
– – Lappen 141
– – Maße 19
– stylohyoideus 15
– subclavius 27
– – Variationen 132
– suboccipitales 115
– trapezius 18, 109
– – Dicke 19
– – Gefäßversorgung 19
– – Nerven 110
Muskelfasern, intestinale 121
Muskelmantel der Halswirbelsäule 109ff
Muskelschicht, mittlere 110ff

N

Nackenmuskeln, kurze 111
Nebenphrenici 23
Nervus(-i) accessorius 21
– auricularis magnus 21
– dorsalis scapulae 22
– glossopharyngeus 16
– hypoglossus 13, 16
– occipitalis minor 21
– – tertius 110
– pectorales 22
– phrenicus 23f
– – prävenöser 23, 28
– – Schädigungen 23
– supraclavicularis 21
– suprascapularis 22, 137
– thoracicus longus 22
– transversus colli 21
– ulnaris, Bildung 24
– vagus 16, 25
– vertebralis 108
– – Anatomie 108
– – Beeinträchtigungen 108
Nodi lymphatici cervicales laterales 21
– – – profundi 25
– – oberflächliche und tiefe 43
– – supraclaviculares 21
Nucleus phrenicus 79
– spinalis nervi trigemini 79

O

Os(-sa) odontoideum 52f, 60
– suprasternalia 139
Ostiumstenose 97

P

Paramedianer Sagittalschnitt, extreme Entlordosierung 68
Pediculi, Winkel 106
Periarthritis humeroscapularis 140
Pia mater, besondere Halteeinrichtungen 75
Platysma, Lappen 142
– Variationen
Plexus accessoriocervicalis 110
– brachialis 24, 123, 128ff
– – und Arteria transversa cervicis 129
– – Entwicklung 127
– – Längenmaße der Rami ventrales 131
– – von seitlich und oben 130
– cervicalis externus anterior 104
– venosus suboccipitalis 104
– – vertebralis externus posterior 104
– – – internus anterior 102
– – – – posterior 102
Ponticuli laterales 56
Prävertebrale Muskeln, laterale 119
– – mediale 116ff
– – und Rami ventrales C1 und C2 118
Processus articulares superiores 106
– coracoideus 136
– paracondylaris 54
– paramastoideus 54

Processus pneumaticus 54
– pyramidalis 106
– transversus 47
– – Herkunft 47
Pyramidenbahn 83
Pyramis, Faserzahl 83
– Fläche 83

Q

Querfortsätze von C7, lange 126
Querspalte, transversale 54
– – von oben 55

R

Radialislappen 147
Radices dorsales, Besonderheiten 95
– ventrales, intersegmentale Anastomosen 96
Ramus(-i) communicantes 90, 129
– – Einzug 129
– externus nervi accessorii 14
Rautenförmiges Halfter 75
Reflexe, segmentale 79
– vestibulospinale 85
Regio cervicalis lateralis 18 ff
– – – Muskelboden 20
– laryngea 25
– suprasternalis 25
– thyroidea 25
Relaxatio diaphragmatica 23
Renshaw-Zellen 79
Respirationstrakt, Verengungen 31 f
Rippe, erste 25 f
– – von oben 27
– – von unten 26
– – Variationen 126
Rotatorenmanschette 139
– Gefäße 139
Rückenmark 76 ff
– aszendierende Bahnen 82
– Bahnen 81 ff
– – Definition 81
– – Einteilung 81
– Breitenmessungen 76
– deszendierende Bahnen 80
– feinere Gefäßversorgung 101
– Gefäße 100 ff
– Grundbündel 81 f
– Hinterstrang, Fasciculi gracilis und cuneatus 87

– Hinterstranggrundbündel 82
– Innervation 102
– Intumescentia cervicalis 76
– Kerngebiete 77 f
– Länge 76
– – der Wurzelfäden 78
– Laminae 78 f
– Lissauer-Bündel 82
– Maße und Segmenthöhen 76
– motorische Bahnen 83 ff
– Sagittaldurchmesser 77
– Segmenthöhen 78
– Seitenstranggrundbündel 82
– synaptische Organisation 81
– Tractus spinothalamicus ventralis 87
– Venen 102
– Vorderstranggrundbündel 81
Rückenmarkgrau, zentrales 79 f

S

Scalenussyndrom 125
Scapula 134 ff
– Maße 135
– sicht- und tastbare Strukturen 137
– Ursprungs- und Ansatzzonen verschiedener Muskeln 135
Schädelbasis, von unten 50
Schädelpforten, paramediane Abstände der basalen 52
Schilddrüsenvenen 28
Schmerzleitung, Pfortenhypothese 85
– und Synapsen 85
Schultergelenkbänder, Zerreißung 140
Schultergürtel 133 ff
Schultze-Komma 83
Schweißdrüsen, Innervation 90
Septum cervicale intermedium 75
Sibson-Faszie s. Membrana suprapleuralis
Spatium costoclaviculare 25 f, 132
– – Radialispuls 132
– suprasternale 25
Spina scapulae 136
Substantia gelatinosa 80 f
Sulcus nervi spinalis 47
Sympathicus 89 ff
– und Nervus phrenicus 91
Symphyses intervertebrales 65 f
Synapsen 84

Synchondrose zwischen Dens und seitlichem Teil des Axis 59
Synchondrosis subdentalis 58

T

Thermoregulation 90
Thoracic-outlet-Syndrom 125
Thrombose 28
Tortuosity 38 f
– Entstehung 39
Tractus cornucommissuralis 83
– dorsolateralis s. Rückenmark, Lissauer-Bündel
– reticulospinalis 84
– rubrospinalis 84
– spinocerebellares 86 f
– – Verlauf 86
– spinocerebellaris anterior (ventralis) 87
– – posterior (dorsalis) 86
– spinocervicalis 86
– spinoreticulothalamicus 92
– spinothalamicus lateralis 86
– tegmentalis 84
– vestibulospinalis 85
Transversale Querspalte s. Querspalte, transversale
Transversalschnitt 4 ff
– durch den Hals in Höhe von C4 109
– durch Wirbelsäule in Höhe des Ganglion spinale C3 103
Trapeziuslappen, oberer 141
Trigonum 1 ff
– caroticum 10 f
– – inferius 25
– – superius 20
– musculare 25
– omoclaviculare 25
– submandibulare 8 f
– submentale 9
– suboccipitale 116
Truncus brachiocephalicus 33 f
– – Freilegung 131
– costocervicalis 37
– inferior, Lage 129
– sympathicus und Nervus laryngeus recurrens 91
– thyrocervicalis 34
Tuberculum anterius 47
– caroticum 47
– infraglenoidale 136
– posterius 47
– supraglenoidale 136

U

Uncus corporis 106

V

Vaginae radiculares, Ostien 97
Vakuumphänomen 62
Vasa thoracica lateralia 145
Vena(-ae) axillaris 27
– – Thrombose 29
– basivertebrales 102
– cephalica 27
– cervicalis profunda 104
– facialis posterior 18
– intervertebrales 102
– jugularis externa 21
– – interna 17 ff
– – – Außendurchmesser 29
– – – Durchmesser 13, 17
– – – Innendurchmesser 29
– – – Lage 13
– – – Punktion und Katheterisation 13
– – – Unterbindung 12
– – – Zuströme 28
– retromandibularis 18
– subclavia 132 f
– – Katheterisation 132
– – Querschnitt 132
– – Thrombose 29 f
– thyroidea media 29
– vertebralis 104
Ventral-Dorsal-Flexion, Ausmaß 67
Vertebra C3 von oben 107
– prominens 47

W

Wirbelkanal, Vorderwand 63
Wirbelkörperhöhe, hintere 46
– vorn 46
Wurzeltaschen, Angulation 98
– aszendierende 98

Z

Zervikalsyndrom 124
Zwerchfellkuppel, Verlagerung 28